KERSTIN LINNARTZ

BUSINESS YOGA

KERSTIN LINNARTZ

BUSINESS YOGA

Mit leichten Übungen zu Leistungssteigerung und Stressabbau

Fotos: Moritz Schmid

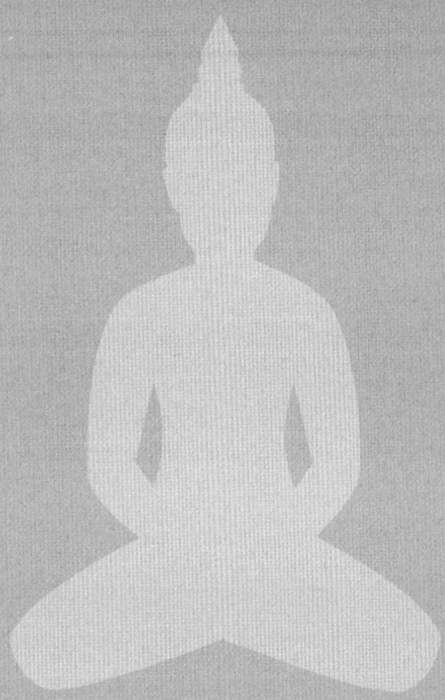

Achte auf deine Gedanken, denn sie werden deine Worte.
Achte auf deine Worte, denn sie werden deine Taten.
Achte auf deine Taten, denn sie werden zu Gewohnheiten.
Achte auf deine Gewohnheiten, denn sie werden dein Charakter.
Achte auf deinen Charakter, denn er wird dein Schicksal!

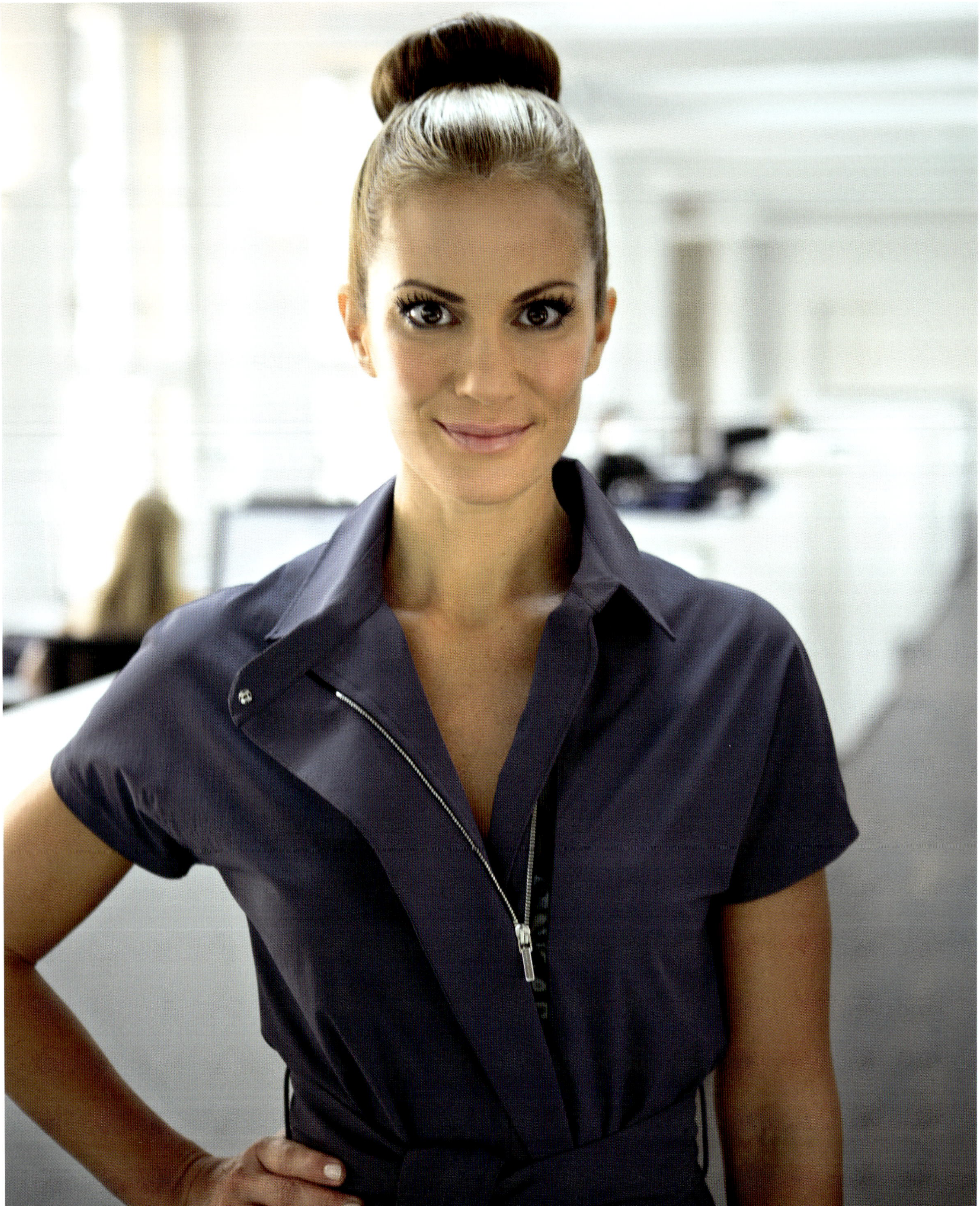

VORWORT

» Es gibt mehr Dinge zwischen Himmel und Erde, als unsere Schulweisheit sich träumen lässt. « *William Shakespeare, Hamlet*

Vielleicht haben Sie das schon mal erlebt oder stecken gerade mittendrin: Da ist eine unterschwellige Unzufriedenheit, Unruhe oder Leere in Ihnen und das dumpfe Gefühl, etwas ändern zu wollen oder zu müssen. Vielleicht wissen Sie nicht genau, woher das kommt, denn eigentlich ist ja »alles wie immer«. Oder es liegt klar auf der Hand, da die Anforderungen in Ihrem Leben oder Ihrem Job in letzter Zeit immer größer wurden. Vielleicht wissen Sie nicht genau, was Sie dagegen tun sollen – schließlich brauchen Sie den Job. Und Ihre privaten Verpflichtungen können Sie auch nicht einfach über Bord werfen.

Dass Sie gerade dieses Buch in der Hand halten, ist ein erster und richtiger Schritt. Denn mit diesem Buch können Sie dafür sorgen, dass Sie wieder Freude am Alltag haben, und lernen, auch hohen Anforderungen zu genügen, ohne körperlich oder mental krank zu werden. Lassen Sie sich nicht abschrecken, wenn Sie bisher keine Erfahrung mit Yoga haben!

Sie werden erstaunt sein, wie wirkungsvoll bereits sehr einfache Übungen sind – und Sie werden sehen, dass das Ganze auch dann funktioniert, wenn man sich als »nicht spirituell« einschätzt! Obwohl es ein wichtiger Teil des Yoga ist, habe ich bewusst entschieden, ein Buch zu schreiben, das auch denen helfen kann, die sich mit Räucherstäbchen & Co. schwertun, die aber dennoch ein Übungsprogramm wollen, das ihnen zu Stärkung und Entspannung verhelfen kann (solche Menschen treffe ich übrigens häufig)! Neben zahlreichen Praktiken, die uns Yoga bietet, habe ich diverse Techniken zusammengetragen, die aus Erkenntnissen der modernen Wissenschaft entstanden sind und auf Stressabbau, Widerstandsfähigkeit und emotionale Gelassenheit abzielen – Sie werden sehen, wie sehr diese den Prinzipien des Yoga ähneln und wie gut sie sich kombinieren lassen.

Ich selbst befasse mich neben meiner intensiven Yogapraxis schon seit einigen Jahren mit Studien aus der Gehirn- oder Stressforschung und bin ganz fasziniert davon, wie gut das uralte indische System mit der modernen westlichen Medizin harmoniert.

So kam mir die Idee zum BUSINESS YOGA BOOK: Meine vielen Gespräche mit Schülern, die in der Businesswelt unterwegs sind, bestätigen, dass eine hohe Nachfrage besteht. Zudem höre ich immer häufiger auch in meiner direkten Umgebung von Burn-outs, Erschöpfungszuständen, Krankheiten oder familiären Problemen – meistens ist Stress die Ursache.

Auch mein eigener Alltag, seit ich nach sieben Jahren in Indien wieder ganz in Deutschland lebe, führte mir vor Augen, um wie viel fordernder das Leben hier im Westen ist. Blickte ich in meiner indischen Zweitheimat aus meinem Büro (einem offenen Bambushaus zwischen Kokospalmen) aufs Meer und hörte nichts als Meeresrauschen oder das Krächzen der Krähen, lebe ich hier in Betonschluchten und Verkehrslärm. Doch mit der Umgebung ist es längst nicht getan: Ein übervoller Kalender scheint heutzutage einfach *jeden* zu überfordern, und die ganze westliche Welt dreht sich immer schneller. Auch meine.

Heute ist mal wieder ein ganz besonders stressiger Tag: Um 8:00 Uhr soll ein Handwerker in meiner neuen Stadtwohnung Elektrogeräte installieren. Da ich gestern Nacht noch bis etwa 1:30 Uhr am Computer gearbeitet habe, ist der Wecker auf 7:45 Uhr gestellt, um wenigstens in die Nähe der acht Stunden Schlaf zu kommen, die ich brauche, um gut gelaunt durch den Alltag zu gehen. Der übereifrige Handwerker klingelt zusammen mit meinem Wecker – er an der Tür, mein Wecker neben mir am Bett.

Zerstrubbelt und ungeduscht lasse ich den Herrn walten, während ich schnell erste E-Mails checke. Da ich erst letzte Woche aus Indien zurückgekommen bin, wo ich im Rahmen einer internationalen Yogalehrerausbildung unterrichtet habe, ist mein Posteingang noch immer ziemlich verstopft. Es wird sicher eine Weile dauern, bis die Inbox wieder auf einem Level ist, das keinen Druck verheißt.

Als die Elektrogeräte endlich laufen, bleibt nach Morgenhygiene und Blitzfrühstück keine Zeit mehr für eine ausgiebige Yogaroutine. Der Rest des Tages ist ähnlich durchgetaktet: 11:00 Uhr Telefonkonferenz, 13:00 Uhr Lunchmeeting mit Agenturpartnern, 15:00 Uhr Frisör und 18:00 Uhr Kinopremiere. Also lässt auch der Abend nicht wirklich Zeit für eine Session, die mich tief entspannt. Auch wenn mein »Alltag« selten wirklich alltäglich ist, kennen das sicherlich die meisten von Ihnen: Gerade dann, wenn wir es am nötigsten hätten, wenn unser Leben mal wieder so voll ist, dass es sich wie kurz vorm Zerbersten anfühlt, schaffen wir es kaum, genug Sport, Yoga oder sonst etwas zu machen, um alles zu bewältigen. Davon, Spaß am Job zu haben oder den Alltag zu genießen, sind viele Menschen oft meilenweit entfernt.

Darum schreibe ich jetzt dieses Buch. Denn es gibt tatsächlich Hilfe! Egal, ob Sie wie ich Working Woman sind, Working Mum, Working Husband, Manager, Projektleiter oder Inhaber einer Firma, gestresster Student oder schlicht jemand, der welche Aufgabe auch immer in der heutigen hektischen Zeit zu erledigen hat: Niemand muss bis an die Grenze des Burn-outs oder darüber hinaus gehen.

Um ein gesundes und glückliches Leben in der modernen Welt zu führen, die uns immer mehr abverlangt, können wir natürlich regelmäßige Auszeiten nehmen, etwa einen einwöchigen Yoga-Retreat pro Jahr (was ich übrigens sehr empfehle).

Was aber wäre, wenn wir sogar Methoden hätten, die uns *hier und jetzt* stärken, die uns sozusagen eine Schutzhülle gegen all die Anforderungen geben, mit denen wir täglich zu kämpfen haben?

Es ist möglich. Wir müssen nur wissen, wie es geht. Ich selbst habe eine Weile gebraucht, um genau dies herauszufinden.

Mein Burn-out passierte, als dieser Begriff noch nicht in aller Munde war. Ich habe es damals auf meine Art verarbeitet, sieben Jahre viel Zeit in Yoga-Ashrams verbracht, Lehrer, Heiler, Wissenschaftler und Experten auf der ganzen Welt getroffen und mit ihnen gearbeitet. Danach dachte ich für eine Weile, ich hätte Erleuchtung erlangt, sei unverletzbar und würde für den Rest meines Lebens auf der Welle des Glücks reiten – nur um meine Lektionen, zurück in der westlichen Businesswelt, gleich zu vergessen und im alten »Hamsterrad« erneut Stress und Unzufriedenheit zu erfahren. Es dauerte ein paar Jahre, bis ich schließlich

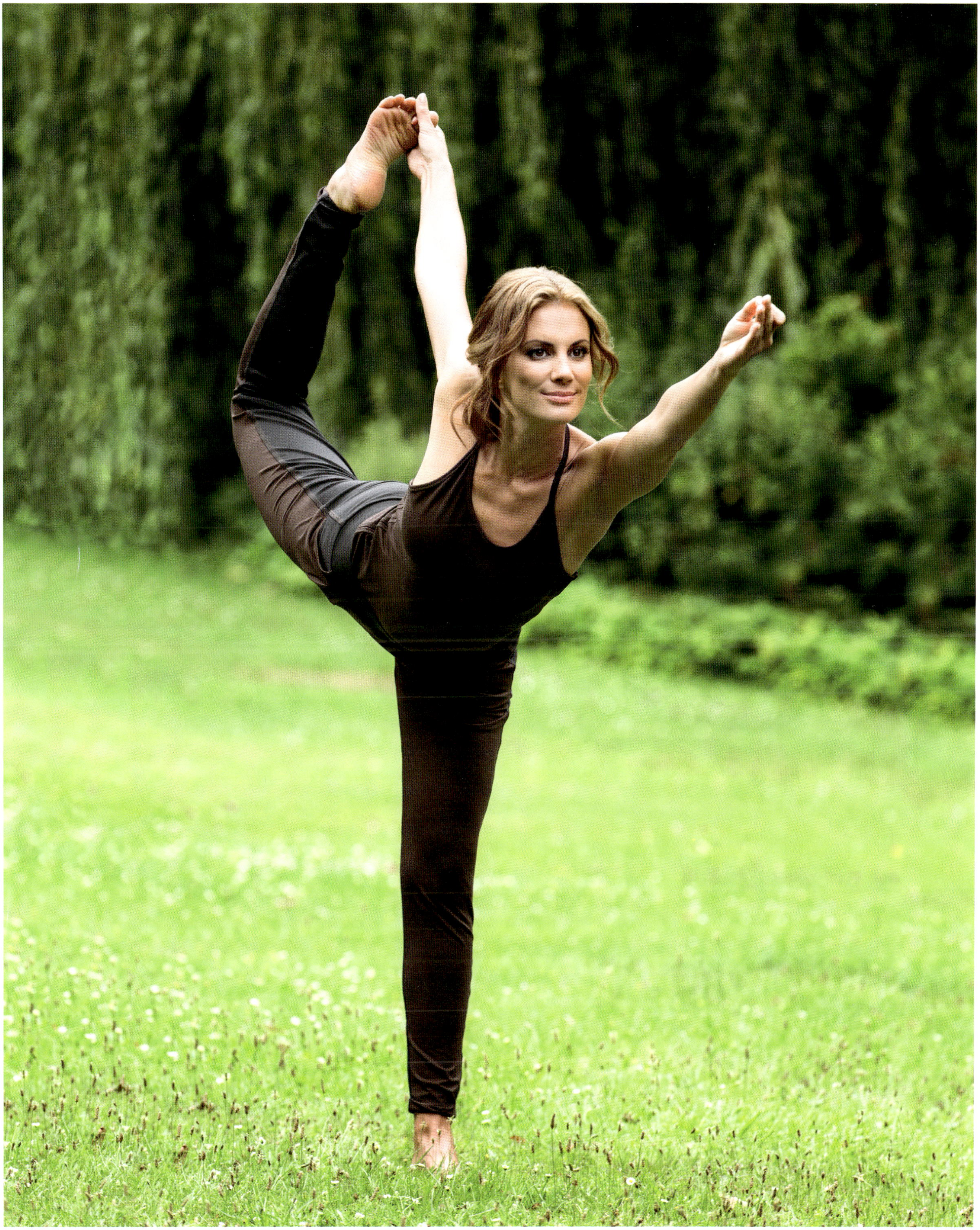

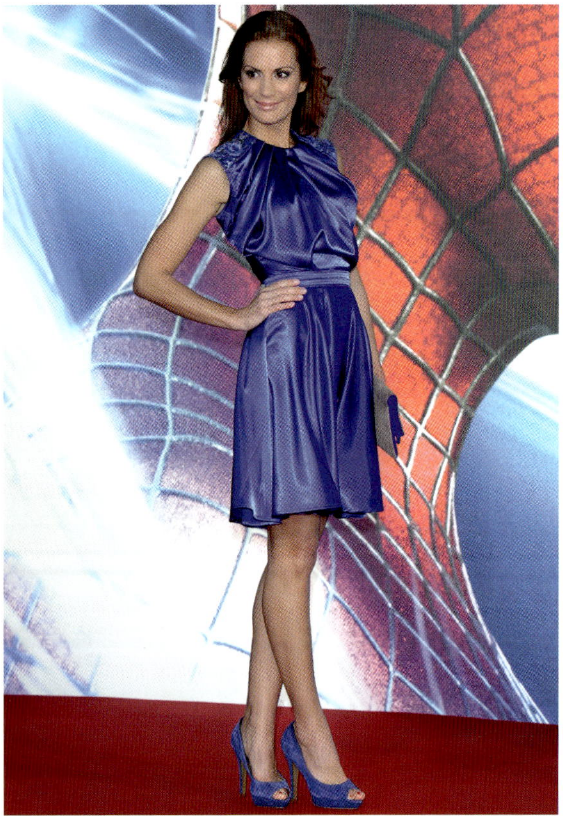

an den Punkt kam, der mich verstehen ließ, dass es nur *eine* dauerhafte Lösung gibt: Wir müssen *während* der stressigen Phasen und Situationen unseres Lebens dafür sorgen, dass unser Körper *und* unser Geist stark, fit und entspannt zugleich sind. Nur eine kontinuierliche Balance zwischen An- und Entspannung kann uns helfen, dauerhaft produktiv und dabei körperlich und geistig gesund zu bleiben.

Da die wenigsten von uns die Möglichkeit haben, regelmäßig in eine heilsamere Umgebung zu gehen als unsere Businesswelt, ist das der Schlüssel. Für eine Gesellschaft, die sich zu verlieren droht im immer schneller werdenden Karussell zwischen Computern, Mobiltelefonen, Globalisierung, Wirtschaftskrisen, Konsum, Stress, Sinnlosigkeit und Burn-out, können Yoga und Achtsamkeit die Rettung sein.

Schaut man sich die Zahlen an, wie viele ausgebrannte, kranke, unglückliche Menschen es heutzutage gibt, sind sie ein deutliches Zeichen, dass wir so wie bisher auf keinen Fall weitermachen können. Die gute Nachricht ist: Es geht auch anders!

Ich durfte in den vergangenen 17 Jahren eine Fülle von Yogapraktiken, Atemtechniken, Achtsamkeitsübungen, Ernährungstricks und Geisteshaltungen kennenlernen, die uns stärken können. Aus diesem reichen Pool habe ich eine Formel entwickelt, die mir hilft, selbst die größten Anforderungen des Alltags gesund und glücklich zu meistern. Natürlich gibt es manchmal Situationen, die mich überwältigen, die nicht in meiner Hand liegen und mich vielleicht kurzfristig durchschütteln. Doch mithilfe meiner »Wunderwaffe Yoga« schaffe ich es innerhalb kürzester Zeit wieder, mein Leben mit Energie und Freude zu meistern.

So bestand mein Blitzfrühstück heute morgen zum Beispiel aus einem grünen Smoothie (der garantiert mehr Energie gibt als jeder Kaffee!), und meine Atemübungen machte ich im Auto auf dem Weg zum Lunchmeeting. Das klingt simpel. Ist es auch: Es gibt keine Ausreden mehr für ein ungesundes Leben!

Wir können besser für uns sorgen, egal wie busy wir sind! Selbst mit wenig Zeit und geringem Aufwand können wir von einem fremdbestimmten Leben als Arbeitsroboter zu wachen, gesunden, glücklichen Menschen werden, die ihre täglichen Aufgaben mit Gelassenheit wesentlich besser erledigen. Dabei geht es nicht darum, als weichgespülte Dauergrinser durch die Gegend zu laufen. Es ist okay, auch eine toughe Seite zu haben – mir ist sehr bewusst, dass wir diese in der heutigen Arbeitswelt teilweise brauchen. Doch wir sollten in der Lage sein, unseren Schutzpanzer abzulegen und uns zwischendurch zu entspannen, damit wir nicht verhärten oder gar krank werden.

Aufgrund der wundervollen Erlebnisse und Feedbacks bei meinen Yoga-Retreats und -Trainings der letzten Jahre – mit Schülern aus aller Welt, in jedem Alter und mit verschiedensten Backgrounds – weiß ich, dass Yoga in allen Bereichen des Lebens funktioniert, auch und vor allem in der fordernden Umgebung unseres Berufsalltags.

Von meinen Schülern höre ich aber häufig, was ich selbst immer wieder am eigenen Leib erfahren muss: dass man nämlich »back to business« sehr schnell die tiefe Entspannung und Wonne einer solchen Auszeit verlieren kann. Deshalb habe ich beschlossen, in diesem Buch Werkzeuge mit Ihnen zu teilen, die uns helfen, unser Energielevel *im Alltag* oben zu halten. Und ich habe nach einer Möglichkeit gesucht, die es Ihnen leicht macht, die Werkzeuge individuell an Ihr Alltagsleben anzupassen.

Dabei herausgekommen ist die 21-Tage-Formel, mit der Sie Ihren ganz persönlichen Werkzeugkoffer immer wieder neu zusammenstellen können – je nachdem, wie sich Ihre äußere und innere Situation gerade entwickelt.

Ich hoffe, dass dieses Buch und die Tipps, die mich selbst gesünder, glücklicher und fitter durch den Alltagsstress kommen lassen, auch Ihnen helfen. Natürlich kann kein Buch und keine Praxis uns davor schützen, in hektischen Situationen zu landen. Doch wir können lernen, besser damit umzugehen und Stress schneller loszulassen.

Wenn Sie es schaffen, die einfachen Übungen und Gewohnheiten aus diesem Buch in Ihren Alltag zu integrieren, wird ein Burn-out bei Ihnen keine Chance haben. Vielleicht werden Sie leistungsfähiger und bekommen sogar eine Beförderung. Oder Sie sparen als Chef Geld, da Ihre Angestellten mithilfe dieser Programme seltener krankheitsbedingt fehlen und effizienter arbeiten. Vielleicht verbessert sich einfach das Klima in Ihrem Umfeld, wenn Sie es schaffen, Dinge aus dem Buch in die Arbeitsroutine einzubauen. Und vielleicht kommen dadurch auch Ihre Kollegen lieber zur Arbeit, gehen glücklicher nach Hause und beeinflussen Menschen in ihrem privaten Umfeld: So entsteht eine positive Spirale!

»Resilienz« nennt die moderne Wissenschaft die Fähigkeit, mithilfe innerer Ressourcen gestärkt durchs Leben zu gehen. Yogis sprechen oft von »Ananda«, der puren Lebensfreude. Ich hoffe, dieses Buch kann Ihnen von all dem etwas mitgeben. Das wäre für mich das größte Geschenk!

Mein indischer Lehrer hat mir, bevor ich mein erstes Buch über Yoga schrieb, mein *Dharma,* meine Bestimmung, angetragen: »To spread the Yoga banner« – mithilfe von Yoga nicht nur meinen eigenen Körper und Geist gesünder und fitter zu machen, sondern das Ganze auch mit möglichst vielen Menschen zu teilen. Genau das wünsche ich Ihnen.

In diesem Sinne nun viel Freude und Kraft mit dem BUSINESS YOGA BOOK!

Ihre Kerstin Linnartz

INHALT

Was tun, wenn ...

Souverän und gesund bleiben im Büroalltag

Mit diesem QR-Code® gelangen Sie direkt zu den Übungsvideos!

Scannen Sie den QR-Code® einfach mit dem Smartphone ein und sehen Sie sich alle Yogasequenzen als Video an!
www.bjvvlinks.de/4013

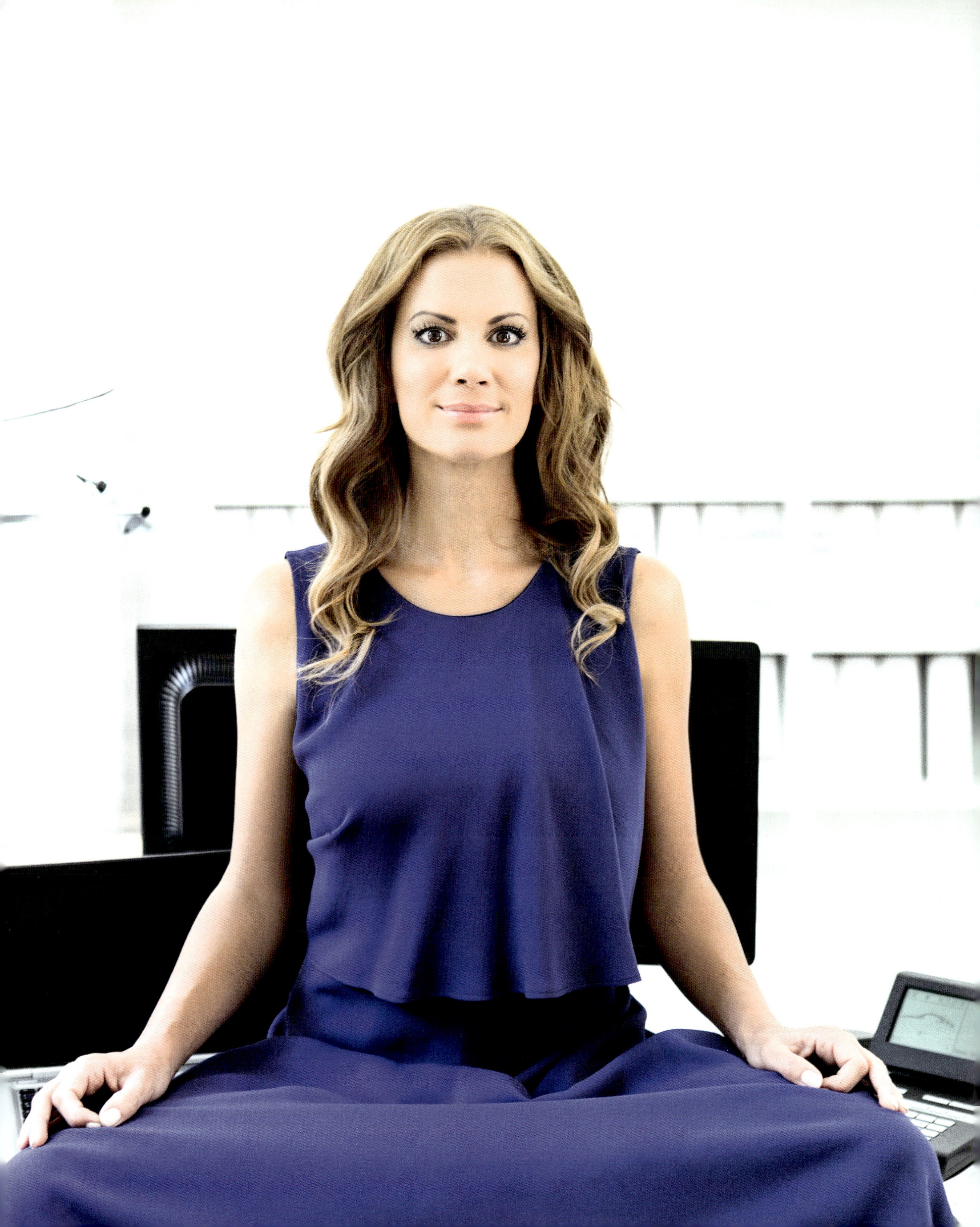

WARUM ARBEITNEHMER UND CHEFS DIESES BUCH LIEBEN WERDEN

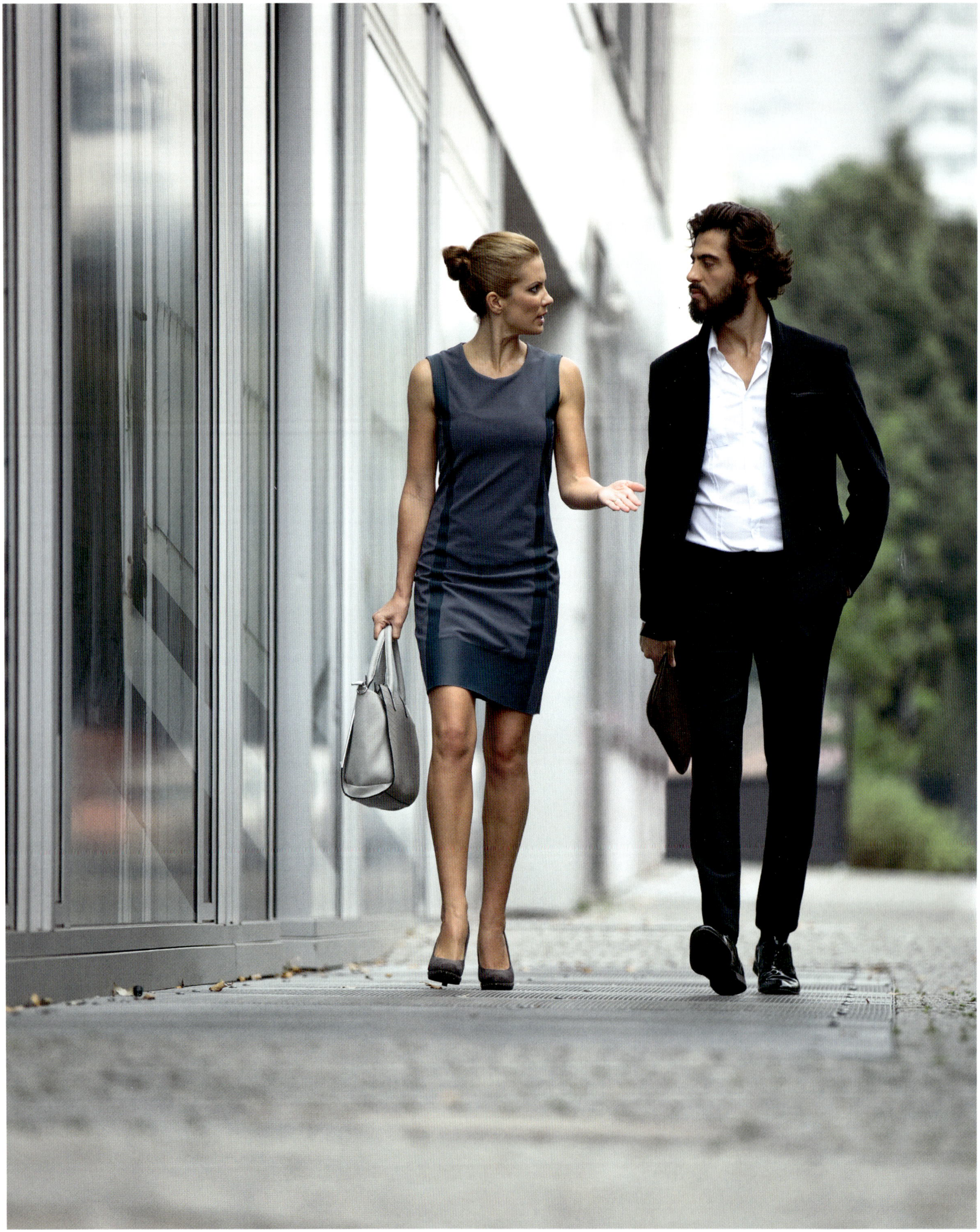

STRESSFAKTOREN IM ALLTAG ERKENNEN

» Ein Hamsterrad sieht von innen aus wie eine Karriereleiter. «

Stress macht uns krank

In den Industrieländern landen etwa 75 bis 90 Prozent aller Erwachsenen früher oder später beim Arzt wegen eines Problems, das sich auf Stress zurückführen lässt. Wie oft hören wir die Worte: »Ich bin so gestresst!« Tatsächlich kann Stress zu ernsthaften Schäden führen, sowohl körperlich als auch mental.

Auslöser können ganz verschiedene Faktoren sein: zum Beispiel Reisen, Umzüge, Beziehungen, persönliche Umstände wie die Krankheit eines Angehörigen oder die Erziehung der Kinder. An erster Stelle steht jedoch eindeutig der Job!

In der »modernen« Gesellschaft wird von Angestellten viel mehr verlangt als noch vor ein paar Jahren: zeitliche Flexibilität, lange Arbeitstage oder das Opfern von Wochenenden. Räumliche Flexibilität hat zur Folge, dass wir umziehen müssen, einen Zweitwohnsitz haben oder täglich viele Stunden mit Pendeln verbringen.Grundsätzlich wird mehr Einsatz verlangt, »weiter« kommt nur, wer hoch motiviert und ambitioniert seine Arbeit erledigt.

All diese Faktoren fordern ihren Preis, ziehen Körper und Geist Energie ab und belasten uns mit Druck. Dieser Druck ist Stress.

Stress entsteht, wenn die Anforderungen in einer Situation weit oder regelmäßig über das Maß hinausgehen, dem sich die betroffene Person gewachsen fühlt. Es ist eine Diskrepanz zwischen dem Geforderten und den Ressourcen, die uns zur Verfügung stehen. Dies führt zu einer negativen Störung unserer mentalen Balance und im schlimmsten Fall zu körperlichen Schäden; man spricht hier von der »Stressantwort« unseres Körpersystems.

Besonders am Arbeitsplatz ist dies häufig der Fall. Treten über einen längeren Zeitraum bestimmte Faktoren auf oder sind wir häufiger mit mehreren dieser Faktoren gleichzeitig konfrontiert, entsteht Stress.

Verhaltensforscher haben die häufigsten Gründe für arbeitsbedingten Stress in die folgenden drei Kategorien unterteilt: Mangel an Entscheidungsfreiheit, unpassende Herausforderungen und mangelnder sozialer Rückhalt.

Interessant ist hierbei, dass es anscheinend seltener die Aufgaben selbst sind, die krank machen – häufiger ist es die mangelhafte Unternehmenskultur. Ein bekannter Soziologe und Gesundheitsforscher [1] konnte belegen, dass diejenigen Unternehmen beste Ergebnisse erzielen, die eine Kultur des Vertrauens pflegen,

1 Prof. Dr. rer. soc. Bernhard Badura, Universität Bielefeld, Fakultät Gesundheitswissenschaften

Ursachen für Stress am Arbeitsplatz

Mangel an Entscheidungsfreiheit:
- unklare, wechselnde Prioritätensetzung
- mangelndes Vertrauen
- negatives Feedback
- fehlende Mitsprache
- Zeitdruck
- Beaufsichtigung

Unpassende Herausforderungen:
- unklare Erwartungen
- fehlende Unterstützung (nicht eingehaltene Zusagen usw.)
- fehlende Perspektiven
- desorganisierte Abläufe (unvorhersehbare Änderungen, Ablenkungen usw.)
- Multitasking
- mangelnde Anerkennung
- mangelnde Anleitung

Mangelnder sozialer Rückhalt:
- unklare Kompetenzbereiche
- Beitragslücken anderer
- Misstrauen, Mobbing
- Konflikte mit Vorgesetzten
- Konflikte mit Kollegen
- Konflikte mit anderen Abteilungen

Ruth Tröster: Der Weg zu Burnout-freien Arbeitswelten. Springer Gabler 2013, *zitiert nach* Dr. Jessica Reynolds Renner *in:* Janda, Louis: Career Tests, Adams Media Corporation, 1999

Konflikte klar regeln und eine hohe Qualität in der Führung nachweisen können.

Die Entwicklung ist alarmierend. So ist die Zahl an Fehltagen aufgrund psychischer Erkrankungen seit dem Jahr 2000 um 85 (!) Prozent gestiegen.[2] Laut dem deutschen Bundesarbeitsministerium ergibt das 53,3 Millionen (!) Fehltage wegen psychosomatischer Beschwerden, die sich in verschiedener Form äußern: von körperlichen Symptomen wie Verspannungen, Rückenleiden und Verdauungsbeschwerden oder Bluthochdruck über Reizbarkeit und Schlafstörungen bis hin zu depressiven Verstimmungen.

Die Folge für die Unternehmen und die Volkswirtschaft sind Ausgaben in Milliardenhöhe: Allein die direkten Kosten für psychische Erkrankungen betragen knapp 16 Milliarden Euro pro Jahr.[3] Laut Berechnungen könnten diese bis 2030 auf 32 Milliarden (!) Euro anwachsen. Dabei ist der größere Anteil der indirekten Kosten (verursacht durch reduzierte Produktivität während der Arbeitszeit und vorzeitige Verrentung) noch gar nicht berücksichtigt.

Stress macht nicht schöner

Negative Einflüsse zeigen sich in unserem Gesicht – die einen schneller, die anderen weniger schnell. Hier die »Sündenliste« mit einigen (abschreckenden) Beispielen: Was zeigt sich nach wie langer Zeit?

Nikotin: nach 5 Jahren
Alkohol: nach 12 Stunden
akuter Stress: sofort
chronischer Stress: nach 2 Wochen

Obwohl unser Leben sich heute oft im »Fast Forward«-Modus bewegt, statten die wenigsten ihren

---

2 Quelle: Gesundheitsreport der Techniker Krankenkasse 2014
3 Quelle: Bundesanstalt für Arbeitsschutz und Arbeitsmedizin

Körper und Geist mit dem nötigen Werkzeug aus, um mit diesem neuen Lebensstil gut klarzukommen. Für die meisten Berufstätigen sind unregelmäßige Tagesabläufe, ungesunde Mahlzeiten, zu wenig Schlaf und mangelnde Bewegung ganz normal.

Um differenzieren zu können, wann eine Situation ernsthaft beginnt, unsere Gesundheit zu bedrohen, ist es hilfreich, die verschiedenen Arten von Stress zu kennen. Es gibt zwei Sorten.

Ganz normal: akuter Stress

Akuter Stress ist das, was wir täglich erleben: Straßenverkehr, Nachbarn, der nervige Kollege oder Chef, Wetterumschläge, Mangel an Privatleben, zu viele Dinge zu tun, zu wenig Zeit, sie zu erledigen … Alles Dinge, die uns während eines »normalen« Tages passieren können. Wenn wir nervös sind, weil sich Mails im Posteingang stapeln oder weil wir uns Gedanken über offene Rechnungen machen, ist das akuter Stress. Es ist die Reaktion auf eine direkte Situation oder Bedrohung. Jeder, der in einer »modernen« Stadt wohnt, erlebt dies früher oder später mal.

Wie auch immer – dieser Stress bleibt nicht lange in unserem System. Sobald wir zu Hause sind, ist uns der Verkehr ziemlich egal und wir denken nicht den ganzen Abend über den Idioten an der vorletzten Ampel nach. Akuter Stress fällt im Normalfall in dem Moment von uns ab, in dem die Situation, die ihn hervorgerufen hat, vorbei ist.

Tatsächlich kann akuter Stress sogar bis zu einem gewissen Grad förderlich sein. Denn er kann uns helfen, besser zu performen, unsere Arbeit schneller zu erledigen, im Verkehr aufmerksamer zu sein oder Herausforderungen konzentrierter zu begegnen: Es ist das Hochgefühl, das wir verspüren, wenn wir eine schwierige Aufgabe angenommen haben und sie so gut wie möglich erledigen wollen. Es ist der Stress, den wir uns selbst machen, wenn wir uns an unsere Grenzen bringen. Sportler erleben das, bevor sie bei einem wichtigen Turnier an den Start gehen. Menschen, die öffentlich sprechen, kennen das Lampenfieber, bevor sie die Bühne betreten. Es stellt uns die Motivation zur Verfügung, ein erreichbares Ziel auch zu erreichen. Wir sind wacher, »angeknipster«, bereiter für unsere Herausforderung.

Trotz allem müssen wir im Anschluss an eine solche Situation unserem System Ruhe gönnen und ihm die Chance geben, sich davon zu erholen. Wir dürfen einen solchen Zustand nicht dauerhaft zulassen. Tun wir dies, wandelt sich akuter Stress in chronischen.

Bedenklich: chronischer Stress

Chronischer Stress ist eine Konstante im Leben. Er wird über einen längeren Zeitraum erlebt. Das kann durch einen massiven emotionalen Vorfall passieren wie lange Krankheit oder der Tod eines Angehörigen. Ebenso können ungesunde Beziehungen, langwierige Trennungen, Scheidungskriege oder dauerhafte Geldprobleme ihn auslösen. Auch sehr negativ eingestellte Menschen, die sich ständig um alles Sorgen machen, können Symptome von chronischem Stress zeigen. Vor allem aber permanenter Druck am Arbeitsplatz wird heute als Grund genannt.

Chronischer Stress sollte nie auf die leichte Schulter genommen werden, weil er zu ernsthaften Schäden führen kann. Organe wie die Schilddrüse können gestört werden und Über- oder Unterfunktionen entwickeln. Übergewicht oder starker Gewichtsverlust kann die Folge sein. Die Bauchspeicheldrüse kann angegriffen werden, was zu Diabetes führen kann.

TEST: WIE HOCH IST MEIN STRESSPOTENZIAL?

1. Ich bin in der Lage, meine Arbeit effektiv und effizient zu organisieren.
a) immer
b) manchmal
c) nie

2. Ich kann in Situationen, die nicht meiner Kontrolle unterliegen, einen klaren Kopf bewahren.
a) immer
b) manchmal
c) nie

3. Ich bekomme regelmäßig rund 7 bis 8 Stunden erholsamen Schlaf.
a) immer
b) manchmal
c) nie

4. Ich kann Nein sagen, ohne mich deshalb schuldig zu fühlen.
a) immer
b) manchmal
c) nie

5. Ich trage keinen emotionalen Ballast wie Angst, Erregbarkeit oder Niedergeschlagenheit in mir.
a) immer
b) manchmal
c) nie

6. Ich mag es, Spaß zu haben, und liebe es zu lachen.
a) immer
b) manchmal
c) nie

7. Ich kann von meinem Einkommen gut leben.
a) immer
b) manchmal
c) nie

8. Ich bereinige Missverständnisse mit Menschen, die mir wichtig sind.
a) immer
b) manchmal
c) nie

9. Ich blicke zuversichtlich in die Zukunft.
a) immer
b) manchmal
c) nie

10. Ich esse gesund.
a) immer
b) manchmal
c) nie

11. Ich achte auf genug Sport und Bewegung.
a) immer
b) manchmal
c) nie

12. Ich sehe gesund aus.
a) immer
b) manchmal
c) nie

13. Ich bin frei von körperlichen Beschwerden wie Schmerzen, Erkältungen, Kopfschmerzen.
a) immer
b) manchmal
c) nie

14. Ich finde Zeit, meinen Hobbys nachzugehen.
a) immer
b) manchmal
c) nie

15. Ich habe ein starkes Netzwerk aus Freunden und/oder Familie.
a) immer
b) manchmal
c) nie

16. Dinge wie Deadlines oder Arbeitsdruck belasten mich nicht.
a) immer
b) manchmal
c) nie

17. Ich wache morgens auf und freue mich auf den Tag.
a) immer
b) manchmal
c) nie

Aktuelle Bestandsaufnahme

Um herauszufinden, ob und an welcher Art Stress Sie leiden, sollten Sie sich hin und wieder selbst überprüfen, bevor Symptome offensichtlich werden. Durch eine regelmäßige Yogapraxis geschieht dies übrigens irgendwann völlig automatisch. Warum das so ist und wie Sie dahin kommen, erfahren Sie später in diesem Buch (siehe Seite 31).

Bis es so weit ist, können Sie zum Beispiel mithilfe dieses Tests alle paar Wochen eine Bestandsaufnahme machen. Allein, sich bewusst damit zu befassen, wird Ihre Achtsamkeit schärfen und ist schon eine erste kleine Übung, die nicht viel Zeit kostet.

Am besten kopieren Sie den Test und machen ihn alle drei Wochen. Beginnen Sie heute und wiederholen Sie ihn dann zum ersten Mal, wenn Sie mit der 21-Tage-Formel (siehe Seite 61) durch sind. Vielleicht werden Sie anhand der Ergebnisse schon einen Unterschied sehen.

Antworten Sie mit

a) wenn es Sie genau beschreibt.
b) wenn Sie sich darin teilweise erkennen.
c) wenn es nicht auf Sie zutrifft.

Seien Sie bei der Beantwortung bitte ehrlich und aufrichtig – vor allem zu sich selbst!

Auswertung

A **Wenn Sie am häufigsten Antwort a) gewählt haben:**

Sie gehen gerade durch eine glückliche Phase in Ihrem Leben. Sie sind frei von Stress und haben eine gute Work-Life-Balance. Selbst wenn es mal stressig wird, können Sie gut damit umgehen. Weiter so!

Oder aber Sie haben gemogelt und sich selbst etwas vorgemacht …

B **Wenn Sie am häufigsten Antwort b) gewählt haben:**

Es könnte sein, dass Sie aktuell an akutem Stress leiden. Einige Dinge in Ihrem Leben stören Sie momentan. Mit den Übungen aus diesem Buch können Sie sich jedoch gegen diese Dinge wappnen und dafür sorgen, dass sie Sie weniger belasten. Sie werden sehen, dass Sie ganz schnell wieder zu einem sorgenfreieren Leben finden können!

C **Wenn Sie am häufigsten Antwort c) gewählt haben:**

Eventuell ist der Stress in Ihrem Leben schon chronisch geworden. Vielleicht leiden Sie bereits an einer oder mehreren der »Fatalen Fünf«, die ich auf der nächsten Seite anspreche. Es ist also dringend an der Zeit, sowohl die äußeren Umstände als auch Ihre innere Einstellung zu optimieren. Die Programme in diesem Buch können Ihnen dabei behilflich sein.

Eventuell sollten Sie aber auch professionelle Hilfe in Ihrer Nähe in Anspruch nehmen oder sich zeitnah eine richtige Auszeit gönnen. (Adressen und Tipps dazu finden Sie auf Seite 268.)

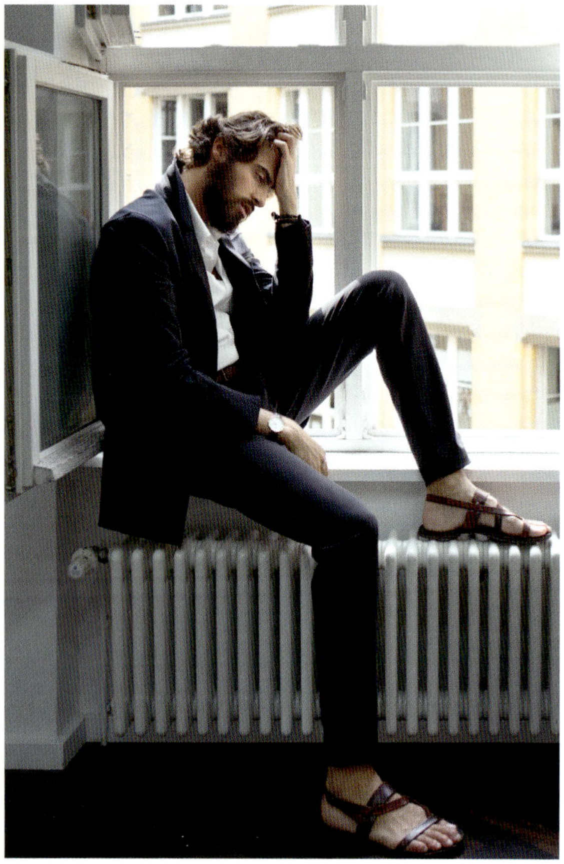

Besteht chronischer Stress über einen längeren Zeitraum, dann greift er das Immunsystem an und kann zum Beispiel für Osteoporose verantwortlich sein. Zellen im Gehirn können geschädigt werden, was sich negativ auf Gedächtnis und Konzentration auswirkt. Sogar auf die Fruchtbarkeit kann sich Dauerstress negativ auswirken – er ist als einer der Risikofaktoren für Fehlgeburten bekannt.

Eine besondere Gefahr bei chronischem Stress ist, dass Prozesse, die er in Gang setzt, mit jedem Mal tiefer im Gehirn verankert werden. Zeigen sich die Reaktionen anfangs nur als übersichtliche Einzelsymptome, wachsen sie durch Wiederholung zu einer komplizierten Kettenreaktion heran, machen sich sozusagen »im Gehirn breit«.[4] Weil das Körpersystem möglichst viele Ressourcen zur Stressbewältigung bereitstellen möchte, gibt es Hormonproduzenten und Nachrichtenübermittlern der »Stressmaschinerie« dann Vorrang vor Immunbotenstoffen und der Direktabwehr. Deswegen haben Krankheitserreger bei chronischem Stress große Chancen.

Chronischer Stress kann bereits bestehende Probleme verstärken und auch Auslöser für einige der am häufigsten auftretenden Krankheiten sein.

Nennen wir sie die »Fatalen Fünf«:

1. **Herzgefäßkrankheiten, Herzinfarkt**
2. **Bluthochdruck**
3. **Diabetes**
4. **Übergewicht**
5. **Krebs**

Zeigen sich die Auswirkungen nur bei älteren Menschen? Eindeutig nein!

In unseren Köpfen herrscht leider noch allzu oft die Vorstellung, dass etwa Herzinfarkte nur alten Menschen widerfahren. Doch die Dinge haben sich geändert. Was früher durchschnittlich im Alter von 50 Jahren eintrat, betrifft heute immer mehr Menschen schon mit 30. Tests zu Herzfunktionen oder Blutwerten werden deshalb ganz regulär auch bei jungen Menschen durchgeführt. Jemand, der mit 35 bereits einen zu hohen Cholesterinspiegel hat, ist in der »modernen« Gesellschaft keine Ausnahme. Ärzte sind nicht mehr geschockt, wenn ein junger Mensch mit Herzinfarkt eingeliefert wird.

Selbst bei Schülern mehren sich die Anzeichen von Stress: Zukunftsängste und steigender Druck spielen bereits in den Schulen eine große Rolle. Bei Jugendlichen äußern sich diese Faktoren durch Konzentrationsschwierigkeiten und »Aussetzer« – bis hin zu Gewalt und steigenden Selbstmordraten.

---

4 siehe Ausführungen zur »Informationsautobahn« im Kapitel »Die geniale 21-Tage-Formel«, Seite 64

Was passiert mit unserem Körper, wenn wir gestresst sind?

Unser Körper hat seine eigene Art, mit Druck umzugehen. Die übliche Reaktion auf Angst und Stress ist das sogenannte »Fight or Flight«-System, also »kämpfen oder fliehen«. Dieses System steckt ganz tief in unseren Genen – und zwar schon sehr lange!

In einer Zeit, in der unsere Vorfahren noch als Nomaden durch die Gegend zogen, Mammuts erlegten und im wahrsten Sinne des Wortes um ihr Leben rannten, wenn sie zum Beispiel vor Säbelzahntigern flüchten mussten, hat der Körper einen sehr schlauen Mechanismus entwickelt. In Sekundenschnelle reagiert das System auf eine Situation: Es wird abgeschätzt, ob etwa Beute vor Herrn Neandertal steht und er darauf losgeht – oder ob das Gegenüber eine Nummer zu groß ist und er lieber die Beine in die Hand nimmt. Je nach Situation optimiert der Organismus seine Funktionsweise für den Kampf oder die Flucht. Damals war dies überlebenswichtig.

Noch heute steckt dieser Mechanismus in unseren Zellen – mit dem Unterschied, dass wir längst keinem Säbelzahntiger mehr über den Weg laufen und unser Essen bequem aus dem Supermarkt beziehen können. Dennoch finden in unserem System körperliche Veränderungen statt, wenn wir stressigen Situationen ausgesetzt sind. Um die Gefahr zu erkennen, die das mit sich bringen kann, wollen wir einen kleinen Blick auf diese Veränderungen werfen:

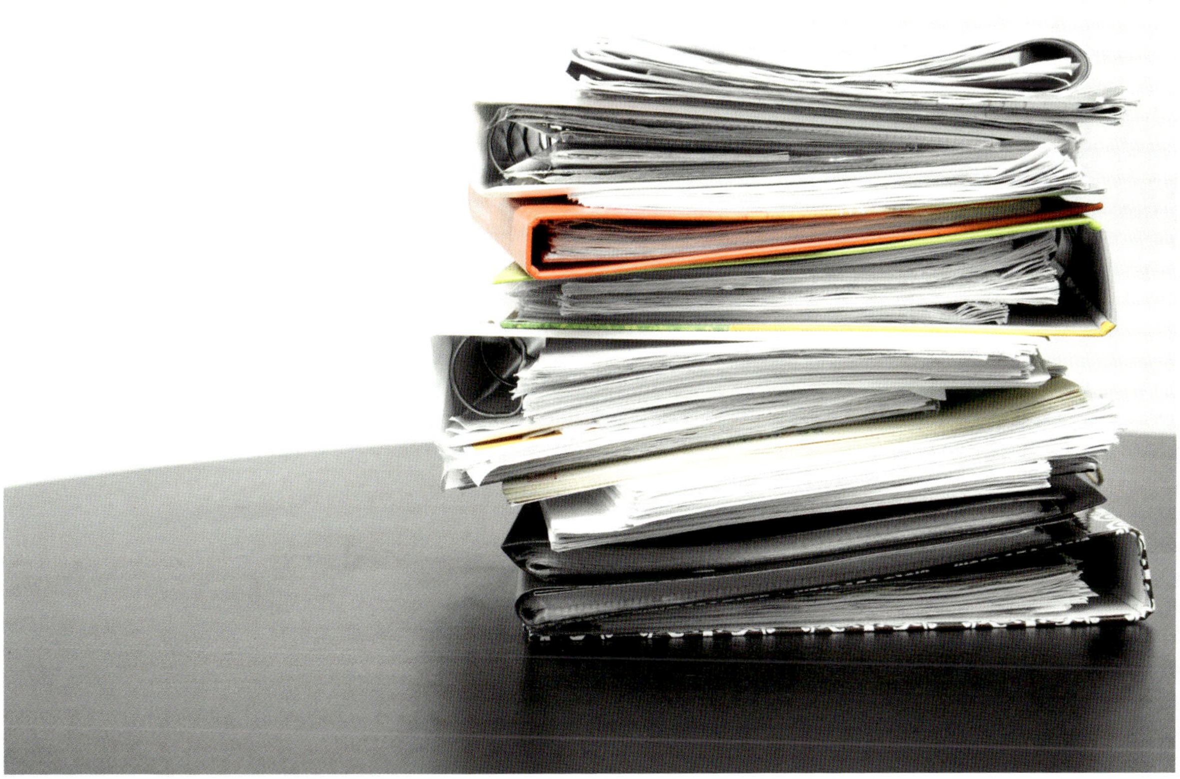

Stufe eins

Wenn wir gestresst sind, beschleunigt sich unser Atem, unsere Hände und Füße werden feuchtkalt und unsere Pupillen weiten sich. Eines oder mehrere dieser Symptome können gleichzeitig auftreten.

Stufe zwei

Falls wir uns nicht sofort wieder entstressen, verlangsamt sich unsere Verdauung, und unsere Muskeln spannen sich an. Zu Zeiten der Säbelzahntiger wäre das bei der Flucht hilfreich gewesen. Am Schreibtisch führt das eher zu Unwohlsein und macht uns angespannt und leicht reizbar.

Stufe drei

Auf der dritten Stufe beginnt unser Herz heftig zu schlagen, und Blut wird von Haut und Organen weg zum Herzen hingezogen. Vielleicht haben Sie schon mal eine Person beobachtet, die in solch einer Situation bleich wird (oder Sie haben es im schlimmsten Fall selbst erlebt).

Stufe vier

Wenn die stressige Situation anhält, wird dann auch das Nervensystem beeinträchtigt: Die Hirnanhangsdrüse (Hypopyhse) empfängt Warnsignale vom Hypothalamus, der die vegetativen Körperfunktionen steuert, und produziert adrenocorticotropes Hormon (kurz ACTH). ACTH erreicht dann die Nebennieren und stimuliert sie, mehr Cortisol und Adrenalin ins Blut zu bringen (mehr dazu im Folgenden).

Es ist ein dreifacher Kreislauf: Der Hypothalamus hat quasi Kontrolle über alle inneren Organe. Er hilft zum Beispiel bei der Regulierung von Herzschlag, Verengung und Weitung von Blutgefäßen oder den Bewegungen der Verdauungsorgane. Er aktiviert bei Stress die Hirnanhangsdrüse, die eine Art Kommandozentrale der Hormonproduktion ist. Die Hirnanhangsdrüse bringt dann die Hauptdrüsen des Körpers dazu, diverse Stresshormone in den Körper auszuschütten (siehe Kasten), was wiederum unser Nervensystem

Stresshormone

- **Cortisol** wirkt unter anderem dämpfend, abbauend, hemmend.
- **Adrenalin** (Vorstufe: Noradrenalin) regt unter anderem das Herz-Kreislauf-System an, verengt Gefäße, erhöht den Blutzuckerspiegel.
- **Somatotropes Hormon** (STH), auch bekannt als Wachstumshormon (WH), erhöht unter anderem den Blutzuckerspiegel und wirkt fettabbauend.

Entspannungshormone

- **Melatonin** reguliert den Tag-Nacht-Rhythmus (macht bei Lichtmangel müde), beeinflusst den Hippocampus (Hirnbereich für Lernen und Erinnern).
- **Dehydroepiandrosteron (DHEA),** eine Vorstufe der männlichen und weiblichen Sexualhormone, stärkt unter anderem das Immunsystem.
- **Progesteron** hilft unter anderem bei Schlafstörungen, reguliert den Zyklus der Frau und die Spermienproduktion.

beeinflusst und im Körper verschiedenste Stressreaktionen hervorruft.

So wie das Hirn in verschiedene »Abteilungen« gegliedert ist (es gibt zum Beispiel den motorischen Teil, der Bewegungen kontrolliert, den sensorischen, der Sinneseindrücke interpretiert, und den assoziativen, der emotionale und intellektuelle Prozesse verarbeitet), so besteht auch das Nervensystem aus verschiedenen »Divisionen«:

Das sympathische Nervensystem (SNS) ist für Aktivität zuständig, schaltet »Fight or Flight« in unserem Körper an und ist verantwortlich für Symptome von Stress. Das parasympathische Nervensystem (PNS) hingegen aktiviert den Entspannungsmodus und hält uns ruhig. Es herrscht ein ständiger »Wettbewerb« zwischen den beiden – wer gewinnt und ob wir angespannt oder entspannt sind, hängt davon ab, welche Hormone in unserem Blut vorherrschen.

Die Macht der Hormone

Lange Zeit dachten wir bei »Hormonen« nur an etwas, das bei Teenagern durcheinanderkommt, wenn sie sich typisch teeniemäßig ziemlich verrückt verhalten, oder etwas, das Frauen nicht unter Kontrolle haben, wenn sie »ihre Tage« haben und heftige Stimmungsschwankungen. Klar, in beiden Fällen hat das natürlich mit den Hormonen zu tun. Doch das ist gerade mal die Spitze des Eisbergs.

Hormone bewirken nämlich noch viel mehr: Sie informieren unser Gehirn darüber, dass wir hungrig sind. Oder satt. Wenn wir Sport machen, sagen sie dem Körper, wie er Energiereserven verwenden soll. Sie kontrollieren, wie wir zu- und abnehmen. Etwas vereinfacht ausgedrückt, tragen sie alle Informationen vom Gehirn zum Körper und zurück. Wie Sie sich vorstellen können, sind sie sehr wichtig. Sie sollten sich besser nicht mit ihnen anlegen!

Stellen Sie sich Ihre Hormone einfach wie die Beamten Ihres Körpers vor. Wenn Sie nicht den Richtlinien folgen, wie Sie Ihren Körper behandeln müssen, damit er richtig funktioniert – zum Beispiel indem Sie gesund essen, für genug Bewegung und guten Schlaf sorgen und natürlich Stress reduzieren – werden die Hormone irgendwann einfach den Laden dicht machen, eine schöne, lange Pause nehmen und außerdem alle folgenden Aktionen verzögern.

Unser Körper und unsere Psyche werden ständig von Hormonen reguliert. Jede Situation führt an unterschiedlichen Stellen des Körpers zur Ausschüttung von verschiedenen Hormonen, die wiederum bestimmte Reaktionen hervorrufen. Bei Herausforderungen zum Beispiel produziert das Nebennierenmark Adrenalin. Über das Blut wird dadurch die benötigte Energie in Form von Glukose und Lipiden zum Gehirn und zu den Muskeln transportiert.

Dein Stress – mein Stress

Dass Gähnen ansteckend wirkt, wissen wir. Forscher der Uni Leipzig fanden nun heraus, dass dies auch für Stress gilt.
Es reicht nämlich schon der Anblick eines gestressten Kollegen aus, dass der eigene Körper beginnt, Cortisol auszuschütten – vor allem dann, wenn wir die Person gut kennen. Das ist ein weiterer Grund, die neuen Entspannungstechniken mit den Kollegen zu teilen!

Cortisol: das Stresshormon

Bei Leid oder Stress kommt aus der Nebennierenrinde Cortisol hinzu. Es hilft uns, schwierige Situationen leichter zu tolerieren. Außerdem hilft es bei der Regulierung des Blutdrucks, des Immunsystems und der Verwertung von Proteinen, Fetten und Kohlehydraten. Es ist also ein wichtiges Hormon, das der Körper braucht, um zu funktionieren, und das in Ausnahmesituationen kurzfristig auch nützt. Wenn es allerdings in zu großen Mengen produziert wird, erhöht es den Blutdruck und bringt eben jene Stresssymptome wie Herzrasen mit sich, die dem Herzen schaden können. Es macht das Herz außerdem anfälliger für das Absterben von Gewebe (Nekrose), weil wichtige Mineralsalze fehlen, die durch Stress verbraucht werden.

Wenn Cortisol dauerhaft erhöht ist

... kann das diese Auswirkungen haben:

- geschwächtes Immunsystem
- Beeinflussung der Knochenbildung und Osteoporose
- verstärkte Bildung von Magensäure: »Übersäuerung«
- als Langzeitwirkung: Zerstörung von Zellen im Hippocampus des Gehirns (die Region, die für Lernen und Gedächtnis zuständig ist)
- erhöhtes Risiko von Fehlgeburten, vorübergehende Unfruchtbarkeit
- wirkt als Diuretikum, kann den Körper dehydrieren (austrocknen)

Hält das erhöhte Cortisollevel länger an, etwa durch chronischen Stress, Depression oder das Gefühl von Kontrollverlust, kann das zu ernsthaften gesundheitlichen Schäden führen. Viel Cortisol im Blut erhöht das Insulinlevel, was zu stärkerem Appetit führt (Stressesser wissen, wovon ich rede!) und auf Dauer zu (womöglich gefährlichem) Übergewicht.

Cortisol reduziert zudem unser Serotoninlevel, was zu Gereiztheit, Süchten und Depression führen kann. Ein Teufelskreis. Richtige Bewegung, Stressreduktion und gesunde Ernährung sorgen für ein ausgewogenes Cortisollevel. Mit den Programmen in diesem Buch können das auch Sie erreichen!

Stressoren erkennen

Die Auslöser für Stress können uns überall begegnen. Diese Stressoren stimulieren die oben erklärten Vorgänge. Dabei können sie unterschiedlich häufig in unserem Leben auftreten und uns unterschiedlich stark belasten. Die Kombination aus Häufigkeit und Belastungsintensität bestimmt das persönliche Stresslevel. Um die Stressoren in Ihrem Leben zu identifizieren, können Sie die Tabelle [5] rechts nutzen. Vor allem dient sie dazu, Ihre Achtsamkeit zu schulen.

- Beurteilen Sie die jeweiligen Situationen nach ihrer Häufigkeit und der Stärke der Belastung, die sie für Sie darstellen. Sie können die Liste auch um eigene, für Sie persönlich relevante, Situationen ergänzen.
- Multiplizieren Sie die Werte. Liegt das Ergebnis bei mehr als 10 Faktoren über 4, sollten Sie dringend Techniken zur Stressreduktion erlernen.
- Kopieren Sie die Liste und machen Sie regelmäßige Updates, zum Beispiel alle drei Wochen oder nach Vollendung Ihres 21-Tage-Programms (Seite 61), und vergleichen Sie Ihre Werte.

5 Quelle: mit freundlicher Genehmigung der Techniker Krankenkasse

Stressoren	Häufigkeit				Bewertung				Belastung		
	Nie	Manchmal	Häufig	Sehr oft	Nicht störend	Kaum störend	Ziemlich störend	Stark störend	Häufigkeit × Bewertung = Belastung		
	0	1	2	3	0	1	2	3	Test 1	Test 2	Test 3
Termindruck, Zeitdruck											
Störungen, zum Beispiel bei der Arbeit											
Dienstreisen											
Ungenaue Anweisungen und Angaben											
Verantwortung											
Aufstiegswettbewerb/Konkurrenzkampf											
Multitasking											
Konflikte am Arbeitsplatz											
Ärger mit dem Chef											
Ärger mit den Kunden											
Ungerechtfertigte Kritik											
Dauerndes Telefonklingeln											
Informationsüberflutung											
Neuer Verantwortungsbereich											
Umweltbelastungen wie Lärm oder Schmutz											
Bildschirmarbeitsplatz											
Mangelnde Kommunikation											
Autofahrt in der Stoßzeit											
Schulschwierigkeiten der Kinder											
Doppelbelastung Familie und Beruf											
Ärger mit der Verwandtschaft											
Krankheitsfall in der Familie											
Hausarbeit											
Rauchen											
Alkoholkonsum											
Übermäßige Kalorienzufuhr											
Bewegungsmangel											
Schwierigkeiten bei Kontaktaufnahme											
Unerfreuliche Nachrichten											
Konflikte mit Kindern											
Fehlende Erholungszeiten											
Menschenansammlung											
Trennung vom (Ehe-)Partner/von der Familie											
Einkaufen in der Stoßzeit											
Hohe laufende Ausgaben, Schulden											
Misserfolge											
Ärztliche Untersuchungen											
Sorgen											
Unzufriedenheit mit dem Aussehen											
Eigene Beispiele:											

Ergebnis:			

Das Pro und Kontra von Stress

Stress führt zu Veränderungen im Körper. Während zuvor alle Organe normal funktioniert haben, kommt es in Stresssituationen zu einem kurzzeitigen Anstieg: Wir haben mehr Kraft und Energie, weil eben jene Stresshormone freigesetzt werden (wir erinnern uns: Dies ist der Moment, in dem wir ein Mammut erlegen oder vor dem Säbelzahntiger weglaufen sollten, also kurzfristig Höchstleistung bringen müssen).

Die Blutzufuhr zu Gehirn und Muskeln erhöht sich um bis zu 400 (!) Prozent, die Verdauung stoppt, die Muskeln spannen sich an, der Atem ist beschleunigt und das Herz schlägt schneller, um mehr Sauerstoff ins Blut zu pumpen.

Auch wenn wir heute nicht mehr um unser Leben rennen müssen, kann kurzzeitiger Stress durchaus helfen: Sei es, dass uns ein Freak im Straßenverkehr den Weg abschneidet und wir blitzschnell reagieren; oder ein Dieb will unsere Tasche klauen und wir rennen so schnell weg, dass er keine Chance hat. Ein kleines bisschen Stress ist gut, kann für Antrieb sorgen und uns kurzzeitig zu Übermenschlichem befähigen. Im Job kann »positiver Stress« zu guter Arbeit antreiben und uns effektiver performen lassen.

Man spricht dabei von »Eustress« – also dem Stress, der uns guttut (die griechische Vorsilbe »eu« bedeutet »gut, richtig, leicht«.) Um Eustress handelt es sich, wenn wir positiv auf die Stressoren (Stress auslösende Faktoren) reagieren – wie eben bei besonderen Herausforderungen. Eines der klassischen Merkmale ist hier, dass wir das Gefühl haben, die Situation zu kontrollieren und die Herausforderung meistern zu können. Dies ist oft der Auslöser für den »Flow-Zustand« (siehe Seite 39).

Schädlich wird Stress erst dann, wenn wir einen Stressor als negativ interpretieren. Dann haben wir das Gefühl, ausgeliefert zu sein, keine Kontrolle mehr zu haben oder die Situation einfach nicht mehr bewältigen zu können. Die oben beschriebenen Reaktionen werden dann in Gang gesetzt, und es kommt zu dem schädlichen »Disstress«, dem negativen Stress, der uns nicht mehr antreibt, sondern bremst (griechisch: dys = miss-, schlecht).

Deswegen sollten wir uns nicht selbst zusätzlichen Stress aufbürden, indem wir zum Beispiel in die Multitasking-Falle tappen. Viele von uns meinen nämlich, dass sie effizienter arbeiten, wenn sie mehrere Dinge gleichzeitig erledigen. Doch das ist ein Irrtum. Ähnlich wie ein Computer, der zwar diverse Programme zugleich öffnen kann, Aufgaben aber nicht gleichzeitig, sondern in rasender Geschwindigkeit nacheinander abarbeitet, ist unser Geist nicht imstande, sich auf mehrere Dinge gleichzeitig zu konzentrieren. Es heißt, wir brauchen am Ende etwa 25 Prozent mehr Zeit, wenn wir zwei Dinge auf einmal erledigen wollen (von der Qualität des Ergebnisses will ich gar nicht reden!). Vor allem aber passiert eines, wenn wir uns überlasten: Wir springen mit der Aufmerksamkeit umher, sind nervös, unruhig und gestresst.

Und wenn dieser Stress kein Ende nimmt, geraten wir in Schwierigkeiten. Daher ist es so wichtig, Techniken zu kennen, die es nach jeder stressigen Situation erlauben, uns auch wieder zu entspannen. Von diesen Techniken möchte ich Ihnen im BUSINESS YOGA BOOK einige vorstellen.

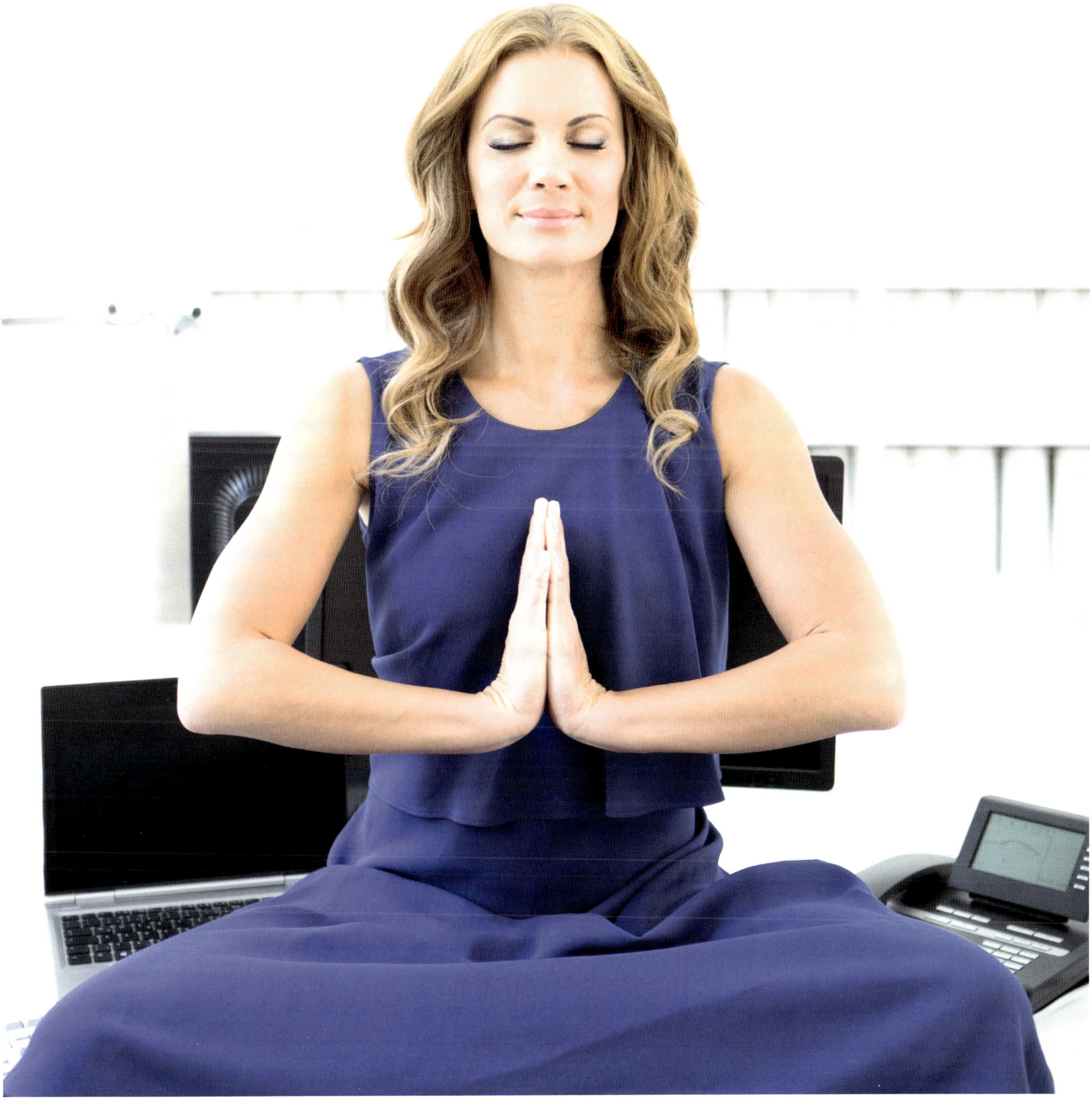

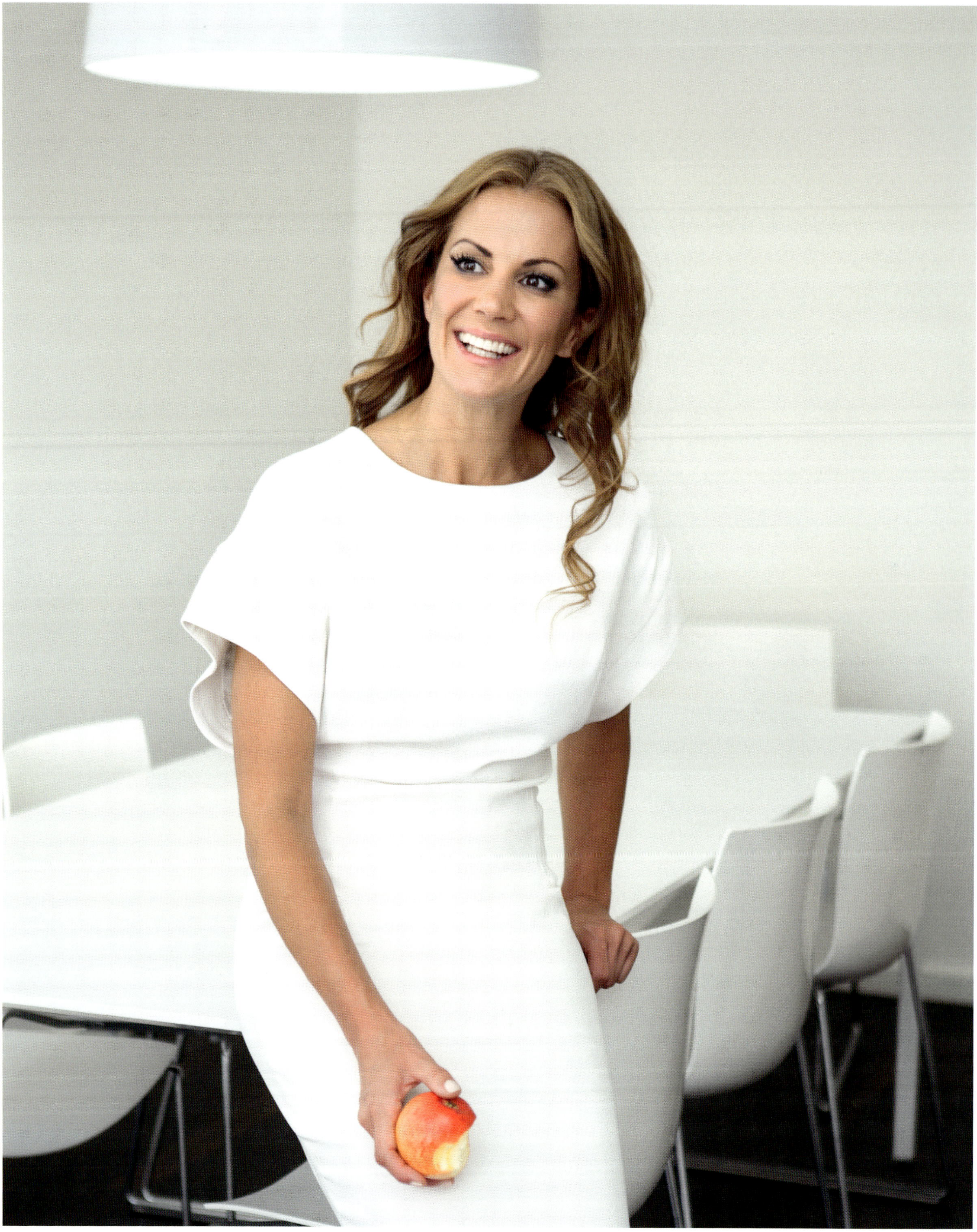

WIE WIRKT YOGA?

» Yoga bringt uns ins Leben und nicht weg davon. « *Sri Aurobindo*

Anstatt sich Stress und Krankheit einfach hinzugeben und mit den Folgen zu leben, können wir uns mit Werkzeugen ausrüsten, die uns davor schützen. Auch wenn wir in unserem »modernen« Leben so eingebunden sind, dass ein ausgiebiger Wellnesstrip nicht regelmäßig möglich ist: Wir können trotz vollem Terminkalender gesund und glücklich bleiben.

Genau hier kommt Yoga ins Spiel

Yoga macht uns bei regelmäßiger Praxis körperlich fit, stärkt das Immunsystem, verhilft zu geistigen Höchstleistungen, lässt uns gelassener auf fordernde Situationen reagieren und emotional ausgeglichen werden. Es kann in jedem Alter von Mann und Frau praktiziert werden, egal ob durchtrainiert oder bei null beginnend. Weil das Angebot sehr groß ist, können wir zwischen verschiedenen Stilen wählen – von meditativen bis hin zu schweißtreibenden Richtungen. Und unabhängig vom Stil können wir in jeder Session individuell entscheiden, wie intensiv sie sein soll. Hinzu kommt, dass wir maximal den Platz einer Yogamatte brauchen, und die kann man sogar im Büro ausrollen. Viele Übungen kann man jederzeit machen, also auch am Schreibtisch oder an der frischen Luft. Wir brauchen keine komplizierten Geräte, und es ist egal, ob wir zehn Minuten oder zwei Stunden Zeit haben.

Die meisten Menschen verbinden Yoga mit »Sport«. Tatsächlich ist Bewegung der erste und offensichtlichste Teil im Yoga. Zum Abbau von Stress ist Bewegung bekanntermaßen extrem hilfreich. Es ist für viele sicher auch erfreulich zu hören, dass Yoga den Stoffwechsel ankurbelt und zu einer besseren Figur verhelfen kann. Schließlich behaupten 50 Prozent der Deutschen von sich selbst, sie würden sich nicht genug bewegen und fänden sich zu dick (laut einer Studie der WHO[1] erreichen nur rund 28 Prozent der Deutschen das Aktivitätsminimum von zwei bis drei Stunden pro Woche). Und: Es ist wissenschaftlich nachgewiesen, dass regelmäßige Bewegung das Wachstum neuer Gehirnzellen anregt! Doch Yoga kann mehr und ist vielschichtiger als reiner Sport.

Egal ob wir Gewicht verlieren wollen, stärker, entspannter und leistungsfähiger werden oder uns schlicht besser fühlen möchten – Yoga hat für alle Bedürfnisse eine Lösung, da es auf verschiedenen Ebenen wirkt.

Was ist nun das Geheimnis?

Zum einen gibt es natürlich ganz offensichtliche Wirkungen: Durch die »Asanas«, die Körperstellungen, wird unser Körper kräftig und geschmeidig zugleich. Eine Eigenschaft, die Yoga klar von vielen anderen Sportarten unterscheidet, ist, dass die Dehnung schon

1 WHO = World Health Organisation, Weltgesundheitsorganisation

beim Üben passiert. Somit fallen Dinge wie unschöner Muskelkater und allzu einseitig ausgeprägte Muskeln weg. Wir stärken den Körper da, wo wir es brauchen, und lockern ihn an Stellen, die verspannt sind. Oft höre ich bei Einsteigern nach den ersten Sessions, dass sie ihren Körper an Stellen spüren, wo sie bisher gar keine Muskeln vermutet hätten …

Ein netter Nebeneffekt ist, dass ein »Yogikörper« auch noch äußerst attraktiv wirkt. Beides hat zur Folge, dass wir uns besser fühlen, auch wenn dies eher die »äußere Schicht« betrifft.

Yoga geht allerdings noch viel tiefer. Befasst man sich intensiv mit der Wissenschaft des Yoga, wird die Vielschichtigkeit deutlich. Ich möchte Sie an dieser Stelle nicht mit zu viel Information überladen, weiß ich doch, wie es dem beschäftigten Menschen geht. Für alle, die sich tiefer mit der Materie befassen wollen, gebe ich im Anhang dieses Buches Empfehlungen zu weiterführender Literatur. [2]

»Nur in einem gesunden Körper wohnt auch ein gesunder Geist.«

Juvenal, römischer Dichter

So viel sei aber gesagt: Yoga befasst sich nicht nur mit der körperlichen Ebene des Menschen. Der Körper wird »nur« als die erste, grobstoffliche, von fünf Hüllen (Sanskrit: *koshas* = Hüllen, Behältnisse) betrachtet. Er dient quasi als das »Fahrzeug« für unseren Geist und unsere Seele. Und wie ein Taxifahrer sein Auto in Ordnung hält, damit sein Business gut läuft, sollten wir unseren Körper in Ordnung halten.

Gehen wir jedoch weiter nach innen, gelangen wir zu Hüllen, die immer feinstofflicher werden – über den Atem und den Geist bis hin zu den Emotionen. Die ausgeklügelte Wissenschaft des Yoga hat für all diese Schichten Übungen entwickelt, die ineinandergreifen und uns erlauben, jeden Bereich in uns zu justieren und zu optimieren. Somit können wir nicht nur körperlich fit und gesund werden, sondern auch geistig und emotional.

Wenn wir uns in der »modernen« Welt umschauen, liegt wohl offen auf der Hand, dass geistige und emotionale Krankheiten mindestens genauso verbreitet sind wie körperliche – jedenfalls in der westlichen Welt, wo man sich allzu lange hauptsächlich um den Körper gekümmert hat. Interessant ist, dass geistig-emotionale Störungen oft Ursache sind für körperliche Beschwerden. Ich gehe darauf später genauer ein.

Besonders spannend ist der Fakt, dass Arbeit auf der körperlichen Ebene Störungen auf geistig-emotionaler Ebene beseitigen kann – und umgekehrt! Hier wird es faszinierend, denn unsere Arbeit kann tatsächlich in beide Richtungen gehen. Wir können also mit dem Geist unseren Körper beeinflussen und/oder mit dem Körper den Geist. Die alten Yogis haben das schon vor Jahrhunderten verstanden und in der Praxis erprobt – lange Zeit bevor westliche Wissenschaftler begannen, das Thema mit ihren technischen Geräten zu erforschen und »Beweise« zu liefern.

Im Yoga hat man sich von jeher das Wissen um die Koshas, also die verschiedenen Schichten des menschlichen Systems, zunutze gemacht und damit einen prall gefüllten Werkzeugkoffer an Übungen geschaffen.

Eines der wichtigsten Werkzeuge, die Yoga uns an die Hand gibt, ist geschärfte Achtsamkeit. Diese führt dazu, dass wir sensibler und früher auf Warnsignale reagieren – und zwar dann, wenn sie noch klein genug sind und nicht Anzeichen für einen ernsten (körperlichen oder mentalen) Schaden. Durch regelmäßige Yogapraxis verfügen wir mit der Zeit sozusagen über einen »Radar«, der uns selbst kleinste Wehwehchen

2 Eine großartige Zusammenfassung der Wissenschaft des Yoga bietet »Das große illustrierte Yogabuch« von Swami Vishnudevananda, das als Standardwerk in der Yogaliteratur gilt und jedem gut ausgebildeten Lehrer ein Begriff ist.

erkennen lässt. Im Idealfall wissen wir dann aufgrund des Gelernten von selbst, was wir zu tun haben, damit es nicht schlimmer wird. Das nennt sich »Selbstheilungskraft« und erspart oft den Gang zum Arzt oder Psychologen. Mancher sagt, dass Schulmediziner dies nicht gern hören à la: »Mit einem Menschen, der sich selbst gesund halten oder heilen kann, lässt sich nicht viel Geld verdienen.«

Meiner Meinung nach hat die klassische westliche Medizin natürlich absolut ihre Berechtigung und ist in manchen Fällen unabdingbar. Doch viele Krankheiten könnten bereits im Keim erstickt werden und müssten nicht mit ungesunden, synthetischen Medikamenten behandelt werden, wenn wir achtsamer wären und wüssten, wie wir besser mit uns umgehen.

Ich werde nicht müde zu betonen, dass es wichtig ist, Yoga ganzheitlich zu üben, wenn wir die magische Wirkung erfahren wollen. Ich nenne es das »Komplettpaket«. Allzu oft höre ich Dinge wie: »Ich hab Yoga ausprobiert, aber diesen tollen Kick, von dem alle reden, habe ich nicht gespürt.« Bei Nachfragen kommt zumeist die Information, dass Yoga in diesen Fällen im Sportstudio geübt wurde (mitunter bei Fitnesstrainern, die an nur einem Wochenende einen Fortbildungskurs in Yoga gemacht haben) oder dass man bei einem allzu esoterischen Modell landete und durch »zu viel Atmen, Räucherstäbchen und Mantramusik« verschreckt wurde.

Verstehen Sie mich nicht falsch: Auch dies hat absolute Daseinsberechtigung, und ich verurteile nichts davon! Es ist okay, dass man in Fitnessstudios versucht, den Yogatrend aufzugreifen. Und ich selbst kann die Räucherstäbchen, die ich in meinem Leben abgebrannt habe, nicht mehr zählen. Als jemand, der sieben Jahre in Indien verbracht, etliche Pilgerreisen absolviert und mit Sadhus[3] in Höhlen meditiert hat, habe ich tiefen Zugang und demütigen Respekt vor dem Spirituellen, bin in ein eigenes Mantra eingeweiht und verdanke mein wundervolles Leben zum großen Teil auch diesen Dingen!

Doch als Unternehmerin, die sich in der toughen westlichen Businesswelt bewegt, verstehe ich auch die Begründungen derer, die bislang keinen Zugang zum Yoga gefunden haben. Dabei brauchen gerade moderne Menschen etwas, das über reinen Sport hinausgeht, um die innere Balance und ihre Gesundheit nicht zu verlieren! Nachdem mir mein indischer Lehrer »aufgetragen« hatte, die Stimme, die ich durch meine Position in der Öffentlichkeit habe, zu nutzen, um Yoga mit möglichst vielen Menschen zu teilen, war es mir ein wichtiges Anliegen, auch genau jene zu erreichen, von denen ich aus eigener Erfahrung nur zu gut wusste, dass Yoga in ihr stressiges Leben nicht nur körperliche Kraft und Entspannung, sondern auch mentale Stärkung und Bereicherung bringen würde. Mit der Gründung von »be better YOGA« wollte ich dies vermitteln – und dabei den modernen Menschen in seiner Sprache ansprechen, ohne ihn mit zu viel »Esoterik« zu verschrecken.

Ich selbst durfte in den letzten 17 Jahren durch meinen (zugegeben außergewöhnlichen) Lebenslauf das Geschenk erfahren, zwischen zwei Welten zu pendeln: dem Extrem des Medienbusiness und Unternehmertums in Deutschland und dem des yogisch-spirituell-freien Lebens in Indien. Mit »be better YOGA« versuche ich, diesen Mix zusammenzubringen, und ich freue mich über die stetig wachsende Zahl an Menschen, mit denen ich erfolgreich das wundervolle Erlebnis teilen darf, das uns Yoga schenken kann!

Ein gesünderes, (wunder)volleres, (erfolg)reicheres und (ausdrucks)stärkeres Leben kann auch für Sie schon bald die Folge sein – sowohl im Privaten als auch im Business!

3 Sadhus = Eremiten, die in Indien oft viele Jahre in Höhlen auf »heiligen Bergen« oder an anderen Rückzugsorten in tiefer Meditation verbringen.

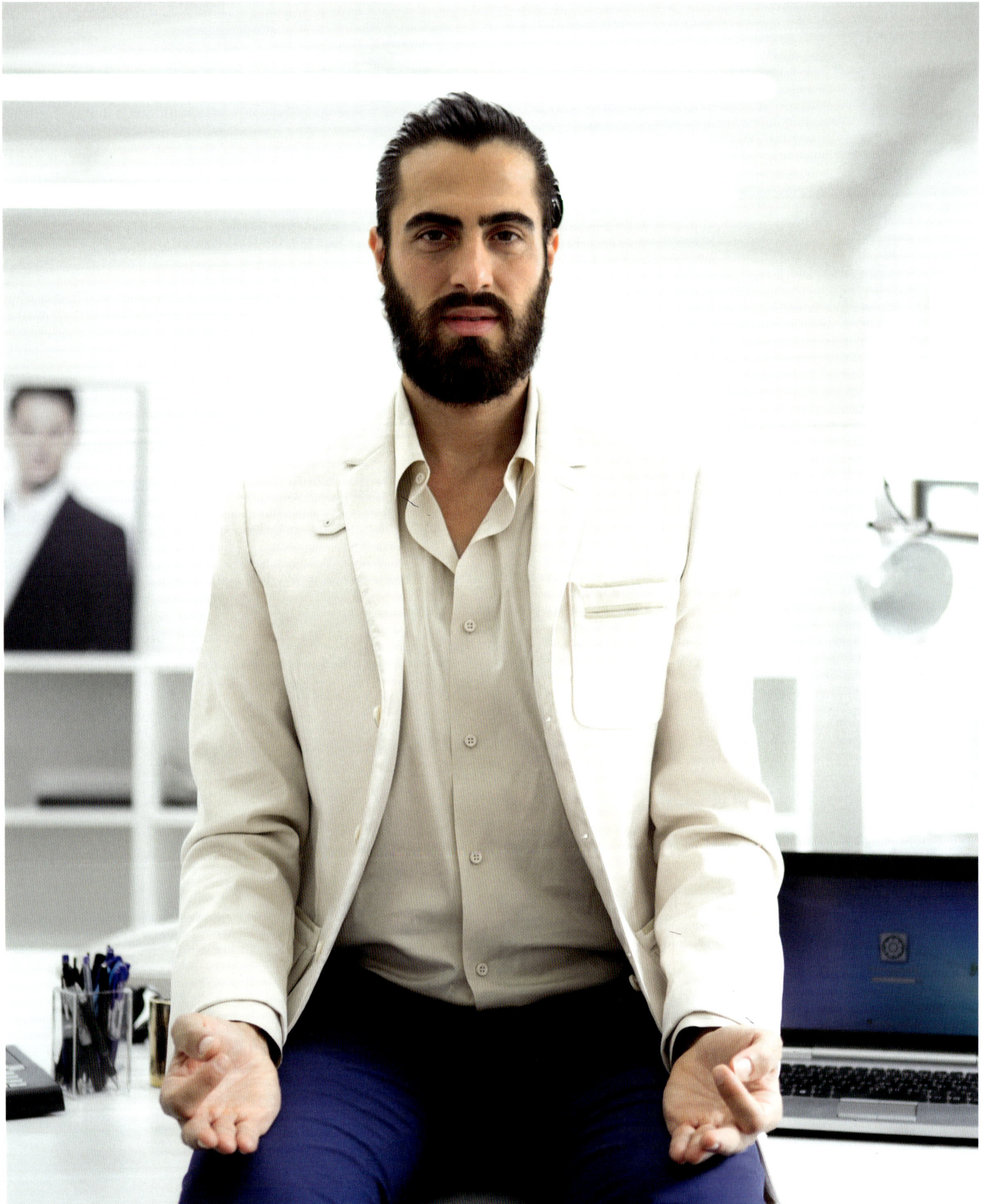

BUSINESSALLTAG UND YOGA – EIN IDEALES PAAR

» Freude muss nicht der Feind von Arbeit sein. «

An dieser Stelle möchte ich kurz ein paar Dinge richtigstellen, denn ich habe das Gefühl, dass dies immer noch extra betont werden muss:

1. **Ja, Yoga ist auch etwas für Männer!**
2. **Yoga kann Ihnen wirklich dabei helfen, besser zu sein – in allen Bereichen Ihres Lebens, auch im Job. Egal, ob als Arbeitnehmer oder -geber!**
3. **Um Yoga zu üben, müssen Sie nicht immer stundenlang Zeit haben!**
4. **Auch wenn Sie hibbelig oder ungelenkig sind, können Sie Yoga üben!**
5. **Yoga macht Sie nicht »zu entspannt« für Ihr anspruchsvolles Berufsleben! Im Gegenteil. Es verhilft Ihnen zu mehr Energie, als Sie sich vorstellen können!**

Wie bereits gesagt: Yoga ist von jedem, immer und überall ausführbar. Wir brauchen dazu maximal den Platz einer Yogamatte. Sie können sogar an Ihrem Schreibtisch oder während Ihrer Mittagspause üben.

Sofern Sie Yoga in seiner Ganzheit üben, trainieren Sie nicht nur den Körper, denn es bietet Ihnen neben Körperübungen (Asanas) zum Beispiel auch Übungen für den Kopf. Dafür gibt es verschiedene »Äste« im Yoga. Raja Yoga zum Beispiel befasst sich mit geistigen Praktiken. Diese führen entweder zu Entspannung oder zu Konzentration. Beides wiederum hat erhöhte Leistungsfähigkeit zur Folge.

In diesem Buch habe ich einige dieser bewährten Praktiken eingebaut. Damit machen Sie den ersten Schritt von der Yogamatte herunter und bringen die Wissenschaft des Yoga in Ihr Leben. Während meiner Zeit in Indien war das eine permanente Lektion, die mir in etlichen Momenten mit Lehrern aus verschiedensten Richtungen und in den ungewöhnlichsten Situationen begegnete.

Der Erfolg ist längst bewiesen

Interessant finde ich, dass die westliche Wissenschaft immer stärker zu der Erkenntnis gelangt, dass die uralten Techniken hervorragend funktionieren, und dass immer mehr »moderne« Methoden sich genau dieser Techniken bedienen. Das steigende Angebot an Kursen wie »Achtsamkeit für Führungskräfte«, »Stressbewältigung durch Meditation«, »Zen for Leadership« etc. zeigt, dass Bedarf vorhanden ist. Ich selbst sehe es an der regen Nachfrage meiner Business-Yoga-

Kurse. Das tolle Feedback darauf und die positiven Veränderungen in Unternehmen waren einer der Auslöser für mich, dieses Buch zu schreiben.

Auch Verhaltenstherapie, Stressforschung, Psychologie und Medizin stoßen heute immer weiter in Bereiche vor, die sich mit den alten yogischen Lehren decken. Ich finde das faszinierend und freue mich zugleich, da hier »Beweise« erbracht werden für die Dinge, die die alten Yogis nur »behauptet« und durch Versuche erprobt haben. Da sie es aber nicht mittels moderner Geräte sichtbar machen konnten, wurden die Techniken von Zweiflern und Kopfmenschen allzu lange als »esoterischer Kram« belächelt. Der Fakt, dass Yogis gesünder und glücklicher sind als die meisten gestressten Businessmenschen, reichte vielen bislang nicht als Argument.

Das hat sich nun geändert. Denn Gott sei Dank liefert die moderne Wissenschaft nun »Fakten«, für die man nicht mehr »glauben« muss. Ich hoffe, dass sich dadurch nun auch die letzten Zweifler Yoga und Achtsamkeitstechniken gegenüber öffnen – oder sich das Ganze zumindest mal anschauen.

Sie selbst werden merken, wie sich mit dem regelmäßigen Üben einiges verändert: Sie werden leichter mit Stress umgehen können, und vielleicht kommen Ihnen bessere Ideen oder Sie schaffen mehr Arbeit in kürzerer Zeit. Auf körperlicher Ebene können sich Ihre Beschwerden verringern und auf geistiger Ebene wird Ihnen die Arbeit leichter von der Hand gehen. Da Sie Ihre innere Einstellung verbessern können, machen Ihnen vielleicht sogar bald Aufgaben Spaß, die Sie zuvor ungern erledigt haben.

Das Gute ist: Sie selbst entscheiden, wie viel Zeit und Mühe Sie investieren. Natürlich erreichen Sie mit einer größeren Investition ein schnelleres und deutlicheres Ergebnis.

Ich habe in diesem Buch versucht, Ihnen auch für Phasen, in denen Sie wenig Zeit haben, Möglichkeiten aufzuzeigen, die hilfreichen Praktiken in Ihren Alltag zu integrieren und so Schritt für Schritt die Techniken und vor allem das gute Gefühl des Yoga von der Matte in Ihr (Business-)Leben zu bringen.

Einige Benefits für Ihr Businessleben

Das kann Ihnen Yoga bringen:

- Vorbeugung gegen Burn-out
- Verringerung von stressbedingten Krankheiten und Fehlzeiten
- Fähigkeit, herausfordernden Situationen gelassener zu begegnen und besonnen zu handeln
- verbesserte Konzentration und Entscheidungsfähigkeit
- gestärktes Gedächtnis, verbesserte Aufmerksamkeit und Produktivität
- Erleichterung bei Verspannungen in Kopf, Nacken oder Rücken und bei anderen arbeitsbedingten körperlichen Schäden durch monotone Bewegung oder Bewegungsmangel
- ein fitter Körper auch mit wenig Zeit
- Vorbeugung zum Beispiel gegen Schlaflosigkeit, hohen Blutdruck oder Depression
- Bessere Laune, besserer Kundenservice, gehobene Allgemeinstimmung am Arbeitsplatz, größerer Teamgeist

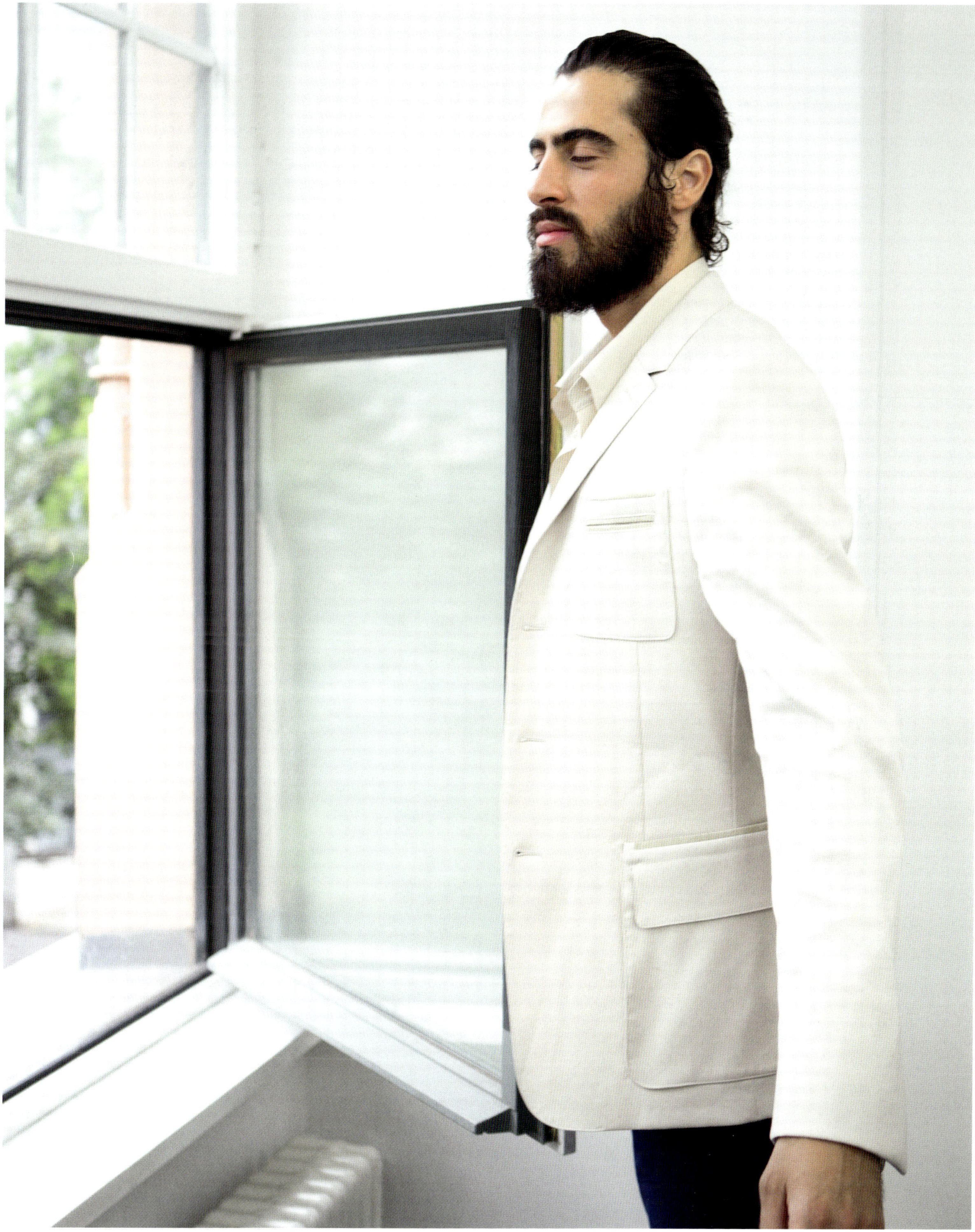

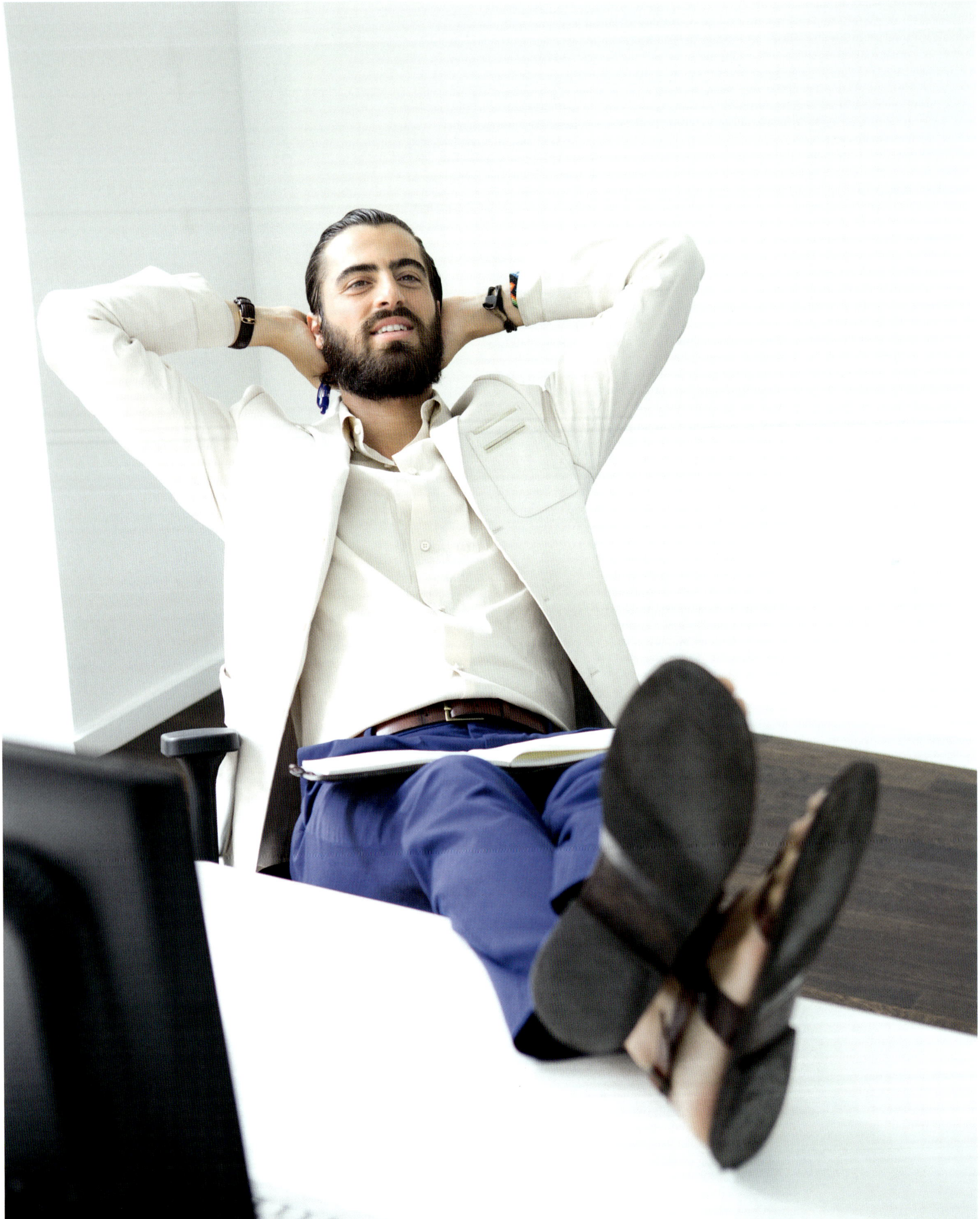

LEISTUNG UND KONZENTRATION SYSTEMATISCH STEIGERN

» Ich bereue nichts im Leben – außer das, was ich nicht getan habe. « *Coco Chanel*

Ob Sie es glauben oder nicht: Arbeit kann auch dazu dienen, uns glücklich und zufrieden zu machen! Es kommt nur darauf an, *wie* wir sie erledigen.

Auf den vorigen Seiten haben wir ja zum schon Teil gesehen, wie es *nicht* laufen sollte. Denn es geht auch anders. Wir können durchaus so arbeiten, dass Stress und Krankheit keine Chance haben – weil wir uns zwischen stressigen Phasen genug Zeit zum Entspannen nehmen oder weil wir während solcher Phasen zum Beispiel die nützlichen Tipps aus diesem Buch einbauen. Die Art und Weise, wie wir eine Situation empfinden, ob sie uns also stresst oder nicht, hat viel mit unserer Einstellung zu tun. »Klar«, mag jetzt so mancher sagen, »klingt logisch!«

Eigentlich ist es also ganz einfach – doch warum gehen Menschen dann völlig anders mit ein und derselben Situation um? Und warum kommt uns ein und dieselbe Sache an manchen Tagen viel anstrengender vor als an anderen? Warum ist unsere Leistungs- und Konzentrationsfähigkeit solchen Schwankungen unterworfen? Wäre es nicht viel besser, wenn wir uns regelmäßig auf einem hohen Level bewegen könnten und weniger anfällig wären?

Als mögliche Antwort auf diese Fragen kommen verschiedene Stichworte ins Spiel, die wir hier näher betrachten wollen.

Flow und Resilienz

Beide Zustände werden von der Wissenschaft verstärkt untersucht und als wichtig anerkannt. Beides hat direkte Auswirkung darauf, wie wir mit Situationen in unserem Leben klarkommen. Und beides können wir mit Yoga- und Achtsamkeitsübungen stärken.

Sicher kennen Sie diese Tage (das hoffe ich zumindest für Sie!), an denen einfach alles leicht von der Hand geht. Schon morgens wachen wir erfrischt auf, freuen uns auf den Tag und haben einen klaren Plan, den wir mühelos und ohne Ablenkung erfüllen. Wir arbeiten hoch konzentriert, produktiv und sind mit Freude bei der Sache. Selbst am Abend haben wir noch genug Energie, um zum Sport zu gehen, oder Lust, Freunde zu treffen. Am Ende eines solchen Tages haben wir ein zufriedenes, erfülltes Gefühl. Diese Tage werden vom »Flow« getragen.

Dann gibt es jene Tage, an denen wir gar nicht aus dem Bett wollen und uns durch alles qualvoll hindurch schleppen. Scheinbar endlos sind sie und lassen uns abends mit einem schlechten Gefühl ins Bett gehen. Auf diese furchtbaren Tage wollen wir hier gar nicht näher eingehen, sondern uns darauf konzentrieren, wie wir mehr von den »Flow«-Tagen erleben können.

Wo liegt der Unterschied, wenn doch äußerlich scheinbar alles gleich abläuft?

Die Ursache für das völlig unterschiedliche Empfinden ein und derselben Situation liegt *in uns.* Das kann mit der persönlichen Tagesform zusammenhängen oder mit unserer Grundeinstellung, unserer Resonanz auf das Leben sozusagen. Die Fähigkeit, gelassener auf schwierige Situationen zu reagieren, mit Stress besser umzugehen oder Niederlagen schneller zu verarbeiten – quasi immun gegen Negatives zu sein – wird als »Resilienz« bezeichnet.

Beide Prinzipien, Flow und Resilienz, lassen sich erlernen und trainieren wie einen Muskel.

Das Prinzip des Flow wurde von Prof. Mihaly Csikszentmihalyi[1] formuliert. Auch wenn der Psychologe nicht der Erste war, der auf diesem Gebiet forschte, gilt er doch als Vorreiter. Seine Erkenntnisse aus den 1970er-Jahren sind bis heute eine Grundlage für viele Methoden, die uns zu diesem wundervollen Zustand verhelfen können, in dem einfach alles besser gelingt. Interessant finde ich, wie sich viele dieser Prinzipien mit der Yogaphilosophie decken und wie gut sich die Konzepte ergänzen.

Wie entsteht der Flow?

Flow ist, genau wie Meditation, ein Zustand und keine Tätigkeit. Viele glauben irrtümlich, dass man »aktiv meditieren« kann. Das ist nur halb wahr. Wirklich aktiv können wir nur dafür sorgen:

1. dass unser Körper durch Körperübungen (Asanas) optimal vorbereitet ist. All die Dehn- und Kräftigungsübungen haben quasi den Nebeneffekt, dass wir ohne Zwicken und Störungen lange, ruhig und aufrecht sitzen können und uns somit nichts von der Konzentration ablenkt.
2. dass unser Geist in der Lage ist, störende Gedanken abzuschalten. Dank diverser Techniken, die wir mithilfe von Yoga und Achtsamkeit erlernen, sind wir irgendwann fähig, die Ablenkung in Form der 40 000 bis 60 000 (!) Gedanken, die uns tagtäglich ununterbrochen durch den Kopf schießen, für eine Weile zu stoppen. Denn nur mit einem stillen Geist können wir in die Meditation eintreten.

Haben wir durch die verschiedenen Schritte optimale Rahmenbedingungen geschaffen[2], können wir in die Meditation fallen. Dieser Zustand kommt über uns genau wie Schlaf, den wir ja auch nur mit einem bequemen Bett, einer guten Matratze und der richtigen Entspannung vorbereiten und »einladen« können und der uns dann hoffentlich die nötige Erholung schenkt. Dazu später mehr (siehe Seite 111).

Mit dem Flow verhält es sich ähnlich. Es gibt einige äußere Bedingungen, die nötig sind, um in diesen rauschartigen Zustand zu kommen, in dem wir mit Hochgefühl und stressfrei unsere Arbeit mit enormer Produktivität erledigen, ohne hinterher erschöpft zu sein. Die Erfüllung dieser äußeren Bedingungen ist die Voraussetzung für das Flow-Erlebnis. Dieses kann dann innere Erlebnisse mit sich bringen, die natürlich jeder anders und subjektiv empfindet.

---

1 Mihaly Csikszentmihalyi, Autor und emeritierter Professor für Psychologie an der Universität von Chicago. Weiterführendes Werk zum Thema auf Deutsch zum Beispiel »Flow im Beruf. Das Geheimnis des Glücks am Arbeitsplatz«.

2 Ich beschreibe diese Schritte ausführlich in meinem Buch »All about Yoga« im Kapitel »Dhyana – die Kunst der Meditation«.

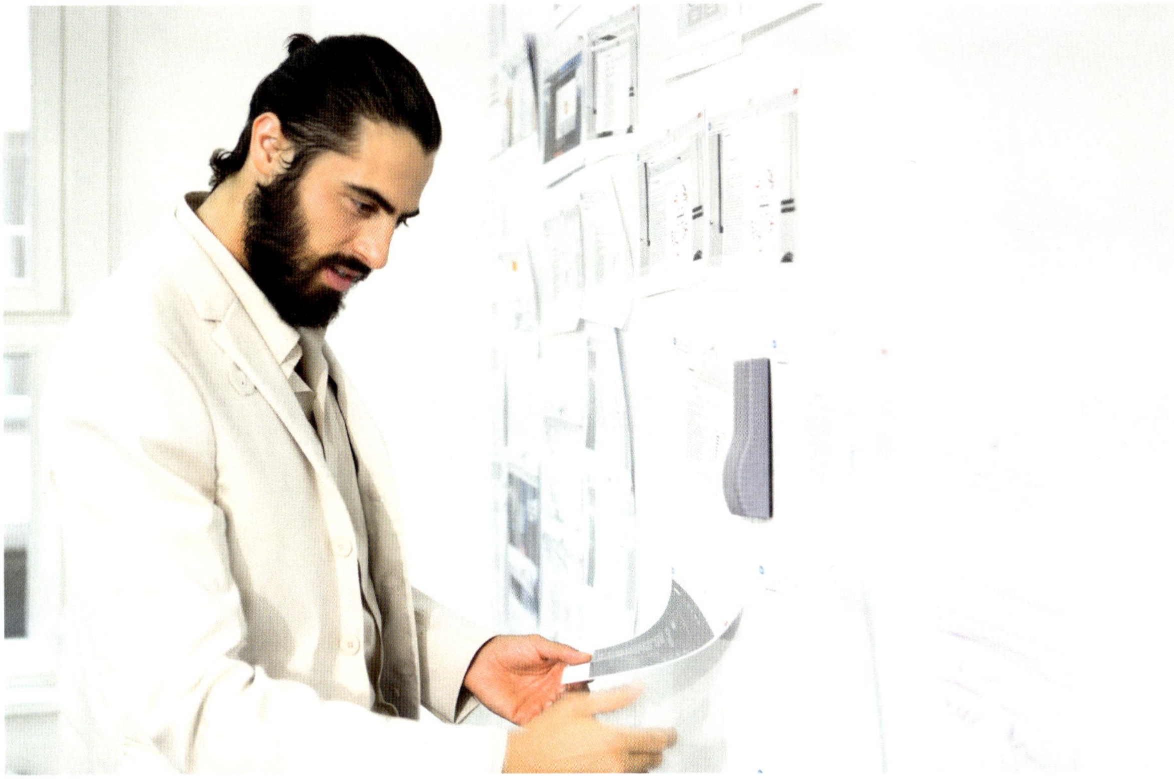

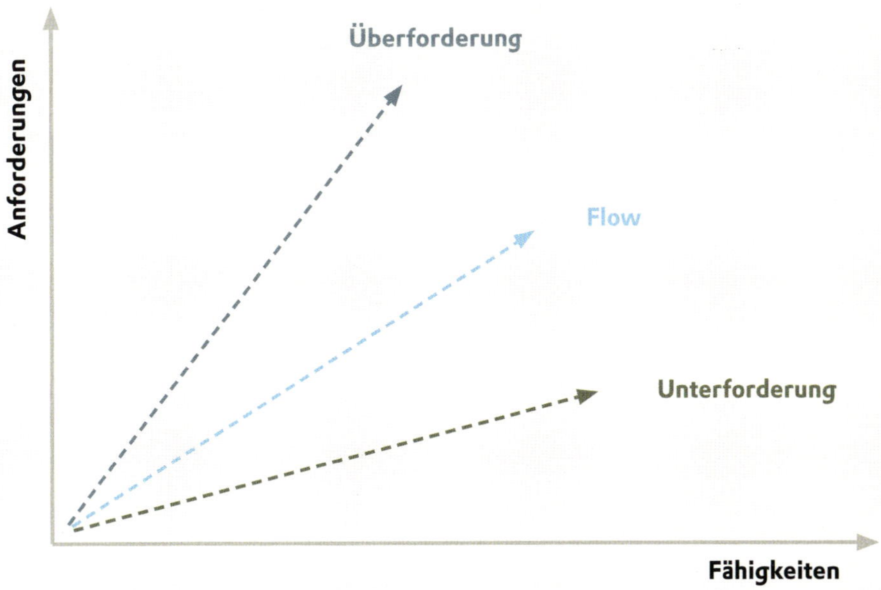

Der Flow zwischen Über- und Unterforderung: Stress, Überforderung und Angst liegen über der graublauen Linie. Langeweile, Unterforderung und Routine liegen unter der grünen Linie. Der Flow liegt genau dazwischen, und wenn Fähigkeiten und Anforderungen zusammen steigen, wird der Bereich des Flow größer. Der Flow ist wie ein sich ausdehnender Strahl zwischen der graublauen und der grünen Linie – und nicht allein die hellbaue Linie.

Voraussetzungen für den Flow[3]

Die Art der Aufgabe

Es ist wichtig, dass wir uns weder über- noch unterfordern. Wir dürfen uns also nicht langweilen, müssen aber auch in der Lage sein, die Aufgabe zu erfüllen, um nicht frustriert zu sein.

Das Ziel der Aufgabe

Ein deutliches Ziel für das, was ich tue, muss gegeben sein. *Was* ich tue, in welcher *Zeit* es zu erledigen ist und welchen *Sinn* es erfüllt: Das ist der Rahmen, der mich vor Ablenkung schützt und mir bei der Konzentration hilft. Im Idealfall ist dieses Ziel selbst gesteckt.

Die Motivation für die Aufgabe

Eine von innen motivierte Handlung lässt uns viel wahrscheinlicher in den Flow kommen als etwas, das uns von außen auferlegt wurde. Man spricht hier von intrinsischen oder autotelischen Tätigkeiten, die keinen Anstoß von außen brauchen. Auch bei Dingen, die erledigt werden müssen, können wir uns mit positiven Emotionen motivieren, etwa mit dem Belohnungsgefühl, das sich einstellt, wenn wir etwas geschafft haben.

»To go with the flow«

Diese englische Redewendung hat nichts mit dem Flow zu tun, den wir hier meinen. Denn er steht für Konformität, »mit dem Strom schwimmen«, das zu tun, was alle tun. Also bitte nicht verwechseln! Für uns könnte es eher heißen: Do it with flow!

Die Kontrolle über die Aufgabe

Dazu müssen wir wissen, dass wir in der Lage sind, die Tätigkeit dank unserer Fähigkeiten ausführen zu können. Hier gilt, was wir über positiven Stress gelernt haben: Es gibt Aufgaben, an denen wir wachsen, wenn sie uns an unsere Grenzen bringen. Wir dürfen uns nur keine Dinge zumuten, die unsere Grenzen überschreiten, weil wir zum Beispiel schlicht nicht über das Wissen verfügen, um sie zu erledigen. Das würde zu negativem Stress führen.

Das Zeitgefühl bei der Aufgabe

Gehen wir voll und ganz in der Aufgabe auf, verändert sich unser Zeitempfinden. Statt jede Stunde auf die Uhr zu schauen und nur dem Feierabend entgegenzufiebern, können wir es am Ende des Tages kaum glauben, dass schon acht Stunden vergangen sind.

Das Bewusstsein verschmilzt mit der Aufgabe

Im Flow-Zustand müssen wir uns nicht mehr bewusst auf die Erledigung unserer Arbeit konzentrieren. Wir handeln instinktiv, fast wie von selbst, es fließt (daher der Name »Flow«). Eine Art Autopilot in unserem Gehirn übernimmt, wir arbeiten sozusagen in einem anderen Modus und verbrauchen trotz größter Aufmerksamkeit weniger Energie.[4]

Die Mühelosigkeit der Aufgabe

Sind wir im Flow, empfinden wir keine Anstrengung. Auch wenn wir gerade Großes leisten, sei es körperlich oder geistig, fühlen wir keine Belastung. Im Gegenteil: Es ist ein High-Gefühl, das uns eher beschwingt als belastet und uns Wind unter die Flügel bläst.

Die volle Präsenz während der Aufgabe

Durch den Flow-Zustand geraten wir in eine Selbst-

---

3 Nach Mihaly Csikszentmihalyi, Autor und emeritierter Professor für Psychologie an der Universität von Chicago. Weiterführendes Werk zum Thema auf Deutsch zum Beispiel: »Flow im Beruf. Das Geheimnis des Glücks am Arbeitsplatz«.

4 Dieses Prinzip machen wir uns auch bei der 21-Tage-Formel zunutze. Was bei diesem Prozess im Gehirn passiert, erkläre ich näher ab Seite 64.

vergessenheit, die komplette Konzentration bündelt sich in der Tätigkeit und verschmilzt mit ihr. Dass wir uns keine Sorgen um uns selbst machen und durch nichts abzulenken sind, gilt als typische Anzeichen für den Flow-Zustand. Wir sind vollständig präsent im Hier und Jetzt. Persönliche Themen, die uns vielleicht belasten und normalerweise von der Arbeit ablenken, sind nicht präsent und verlieren vielleicht sogar auch im Nachhinein an Bedeutung oder werden in der richtigen Relation gesehen.

Die direkte Rückmeldung auf die Aufgabe

Wenn wir Arbeit im Flow erledigen, läuft eine Art Kontrollprogramm in uns ab, das nach einzelnen Schritten checkt, ob wir alles richtig erledigen. Dieses Feedback, das wir uns selbst geben, geschieht ebenfalls völlig automatisch und dient als Kontrolle, ob wir gut in der Zeit liegen und unsere Aufgabe sinnvoll erledigen. Fällt dieser persönliche Check-up positiv aus, funktioniert er wie eine Art Treibstoff, der den Flow aufrechterhält.

Effizientes Arbeiten im Flow

Um eine Aufgabe also in diesem besonderen Schaffenszustand erledigen zu können, muss laut Csikszentmihalyi eine klare Struktur gegeben sein. Eine Person, die genau weiß, was sie wie zu erledigen hat, und deren Fähigkeiten dafür ausreichen, kann sich ganz auf das Ausführen einlassen, also in ihrer Tätigkeit aufgehen. Die volle Aufmerksamkeit und Energie kommen dann dem Lösen der Aufgabe zugute. Die Person wird nicht abgelenkt durch Gedanken, die nichts mit der Aufgabe zu tun haben, sondern kann sich auf deren Bewältigung konzentrieren.

Auch wenn es paradox klingt: Im Zustand des Flow können wir mehr Arbeit erledigen und verbrauchen weniger Energie. Das hängt damit zusammen, dass unser Gehirn während des Flow nur auf Areale zugreift, die es zur Erledigung der Aufgabe benötigt. Es arbeitet also äußerst ökonomisch, im »Eco-Modus« sozusagen. Wir ermüden weniger und sind leistungsfähiger. Der Flow wirkt sich also nicht nur auf unsere Konzentration positiv aus.

Auch körperlich sind im Flow-Zustand Veränderungen messbar

Atmung und Herzschlag arbeiten harmonisch und synchron. Durch die gleichmäßige und tiefe Atmung gelangt mehr Sauerstoff ins Blut. Das Herz schlägt ruhig und kräftig. Die Muskeln entspannen sich, Schmerzen durch Verspannungen lassen nach. Blutgefäße weiten sich und der Blutdruck sinkt. Sauerstoff wird besser transportiert, positiv stimmende Botenstoffe werden freigesetzt.

Der Körper verstärkt die Serotoninproduktion. Dieser Neurotransmitter sorgt für gute Laune und hemmt den Hunger. Ein Mangel an Serotonin kann die Ursache für Depressionen und Heißhungerattacken sein. Regelmäßige Flow-Erlebnisse können dem also entgegenwirken.

Das limbische System (zuständig für unsere Emotionen und deswegen auch das »emotionale Gehirn« genannt) ist in völliger Harmonie mit dem Neocortex, der für unsere rationalen Entscheidungen zuständig ist. Das vegetative Nervensystem wird harmonisiert und entspannt unser Verdauungssystem.

Das Immunsystem wird durch die Ausschüttung von Immunbotenstoffen gestärkt. Die Hormonproduktion wird allgemein harmonisiert, wodurch sich hormonbedingte Probleme wie Haut- oder andere Krankheiten bessern können.

Hier ist eine deutliche Parallele zu den Reaktionen des Körpers zu sehen, die Wissenschaftler auch bei Meditierenden oder Menschen unmittelbar nach einer Yogasession untersucht haben.

Sowohl im Flow als auch in der Meditation kann der Körper keine schädlichen Stresshormone produzieren. Die Nebenniere stellt kein Adrenalin her, wenn wir im Zustand der Entspannung sind.

Wenn wir unsere Arbeit im Flow erledigen, kann ein regelrechtes Hochgefühl entstehen, das zu Glück und Zufriedenheit nach getaner Arbeit führt. Und das gilt für jede Art von Tätigkeit, nicht nur im Beruf, sondern auch im privaten Bereich.

Der Flow im Sport

Übrigens kann Flow nicht nur bei der Arbeit entstehen. Flow wurde auch im Zusammenhang mit diversen Sportarten untersucht. So hat man zum Beispiel bei professionellen Wildwasser-Kajakfahrern, speziell bei den erfolgreichen Paddlern, häufig Flow-Zustände beobachtet – und zwar dann, wenn Psyche und Körper gleichermaßen beansprucht wurden und sie sich mental irgendwo zwischen Angst und Glück befanden. Dieser Zustand kann also sogar Leben retten, da in solch halsbrecherischen Situationen der »Autopilot« übernimmt und Informationen über Umwelt und Geschehen schneller verarbeitet und ausgeführt werden.

Das kann den Flow im Büro behindern

Wichtig ist, unseren Arbeitsplatz »Flow-freundlich« zu gestalten. Genau wie ein niesender Sitznachbar im Yogastudio uns von der Meditation abhalten oder ein laut schnarchender Partner uns den Schlaf rauben kann, können Störfaktoren im Büro den Flow behindern. Denn unser Gehirn ist seit den Zeiten des Säbelzahntigers, in denen wir bei störenden Geräuschen oft um unser Leben rennen mussten, immer noch auf Alarmbereitschaft programmiert.

Als Alarm wertet unser Gehirn leider nicht nur das Geräusch unseres Weckers am Morgen, sondern auch viele andere Eindrücke. Sobald also eine E-Mail, SMS oder WhatsApp-Nachricht sich mit »Piep«, »Plopp« oder »Schrimm« ankündigt, werden wir aus der Konzentration gerissen und verlieren die Chance, in den Flow einzutauchen.

Gleiches gilt für Kollegen, die ungefragt ins Büro kommen, oder Ehepartner, die anrufen, um zu fragen, was wir zum Abendessen wollen.

Das Dumme daran: Unser Gehirn braucht nach so einer Unterbrechung etwa 20 Minuten, um wieder in tiefe Konzentration zu kommen. Eine Studie in den USA belegte, dass durch solche unnötigen Unterbrechungen des Arbeitsflusses knapp 30 (!) Prozent der Arbeitszeit verloren gehen – was einem geschätzten Verlust in Höhe von 588 Milliarden Dollar pro Jahr für die amerikanische Wirtschaft entspricht!

Um die Chance zu haben, im oben beschriebenen Zustand zu arbeiten, können Sie Ihr Arbeitsumfeld optimieren. Dafür gibt es simple Tricks. Ich nenne Ihnen gleich einige Beispiele. Werden Sie auch selbst kreativ und probieren Sie aus, was für Sie funktioniert. Schon dieser Prozess wird Ihre Produktivität steigern.

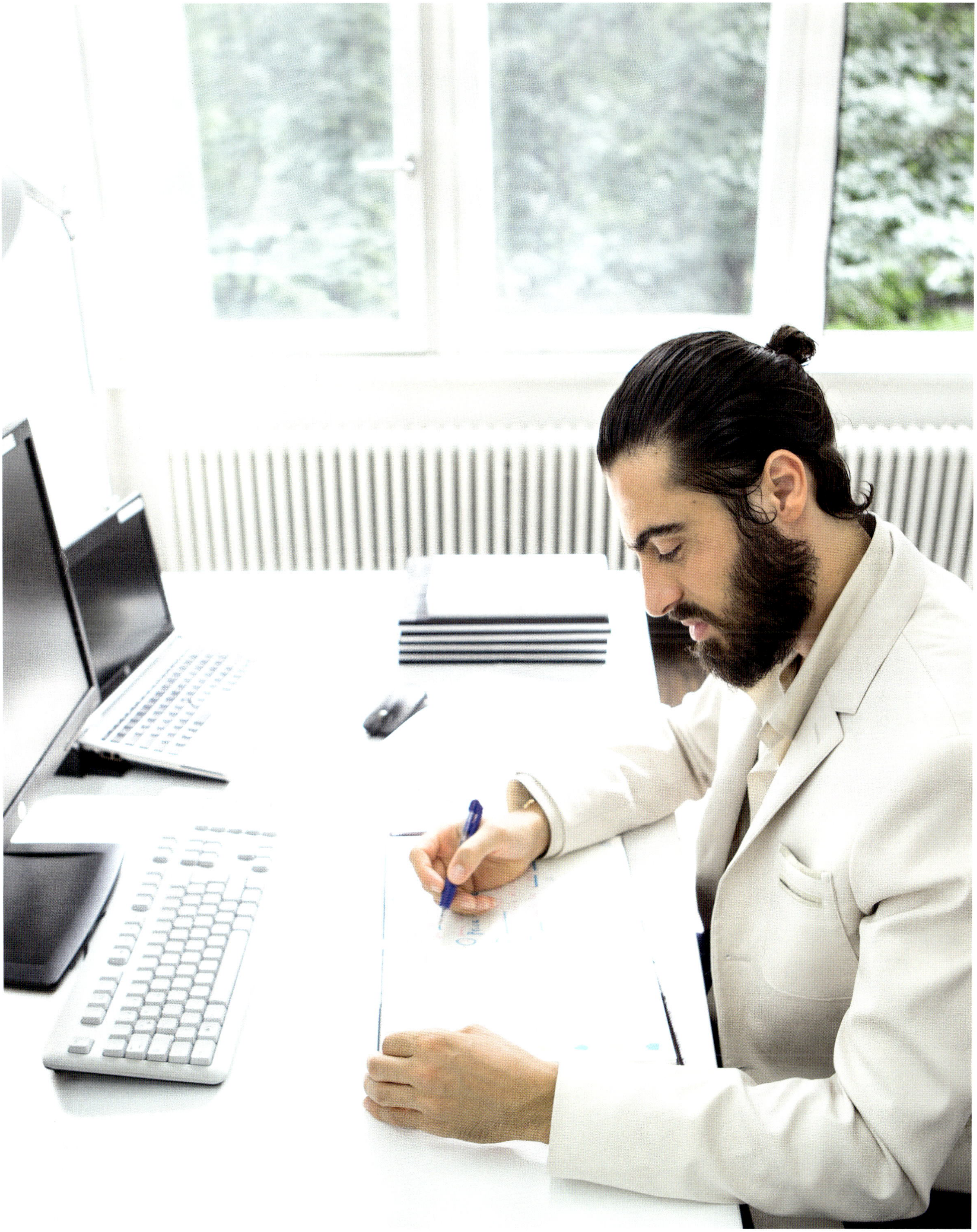

»Get into the flow!«

Um im Arbeitsalltag Ablenkung zu vermeiden und sich nicht aus der Konzentration reißen zu lassen, gibt es einfache Tricks. Hier ein paar Beispiele:

Ordnung

Halten Sie Ihren Schreibtisch ordentlich. Lassen Sie immer nur die Unterlagen auf dem Tisch, die für das zu erledigende Projekt relevant sind. Laut Feng-Shui-Regeln[5] stört Unordnung den Fluss.

Rituale

Bereiten Sie sich innerlich darauf vor, Ihrer Aufgabe die volle Aufmerksamkeit zu geben. Dabei helfen Ihnen kleine Rituale. Dies können eine bis zwei der CHAIR-YOGA-Übungen (siehe Seite 135) sein. Oder Sie können sich eine Tasse grünen Tee holen. Auf jeden Fall sollten Sie mit ein paar bewussten Atemzügen Ihr Gehirn darauf vorbereiten, dass es nun Zeit für eine wichtige Aufgabe ist.

Kleine Portionen

Arbeiten Sie Aufgaben schrittweise ab, unterteilen Sie sie in realistische Portionen. Das hilft Ihnen bei Ihrem persönlichen Rückmeldungsprogramm und nimmt Ihnen den Stress, da kleine Portionen immer weniger bedrohlich wirken als riesige Berge Arbeit.

Flexibilität

Lassen Sie den Flow zu. Seien Sie flexibel mit Pausenzeiten und nehmen Sie den Schwung mit, den Ihnen der Flow schenkt.

Pausen

Wenn Sie eine Pause machen, dann machen Sie *wirklich* Pause.

Mailbox anschalten

Schalten Sie auf Ihrem privaten Handy die Mailbox an und hören Sie diese erst in der Mittagspause oder nach Feierabend ab.

Stumm schalten

Lassen Sie sich auf alle E-Mails, SMS und andere Nachrichten nicht oder höchstens stumm hinweisen, damit Sie nicht ständig von Pieptönen gestört werden.

Nicht fest verabreden

Verabreden Sie sich besser nicht mit Kollegen zum Mittagessen, wenn Sie an einem wichtigen Projekt arbeiten, denn dann müssten Sie eventuell Ihren Flow unterbrechen.

Notizblock bereitlegen

Für spontane Einfälle legen Sie einen Notizblock neben sich – ganz oldschool aus Papier und mit Bleistift. So müssen Sie nicht das aktuelle Dokument, an dem Sie arbeiten, schließen. Außerdem heißt es, dass bei handgeschriebenen Notizen kreative Gedanken besser fließen können.

Die Bürotür schließen

Bei wichtigen Projekten sagen Sie Kollegen, für welchen Zeitraum Sie keine Störung wünschen. Oder hängen Sie ein Schild »Bitte nicht stören!« an die Tür.

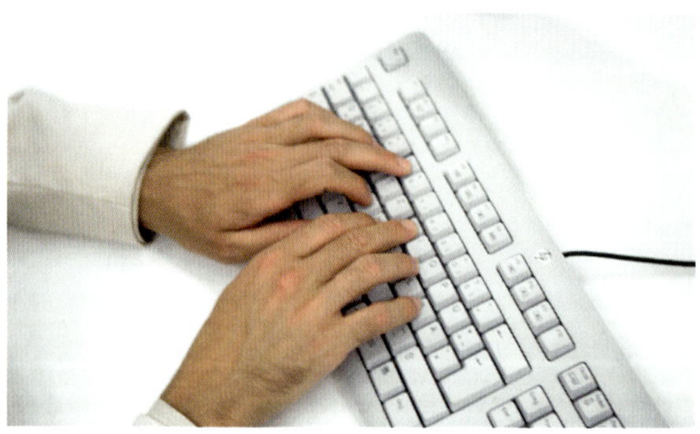

5 siehe Lesetipps Seite 268

Resilienz: seelische Stärke im Stress und in Krisen

Neben dem Arbeiten im Flow, in dem wir konzentrierter und leistungsfähiger sind und dabei weniger Energie verbrauchen als bei angestrengtem Schuften, gibt es noch ein zweites wichtiges Konzept.

Resilienz ist eine Eigenschaft, die mit über unsere Lebensqualität entscheidet. Denn hier geht es darum, wie wir sowohl mit stressigen Situationen umgehen als auch Krisen überwinden – das gilt für Job und Privatleben gleichermaßen.

Innere Widerstandsfähigkeit

Sicher kennen Sie das: Während der eine mit einer Situation völlig überfordert ist, blüht der andere darin erst so richtig auf. Manche Menschen jammern wegen jeder Kleinigkeit, während andere den Druck regelrecht zu brauchen scheinen, um zu funktionieren. Während bestimmte Schicksalsschläge die eine Person völlig aus der Bahn werfen und sie sich womöglich erst nach Monaten oder Jahren (oder im schlimmsten Fall gar nicht) davon erholt, scheint die andere mit der Einstellung durchs Leben zu gehen: Staub von der Schulter klopfen und weitermachen!

Natürlich soll niemand zum gefühlskalten Roboter werden! Bitte verstehen Sie mich nicht falsch: Es ist gut, wichtig und richtig, Dinge zu verarbeiten, sich nach intensiven Erlebnissen Zeit zum Heilen zu nehmen. Auch darum geht es schließlich bei der Achtsamkeit. Das Resilienzkonzept beschreibt viel eher die Fähigkeit, *nach* dem Verarbeiten einer solchen Krise ohne bleibenden Schaden möglichst schnell wieder auf die Beine zu kommen oder eben gar nicht erst komplett umzukippen. Nicht umsonst basiert die Bezeichnung auf dem lateinischen Wort »resilire«, das »zurückspringen, abprallen« bedeutet.

Wissenschaftliche Untersuchungen

Das Konzept der Resilienz ist nicht neu: Bereits in den 1950er-Jahren wurde es in der Psychologie eingeführt und beschrieb die Fähigkeit mancher Menschen, wesentlich besser mit Krisensituationen umzugehen als andere, die sensibler reagierten und vielleicht an derselben Situation psychisch zerbrachen. So untersuchte man zum Beispiel die Resilienz von Menschen, die als Kinder Armut oder Gewalt erfahren hatten und trotzdem beruflich erfolgreich wurden – sie schienen sogar psychisch gestärkt aus solchen Verhältnissen hervorzugehen, während andere, weniger resiliente, mit dem Gesetz in Konflikt gerieten und psychische Auffälligkeiten zeigten. Als Pionierstudie zum Thema gilt die der Entwicklungspsychologin Emmy Werner.[6] Später wurde das Resilienzkonzept vor allem aufs Berufsleben ausgeweitet und bezeichnet in der Psychologie heute offiziell Menschen, die mit Belastungen kompetent umgehen, Krisen bewältigen können und so psychisch gesund bleiben. Dies ist sozusagen der wissenschaftliche Beleg dafür, dass psychische Widerstandsfähigkeit nicht nur in Extremsituationen, sondern *immer* von Vorteil ist. Heute werden Menschen mit diesem erstrebenswerten Merkmal auch allgemein als resilient bezeichnet. Die Wissenschaftler sind sich einig, dass wir diese wichtige Eigenschaft mithilfe von Übungspraktiken wie Yoga und Achtsamkeit in uns sehr gut entwickeln und steigern können.

Interessant ist auch, dass diese Erkenntnisse bestätigen, was Yogis schon vor Hunderten Jahren durch ihre Praxis und ihre Beobachtungen herausfanden: Unsere Widerstandsfähigkeit und die Art, wie wir schwierige Situationen meistern, ist nicht unveränderlich, auch wenn die Art und Weise, wie wir aufwachsen, und die Erfahrungen, die wir sammeln, unsere grundsätzliche Einstellung zum Leben – bis hin zu körperlichen Reaktionen – zunächst prägen.

6 University of Nebraska. Weiterführende Literatur von Emmy Werner zum Thema unter anderem »What can we learn about resilience from large-scale longitudinal studies?«.

Das Gehirn bewertet Neues aufgrund alter Erfahrungen

Auch hier sind Prozesse im Gehirn verantwortlich: Unser limbisches System führt äußere Erfahrungen und die damit verbundenen inneren Bilder zusammen und merkt sich diese. Daher nennt man das limbische System auch das »Zentrum emotionaler Intelligenz«. Hier entsteht unser Selbstgefühl, das letztlich entscheidet, ob bestimmte Situationen uns nahegehen, uns stressen oder gar krank machen.

Der Hippocampus im Gehirn gleicht alle Situationen mit früheren Erlebnissen ab und bewertet die aktuelle dementsprechend, um gegebenenfalls auf Gefahren schneller reagieren zu können. Da dieser Mechanismus aus den Zeiten des Säbelzahntigers stammt (wo er ja bekanntlich sehr hilfreich war), hat unser System es so eingerichtet, dass Situationen sicherheitshalber meist als gefährlicher eingeschätzt werden, als sie in Realität sind.

Weil eine bewusste Erinnerung oft zu lange dauern könnte, kommt nun die Amygdala ins Spiel, die diesen Erinnerungsabgleich unterbewusst und rasend schnell macht. Somit ist die erste Einschätzung einer Situation bei den meisten Menschen nicht rational oder bewusst und durch den Filter persönlicher Erfahrungen beeinflusst. Daher ist in Konfliktsituationen oder solchen, die wir als tendenziell stressig empfinden, zum Beispiel die SARW-Technik (siehe Seite 219) hilfreich, die uns dabei hilft, nicht impulsiv, sondern reflektiert auf Situationen zu reagieren, in denen es nicht um Leben und Tod geht, sondern in denen ein klarer Kopf gefordert ist.

Resiliente Menschen können zum einen schneller wieder in diesen klaren inneren Zustand kommen, zum anderen empfinden sie Situationen weniger häufig als bedrohlich.

Selbstbestimmtheit

Was zeichnet eine resiliente Person noch aus? Eine offizielle Beschreibung lautet: »Resiliente Personen haben gelernt, dass sie es sind, die über ihr eigenes Schicksal bestimmen. Sie vertrauen nicht auf Glück oder Zufall, sondern nehmen die Dinge selbst in die Hand. Sie ergreifen Möglichkeiten, wenn sie sich bieten. Sie haben ein realistisches Bild von ihren Fähigkeiten.«[7]

Erkennen Sie die Parallelen zum Flow?

Auch hier geht es also um Selbstbestimmtheit, um die Fähigkeit, für die bestmögliche Umgebung und für optimale Bedingungen zu sorgen, damit wir das maximale Ergebnis erreichen. Dies gilt sowohl für unsere Gesundheit, physisch wie psychisch, als auch für unser Privatleben und unsere Arbeit.

Wegen Letzterem interessieren sich auch Unternehmen immer stärker für die Frage, welche Techniken ihre Führungskräfte und Mitarbeiter resilienter machen und deren Gesundheit fördern, um dem Burn-out-Trend vorzubeugen. Die Nachfrage zum Thema ist immens, die Gründe dafür liegen auf der Hand. Gott sei Dank gibt es immer mehr Angebote, die Abhilfe schaffen. An der »Akademie für Empathie« in Berlin[8] befasst man sich intensiv mit Resilienz und bietet spezielle Programme für Unternehmen an.

Nach dem Motto »Besser vorbeugen als reparieren« können wir die Konzepte von Flow und Resilienz in uns verankern und kräftigen.

---

7 aus: Carsten Fabig, Alexander Haasper: »Complexigence: Komplexität verstehen und aktiv managen.« Google eBook, Books on Demand, 2013

8 siehe auch Interview Seite 57 und Verzeichnis »Adressen für Arbeitnehmer und Arbeitgeber«, Seite 268

Wir können diese Fähigkeiten in uns stärken

Übungen aus Yoga und Achtsamkeit sind hervorragende Werkzeuge dafür!

Mit den verschiedenen Techniken aus diesem Buch können Sie Ihr ganz persönliches Programm zusammenstellen. Wenn Sie dieses dann mit der 21-Tage-Formel (siehe Seite 61) zum festen Bestandteil Ihres Alltags machen, haben Sie bereits einen ersten großen, wichtigen Schritt in die richtige Richtung getan. Vielleicht sogar den wichtigsten – denn wenn Sie einmal das Gefühl von »Ich kann alles schaffen und mich wirft nichts um!« erlebt haben, möchten Sie dies immer wieder haben.

Ich selbst durfte es in den vielen Jahren meiner Yogapraxis oft erleben. Natürlich gibt es im Leben Situationen, die uns an die Grenze bringen, zum Beispiel der Verlust eines Jobs oder eine Trennung. Schlimme Erlebnisse wie der Tod eines geliebten Menschen können uns sogar kurzfristig aus der Bahn werfen. Ich selbst habe das erlebt, und zwar genau an einem Punkt in meinem Leben, an dem ich mich eigentlich so gefestigt wie nie fühlte. Für kurze Zeit dachte ich damals dennoch, ich hätte meine Kraft, mein Glück und den Glauben an alles, was ich in den letzten Jahren gelernt und erfahren hatte, verloren. Glücklicherweise besann ich mich nach nur wenigen Wochen eines Besseren, hielt mich mit meiner Yogapraxis aufrecht und schaffte es so innerhalb eines Monats, fester denn je mit beiden Beinen auf dem Boden zu stehen. Auch das kann Yoga uns geben.

Denn wenn wir durch regelmäßige Praxis mit den richtigen Techniken ausgestattet sind, wird sich unsere Belastbarkeitsgrenze immer mehr ausweiten. Und die Zeit, die wir brauchen, um uns von einem Schock zu erholen, kann immer kürzer werden. Schauen Sie sich Yogis und Meditierende an (und zwar nicht nur die im Ashram; man sieht sie Gott sei Dank auch immer öfter im Business, unter Kollegen oder in Vorstandsbüros – siehe Kapitel »Wer es richtig macht«, Seite 251) – sie gehen mit diesem besonderen Strahlen durchs Leben, das sich jeder wünscht.

Wichtig ist Stetigkeit!

Sie dürfen nach den ersten 21 Tagen keine Wunder erwarten. Diese Formel ist wie gesagt nur der erste Schritt, quasi der Samen, den Sie säen. Genau wie ein Baum Zeit braucht, um stark zu werden und Früchte zu tragen, wie er gegossen werden muss und Sonne zum Wachsen benötigt, so muss Ihr ganzes System trainiert werden, bis diese »Wunderwaffen« Sie stärken können. Um eine »Schutzhülle« auszubilden, ist regelmäßiges Üben wichtig. Es dürfte einleuchten, dass wir nur dann deutliche körperliche Ergebnisse erwarten können, wenn wir auch zum Beispiel auf unsere Ernährung achten. Und es ist logisch, dass wir uns nur dann wirklich entspannen können, wenn wir zum Beispiel durch Meditation auch unseren Geist trainieren. Für alle, die jetzt verschreckt das Buch wegschmeißen wollen und denken, »Au weia, dann hab ich ja keinen Spaß mehr im Leben!«: STOPP!

Seien Sie versichert: Sie können genau so viel, ja sogar viel mehr Vergnügen im Leben haben! Schauen Sie mich an! Sie müssen jetzt nicht auf alles verzichten. Und ja: Ein wenig Selbstdisziplin kann sogar Spaß machen. Denken Sie an die Belohnungsareale im Gehirn, die bei Erfolgserlebnissen aktiviert werden! Sie selbst entscheiden, wie viel Sie »opfern« möchten, um Gesundheit, Entspannung und mehr Leistungsfähigkeit zu erreichen. Auch das Prioritätensetzen gehört zum Flow- und Resilienzkonzept.

Ist es für Sie erstrebenswert, sich am Wochenende zu betrinken? Warum? Okay, wenn es zum Beispiel um die Geselligkeit auf einer Hochzeit geht, kann man mal eine Ausnahme machen und den Preis zahlen. Der Preis dürfte sein, dass Sie morgens mit einem Kater aufwachen und den Rest des Tages leiden; dass Sie in der kommenden Woche vielleicht weniger leistungsfähig sind, nicht im Flow-Zustand arbeiten und kein Erfolgsgefühl erleben werden.

Wie oft ist ein Rausch Ihnen das wert? Und spüren Sie mal genau hin beim »Rausch« durch ein Erlebnis wie Sport oder Yoga (man mag es kaum glauben, aber ich kann es bestätigen, denn ich kenne durchaus verschiedene Arten des Rausches ...). Der ist mindestens genauso lustig und ganz ohne negative Nebenwirkungen! Im Gegenteil – die Nebenwirkungen sind positiver Art und sie bleiben!

» Menschen mit geringem Stressempfinden haben einen inneren Beweggrund dafür, einen bedeutsamen Beitrag zu einer Gemeinschaft zu leisten. «

Ruth Tröster

Durch regelmäßiges Praktizieren von Achtsamkeit wird sich von ganz allein eine »Waage« einstellen, die Sie abwägen lässt – eine Art Preis-Leistungs-Vergleich sozusagen. Vielleicht ändern sich so Ihre Prioritäten nach und nach – von schädlichen Gewohnheiten zu nützlichen: von solchen, die Ihre Gesundheit schwächen, zu jenen, die Sie fitter und stärker werden lassen. Das darf ruhig eine Weile dauern. Schließlich ist der Weg das Ziel. Und ich wünsche Ihnen, dass Sie auf Ihrem Weg Spaß haben!

Behalten Sie das bitte immer im Hinterkopf: Keine der in diesem Buch vorgestellten Übungen soll dogmatisch durchgeführt werden, sondern sie alle sollen Ihnen Freude bereiten. Das Üben darf Sie aber ruhig ein wenig anstrengen und fordern. Schließlich sollen Ihre Grenzen erweitert werden. Doch wenn Sie merken, dass Sie verbissen bei der Sache sind, richten Sie den Fokus vielleicht etwas mehr auf die Entspannungsübungen. Und sollten Sie das Gefühl haben, dass Ihnen Power fehlt, widmen Sie sich zum Beispiel mehr der »Krieger«-Sequenz (Seite 173).

Sie werden sehen: Im Laufe der Zeit werden sich Veränderungen von selbst einstellen, und Ihr ganzes System – Körper und Geist – wird immer öfter in den »Autopiloten« gehen. Sie werden instinktiv spüren, was gut und richtig für Sie ist – bis Sie eines Tages diesen wunderbaren Zustand erleben, von dem in Werbeslogans so schön die Rede ist: »Körper, Geist und Seele werden eins.«

Ich wünsche Ihnen Durchhaltevermögen, bis es so weit ist – und das Erfolgserlebnis, wenn dieser Slogan für Sie von Theorie zu Praxis wird und Sie wirklich *wissen,* was gemeint ist! Für mich waren diese Durchbrüche Momente, die mein Leben verändert haben – zum immer Besseren. (Im Übrigen ist so der Name meiner Firma »be better« entstanden.) Ich wünsche Ihnen solche »life changing moments« und hoffe, dass dieses Buch Ihnen ein wenig dabei hilft.

Bleiben Sie flexibel, auch im Umgang mit den Übungen. Adaptieren Sie immer wieder Ihr persönliches Übungsprogramm und passen Sie es den Anforderungen Ihres Lebens an: auf dass es Sie möglichst lange auf Ihrem Weg begleite, Ihnen beim systematischen Steigern von Leistung und Konzentration helfen und zugleich möglichst viel Freude bereiten möge!

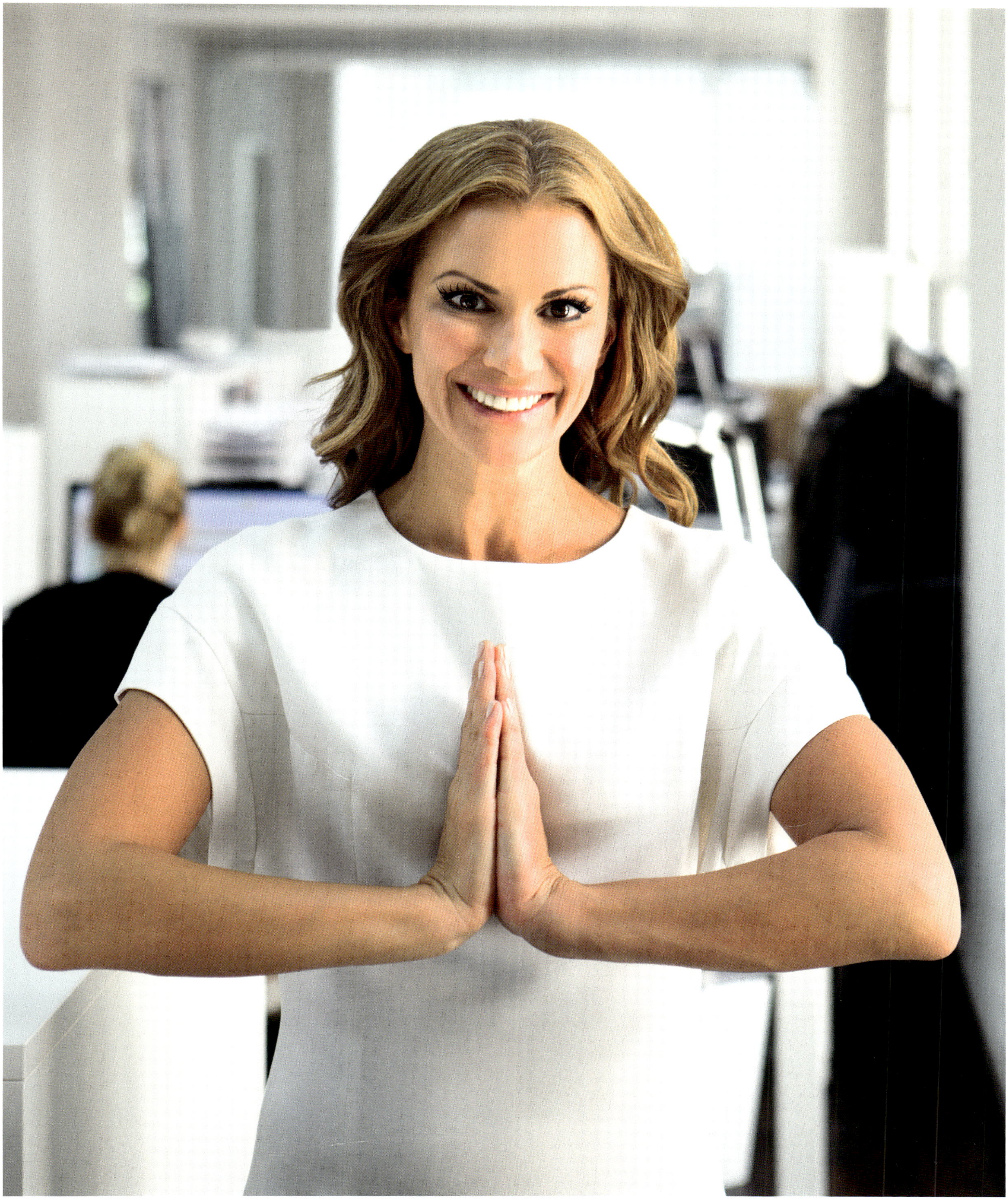

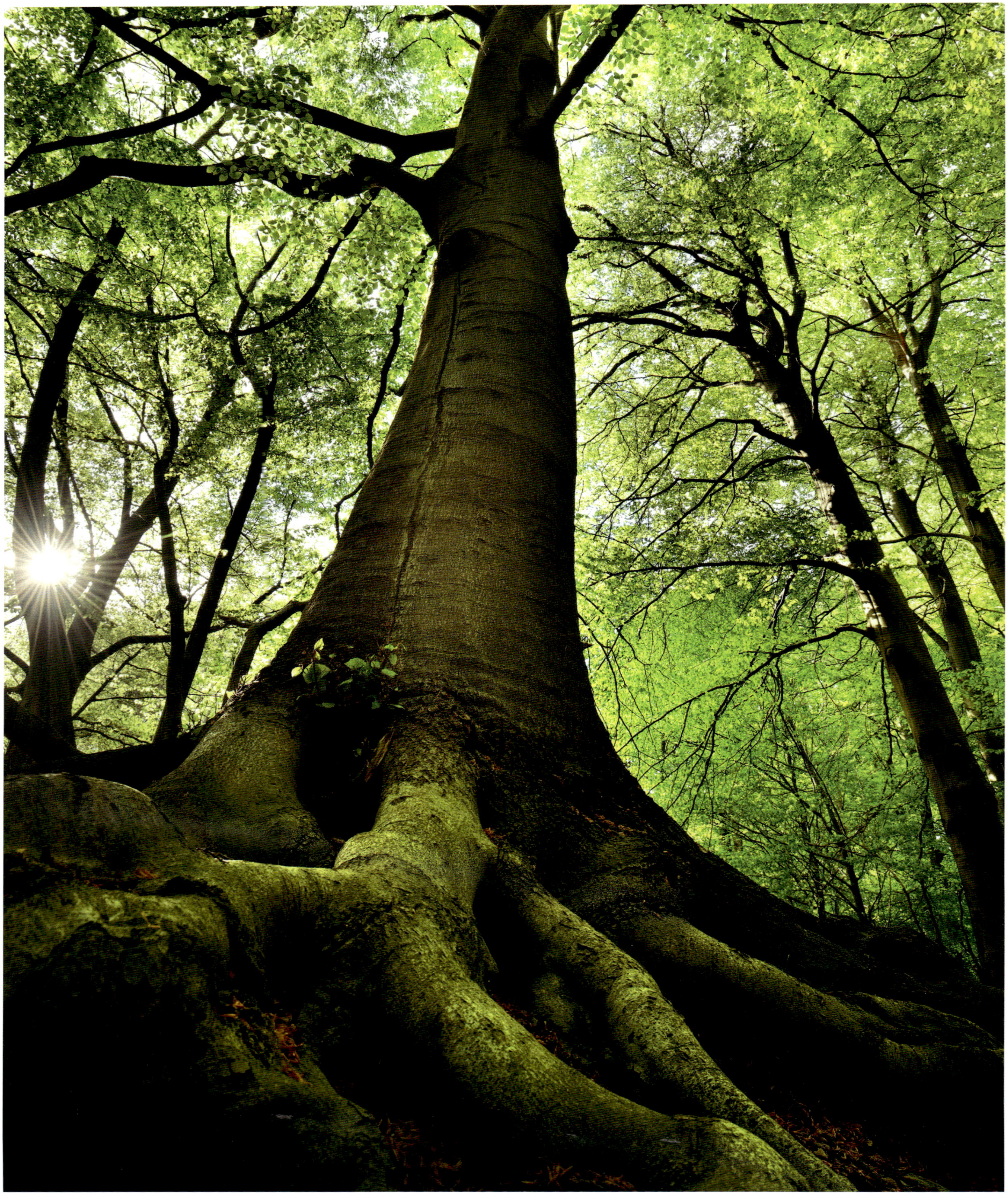

EXPERTENINTERVIEW

» Die Forschung belegt klar die positiven Effekte von Yoga und Meditation auf den Umgang mit Stress, sie sollen sogar bis in die DNA reichen. « *Dr. Karim P. Fathi*

Kerstin Linnartz: *Wie fassen Sie Resilienz in drei Sätzen zusammen?*

Dr. Karim P. Fathi: Resilienz ist die Fähigkeit eines Systems (ob Individuum, Organisation oder Gesellschaft), Schocks oder Belastungen so zu bewältigen, dass es seine Funktionsfähigkeit aufrechterhalten und sogar gestärkt daraus hervorgehen kann. Resilienz kann »Krisenvorbeugung« (Gewappnetsein) bedeuten oder, wenn man einer Krise ausgesetzt ist, »Aushalten« oder aber den Aspekt des »Sich-wieder-Aufrichtens« haben. Bei Individuen ist Resilienz vor allem ein stabilisierender Persönlichkeitsfaktor und die Fähigkeit, Ressourcen zu nutzen.

K. L.: *Wie können Yoga und Meditation hilfreich sein, um Resilienz zu »trainieren«?*

K. P. F.: Die Forschung belegt klar die positiven Effekte von Yoga und Meditation auf den Umgang mit Stress. Yoga beinhaltet Strategien für eine integrative Lebenspraxis. Die langfristigen Effekte von Yoga auf Körper und Geist sind laut einer neuen Studie aus Norwegen tief gehend, sie sollen sogar bis in unsere DNA reichen. Ähnlich weisen andere Studien nach, dass Meditation, falls regelmäßig praktiziert, zu einer neuen Verdrahtung unseres Gehirns führt. Die Auswirkung von Meditation ist ein klarerer Geist und damit auch mehr emotionale Ausgeglichenheit. Meditation lässt den Praktizierenden gewahr werden, dass nur der Augenblick Realität ist und dass Gedanken über Vergangenheit und Zukunft sowie die damit zusammenhängenden Gefühle wie Groll und Angst reine »Kopfsachen« sind (dies hat Eckhart Tolle in unvergleichlicher Klarheit in seinem Bestseller »Jetzt. Die Kraft der Gegenwart« ausgedrückt).

Im meditativen Zustand bist du automatisch frei von Stress, denn das, was uns stresst, ist nicht das objektive Ereignis (zum Beispiel die anstehende Präsentation, die Bemerkung von meinem Chef, der Workload etc.), sondern es sind unsere Gedanken darüber und die emotionale Konsequenz, die wir daraus ziehen – alles ist also »Kopfsache« und lässt sich entsprechend auch »von innen« durch Yoga und Meditation beeinflussen. Unterschiedliche Yoga- und Meditationstraditionen liefern uns darüber hinaus eine Fülle von bewährten Praktiken, die helfen, stressige Gedanken, Gefühle und Körperempfindungen loszulassen und zu unserer inneren Mitte, Klarheit und Gelassenheit zu finden – all dies ist im Grunde schon immer da und macht unser tiefstes Wesen aus.

K. L.: *Sie sprechen in Ihrer Arbeit viel von Empathie. Kann man sagen, dass damit Achtsamkeit gemeint ist?*

K. P. F.: Um dies ausreichend zu beantworten, ist zuerst wichtig zu klären, wie sich Empathie verstehen

Dr. Karim P. Fathi

u. a. Doktor der Philosophie • Dozent für Resilienzförderung an europäischen Hochschulen • Consultant der Unternehmensberatung »Joschka Fischer & Company« • wissenschaftlicher Mitarbeiter im Forschungsinstitut »Berghof Conflict Research«, Berlin • Consultant des Entwicklungsprogramms der Vereinten Nationen (UNDP), New York

lässt. Bis in die 1980er-Jahre hat man unter Empathie »emotionale Ansteckungsfähigkeit« verstanden. Dieser Empathiebegriff, den wir in unserer Akademie[1] mit »Empathie 1.0« umschreiben, hat nichts mit Achtsamkeit, wie Sie es meinen, zu tun. Ab den 1990er-Jahren wurde mit der »Entdeckung« der emotionalen Intelligenz der Empathiebegriff komplexer (Wegbereiter war Daniel Golemans Bestseller »EQ – Emotionale Intelligenz«). Seitdem assoziieren wir mit Empathie auch die Fähigkeit, seine eigenen Gefühle wahrzunehmen und nicht nur die anderer Menschen. Dieses Konzept »Empathie 2.0« sehen wir als gleichbedeutend mit dem Begriff der »emotionalen Intelligenz«: die Fähigkeit, die eigenen Gefühle intelligent zu managen und adäquat auf Gefühle anderer zu reagieren. Hier kann man von Achtsamkeit sprechen.

Doch unserer Beobachtung nach reicht das Konzept »emotionale Intelligenz/Empathie 2.0« noch nicht tief genug. In Zeiten, in denen durch steigenden Leistungs-, Konsum- und Termindruck der Stress wächst, scheint bei vielen Menschen die Empathie abzunehmen. Als Gegentrend wird seit einigen Jahren, insbesondere von der nachrückenden Managergeneration (Generation Y), immer öfter von Achtsamkeit, Stressmanagement etc. gesprochen. Empathie 2.0 vermag hier keine Antwort zu liefern – im Gegenteil fragen sich inzwischen einige, ob Emotionen nicht für die Karriere hinderlich seien. Von »gesundem Narzissmus« ist sogar schon die Rede – sind Empathie und Stressresistenz ein Widerspruch? Wir glauben das nicht und sehen die Entstehung eines neuen, tiefer reichenden Empathiebegriffs und Leitkonzepts im Kommen. Wir sprechen hier von »Empathie 3.0«.

Dieses Konzept versteht Empathie als »emotionale Weisheit« (nicht mehr »emotionale Intelligenz«) und damit als Fähigkeit, die Ursprünge der eigenen Gedanken und Emotionen zu sehen und zum Kern des eigenen Selbst vorzustoßen. Das damit verbundene Postulat »Erkenne dich selbst!« ist Grundlage so ziemlich aller Weisheitstraditionen weltweit und findet heute – in einer Welt, die von Oberflächlichkeit, Hektik, Leistungs- und Konsumdruck geprägt ist – immer mehr Anklang. Langer Rede kurzer Sinn: Empathie im Sinne eines in die Tiefe gehenden Konzepts »Empathie 3.0« ist meines Erachtens gleichbedeutend mit »Achtsamkeit«, wie Sie es meinen.

K. L.: *Sie sagen: »Zwischenmenschliche Empathie erlangen wir erfahrungsgemäß am effektivsten, wenn wir in unserer eigenen Mitte und frei von Stress sind. Die erforderliche Kompetenz ist: Empathie mit uns selbst.« Wie beeinflussen sich Stress, Empathie und die Fähigkeit, in unserer Mitte zu sein, gegenseitig?*

K. P. F.: Empathie und Stress beeinflussen sich definitiv gegenseitig. Ich denke, diese Erfahrung kann jeder bestätigen. Die meisten Menschen sind mit Zuständen von Stress, Hektik und Müdigkeit sowie Gefühlen wie Zorn, Wut und Angst vertraut. All diese starken, das persönliche Wohlbefinden einschränkenden Emotionen lassen einen so sehr um sich selbst kreisen, dass der Blick auf den anderen verstellt ist. Dies sind typische Faktoren, die das Vermögen, sich in andere Menschen hineinzuversetzen, einschränken. Das Ich-Gefühl ist zusammengezogen auf das eigene Ego und geht einher mit einem Gefühl von Unausgeglichenheit und »Nicht-in-der-eigenen-Mitte-sein« (»Ich stehe neben mir.«). Auf körperlicher Ebene ist in solchen Situationen meist die Atmung relativ flach. Mental werden belastende Gefühle sowie zugehörige Körperempfindungen von entsprechenden Gedanken und Glaubenssätzen ausgelöst, mit denen die Realität bewertet wird (zum Beispiel: »Er will mich übers Ohr hauen!«). In solchen Zuständen, in denen wir Stress empfinden und unausgeglichen sind, ist es für uns schwer möglich, Empathie zu empfinden.

1 Akademie für Empathie, Berlin, www.empathieakademie.de

Umgekehrt können sich die meisten Menschen an Momente erinnern, in denen sie ein großes persönliches Wohlbefinden gespürt haben und im inneren Gleichgewicht waren. In der Regel ist die Atmung in solchen Momenten tiefer. Stress und negativ empfundene Emotionen haben keinen Raum oder ziehen schnell vorüber, das Ich-Gefühl hat den Geschmack von »Weite« und innerer Zentriertheit. In solchen Zuständen, die meist mit einem »inneren Frieden« einhergehen, sind Menschen automatisch einfühlsamer, nach innen und nach außen. Um es zusammenzufassen: Stress kann uns in unserer Empathie behindern. Umgekehrt kann mehr Empathie (im Sinne von Empathie 3.0) Stress wirksam bekämpfen.

K. L.: *Ihr aktuelles Werk befasst sich mit den »Anforderungen an die widerstandsfähige Gesellschaft«. Was macht den modernen Businessmenschen widerstandsfähig? Haben Sie konkrete Tipps für den Alltag?*

K. P. F.: Unterschiedliche Disziplinen wie die Stress- und Resilienzforschung, die Gesundheitsförderung, Weisheitstraditionen, sogar die Lachforschung bieten uns eine Fülle von kurz- und langfristigen Strategien und Maßnahmen. Um ein paar aufzuzählen:

Kurzfristige Maßnahmen im Alltag:

- mehr Lachen (gerne auch mal bewusst lustige Filme gucken oder sich mehr mit Menschen treffen, die einen zum Lachen bringen)
- regelmäßige Pausen, innehalten, gerne auch in Kombination mit Atem- und Entspannungsübungen (zum Beispiel für mehrere Minuten 4 Sekunden ein- und 4 Sekunden ausatmen oder für etwa 30 Sekunden alle Muskeln im Körper anspannen und mit seufzendem Ausatmen entspannen).
- sich – wenn es die Situation zulässt – ablenken (zum Beispiel spazierengehen, jemanden anrufen, den man liebt etc.), sich abreagieren
- regelmäßige Dehnübungen am Arbeitsplatz (wie Sie es zum Beispiel in diesem Buch anregen)
- 20 Dinge aufschreiben, für die man dankbar ist
- kleine Erfolge feiern, sich kleine Freuden gönnen

Langfristige Strategien:

- regelmäßige Meditations- oder/und Yogapraxis, gesunde Ernährung, regelmäßige Bewegung
- Überwachung der eigenen Energiebilanz (zum Beispiel durch ein »Resilienztagebuch«)
- genügend energiespendende Freiräume in die eigene Lebenspraxis integrieren
- effizientes Zeitmanagement
- Aufarbeitung der stressfördernden Gedanken

K. L.: *Wie sieht es aus mit Leistungssteigerung? Was sind Ihre Tipps, wie ich nicht nur Schäden vorbeugen, sondern meine Performance verbessern und dabei sogar Freude an der Arbeit haben kann?*

K. P. F.: Wichtig scheint mir hier die langfristige Perspektive und die Akzeptanz der eigenen Grenzen. Dann trägt Resilienz insofern zur Leistungssteigerung bei, als man über einen längeren Zeitraum hohe Leistung bringen kann. Wer leistet mehr für das Unternehmen: jemand, der sich ein Jahr lang zu 130 Prozent ausbeutet, dadurch seine Gesundheit ruiniert und irgendwann womöglich ausfällt? Oder jemand, der fünf Jahre lang konstant 80 bis 100 Prozent fährt? Und dabei habe ich noch nicht einmal von Effizienz gesprochen. Das ist nämlich das, was Resilienz meiner Erfahrung nach im Arbeitskontext besonders auszeichnet – im Sinne von »weniger ist mehr«.

Mit anderen Worten: Nicht die Anzahl der Stunden ist entscheidend, die wir in eine Sache investieren, sondern unsere Produktivität in dieser Zeit. Am produktivsten sind wir in der Regel, wenn wir Sinn in unserer Tätigkeit sehen, sie dadurch gerne ausführen und in den Flow-Zustand kommen. Gemeint ist ein Zustand, in dem wir voll auf eine Sache fokussiert sind und bei der uns die Tätigkeit sogar leichtfällt und wenig Energie kostet. Das lässt sich besonders gut an der Unermüdlichkeit von Kindern beobachten, wenn sie spielen. Mein Tipp: Verzichten Sie, soweit es die Situation zulässt, auf Multitasking und konzentrieren Sie Ihre Kräfte auf die bevorstehende Aufgabe. Nach spätestens 1,5 Stunden gönnen Sie sich eine Pause.

Generell halte ich es für sinnvoll, den eigenen Drang zur Leistungssteigerung zu hinterfragen, denn die Frage »Wie beute ich mich am effizientesten aus?« ist nicht so bedeutend wie »Wozu beute ich mich aus?«.

K. L.: *Wie beeinflusst Ihrer Erfahrung nach Zufriedenheit im Job den Rest des Lebens?*

K. P. F.: Da die meisten Menschen einen Großteil ihrer Lebenszeit mit ihrem Job verbringen, hat Zufriedenheit im Job einen sehr hohen Einfluss auf den Rest des Lebens. Aber wir dürfen nicht vergessen, dass es immer noch nur etwa acht Stunden pro Tag sind. Die verbleibende Zeit können wir anderweitig nutzen, und selbst Menschen, die mit ihrem Job nicht zufrieden sind (nach dem Motto: »Ein Job ist ein Job und bleibt nur ein Job.«), können aus ihrer privaten Zeit enorme Kraft und Erfüllung schöpfen. In Anlehnung an die früher oft unterschätzten Beiträge des Psychologen Viktor Frankl (Begründer der Logotherapie) glaube ich, dass entscheidend für unsere Lebenszufriedenheit ist, dass wir in dem, was wir tun, einen Sinn sehen – unabhängig davon, ob im Berufs- oder Privatleben. Erst dieser Sinn vermag es, uns zu Leistungen anzuspornen (und hier beginnt der »positive Stress«, der sogenannte Eustress) und widerstandsfähig zu machen.

K. L.: *Was sind Ihrer Meinung nach die Hauptgründe für berufsbedingte Stresserkrankungen, und wie können wir diesen vorbeugen?*

K. P. F.: Viele Studien – ob WHO-Report oder die jährlichen Gesundheits- und Stressreporte – sind sich einig: Stresserkrankungen nehmen seit den 1980er-Jahren in allen wohlhabenden Gesellschaften stetig zu. Ich glaube, die Ursachen sind auf die besonderen Rahmenbedingungen unserer Lebens- und Arbeitswelt zurückzuführen, die seit den letzten Jahren einem enormen Wandel unterliegen. Ein paar Stichpunkte:

- wachsender Dienstleistungssektor: entsprechende Zunahme der geistig und intellektuell anspruchsvollen Tätigkeiten
- Globalisierung: Wettbewerbsdruck, Kostendruck, Termindruck, Arbeitsverdichtung, mehr Dienstreisen, Einfluss kultureller Aspekte
- differenziertere Arbeitsteilung: mehr Spezialisten und Expertentum, ständiger Abstimmungsbedarf, sich als »Rädchen im Getriebe« fühlen
- Technisierung/Automatisierung: immer höhere Stückzahlen und mehr Verantwortung beim Einzelnen, Informationsüberflutung, ständige Erreichbarkeit, aber auch Homeoffice
- demografischer Wandel: älter werdende Mitarbeiter und zu wenig Experten, die nachrücken, sodass immer mehr Fachkräfte fehlen
- neue Arbeitsformen: fortwährender Wechsel der Arbeitsinhalte und der Arbeitsbeziehungen

Was können wir dagegen tun? Ich glaube, wir müssen lernen, damit umzugehen. Und trotz der besorgniserregenden Zahlen bin ich optimistisch, dass wir auf einem guten Weg sind. Denn neben den Trends zu Informationsüberflutung, Konsum-, Leistungs- und Termindruck finden wir auch vielversprechende Gegentrends mit wertvollen Anhaltspunkten und Anregungen, die wir in unser Leben integrieren können. Nachfrage und Angebote zu Entschleunigung, Sinn, Achtsamkeit, dem »guten Leben«, Spiritualität etc. steigen. Die Verbreitung von Yoga in den westlichen

Gesellschaften ist ein Paradebeispiel dafür. Natürlich sollten wir uns wiederum nicht von dieser wachsenden Angebotsvielfalt stressen lassen! Eine Antwort hierauf ist: Achtsamkeit.

K. L.: *Wie sieht die Arbeit an Ihrer »Akademie für Empathie« aus? Welche Angebote haben Sie zur Stressbewältigung, Prävention und Resilienzförderung?*

K. P. F.: Wir sind eine Gemeinschaft von Wissenschaftlern und Beratern aus verschiedenen Fachbereichen. Unsere Tätigkeiten umfassen Trainings, Coachings, Vorträge und Beratungen für Privatpersonen, insbesondere aber für die Fach- und Führungskräfte klein- und mittelständischer Unternehmen, rund um das Feld »Empathie« (im Sinne von Empathie 3.0). Stressbewältigung und Resilienz sind Schwerpunkte neben Kommunikations- und Konfliktlösungskompetenz. Dabei arbeiten wir eng mit verschiedenen Kooperationspartnern zusammen. Unsere Akademie leistet keine Therapie, sondern legt den Schwerpunkt auf Prävention und Krisenbegleitung.

Auch für andere Unternehmen bin ich auf dem Feld der Resilienzförderung tätig: Als Projektleiter Resilienz für die Steinbeis-Hochschule in Berlin biete ich zum Beispiel akademisch orientierte, zertifizierte Lehrgänge zur individuellen Resilienzförderung an; für die »Denkbank« ist es organisationale Resilienzförderung; für »Protected in Africa« biete ich europaweit eines der wenigen Resilienzförderungsprogramme für entsendete Mitarbeiter(innen) an.

K. L.: *Was empfehlen Sie Arbeitnehmern und Arbeitgebern, um entspannter, glücklicher und gesünder durch ihren Alltag zu kommen beziehungsweise die Atmosphäre dafür im Unternehmen zu schaffen?*

K. P. F.: Angesichts steigender psychischer Stresserkrankungen und damit verbundener hoher Kosten hat betriebliche Gesundheitsförderung in den letzten Jahren immer mehr an Bedeutung gewonnen. Maßnahmen zur Stärkung der Gesundheit der eigenen Mitarbeiter werden heute gerne in »Verhaltens-« und »Verhältnisprävention« kategorisiert.

Verhaltensprävention beinhaltet Maßnahmen, die auf das Verhalten von Menschen ausgerichtet sind wie Raucherentwöhnung, Stressmanagement, Anti-Mobbing-Seminare, Ernährung, Bewegung, Entspannung. Verhältnisprävention umfasst Maßnahmen, die vor allem die strukturellen Arbeitsbedingungen analysieren und verbessern, zum Beispiel Schutz vor Staub, Wärme, Kälte, schädlichen Substanzen und anderen Gefährdungspotenzialen.

Demgegenüber werden präventive Maßnahmen, die die psychische und kulturelle Dimension abdecken, tendenziell noch eher vernachlässigt:

Unternehmenskultur: Stichworte sind hier Fehlerkultur, wertschätzende Kommunikation und vor allem Vertrauenskultur. Letzteres lässt sich inzwischen sogar mit dem Ansatz des »Great Place to Work®«-Instituts[2] messen.

Psychische Prävention: Über vieles haben wir ja bereits gesprochen, und diese Dimension ist in vielerlei Hinsicht entscheidend. Unser Streben nach Glück und Erfüllung, aber auch die Grundlagen unserer Fähigkeit, Krisen zu bewältigen, beginnen mit unserer Wahrnehmung und Grundhaltung im Leben – sprich: in unserer Psyche. Diese Dimension beinhaltet unter anderem den Umgang mit den eigenen Gedanken und Gefühlen (Psychohygiene), subjektives Wohlbefinden, Achtsamkeit, Sinn, Kontakt mit der inneren Mitte etc. Psychische Prävention heißt auch, dass wir als Führungskräfte und Mitarbeiter nur dann unseren Kolleg(inn)en wirklich helfen können (etwa Früherkennung von Burn-out), wenn wir zum Beispiel mithilfe von Yoga erfolgreich mit uns selbst gearbeitet und eigene innere Stärke entwickelt haben.

2 www.greatplacetowork.de – Expertisen für Arbeitsplatzkultur und Arbeitgeberattraktivität

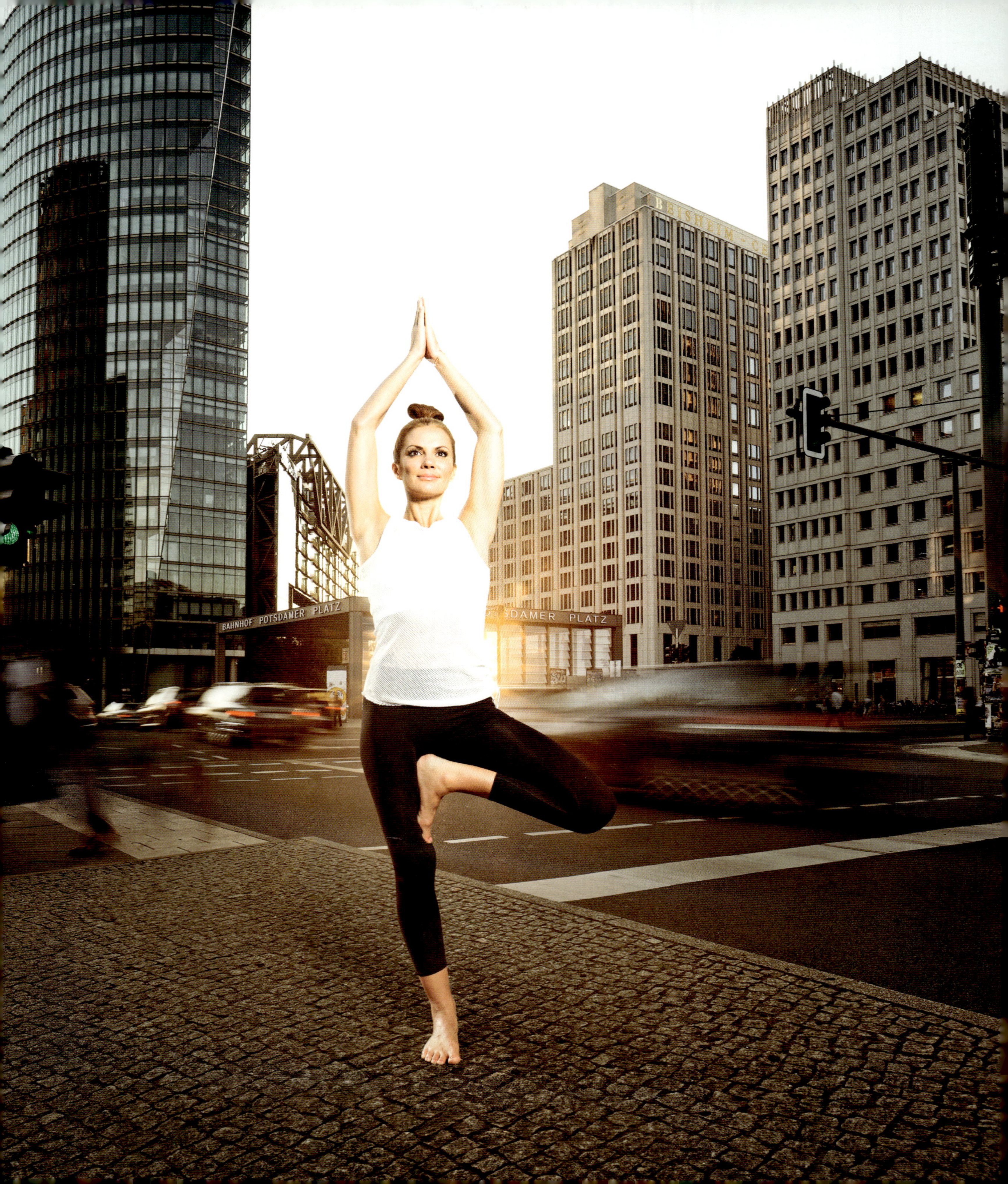
BAHNHOF POTSDAMER PLATZ

DIE GENIALE 21-TAGE-FORMEL: LERNE BESSERE GEWOHNHEITEN UND VERANKERE SIE!

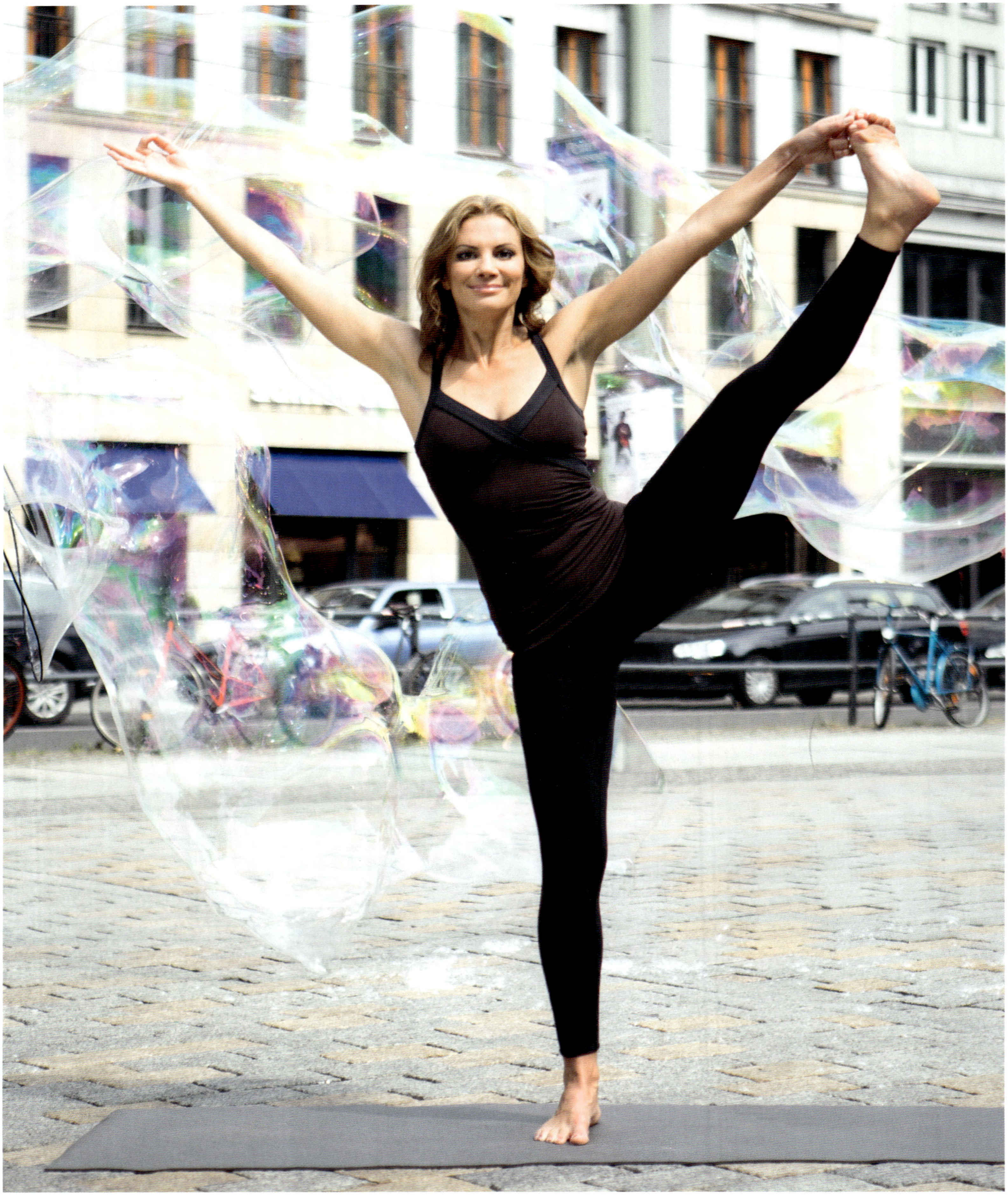

WARUM 21 TAGE?

» Wir können uns ändern. Nachhaltiger, tief greifender und einfacher, als man uns weismachen will. «

Eine der größten Errungenschaften der Wissenschaft ist die Entschlüsselung des menschlichen Erbguts, und sie beeinflusst auch die moderne Medizin immer mehr. Jedes Jahr kommen neue Erkenntnisse hinzu, die für Schlagzeilen sorgen.

Die Gene sind kein Schicksal

Das anfängliche Bild aus der Zeit, als die DNA entdeckt wurde, verändert sich heutzutage zunehmend. Im Originalmodell hieß es, die Effekte der Gene seien quasi in Stein gemeißelt und Grundlage für alles, was uns ausmacht – vom äußeren Erscheinungsbild über unser Verhalten bis hin zu Krankheiten. Als zwei junge Wissenschaftler namens Francis Crick und James Watson im Jahr 1953 in ihrer Stammkneipe in bester Bierlaune erzählten, sie hätten das »Geheimnis des Lebens« gelüftet, wurden sie erst einmal ausgelacht. Doch nur einen Monat später galt ihre Entdeckung der Struktur des Erbmoleküls – der DNA-Doppelhelix – als Weltsensation.

Die Informationsmenge, die mit diesem »Bauplan« von Generation zu Generation weitergegeben werden kann, ist riesig. Das menschliche Erbgut besteht aus über drei Milliarden (!) Bausteinen.

Das neue Modell dieses Bauplans zeichnet allerdings inzwischen ein anderes Bild: nämlich dass unser Erbgut flexibel ist und sehr schnell, wenn nicht sogar direkt, auf alles reagiert, was wir erfahren – inklusive der Art, wie wir denken, sprechen, fühlen und handeln. Fast täglich werden neue Belege dafür erbracht, dass der Einfluss der Körper-Geist-Verbindung bis zur Aktivität der Gene reicht. Dieser Bereich der Biologie wird Epigenetik genannt.[1]

Zwar bleibt die DNA-Sequenz, die wir von unseren Eltern erben, unverändert, man weiß jedoch heute, dass dynamische Veränderungen auf dem Level der Chromosomen uns quasi unbegrenzten Einfluss auf unser »Schicksal« erlauben.

Dieses neue Modell entstand auf Basis des größten biologischen Forschungsprojekts aller Zeiten: des Humangenomprojekts (HGP). Das Ganze klingt ein wenig wie ein Science-Fiction-Plot – man verfolgte ein hohes Ziel: Bis 2005 wollte man die Reihenfolge aller Bausteine des menschlichen Erbgutes kennen, die Sequenz. Da sich staatliche und private Forscherteams eine Art Wettrennen lieferten, konnte man schon wesentlich früher, nämlich im Jahr 2000, den »größten Erfolg der Wissenschaft seit der Mondlandung« verkünden: Die Forscher präsentierten als Aufbau des Erbgutes 26.000 Gene. Jedes Gen sei eine

1 Ein hervorragendes Werk, das sich ausführlich mit diesem Thema befasst: »Intelligente Zellen« von Prof. Dr. phil. Bruce Lipton, der eine Koryphäe auf dem Gebiet der Entwicklungsbiologie und Stammzellenforschung ist.

Einheit auf dem Erbmolekül DNA und enthalte die entscheidenden Informationen.

Lange glaubte man, zwischen den Genen gebe es nichts als Informationsmüll, sogenannte Junk-DNA. Dass hier alles andere als Müll liegt, sondern ebenfalls überaus sinnvolle Informationen, wurde durch ein eher kleines internationales Forschungsvorhaben ans

> **» Menschen mit einer neuen Idee gelten so lange als Spinner, bis sich die Sache durchgesetzt hat. «**
>
> *Mark Twain*

Licht gebracht: das ENCODE-Projekt. Es hat das Weltbild der Biologen ins Wanken gebracht.

Die Erkenntnis, dass die Information zwischen den Genen keineswegs unwichtig ist, sondern direkten Einfluss auf die Zellen hat, lässt auch die oft zitierte Tatsache, der Mensch habe nur doppelt so viele Gene wie eine Fruchtfliege, viel weniger deprimierend erscheinen. Im Erbgut der Taufliege Drosophila gibt es nämlich nur kleine Räume zwischen den Genen. Beim Menschen sind die Zwischenräume vergleichsweise riesig, es ist hier also viel mehr Information gespeichert. Vielleicht erklärt das die Komplexität des Menschen. Auf jeden Fall erklärt es, warum wir zu viel mehr Dingen in der Lage sind als zum Beispiel Menschenaffen – und warum wir uns ganz offensichtlich extrem von einer Fruchtfliege unterscheiden!

Und jetzt wird es richtig spannend: Nach neuesten Erkenntnissen liegt es zum großen Teil in unserer Macht, wie sehr wir uns verändern und zu was wir in der Lage sind! Aktuell befassen sich immer mehr Forscherteams mit der Fähigkeit, auf die Genaktivität bewusst Einfluss zu nehmen. So gibt es zum Beispiel an der Harvard University das Projekt »Self-Directed Biological Transformation«, an dem weltweit führende Forscher aus diesem Gebiet beteiligt sind. Hier wird die Gabe des Menschen untersucht, durch persönliche, freie Wahl zu bestimmen, wie er denkt und fühlt oder was seine Gewohnheiten und Wünsche sind (self-directed). Dies führt zur Beeinflussung der Aktivitäten auf zellulärer Ebene, inklusive des genetischen Materials (biological). Somit können wir aus eigener Kraft Veränderungen auf geistiger und körperlicher Ebene erreichen (transformation).

Diese Erkenntnisse liefern mehr und mehr wissenschaftliche Beweise für Dinge, die die alten Yogis seit über 2000 Jahren durch Selbstversuche erforscht und in den Lehren des Yoga weitergegeben haben.

Nie mehr Opfer – weder der Umstände noch der DNA!

Das menschliche Genom ist die Basis unserer persönlichen Evolution, in der wir selbst die Richtung bestimmen können, die unser Leben nehmen soll.

Einer der führenden Forscher auf diesem Gebiet, Prof. Stephan Beck[2], erklärt das Ganze schön bildlich: »Das ist wie eine Choreografie. Die Epigenetik legt fest, welche Gene aktiv sind und welche nicht. Je nachdem, welches genetische Programm abläuft, ändern sich Funktion und Form einer Zelle und der Aufbau eines Gewebes.«

Das alles steht natürlich in krassem Gegensatz zu der alten Vorstellung, Gene seien wichtiger als unsere Entscheidungen. Heute ist klar: Lebensstil und Umfeld sind nicht minder wichtig. Die Geschwindigkeit und der Umfang von Veränderungen auf genetischem Level versetzen die Forscher in Erstaunen: So können etwa Yoga und Meditation nachgewiesenermaßen

2 Prof. Dr. phil. Stephan Beck, FMedSci, Professor of Medical Genomics, University College London (UCL), Cancer Institute

eine sofortige genetische Aktivität hervorrufen! Gleiches gilt für Ernährung, Schlaf und Stressreduzierung: Sie alle üben einen positiven Einfluss auf unsere Gesundheit aus – auch über die Reaktion der Gene. Diese Fakten sind bereits belegt.

Aktuelle Forschungen gehen sogar so weit zu fragen, wie dauerhaft diese Veränderungen sind und ob die gute Lebensführung der Eltern vielleicht mittels etwas, das Wissenschaftler als »weiche Vererbung« (soft inheritance) bezeichnen, an nachfolgende Generationen weitergegeben werden kann.

Der US-Wissenschaftler Dr. Bruce Lipton, der sein Leben der Erforschung dieser Zusammenhänge und der Verknüpfung von Wissenschaft und spirituellen Praktiken gewidmet hat und mit seinen Forschungsergebnissen weltweit Anerkennung findet, sagt: »Die Lebenserfahrungen der Eltern beeinflussen die Gene der Kinder.« Er hat durch jahrelange Forschung und eigene Praxis belegt, wie sehr wir unsere Zellen beeinflussen können (siehe Buchtipp Seite 61).

Mit Yoga und Achtsamkeitstechniken wie Meditation lernen wir, unseren Geist zu kontrollieren. Der Geist hat direkten Einfluss auf die Genaktivität. So greift unser Bewusstsein ständig in unsere Biochemie ein. Jede Zelle wird in jeder Situation unseres Lebens beeinflusst. Achtsamkeit ist der Schlüssel zur erfolgreichen Transformation unserer selbst – geistig und körperlich. Wir können also aus eigener Kraft unser Immunsystem verbessern, entscheiden, wie wir auf Stress reagieren oder was uns krank macht!

Dass Achtsamkeitspraktiken notwendig sind, um bewusst Einfluss auf unseren Gesundheitszustand zu nehmen, ist eine der Grundlehren im Yoga. Und in der modernen Gehirnforschung kommt man inzwischen zu der gleichen Erkenntnis.

Unsere neuronalen Verbindungen werden durch jeden Gedanken, jedes Wort und jede Tat ständig neu geformt. Dieser Prozess ist mit genetischer Aktivität eng verbunden – sprich: Die Vernetzungen in unserem Gehirn entscheiden darüber, wie unsere Zellen »gelenkt« werden.

So fängt alles an

Wie organisch sich neuronale Vernetzungen formen, zeigt schon die Entwicklung im Mutterleib, die wirklich faszinierend ist!

Bei der Ausbildung des Gehirns findet die Zellteilung des Embryos bereits in bestimmten Strukturen statt. Wie sich die Nervenzellen teilen und wie sich die Fortsätze entwickeln, die das Gewebe formen, läuft nach einem »Bauplan« ab. Denn jede neu gebildete Zelle findet eine bereits bestehende Struktur vor, die bestimmt, wohin diese neue Zelle wachsen oder sich ein Fortsatz weiter ausdehnen kann. Dabei sind schon

»Es wird die Zeit kommen, wo es als Schande gilt, krank zu sein, wo man Krankheiten als Wirkung verkehrter Gedanken erkennen wird.«

Wilhelm von Humboldt

lange Zeit vor der Geburt äußere Einflüsse von Bedeutung: Das Gehirn ist ein Abbild der Verhältnisse, unter denen es sich zu formen hat. Bevor die Sinnesorgane existieren, werden hier Informationen »von innen heraus« verarbeitet.

Gleichzeitig nimmt das Gehirn Einfluss: Über ins Blut abgegebene Neurohormone oder über Nervensignale formt es den zu bildenden Körper, die zu bildenden Organe und deren Zusammenwirken. Wenn sich dann die Organe entwickeln, mit denen wir später sehen, riechen, hören oder schmecken, kommen auch äußere Einflüsse hinzu.

Das Gehirn beginnt, Sinneseindrücke von außen zu verarbeiten, und entwickelt sich entsprechend weiter. Es verschafft sich mithilfe der jetzt ausgebildeten Sinnesorgane ein Bild von der äußeren Welt, natürlich geschützt durch den Mutterleib. Es werden Eindrücke wie der Geschmack des Fruchtwassers oder Geräusche von außen bei der Formung weiterer neuronaler Verschaltungen »eingebaut«, indem sie über die Nervenbahnen ans Gehirn geleitet werden. Solche Impulse, die regelmäßig in der Hirnrinde empfangen werden, führen zu Verschaltungen an den Synapsen und werden somit als »Bilder« im Gehirn des Kindes verankert. Zum Zeitpunkt der Geburt verfügt das Baby daher schon über eine Menge »innerer Bilder«.[3] Dazu gehören auch Verschaltungsmuster, die zum Beispiel die Organfunktionen, Stoffwechselprozesse, Hormonausschüttung oder den Blutdruck steuern.

Was im Mutterleib beginnt, wird sich im späteren Leben fortsetzen.

Der erwachsene Mensch ist ein Gewohnheitstier

Das hat mit dem Prinzip zu tun, nach dem das Gehirn von Beginn an funktioniert: Eindrücke werden durch neuronale Verschaltungen im Hirn »gespeichert«.

Dies geschieht mittels der Neuronen, von denen es circa 100 Milliarden (!) im Gehirn gibt. Da Neuronen nur im Zusammenspiel funktionieren, sind sie durch sogenannte Synapsen miteinander verbunden. Die Synapsen eines Sender-Neurons geben Informationen an die Synapsen des Empfänger-Neurons in Form von Neurotransmittern weiter. Das wiederum sind bestimmte chemische Verbindungen. Vereinfacht: Neuronen kommunizieren mithilfe von Neurotransmittern über Synapsen.

Findet nun ein Lernprozess statt, wird dieser durch das Anlegen von neuronalen Verbindungen gespeichert. Zu Beginn sind diese Verbindungen noch fragil, wie Laufspuren im Sand. Bekommt ein Neuron jedoch immer wieder dieselbe Information, dann wächst die Anzahl der synaptischen Verbindungen. Und so wird aus dem »Informationsweg« eine »Informationsstraße« und schließlich eine »Informationsautobahn«.

Das ist das Geheimnis des Lernens: Egal, ob Autofahren, Spanisch, Tanzen oder Yogaübungen – je häufiger wir etwas tun, desto fester wird es in unserem Hirn verankert. Dies gilt übrigens nicht nur für Dinge, die wir machen, sondern auch für Vorlieben, Geschmack und Reaktionen auf Situationen.

Hat unser Gehirn durch regelmäßige Wiederholung eine neue Information tief genug abgespeichert, ist der Lernprozess vollendet, und die Information wird an ein anderes Hirnareal weitergegeben – jetzt sind die Basalganglien zuständig, die tiefer im Gehirn liegen. Gehirnforscher haben belegt, dass Prozesse, die automatisiert ausgeführt werden können (wie Autofahren oder Zähneputzen), von diesen anderen Hirnstrukturen verwaltet werden. Man spricht hier auch davon, dass Dinge nun nicht mehr vom Bewusstsein, sondern vom Unterbewusstsein gesteuert werden.

Welchen Sinn hat das Ganze?

Die Antwort ist einfach: Energie sparen! Dinge, die wir unterbewusst erledigen, verbrauchen weniger Energie: Rund 80 Prozent der Energie im Gehirn werden für das Bewusstsein und nur 20 Prozent für das

3 Weiterführende Literatur zum Thema: »Die Macht der inneren Bilder« von Prof. Dr. rer. nat. Dr. med. habil. Gerald Hüther, ehemaliger Leiter Neurobiologische Präventivforschung Universität Göttingen und Mannheim/Heidelberg

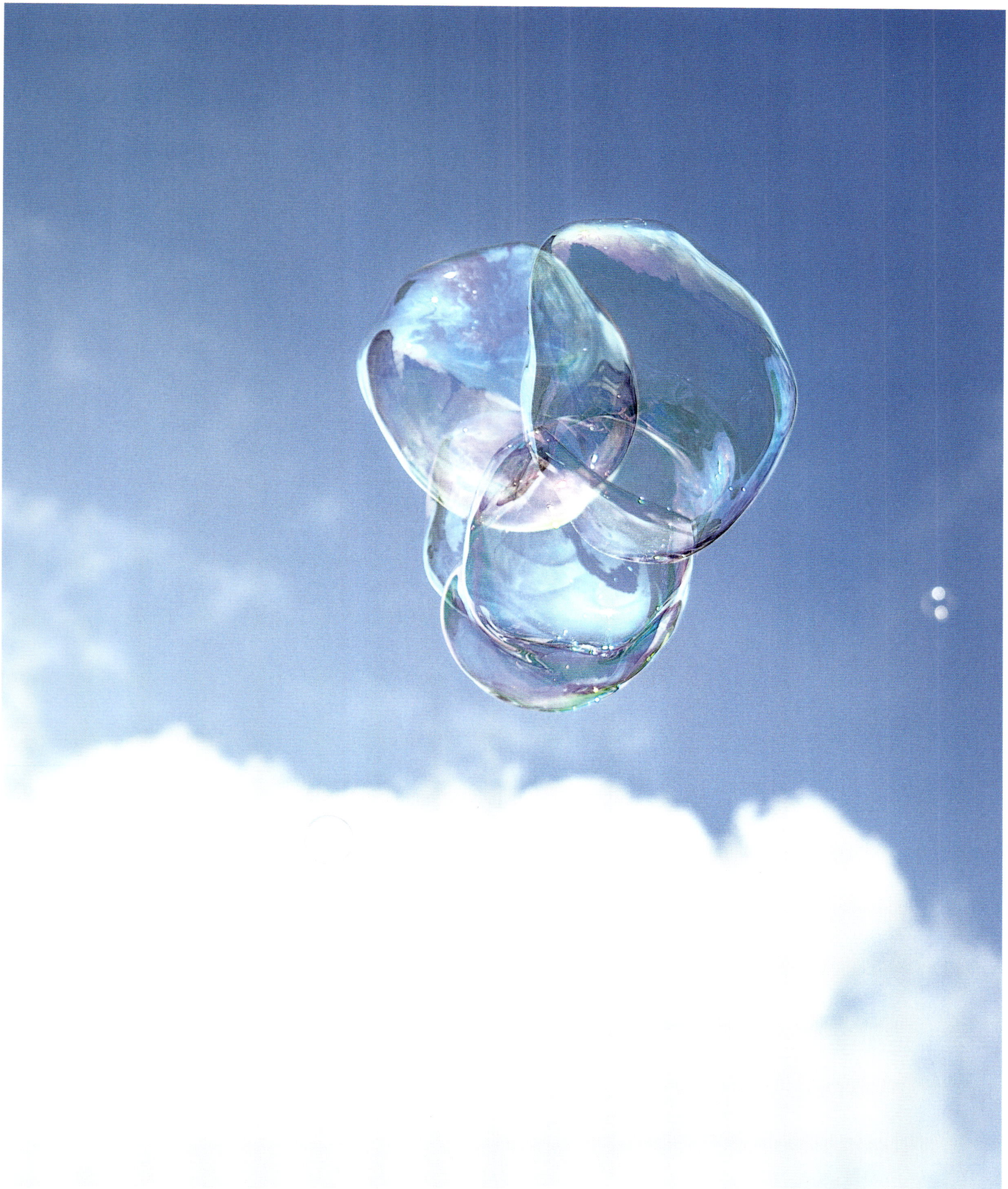

Unterbewusstsein verbraucht. Das hat damit zu tun, dass bei einer »neuen« Handlung jedes Mal Synapsen gebildet, Neurotransmitter als Botenstoffe hergestellt und die Impulse zur Übertragung ausgelöst werden müssen, kurzum eine ganze Fabrik betrieben werden muss. Deswegen sind Dinge, die wir zum ersten Mal tun, so viel anstrengender.

Damit ermutige ich übrigens immer wieder neue Schüler von mir, die überrascht sind, wenn sie nach der ersten Yogasession schweißgebadet sind, da sie dachten, beim Yoga sitze man vorwiegend still rum. Innerlich amüsiert mich das besonders bei den Herrschaften, die gern regelmäßig ins Fitnessstudio gehen, eigentlich »niemals freiwillig« zum Yoga gekommen wären und dann feststellen, dass Yoga »ja auch richtig sportlich sein kann«.

Ein weiterer Profit von unbewusst ablaufenden Handlungen: Es erlaubt uns, mehrere Dinge gleichzeitig zu tun. Stellen Sie sich nur einmal vor, wie anstrengend es wäre, wenn Sie jeden Morgen und jeden Abend aufs Neue hoch konzentriert darüber nachdenken müssten, wie Sie die Zahncreme auf die Bürste geben und dann die Zähne putzen.

In Yogasessions zum Beispiel werden Bewegungsabläufe also irgendwann selbstverständlich, und Sie können all Ihre Energie für die Körperstellungen verwenden. Und beim Autofahren können wir nach Herzenslust das Lieblingslied im Radio mitsingen, ohne über Kuppeln und Schalten nachdenken zu müssen. Nur in unvorhergesehenen Situationen (wie bei einer plötzlichen Notbremsung) übernimmt wieder das Bewusstsein, kurzzeitig schaltet sich dann das »Fight or Flight«-System ein (siehe Seite 23).

Nun würde man ja meinen, dass einmal abgespeicherte Tätigkeiten oder Vorlieben fest in uns verankert bleiben. Weit gefehlt!

Unser Gehirn ist ein Leben lang formbar

Wenn wir Gewohnheiten ändern wollen, können wir einmal angelegte Informationen wieder »überschreiben«. Natürlich geht das nicht von heute auf morgen. Aber es dauert auch keine Ewigkeit. Das Stichwort hier ist *Regelmäßigkeit!* Durch die richtige Kombination aus verschiedenen Übungen und stetiger Praxis können wir einmal angelegte neuronale Verbindungen durch andere ersetzen.

Wenn wir also anstelle einer schlechten Gewohnheit eine bessere etablieren wollen, müssen wir nur lange genug konsequent das Neue tun, damit es das Alte gänzlich überschreibt.

Hier kommt der »innere Schweinehund« ins Spiel. Erreicht nämlich ein neuer Sinneseindruck, also eine andere Art, etwas zu tun, die Schaltstelle im Gehirn, die bislang für diese Situation ein anderes »Bild« abgespeichert hatte, kommt es zu einer kurzfristigen Überlagerung der beiden Bilder. Diese werden vom Gehirn abgeglichen und führen zunächst zur Information: »Hier stimmt etwas nicht.« Es herrscht also vorerst ein wenig Unruhe in dem betreffenden Areal.

Diese Unruhe in den tiefen (subkortikalen) Regionen des Gehirns wird durch Botenstoffe auf andere Bereiche übertragen, die die Erregbarkeit der höheren (kortikalen) Nervenzellen verstärken. Dieser Zustand nennt sich »fokussierte Aufmerksamkeit«. Das Gehirn ist jetzt wach, kann das neue Aktivierungsmuster mit dem bereits vorhandenen abgleichen und zu einem neuen Bild zusammenfügen. Wird der neue Eindruck häufig und regelmäßig wiederholt (im Idealfall mit einer positiven Assoziation), werden hier neuronale Verbindungen gestärkt und die neue Information wird anstelle der alten gespeichert. Wiederholt man den neuen Eindruck oft genug und dauert der

Lernprozess lange genug, geht die neue Information an der Stelle ins Unterbewusstsein über, an der sich zuvor die alte befand. Auch dieser Prozess gilt sowohl für Tätigkeiten als auch für Empfindungen oder Reaktionen auf bestimmte Situationen.

Wie ich bereits sagte und wie daraus deutlich wird, ist es also nicht damit getan, ein- oder zweimal etwas anders zu machen. Es gehört, vor allem am Anfang, etwas Willenskraft und Durchhaltevermögen dazu. In diesem Buch zeige ich Ihnen Übungen, mit denen Sie beides stärken können.

Vorsätze allein reichen nicht!

Welche Gewohnheit möchten Sie ändern? Vielleicht sind Sie zu schnell gestresst, essen zu viel oder ungesund, schlafen zu wenig, schieben Unangehnemes vor sich her, rauchen, reagieren oft zu emotional, trinken zu viel Alkohol, machen zu wenig Sport ... Die Liste der Laster ist lang. Wie oft versuchen wir, uns mit einem guten Vorsatz an Silvester von ihnen loszusagen? Und wie oft knicken wir ein und geben nach kurzer Zeit wieder auf, um dann am nächsten Silvester denselben Vorsatz zu fassen?

Der Entscheidung, etwas zu ändern, müssen Taten folgen. Und zwar mit System, regelmäßig, nach dem richtigen Programm für den richtigen Zeitraum.

Das System hilft Ihnen, nicht jedes Mal nachdenken zu müssen, was nun auf dem Plan steht. (Daher funktionieren zum Beispiel komplizierte Diäten nicht, bei denen man eine Woche lang aufwendig kocht und Kalorien oder Sonstiges zählt – und danach wieder zu den alten Essgewohnheiten zurückkehrt: weil kein Mensch die Zeit hat, diesem komplizierten Plan weiter zu folgen – es sei denn, man ist Hollywoodstar und hat seine privaten Köche ...)

Die **Regelmäßigkeit** sorgt dafür, dass sich die neue, bessere Gewohnheit in unserem Gehirn in Form von neuronalen Verschaltungen verankern kann. (Denken Sie an das Bild der Informationsautobahn!)

Das **richtige Programm** hilft Ihnen, bei Ihrem Vorsatz zu bleiben. Es bringt nichts, wenn Sie sich durch einen Trainingsplan quälen, der Ihnen keinen Spaß macht oder gar nichts mit Ihrer Situation zu tun hat. Sie selbst wissen am besten, ob Sie mehr Ruhe oder mehr Action brauchen, ob Sie einfach nur weniger oder anders essen möchten etc. Und wenn sich Ihre Lebensumstände ändern, sollten Sie auch das Programm anpassen, damit Sie die passenden Informationen etablieren und durch Erfolgserlebnisse belohnt werden – dies wiederum ermutigt Sie weiterzumachen.

Der **richtige Zeitraum** lässt Sie die Zielgerade von Anfang an sehen. Daher ist es wichtig, sich realistische Ziele zu stecken. Eine »Diät« (egal, ob es um Essen, Entspannung oder Sport geht) können wir nur dann durchhalten, wenn das Ende in Sicht ist. Sind Zeitraum oder Ziel zu groß, wirkt das demotivierend. Nehmen Sie sich zum Beispiel erst mal vor, drei bis fünf Kilo zu verlieren. Wenn Sie das geschafft haben, können Sie noch eine Runde dranhängen. Die neuen Gewohnheiten sind jetzt schon tiefer verankert, und es fällt Ihnen leichter, die nächsten fünf Kilo anzugehen. Der ideale Zeitraum sind drei Etappen von drei Wochen.

Warum drei Wochen?

Laut zahlreicher Studien aus der Verhaltensforschung dauert es 21 Tage, sich von schlechten Gewohnheiten zu trennen und neue, bessere Gewohnheiten zu etablieren. Auch wenn manches etwas langsamer oder

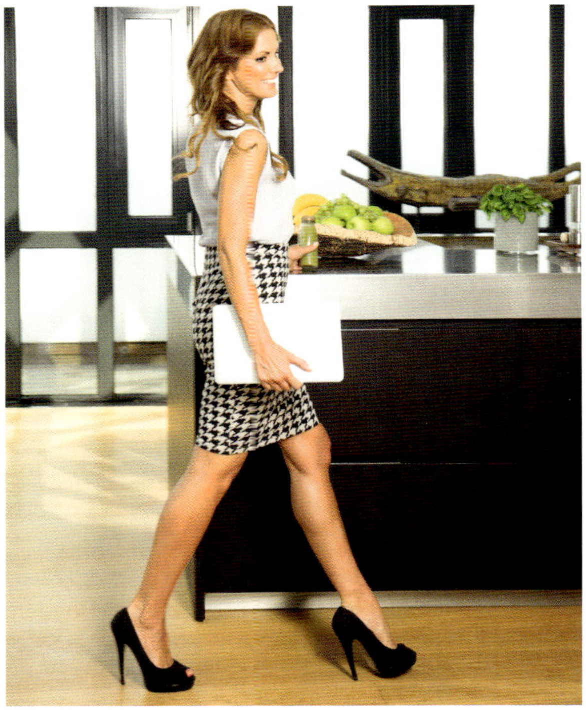

schneller gelingt – in der Regel sind neuronale Verbindungen nach drei Wochen stark genug, um zur »Autobahn« zu werden, vorausgesetzt natürlich, man hat die neue Information regelmäßig wiederholt.

Mit regelmäßig meine ich *jeden Tag*. Am besten funktioniert die Umprogrammierung der Verschaltungen, wenn wir unser Gehirn täglich zur selben Zeit mit der neuen Gewohnheit »füttern«. So entsteht ein sogenanntes Engramm, eine Inschrift im Gehirn.

Vielleicht haben Sie es schon mal bei Ihrem Haustier oder bei Tieren im Zoo gesehen, die immer zur selben Zeit gefüttert werden: Quasi auf die Minute genau stehen sie bereit und warten aufs Futter.

In unserem Gehirn kommt es bei positiven Handlungen zu Belohnungsreaktionen, die sich durch gute Gefühle äußern: das energievolle Gefühl nach einem intensiven Workout, das Triumpherlebnis nach einer erledigten Aufgabe oder dem Meistern einer neuen Yogapose, die Entspannung, wenn wir uns von Stress befreit haben, oder das tolle Gefühl, wenn die Waage am Morgen ein Pfund weniger zeigt. Wie gesagt, egal, was Sie ändern oder verbessern wollen – die Mechanismen in unserem System sind die gleichen.

Der Übergang vom Bewusstsein ins Unterbewusstsein kann, wenn Sie Ihr persönliches Programm regelmäßig und systematisch anwenden, nach 21 Tagen stattfinden. Sie müssen dann nicht mehr nachdenken, sondern handeln automatisch. Der »innere Schweinehund« wird sich Ihnen nicht mehr in den Weg stellen.

Im Gegenteil: Sie werden merken, dass Ihr System Ihnen dann von ganz allein sagt, dass es Zeit ist, Ihre Übungssequenz zu praktizieren, zu meditieren oder Ihren Powernap einzulegen.

Sie werden morgens völlig selbstverständlich Ihren grünen Smoothie mixen und spüren, dass sich in stressigen Situationen kein Heißhunger mehr auf Süßes einstellt, sondern dass Sie ganz automatisch zu Ihrem vorbereiteten Powerdrink greifen, der Ihnen einen frischen Kick gibt.

Situationen, die Sie früher dazu brachten, aus der Haut zu fahren, werden Sie souverän meistern, weil Sie automatisch Ihre Atemübung anwenden. Riesige Berge Arbeit lassen Sie nicht mehr vor Schreck erstarren, sondern kommen Ihnen vor wie eine tolle Herausforderung, an der Sie wachsen können.

Ganz egal, welche schlechte Gewohnheit Sie ändern und welche bessere Sie sich aneignen möchten: Sie können sie in drei Wochen im Gehirn verankern.

ACHTUNG! Diese 21 Tage sind natürlich nur der Anfang. Nach dem Kickstart gilt es, die Gewohnheit in Ihren Alltag zu integrieren. Wenn Sie nach drei Wochen gesunder Ernährung in jeder Mittagspause wieder fette Burger und Pommes in sich hineinstopfen, wird es Ihnen natürlich schnell entsprechend schlechter gehen. Es ist logisch, dass Sie nur mit *dauerhafter* gesunder Ernährung, Bewegung, Entspannung und sinnvoller Lebensführung die Maximierung Ihrer Lebensqualität erreichen.

Jeder ist selbst verantwortlich und entscheidet, wie viel er investiert und wie viel er herausbekommt – das ist eine ganz einfache Kosten-Nutzen-Rechnung.

Mit der 21-Tage-Formel legen Sie den Grundstein

Daher betone ich auch immer wieder, dass es wichtig ist, Stück für Stück vorzugehen! Sie sollten nicht versuchen, gleichzeitig mit dem Rauchen aufzuhören, mehr Sport zu machen, alle Yogaübungen und die Tiefenmeditation zu meistern, der leistungsfähigste und entspannteste Mitarbeiter im Büro zu werden, keinen Alkohol mehr zu trinken und Ihr Idealgewicht zu erreichen (siehe »Der richtige Zeitraum«, Seite 67).

- Überlegen Sie sich, welches Thema gerade die meiste Zeit oder Energie beansprucht, was Sie am stärksten stresst oder welche Angewohnheit Sie dringend durch eine bessere ersetzen möchten.
- Stellen Sie sich dann aus den diversen Übungen, die ich Ihnen in diesem Buch anbiete, Ihr persönliches Programm zusammen.
- Sie können aus den Bausteinen BEWEGUNG, ATMUNG, ERNÄHRUNG, ENTSPANNUNG und SCHLAF entweder den einen aussuchen, der für Sie aktuell die größte Rolle spielt, oder Sie stellen sich Ihr Programm so zusammen, dass alle Bausteine darin vorkommen.
- Und wie gesagt: Bleiben Sie dabei realistisch! Es ist wichtig, dass Sie drei Wochen lang *jeden Tag* Ihrem Programm folgen können. Danach dürfen Sie es reduzieren und Ihre Übungen zum Beispiel an nur drei Tagen in der Woche einbauen. Oder Sie erlauben sich an einem Tag pro Woche einen Sündentag, an dem Sie Wein trinken, Pizza essen oder gemütlich auf der Couch gammeln. Sie werden übrigens sehen, dass ungesunde Ausnahmen sich dann viel weniger wie eine Belohnung anfühlen und Sie sich regelrecht auf die gesündere »Anstrengung« freuen – schlicht und einfach, weil Sie sich danach besser fühlen!
- Wenn Sie nach drei Wochen das Gefühl haben, Sie möchten noch besser werden, noch mehr abnehmen oder wenn Sie einfach das tolle Erfolgsgefühl nicht mehr missen möchten, hängen Sie weitere drei Wochen an.
- Ansonsten können Sie sich danach dem nächsten Thema widmen.

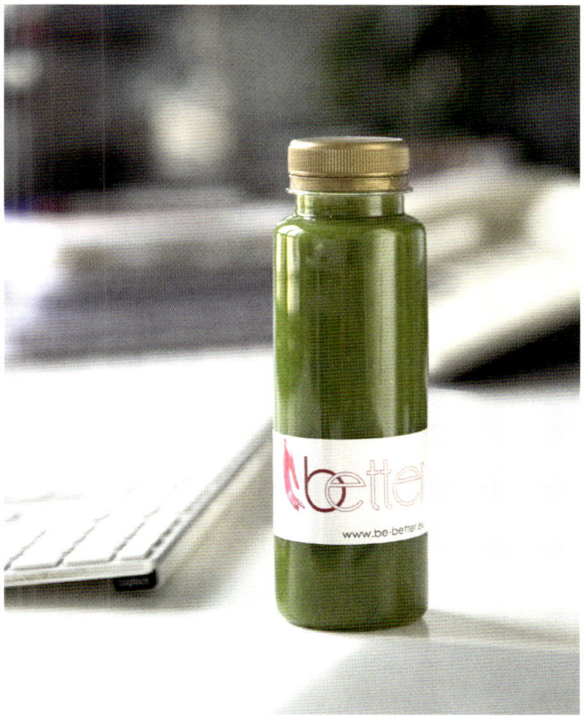

WIDER DEN INNEREN SCHWEINEHUND

Wenn Sie wissen, dass Ihr innerer Schweinehund ein hartnäckiger Geselle ist, könnte er Sie beim Bau der Informationsautobahn für positive Gewohnheiten stören. Sie sollten sich dann gleich zu Beginn mit Gegenmaßnahmen wappnen, die Sie vor Ablenkung, Aufgeben oder Unregelmäßigkeit schützen (das sind nämlich allesamt Faktoren, die den Bau verlangsamen, stören oder gar verhindern). Diese Gegenmaßnahmen sollten mit einem positiven Gefühl verknüpft sein, denn dann ist die Chance größer, dass Sie Ihr Programm auch bis zum Ziel durchziehen.

Ein Psychoanalytiker fand zu diesem Thema heraus, dass der Mensch Dinge nur dann freiwillig und nachhaltig in Angriff nimmt, wenn er damit zu 70 Prozent gute Gefühle verbindet. Sie können zum Beispiel die Liste unten nutzen, in der Sie Ihr Ziel, die möglichen Hindernisse (also den bellenden Schweinehund) und die Gegenmaßnahme festhalten.

Der Trick dabei ist, sich schon vorab mit möglichen Ausreden auseinanderzusetzen und damit einer inneren Diskussion aus dem Weg zu gehen.

Ziel:
Hindernisse:
Gegenmaßnahmen:

Ein Beispiel

Das Ziel:

- Zweimal pro Woche Bewegung nach der Arbeit: Dienstags zum Yogakurs und Donnerstags im Park joggen gehen.

Die Hindernisse:

- Am Dienstag bin ich zum Essen beim Kollegen eingeladen und Donnerstag kommt mein Lieblingsfilm im TV.
- Ich habe ein schlechtes Gewissen, weil ich nicht genug Zeit für mein Kind habe.
- Eine Freundin kommt spontan vorbei oder ruft an und fragt, ob ich sie zum Kaffee treffen will.
- Gedanken wie: »Warum mache ich das eigentlich?«

Gegenmaßnahmen:

- Ich halte mir mein Ziel vor Augen und wie gut ich mich nach dem Yogakurs immer fühle.
- Ich frage den Kollegen, ob das Essen auch an einem anderen Tag möglich ist oder mache eine Gegeneinladung zu mir.
- Ich nehme die Freundin mit zum Yogakurs.
- Beim Draußenjoggen begleitet mich mein Kind auf dem Fahrrad.
- Ich nehme meinen Lieblingsfilm auf oder belohne mich mit einem Kinobesuch, wenn ich bei meinem Programm bleibe.

Bei 52 Wochen, die ein Jahr hat, könnten Sie so rund 17 bessere Gewohnheiten etablieren, wenn Sie ein Programm nach dem anderen absolvieren. Da wir aber gesehen haben, dass kleinere, realistische Ziele leichter zu erreichen sind, rate ich Ihnen auch hier, nicht zu übertreiben. Wie wäre es, wenn es in diesem Jahr fünf Verbesserungen werden?

Oder Sie nehmen sich eine Sache vor und werden in dieser richtig gut, indem Sie sie regelmäßig mit der 21-Tage-Formel vertiefen. Wichtig sind wie gesagt machbare Schritte.

Ihre Ziele oder Etappen der 21-Tage-Formel müssen in den Alltag integrierbar sein. Wenn Sie sich vornehmen, täglich eine Stunde Sport zu treiben, finden dann aber die Zeit dafür nicht, ist Frust vorprogrammiert. Machen Sie sich vor Beginn einen schriftlichen Plan und gleichen Sie diesen mit Ihrem (Business-) Alltag ab. Damit sich Ihr System gern an die neuen Verhaltensweisen gewöhnt, dürfen die Praktiken kein Störfaktor sein.

Wer zum Beispiel seine körperliche Fitness steigern möchte, könnte schon auf dem Weg zur Arbeit damit beginnen: Lassen Sie einfach das Auto stehen und nehmen Sie das Fahrrad. Die Extrazeit müssen Sie natürlich einkalkulieren, und zwar so, dass nicht neuer Stress entsteht. In der Firma könnten Sie dann öfter die Treppe statt des Fahrstuhls nehmen und haben so schon einige Minuten Fitnessprogramm in den ganz normalen Alltag eingebaut.

Einfache Tricks: Achtsamkeitstraining im (Arbeits-)Alltag

Zunge an Gehirn: Unser Sprachhirn wird durch Nachdenken und Grübeln angeregt. Außerdem steht es in direkter Verbindung zu unserer Zunge. Um also ein lästiges Gedankenkarussell zu stoppen, das uns Kraft raubt, können wir einfach regelmäßig die Zunge entspannen. Das ist übrigens ein Hinweis, den ich auch meinen Schülern während der Yogasessions oder vor der Meditation gebe, damit sie in den »empfangenden Modus« wechseln.

Tipp

- **Holen Sie sich nicht nur im Inneren, sondern auch im Äußeren Verstärkung: Suchen Sie die Gesellschaft von Kollegen und/oder Freunden, die ähnliche Absichten hegen wie Sie. Vielleicht gründen Sie einen 21-Tage-Formel-Club oder gehen das Ganze als Challenge mit Ihrem Partner an. So können Sie sich gegenseitig motivieren, inspirieren und kontrollieren.**
- **Mit den Tests auf den Seiten 20, 27 und 221 können Sie selbst Buch führen oder Ihre Ergebnisse mit Ihren Mitstreitern vergleichen, wenn Sie möchten.**
- **Es ist auch hilfreich, ein Tagebuch zu führen, in dem Sie Ihre ganz persönlichen Fortschritte und Erfahrungen dokumentieren. Und wenn der innere Schweinehund mal zu laut bellt, können Sie ihn mit Gegenmaßnahmen bekämpfen. Auch darauf können Sie sich vorbereiten – wie das aussehen kann, zeige ich Ihnen auf der gegenüberliegenden Seite.**

Auf Ansage: Was auch immer wir tun, es gelingt besser und es hat eine stärkere Wirkung, wenn wir unser Gehirn darauf vorbereiten. Egal, welche Übung Sie also für Ihr Programm planen: Denken Sie etwa 10 Minuten vorher daran. Gehen Sie die Sequenz vor Ihrem geistigen Auge schon mal durch. Das unterstützt nicht nur Ihre Praxis, sondern baut auch eine Art Vorstufe zu den eigentlichen Übungen ein, die es Ihnen leichter machen wird, den inneren Schweinehund zu besiegen. Sehen Sie dabei Ihre Übungen nicht als lästige Pflicht, sondern als eine Belohnung, eine Art Kurzurlaub – etwas, das Ihnen guttut!

Flexibel bleiben! Das gilt nicht nur für die Stretchübungen in diesem Buch, sondern vor allem für Ihren Geist. Wie wichtig es ist, sich flexibel auf Situationen und Stress einstellen zu können, erläutere ich an anderer Stelle detaillierter. Gleiches gilt für Ihre Praxis: Auch wenn es uns hilft (vor allem in den ersten 21 Tagen), immer zur selben Zeit zu üben, sollten Sie nicht zum Korinthenzähler werden und schon gar nicht militant. Falls Sie gerade kurz vor Vollendung eines wichtigen Vorganges stehen, müssen Sie natürlich nicht auf die Minute genau den Stift fallen lassen! Es ist okay, wenn es mal 10 Minuten später wird. Ihre Übungseinheiten sollten nur nicht zu völlig verschiedenen Zeitpunkten stattfinden, damit Ihr System die Chance hat, sie als »normal« abzuspeichern.

Wiedereintritt: Nach Ihrer Übungspraxis sollten Sie sich einen kurzen Moment nehmen, der Sie wieder auf die Arbeit vorbereitet: Haben Sie einen Powernap gemacht, checken Sie vor dem Toilettenspiegel, ob Sie eventuell Kissenabdrücke oder verschmierte Wimperntusche im Gesicht haben – beides macht sich nicht so gut im nächsten Meeting. Planen Sie das Ende

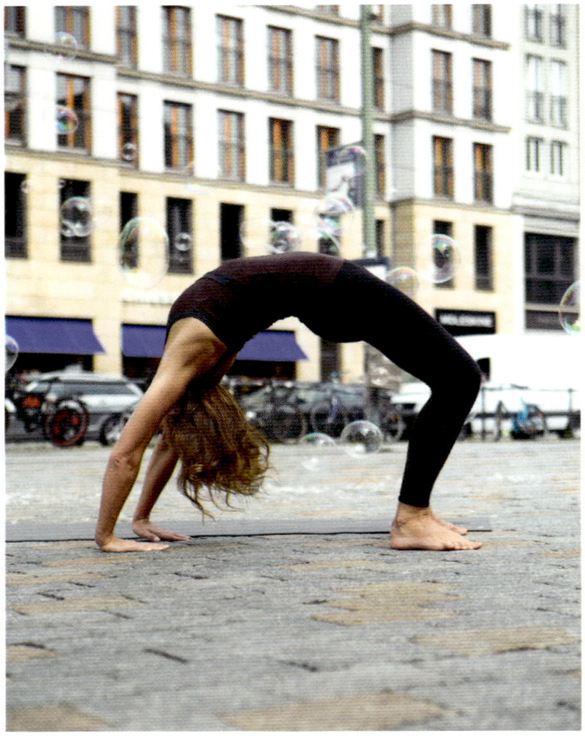

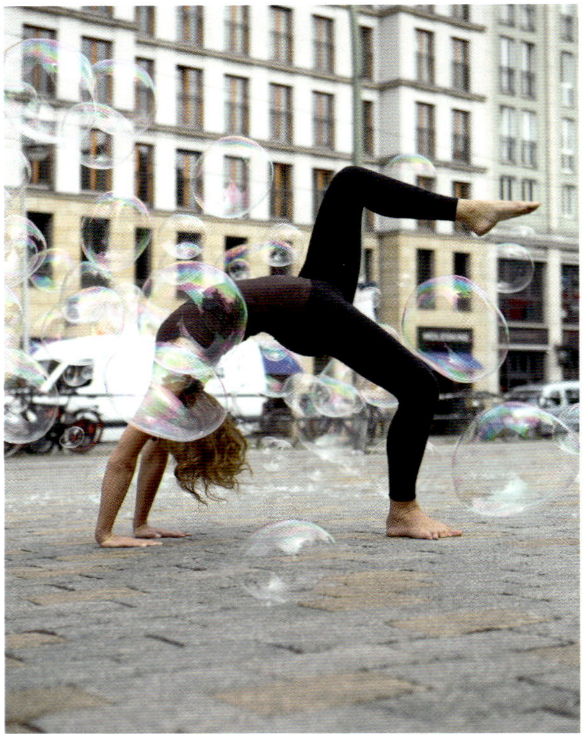

einer Yoga- oder Meditationssession so, dass Sie nicht *sofort* im Anschluss eine wichtige Präsentation halten müssen. Für die Lockerung zwischendurch und für Situationen, in denen Sie so gar nicht vom Schreibtisch wegkommen, habe ich Ihnen spezielle Übungen im Sitzen zusammengestellt (ab Seite 135).

Ich habe so vor 18 Jahren begonnen, Yoga in mein Leben zu integrieren.

Auslöser war ein Aufenthalt in einem Ashram, wo ich täglich zwei Asana-Sessions sowie morgens und abends geführte Meditationen absolvierte. Ich übte zum ersten Mal drei Wochen intensiv am Stück – und meine Yogapraxis machte einen immensen Sprung. Das Erfolgserlebnis motivierte mich natürlich, und seitdem gönne ich mir jedes Jahr eine intensive Auszeit, die mir immer wieder neuen Schub gibt. Aber es vergeht kein Tag, an dem ich nicht mindestens ein paar

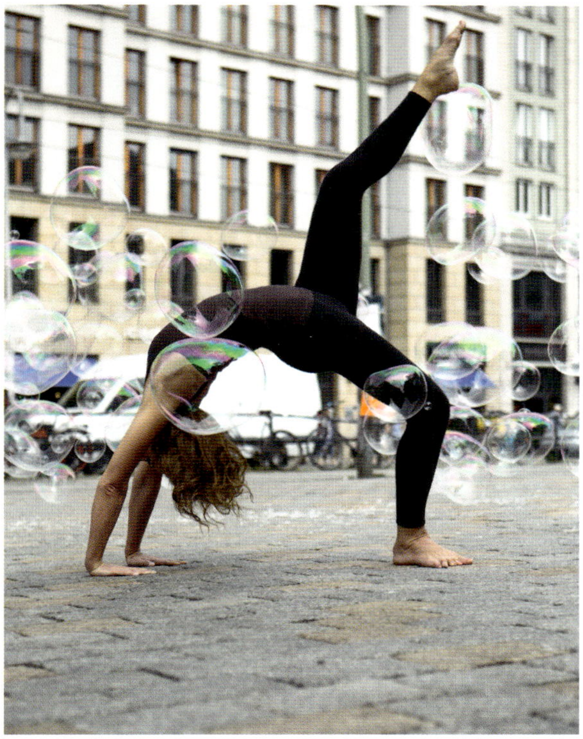

Atemübungen (und sei es im Auto am Steuer auf dem Weg zu einem Geschäftstermin) oder Stretches (die funktionieren auch am Schreibtisch oder abends auf dem Sofa) einbaue. Fragen Sie mal meine Liebsten: Sie sind oft amüsiert darüber, in welche Situationen ich plötzlich meine Übungen einbaue …

»be better« in jeder Hinsicht

Das Tolle am Yoga ist, dass es keine Grenze der »Leistungssteigerung« gibt. Tatsächlich werden die körperlichen Abläufe irgendwann so selbstverständlich, dass die inneren Prozesse mehr in den Vordergrund treten. Ich erkläre meinen Schülern immer, dass dann das »echte Yoga« anfängt.

Dann nämlich können wir ganz bewusst beginnen, unsere Autobahnen im Gehirn umzuprogrammieren. Wenn unser Körper durch regelmäßiges Training fit und gedehnt ist und unser System durch gute Ernährung auf Hochtouren läuft, fällt es wesentlich leichter, den Geist zu beruhigen und aus einer tiefen Entspannung heraus in den Flow zu kommen.

Yoga bietet einen so reich gefüllten Koffer an Werkzeugen, dass wir *jeden* Aspekt in uns verbessern können. In Kombination mit der 21-Tage-Formel können Sie Ihre Gesundheit steigern, Ihr Denken positiver gestalten und sogar finanziell profitieren. Auch bei Diäten kann die 21-Tage-Formel helfen. Und ganz sicher wird sie dafür sorgen, dass Sie weniger gestresst durch den Businessalltag gehen!

Tatsächlich kann eine umfassende Yogapraxis jeden Bereich unseres Lebens berühren. Bei mir hat es das getan. Sogar die Gründung meiner Firma ist dadurch zustande gekommen. Ihr Name ist Programm: »be better« – seit Jahren mein Motto. Damit ist nicht nur gemeint, besser zu werden in den Dingen, die wir tun.

Vor allem geht es darum, mit sich selbst besser umzugehen. Denn nur so können wir die beste Version unserer selbst werden und auch anderen unser Bestes geben. Wir entwickeln eine Art Radar, der uns sagt, wann es an der Zeit ist, weniger oder besser zu essen, uns mit anderen Menschen zu umgeben, ob es sich lohnt, Energie in eine Situation zu stecken, und er schützt uns vor Raubbau an uns selbst. Somit haben Burn-out, Schlafstörungen, Depression und Co. auf lange Sicht keine Chance mehr.

Auf körperlicher Ebene habe ich selbst dank Yoga schlechte Gewohnheiten durch bessere ersetzt und mich von einem häufig kranken Menschen zu einem der gesündesten gewandelt, die ich kenne.

Gleiches gilt für das Geistige: Früher leicht reizbar und wenig belastbar, höre ich heute oft von meinen Mitarbeitern, wie entspannt ich auch in stressigen Phasen bleibe.

Ich selbst habe ein Burn-out durchlebt, und obwohl mein Leben heute im Grunde noch voller ist als damals, weiß ich, dass es nie wieder so weit kommen wird. Der Unterschied liegt einzig und allein darin, wie ich *von innen heraus* mit dem Leben umgehe. Yoga hat mir den Weg dahin gezeigt.

Somit habe ich heute nicht nur selbst mehr Freude am Leben, sondern ich darf auch anderen eine gute Zeit geben – eine Spirale positiver Energie. Auch für mich gilt bei all dem:

Dranbleiben ist alles!

Selbst nach 18 Jahren Yogapraxis sind gute Gewohnheiten nicht selbstverständlich.

Wenn ich zu lange im Business-Hamsterrad renne, merke ich, wie Stress auch bei mir wieder eine Chance hat. Es gab den Moment, in dem ich dachte: »Jetzt habe ich Erleuchtung erlangt und mir wird nie wieder etwas Schlimmes passieren.« (Übrigens ein ganz normaler Punkt in der Entwicklung, wie mir mein Lehrer bestätigte.) Ich sollte durch schmerzhafte Erfahrungen bald zu mehr Demut gezwungen werden. In einer Phase, als die Arbeit wieder extrem zugenommen hatte und ich meine Praxis schleifen ließ, häufiger spät abends suboptimales Essen zu mir nahm und gern mal ein Gläschen Wein trank, geschahen innerhalb kürzester Zeit mehrere Dinge, auf die ich keinen Einfluss hatte. Job weg, Tod in der Familie, Trennung.

Ich spürte, wie sich die Spirale wieder nach unten drehte. Kurz bevor meine schlechten Gewohnheiten erneut die Oberhand zu gewinnen drohten, erinnerte ich mich daran, wie viel besser sich das Leben angefühlt hatte, *bevor* all dies passiert war. Und ich erinnerte mich daran, was dafür der Hauptgrund gewesen ist: Es war *nicht* der Job. *Nicht* der Mann. Und auch *nicht* die Person, die ich so schmerzlich verloren hatte. Es war *meine Praxis.*

Also beschloss ich, mich an dem Einzigen festzuhalten, was *in meiner Hand lag:* Ich machte zweimal täglich meine Yoga- und Atemübungen, aß ausschließlich gesundes, nahrhaftes Essen und trank keinen Schluck Alkohol. Und wo ich eben noch jede Nacht ins Kissen geweint hatte und mein Leben mir so vorkam, als würde mich eine dunkle Wolke verfolgen, während ich einen nicht enden wollenden Berg hinaufkletterte, sah ich auf einmal wieder die Sonne – im wahrsten Sinne des Wortes.

Als ich am Ende einer Morgenmeditation die Augen öffnete, blickte ich in einen der schönsten Sonnenaufgänge, die ich je gesehen habe. Doch da war nicht nur der tolle Anblick, sondern vor allem das Gefühl, das ich endlich wieder spürte: die Freude und Dankbarkeit, die Lust am und aufs Da-sein, die ich zuvor so geliebt hatte und von der ich dachte, sie verloren zu haben. Das passierte genau drei Wochen, nachdem ich mein Programm gestartet hatte! So kam mir die Idee für die 21-Tage-Formel.

Entspannt, aber zielbewusst

Diese Geschichte zeigt uns, dass die Überlagerung neuronaler Verschaltungen in beide Richtungen funktioniert: Geben wir schlechten Gewohnheiten wieder mehr Raum, wird die Straße im Gehirn mit diesen Informationen geteert. Die Kunst ist, dafür zu sorgen, dass nur den guten Gewohnheiten eine Autobahn zur Verfügung steht und wir den schlechten maximal einen Trampelpfad gestatten.

Es wäre utopisch zu denken, dass wir *immer* perfekt sein und handeln können. Damit würden wir uns nur zusätzlichen Stress aufbürden – nämlich den, immer alles richtig machen zu müssen. Und natürlich werden uns Dinge widerfahren, die nicht in unserer Hand liegen. Die Frage ist: Wie gehen wir damit um?

Es ist okay, sich ab und zu eine kleine »Sünde« zu erlauben, über einen Verlust traurig zu sein und sich Fehler zu verzeihen. Solange Sünden klein und selten bleiben, die Trauer nicht in eine dauerhafte Depression umschlägt und Fehler nicht wiederholt werden, bewegen wir uns im Bereich des Menschlichen.

Das Ziel sollte sein, mithilfe der Werkzeuge, die wir uns aneignen, immer besser zu werden – darin, wie wir mit Dingen umgehen, mit uns selbst, und wie wir unser Leben mit all seinen Facetten meistern. Und zwar Schritt für Schritt.

Im Yoga heißt es, man könne im Laufe der Zeit »Übermenschliches« erreichen. Damit ist gemeint, dass wir immer ein Stückchen weiter über uns hinauswachsen und immer ein Stückchen besser werden. Vielleicht ja alle 21 Tage …

Mehr einfache Tricks: ent-Stressen im (Arbeits-)Alltag

Online-Detox: Verordnen Sie sich ganz bewusst eine Online-Diät: Rufen Sie im Büro nur Ihre beruflichen E-Mails ab. Tun Sie das immer nur dann, wenn Sie sie auch direkt beantworten werden – alles andere ist ein Zeitdieb. Lassen Sie die Finger von Social Media wie Facebook oder Twitter – auch das sind unnötige Zeitvampire, die Sie davon abhalten, Ihre Aufgaben im Job zu erledigen.

Good Talk: Versuchen Sie, während der 21 Tage Ihrer Umprogrammierung auch mal ganz bewusst darauf zu achten, wie Sie sprechen beziehungsweise was Sie über den Tag verteilt so von sich geben. Reden Sie eher von guten Dingen oder geht es häufig um Kritik? Rufen Sie sich in Erinnerung, dass jede Wiederholung, egal, ob in Gedanken, Worten oder Taten, die neuronalen Verbindungen in Ihrem Gehirn stärkt. Sprich: Wenn Sie sich bewusst eher auf positive Dinge konzentrieren und diese auch kommunizieren, können Sie davon ausgehen, dass positives Denken und Empfinden in Ihnen verstärkt wird.

Anerkennungsrunde: Dieses schöne Ritual ist sowohl im Job als auch im Privaten hilfreich. Sie können dabei am Ende eines jeden Tages aussprechen, was Kollegen gut gelungen ist oder was Sie an Ihren Liebsten daheim oder Ihren Freunden gefreut hat. Lob motiviert nicht nur Ihre Mitmenschen und schafft ein angenehmes, weniger stressiges Umfeld; es führt auch dazu, dass das Gehirn Belohnungssubstanzen produziert, die für geistige Zufriedenheit und körperliche Gesundheit sorgen.

Genauso positiv wirkt es, sich selbst Anerkennung zu geben: Entgegen dem alten Sprichwort »Eigenlob stinkt« sollten Sie durchaus auch täglich die Dinge formulieren, die Ihnen gut gelungen sind oder bei denen Sie auf einem guten Weg sind.

Be good, be nice, be better: Ein freundlicher Umgang mit Ihren Mitmenschen wird dafür sorgen, dass Sie sich besser fühlen und weniger anfällig sind für Stress. So banale Dinge wie eine kleine Nachricht per Post-it oder SMS und ein Stück Kuchen, das Sie aus der Mittagspause mitbringen, heben die Stimmung bei allen Beteiligten und schaffen somit bessere Voraussetzungen für Arbeit mit weniger Stress und mehr Flow. Ich versorge meine Kollegen zum Beispiel bei Produktionen gern mit abgefüllten, selbst gemixten grünen Smoothies.

Wenn ich mir meinen Energiedrink morgens zubereite, mache ich einfach etwas mehr und überreiche zu Beginn des Arbeitstages jedem meiner geschätzten Kollegen ein Fläschchen. Die nette Geste sorgt für Verbundenheit, die Vitamine aus dem Smoothie für frischen Elan, der auch bei 14-Stunden-Tagen fit hält, und wenn ich die Fläschchen am Abend wieder einsammle, ist das gleich der Zeitpunkt für ein Resümee des Tages. Das Ganze »kostet« mich maximal 15 Minuten extra, macht mir Freude – und fragen Sie mal meine Mitarbeiter nach der Stimmung …

Inspiriert wurde ich zu diesen Extras durch die Praxis von Bhakti-Yoga, dem »Yoga des Gebens ohne Erwartung«. Inzwischen ist das zugrunde liegende Prinzip ein selbstverständlicher Teil meines Alltags, und das bereichert mein Leben ungemein.

Für dieses Prinzip gilt das Gleiche wie für alle anderen Übungen und Praktiken, die uns Yoga bietet: Sind sie einmal im Unterbewusstsein verankert, machen sie keine Mühe – im Gegenteil. Die Freude der Mitmenschen, ihre Reaktionen auf die »beste Version meiner selbst« und die eigene gesteigerte Lebensqualität geben uns ein Vielfaches zurück!

Es wird immer leichter!

Das rufe ich mir selbst immer dann in Erinnerung, wenn der innere Schweinehund mal wieder anklopft und mich zu schlechten Angewohnheiten verführen will. Manchmal schafft er es, mich kurz zu verführen, oder ich erlaube mir ganz bewusst einen kleinen Ausflug in seine Welt. So ein Abstecher zu ungesunden Dingen dauert allerdings maximal einen Tag. Mein Radar ist inzwischen derart ausgeprägt, dass der vermeintliche Spaß einer Bierlaune für mich nicht im Verhältnis steht zu dem Kater, der mich am nächsten Tag unweigerlich schlapp macht.

Ich laufe eher Gefahr, mich zu überarbeiten und bei all den Dingen, die ich mache (weil ich sie doch so sehr liebe), die Pausen zu vergessen und an meine Grenzen zu gehen. Ich betone: *an* meine Grenzen. Denn ich überschreite sie nicht mehr.

Sobald ich merke, dass ich öfter erschöpft als glücklich bin, greife ich auf die geniale 21-Tage-Formel zurück und starte mein Programm. Meist sind inzwischen nicht mal mehr 21 Tage nötig, um wieder komplett »on track« zu kommen. Das ist das Schöne an der Praxis, der Lohn für das langjährige, dauerhafte Üben und das feste Etablieren guter Gewohnheiten: Die positiven »Autobahnen« in uns sind so deutlich ausgeprägt, dass wir immer seltener vom Weg abkommen und immer leichter zu ihnen zurückfinden, sollte es doch einmal passieren!

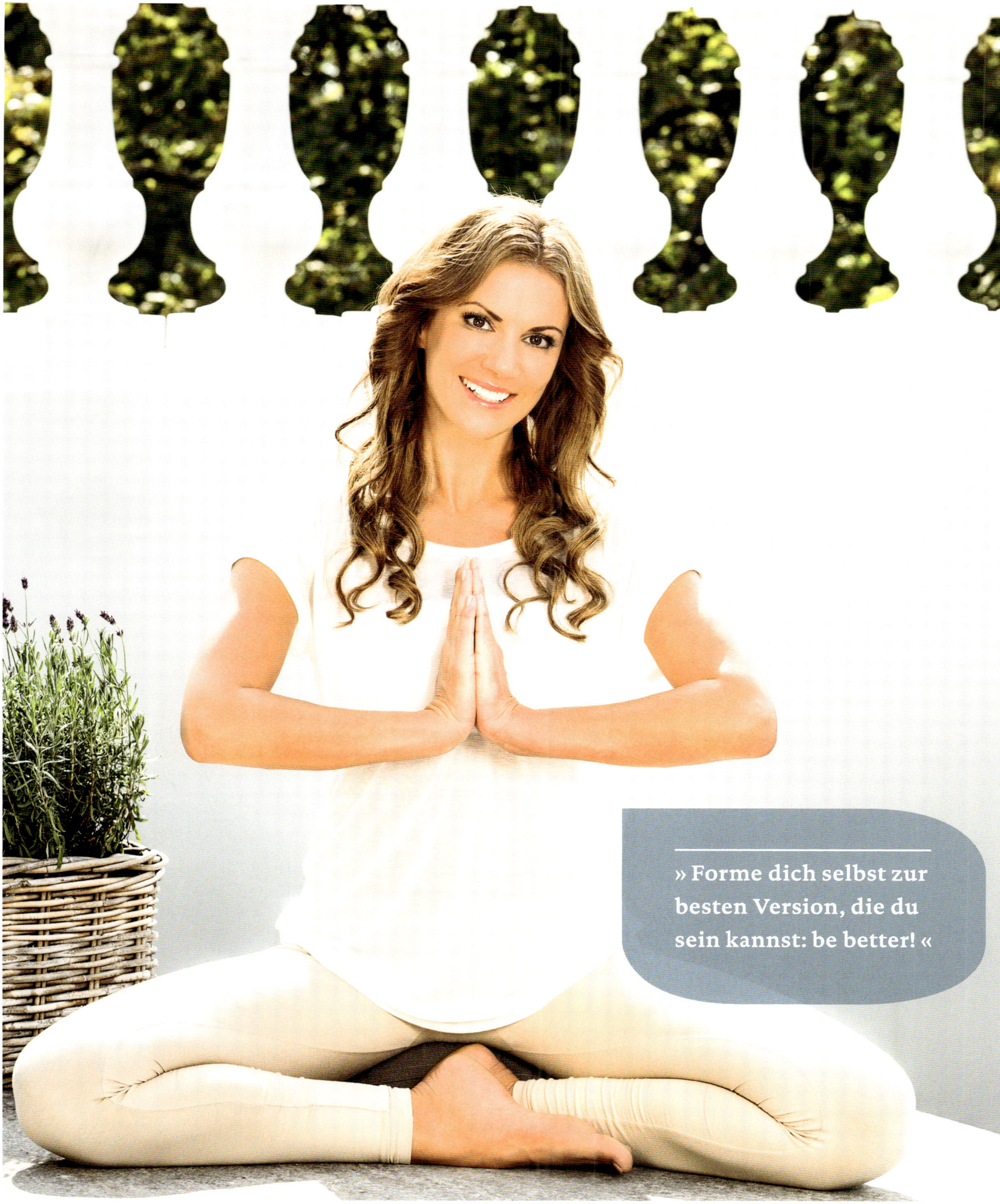

» Forme dich selbst zur besten Version, die du sein kannst: be better! «

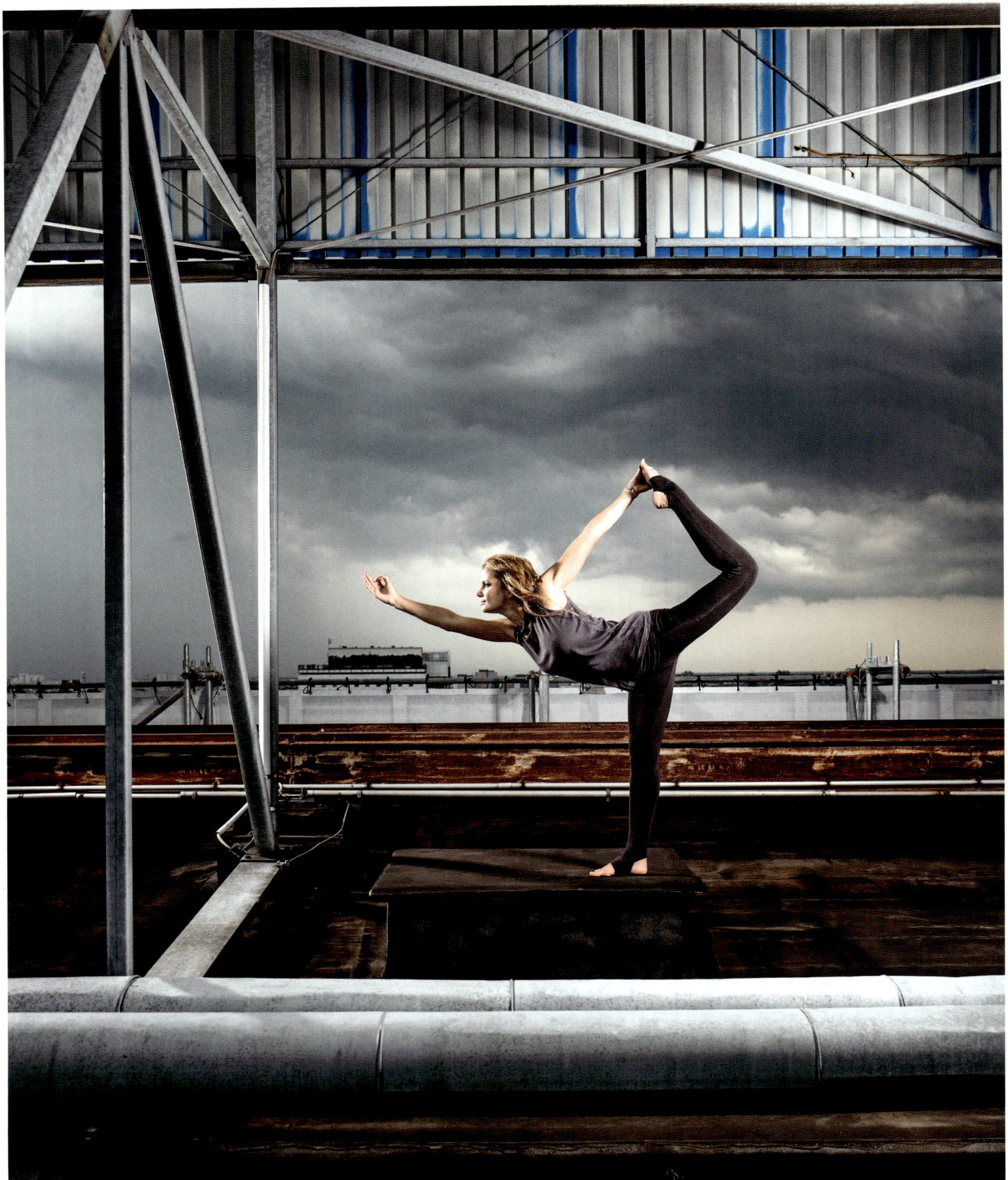

DIE YOGISCHE ATMUNG

» Wo kein Atem, da ist auch kein Leben. «

Unser Atem hat direkten Einfluss darauf, wie wir uns fühlen und wie leistungsfähig wir sind. Im Yoga spielt der Atem deshalb eine große und wichtige Rolle.

Sicher kennen Sie das: Wenn wir uns aufregen oder körperlich anstrengen, wird der Atem schneller. Das hat mit Prozessen im Körper zu tun, über die wir schon früher geredet haben (Stichwort »Fight or Flight« und Säbelzahntiger). Einer der Gründe ist hier erhöhter Sauerstoffbedarf.

Im entspannten Zustand atmen wir durchschnittlich 8- bis 10-mal pro Minute. Unter akutem Stress sind es 20 bis 30 Atemzüge. Das Dumme dabei: Meist wird der Atem in herausfordernden Situationen nicht nur schneller, sondern auch flacher. Und das hat dann den genau gegenteiligen Effekt: Statt mehr nehmen wir oft sogar weniger Sauerstoff auf.

Diese Stressreaktion wird normalerweise vom parasympathischen Teil unseres autonomen Nervensystems gesteuert. Es reguliert Abläufe, die automatisch geschehen, wie der Herzschlag oder die Verdauung (Schließlich denken Sie nicht permanent: »Atmen!«, »Verdauen!«, »Herz schlagen!«). Der Parasympathikus wird auch als Ruhenerv bezeichnet. Den Gegenpart hat der Sympathikus, der für die Aktivität zuständig ist und zum Beispiel für eine Fluchtreaktion im »Fight or Flight«-Modus sorgt.

Anders bei den Yogis! Sie können die meisten Körperfunktionen und auch den Atem beeinflussen.

Pranayama – die yogische Kunst des Atmens

Schon früh haben die Yogameister erkannt, welch mächtiges Werkzeug der Atem ist. So mächtig, dass ihm eine eigene Disziplin zukommt. Diese Disziplin heißt »Pranayama«.

Im Yoga nennt man alles, was Energie ist, Prana. Damit ist das Manifeste gemeint und zugleich das Unmanifeste. Vereinfacht gesagt: alle Zellen und auch das, was die Zellen bewegt. Wer dies ganz begreifen will, sollte sich tiefer mit der Vedanta-Philosophie [1] befassen. Um aber eine Vorstellung davon zu bekommen, wie wichtig der Atem im Yoga ist, reicht so viel: Die Atemübungen sind so zahlreich, dass ganze Bibliotheken mit den Büchern über Pranayama gefüllt werden könnten. [2]

Ich stelle Ihnen in diesem Buch drei einfache Übungen vor, die unserem Thema besonders dienlich sind: Sie helfen, Stress vorzubeugen, unseren Körper zu stärken und im modernen Businessleben eine innere und äußere Balance zu finden.

Allen Pranayama-Übungen ist eines gemeinsam: Über die bewusste Kontrolle des Atems, also indem wir auf eine bestimmte Weise atmen, können wir bestimmen, was mit der Energie in uns passiert. So können wir unser Energielevel hochschrauben, wenn wir schlapp sind, oder uns beruhigen, wenn wir uns

---

1 Ein Standardwerk, das die Lehren der Vedanta-Philosophie verständlich zusammenfasst: »Meditation und Mantras« von Swami Vishnudevananda.

2 Ein Klassiker zum Thema ist »Licht auf Pranayama« von B. K. S. Iyengar. Ein ausführliches Kapitel über Pranayama gibt es in meinem Buch »All about Yoga«.

aufregen. Außerdem können wir mithilfe des Atems die Kraft (also den Prana) in unserem Körper dorthin lenken, wo wir sie brauchen, wenn wir zum Beispiel Verletzungen heilen oder Verspannungen lösen wollen. Gleiches gilt für unseren Geist: Auch hier können wir über den Atem Aufregung beruhigen oder positiven Schwung in trübe Gedanken bringen.

Das Ganze funktioniert wechselseitig: Genau wie unser Zustand unseren Atem beeinflusst, kann unser Atem unseren Zustand beeinflussen. In Kombination mit Körperübungen (Asanas) und geistigem Training (Meditation) stellt uns Yoga somit alles zur Verfügung, was wir brauchen, um das Steuer selbst in die Hand zu nehmen, anstatt länger »Opfer« der äußeren Umstände zu sein.

»Pranayama« wird dementsprechend aus dem Sanskrit mit »Lenken oder Kontrollieren (yama) der Energie (prana)« übersetzt.

»Tatsächlich gibt es überhaupt keine Materie. Alles und jedes ist aus Schwingung zusammengesetzt.« *Max Planck*

Besonders spannend finde ich es, wie man beim Atmen, das ja prinzipiell vom autonomen Nervensystem gesteuert wird, von einer unwillkürlichen Funktion zu einer bewussten wechselt. Wir machen also etwas zu einer bewussten Handlung, das normalerweise unbewusst über das somatische (willkürliche) Nervensystem gesteuert wird. Dieses Zusammenspiel und das bewusste Einflussnehmen auf Funktionen von Körper und Geist werden aktuell von der modernen Wissenschaft mit großem Interesse erforscht (mehr dazu im Kapitel zur Meditation ab Seite 111). Die Atemübungen finden Sie ab Seite 85.

Atmen Sie sich einfach gesund und fit

Bewusstes, »richtiges« Atmen, kombiniert mit Sport und Bewegung, hat unzählige positive Auswirkungen auf unser System. Daher sollten Sie immer zumindest eine der Atemübungen und eine Übungssequenz aus dem Praxiskapitel (ab Seite 129) in Ihr 21-Tage-Programm einbauen.

Ihre Lunge zum Beispiel wird elastischer werden und ihr Volumen vergrößern, sodass Sie schon nach wenigen Wochen bis zu 20 Prozent mehr Sauerstoff pro Atemzug aufnehmen können. Auch der Querschnitt der Arterien wird sich vergrößern, sodass mehr Sauerstoff transportiert werden kann. Es werden vermehrt rote Blutkörperchen produziert: Trainierte Sportler haben bis zu 25 Prozent mehr Blut als jemand, der sich nicht bewegt. Der Herzmuskel wächst, sodass pro Herzschlag mehr Blut durch den Körper gepumpt wird. Auch das Gehirn wird stärker durchblutet, was zu einer besseren Konzentration und Leistungsfähigkeit führt. Weil das Herz weniger Schläge braucht, um den Körper zu versorgen, sinken Ruhe- und Belastungspuls und die Lebenserwartung steigt. Es heißt, dass ein trainierter Mensch, der auch bewusst atmet, biologisch 10 bis 15 Jahre später altert.

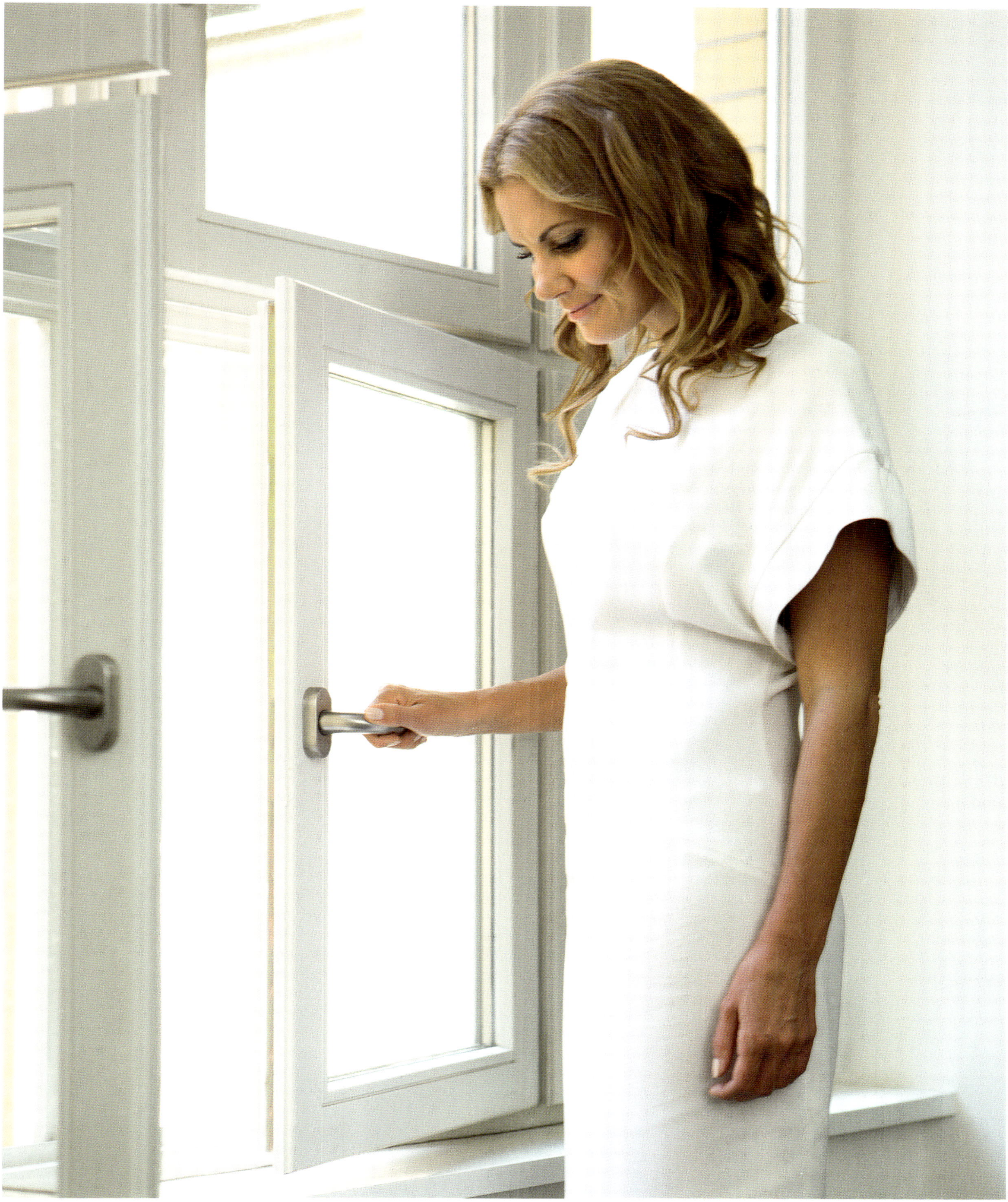

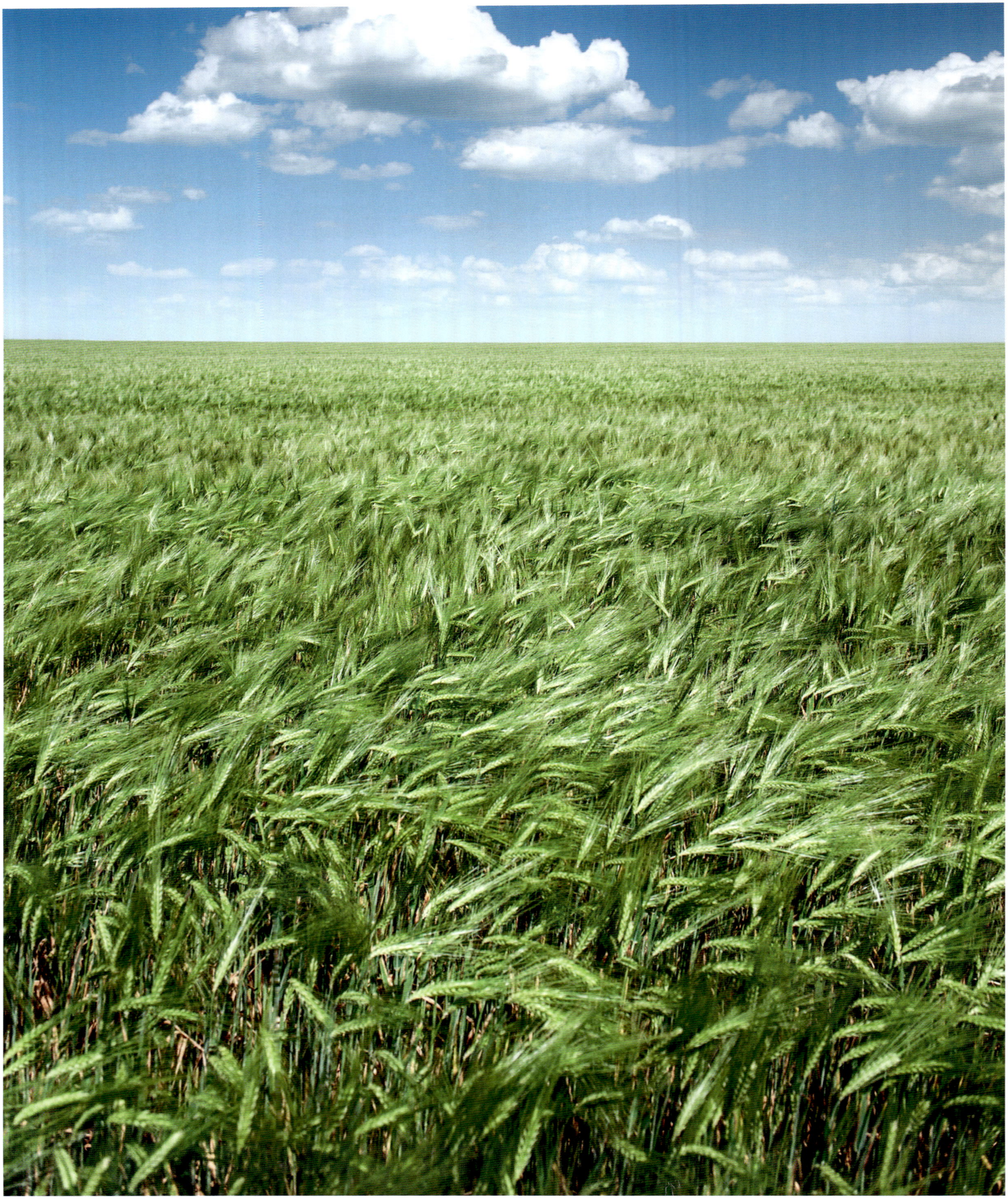

EXPERTENINTERVIEW

» Die Atmung ist der Spiegel unseres Gemüts. «

Dr. Bülent Ugurlu

Kerstin Linnartz: *Als HNO-Arzt kennen Sie sich bestens mit dem Atemsystem aus. Wie wichtig ist der Atem für unsere Gesundheit und unser Wohlbefinden?*

Dr. Bülent Ugurlu: Die Atmung ist die wichtigste Quelle unserer Lebensenergie und die Grundvoraussetzung für menschliches Leben. Eine optimale Atmung kann dann nur gelingen, wenn alle beteiligten Organe gut funktionieren.

Das Atmungssystem besteht aus den Atemwegen (Mund, Nasenhöhlen, Rachen, Kehlkopf, Luftröhre, Bronchien) und den Lungengefäßen, der Lunge selbst sowie der Atemmuskulatur. Beim Einatmen gelangt Sauerstoff in die Lungen, der durch Gasaustausch in den Blutkreislauf und so in sämtliche Zellen des Körpers befördert wird. Gleichzeitig wird Kohlendioxid, ein Abfallprodukt des Stoffwechsels, aufgefangen und über die Lungen abgeatmet. Der Sauerstoff ist an nahezu allen Stoffwechselvorgängen beteiligt.

Eine optimale Atmung reguliert die inneren Organe, verbessert den Blutfluss, den Zellstoffwechsel und die Verdauung und stärkt zudem die Abwehrkräfte. Auch das seelische Wohlbefinden hängt wesentlich von der Atmung ab. Die Atmung ist Spiegel des Gemüts: Fühlen wir uns wohl, ist sie ruhig, rhythmisch, tief in den Bauch hinein. Umgekehrt beeinflusst die Atmung den Gemütszustand direkt: Ist sie unregelmäßig oder beschleunigt, sind wir besonders anfällig für Stress und seine Auswirkungen. Atmen wir hingegen bewusst kontrolliert und ruhig, haben Stress und ein negativer psychischer Einfluss keine Chance.

K. L.: *Welche Bedeutung hat der Atem und somit die Sauerstoffversorgung für unsere Leistungsfähigkeit?*

B. U.: Die Einatemluft enthält etwa 21 Prozent Sauerstoff, ein Teil davon gelangt ins Blut und wird mit den roten Blutkörperchen in alle Organe transportiert. In den Zellen wird der Sauerstoff über verschiedene Stoffwechselwege als Brennstoff in Leistung umgewandelt. Sauerstoff kann nicht gespeichert werden, sodass eine kontinuierliche Atmung unerlässlich ist.

Ist diese allerdings flach und schnell, also ineffektiv, entstehen Leistungsdefizite. Nur eine tiefe und rhythmische Atmung garantiert eine ausreichende Sauerstoffversorgung des Gewebes. Das gilt insbesondere, wenn wir den Einfluss über unsere Atmung verlieren: im Schlaf. Nächtliche Atemaussetzer oder Turbulenzen in der Atmung, die durch Engstellen in den oberen Atemwegen entstehen, führen zu einer Minderversorgung des Gewebes und äußern sich tagsüber durch Leistungsminderung, Konzentrationsschwäche, Kraftlosigkeit, Tagesmüdigkeit und fehlenden Antrieb.

Ähnlich wirkt es sich aus, wenn der Sauerstoffverbrauch im Gewebe zu hoch ist: Stress, Krankheit und Übergewicht, Genussgifte, Umweltschadstoffe sowie Bewegungsmangel beeinflussen selbst bei optimaler Atmung den Sauerstoffstatus negativ. Die optimale Versorgung hängt also nicht allein von der Atmung ab.

Dr. med. Bülent Ugurlu

Facharzt für HNO • plastische Gesichtschirurgie, schlafbezogene Atmungsstörungen, Lifestyle-Medizin • Privatklinik in Hamburg

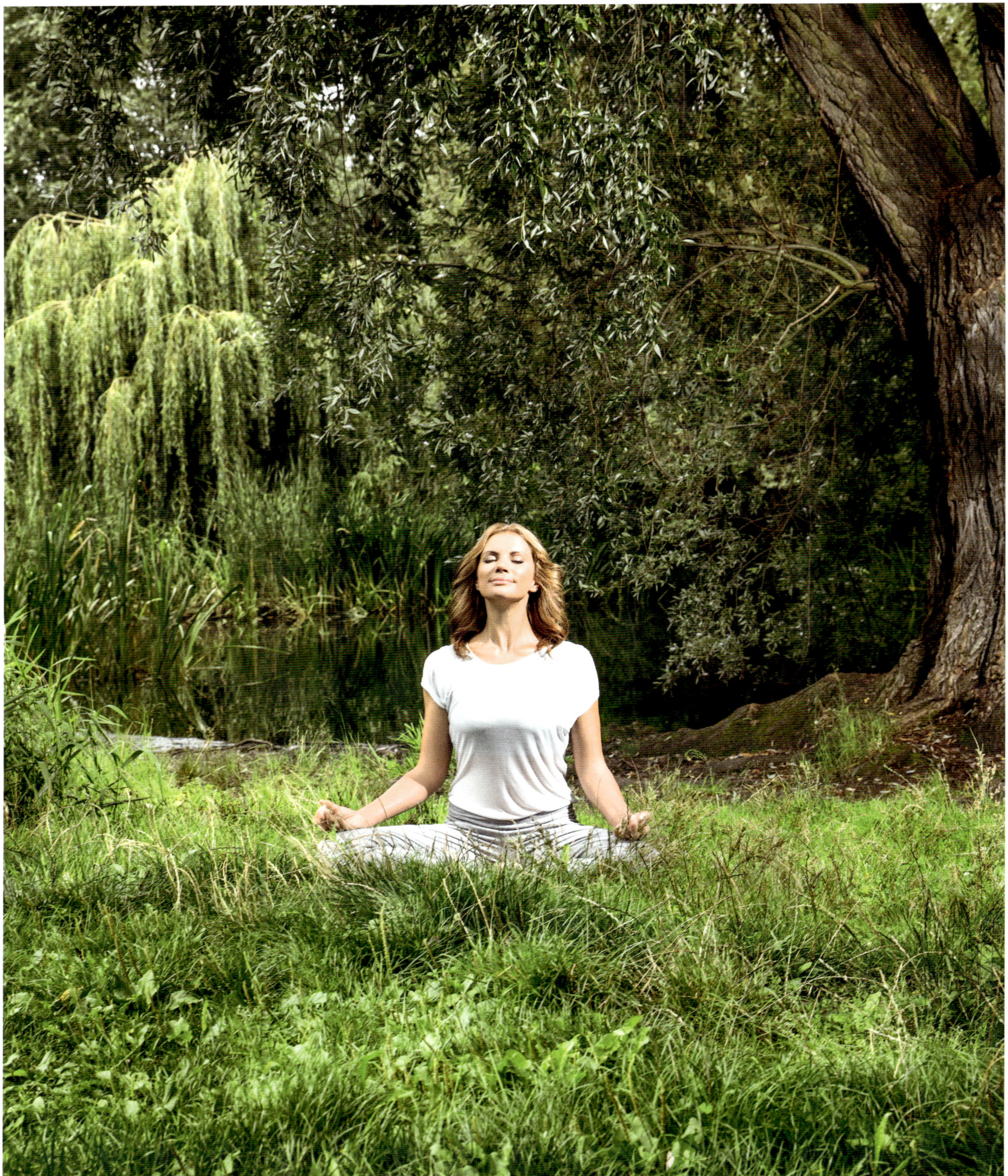

MEHR ALS LUFTHOLEN: ATEMTECHNIKEN

ANTI-STRESS-ATMUNG

Mit dieser Atemübung lernen Sie, Stress zu stoppen, noch bevor er überhaupt Kontrolle über Sie erlangen kann. Dies passiert ganz einfach, indem Sie die automatischen Abläufe in stressigen Situationen, die wir ja ausführlich beleuchtet haben, unterbrechen.

Die Technik der Ujjayi-Atmung (Seite 88) kann als Grundlage für diese Übung dienen, denn wenn Sie in Ujjayi atmen, wird es Ihnen viel leichterfallen, den Atem zu kontrollieren.

1. Wenn Sie spüren, dass sich Stress in Ihnen breitmacht, oder wenn Sie wissen, dass eine herausfordernde Situation auf Sie zukommt, dann konzentrieren Sie sich für einige Momente ganz auf Ihre Atmung.
2. Atmen Sie so tief ein, wie Sie können, mindestens für 3 bis 4 Sekunden.
3. Halten Sie mit voller Lunge den Atem an, bis Sie spüren, wie sich der Druck ausdehnt.
4. Lassen Sie dann den Atem ganz kontrolliert so langsam wie möglich ausströmen.
5. Wiederholen Sie das Ganze, bis Sie spüren, dass Sie wieder ruhiger werden oder sich bereit fühlen für das, was auf Sie wartet.

Tipp

Komischerweise höre ich immer wieder, dass Leute »dieses Atmen beim Yoga nicht mögen«. Lassen Sie sich das einmal auf der Zunge zergehen! Wie kann man denn die Essenz des Lebens – das, was uns Kraft und Energie gibt – nicht mögen?! Die unzähligen Atemtechniken im Yoga sind wichtiger Bestandteil und machen einen großen Teil der Magie des Yoga aus! Versuchen Sie es – Sie werden erstaunt sein, wie sehr Ihr Energielevel, Ihre Konzentration und Leistungsfähigkeit »nur durch richtiges Atmen« steigen! Und ich verrate Ihnen ein Geheimnis: Ich werde oft gefragt, warum ich so jung aussehe. Vielleicht hat es nicht zuletzt damit zu tun, dass ich seit mehr als 10 Jahren regelmäßig »einfach nur intensiv und bewusst atme«!

WECHSELATMUNG

Anuloma Viloma

Die »wechselseitige Nasenatmung« hat eine harmonisierende und ausbalancierende Wirkung. Während der natürlichen Atmung herrscht normalerweise abwechselnd das rechte oder das linke Nasenloch beim Einatmen vor, was einen direkten Einfluss auf unsere rechte und linke Gehirnhälfte hat. Dieser Atemrhythmus ist durch verschiedene Einflüsse wie Stress oder Bewegungsmangel bei ganz vielen Menschen gestört. So kommt es oft zu einer Dominanz von emotionalen beziehungsweise rationalen Veranlagungen, die durch die jeweilige Gehirnhälfte gesteuert werden, und zu anderen Disbalancen in Körper und Geist. Diese können wir durch die regelmäßige Praxis von Anuloma Viloma wieder ausgleichen.

Auf körperlicher Ebene vergrößert die Pranayama-Übung unser Lungenvolumen und kräftigt das Herz-Kreislauf- sowie das Immunsystem.

1 Setzen Sie sich hin und richten Sie Ihren Oberkörper entspannt auf. Ideal ist der (halbe) Lotossitz oder der Schneidersitz auf einem Sitzkissen.

2 Heben Sie die rechte Hand und klappen Sie Ihren Zeige- und Mittelfinger zum Handballen ein. Nutzen Sie den Daumen und den Ringfinger als »Instrument«, um abwechselnd Ihr rechtes und linkes Nasenloch zu verschließen. Lassen Sie ein wenig Luft zwischen Oberarm und Brustkorb.

3 Schließen Sie mit dem rechten Daumen das rechte Nasenloch. **(A)** Atmen Sie über 4 Sekunden durch das linke Nasenloch ein. Ihr Bauch wird sich etwas heben.

4 Schließen Sie mit zu Dreiviertel gefüllter Lunge beide Nasenlöcher mit Daumen und Ringfinger und halten Sie die Luft 10 Sekunden lang an. **(B)**

5 Öffnen Sie das rechte Nasenloch und atmen Sie durch dieses über 8 Sekunden aus. **(C)** Die Lunge soll fast vollständig geleert werden.

6 Halten Sie das linke Nasenloch weiter geschlossen und atmen Sie durch das rechte Nasenloch über 4 Sekunden ein.

7 Schließen Sie wieder beide Nasenlöcher und halten Sie die Luft einmal mehr 10 Sekunden an. **(B)**

8 Öffnen Sie das linke Nasenloch und atmen Sie 8 Sekunden lang durch dieses aus. **(D)** Ein Anuloma-Viloma-Kreislauf ist nun vollendet.

9 Wiederholen Sie diesen Kreislauf noch 3-mal und steigern Sie sich im Laufe der Zeit auf insgesamt 10 Wiederholungen.

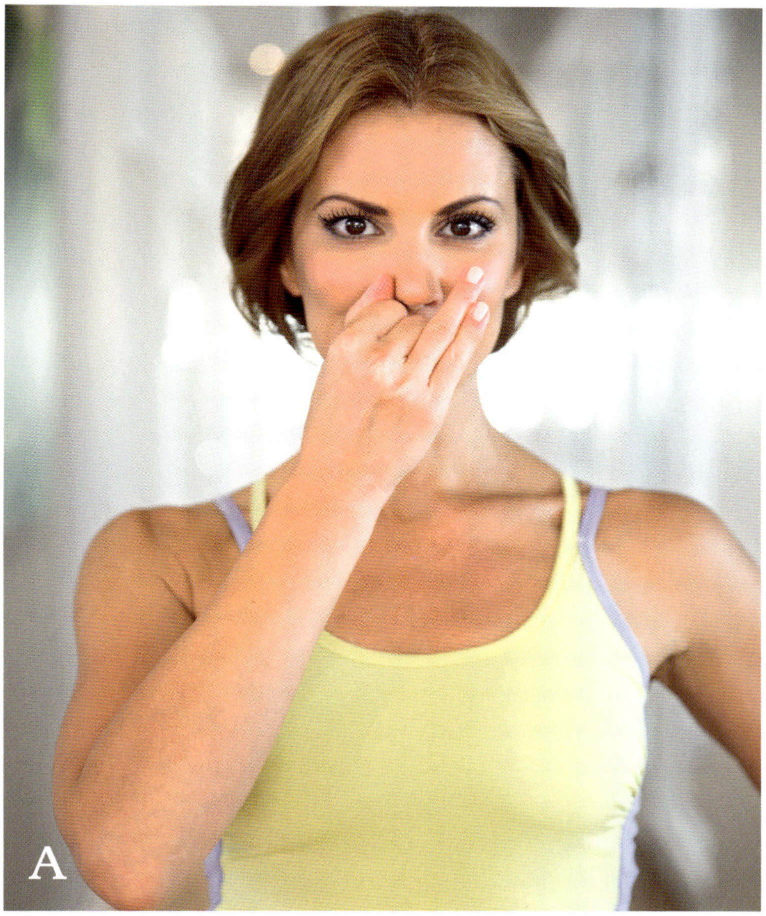
A

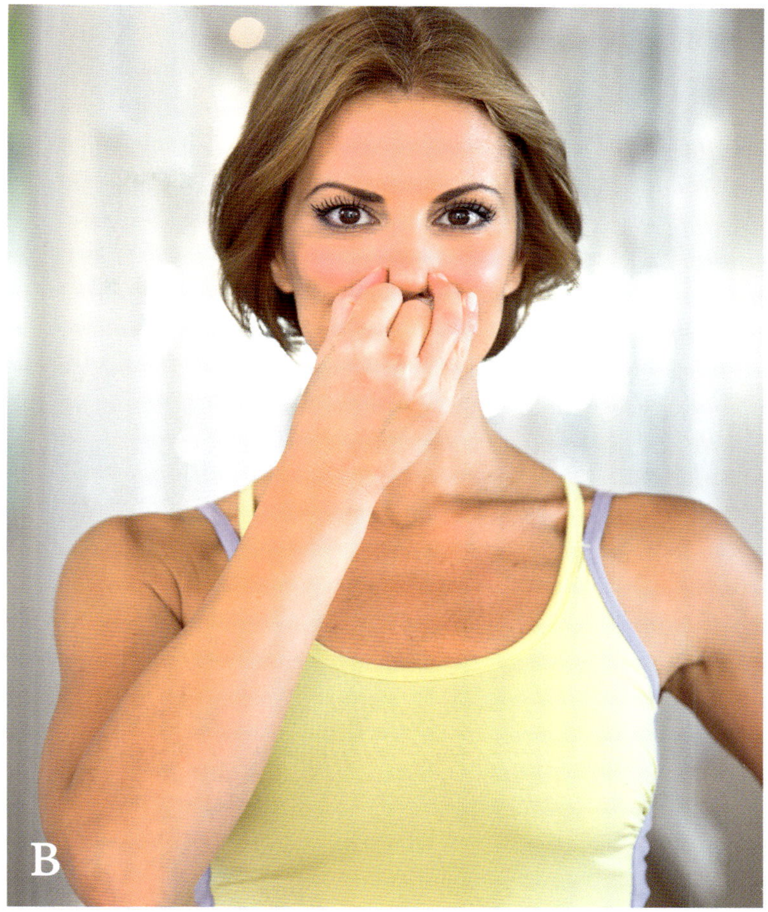
B

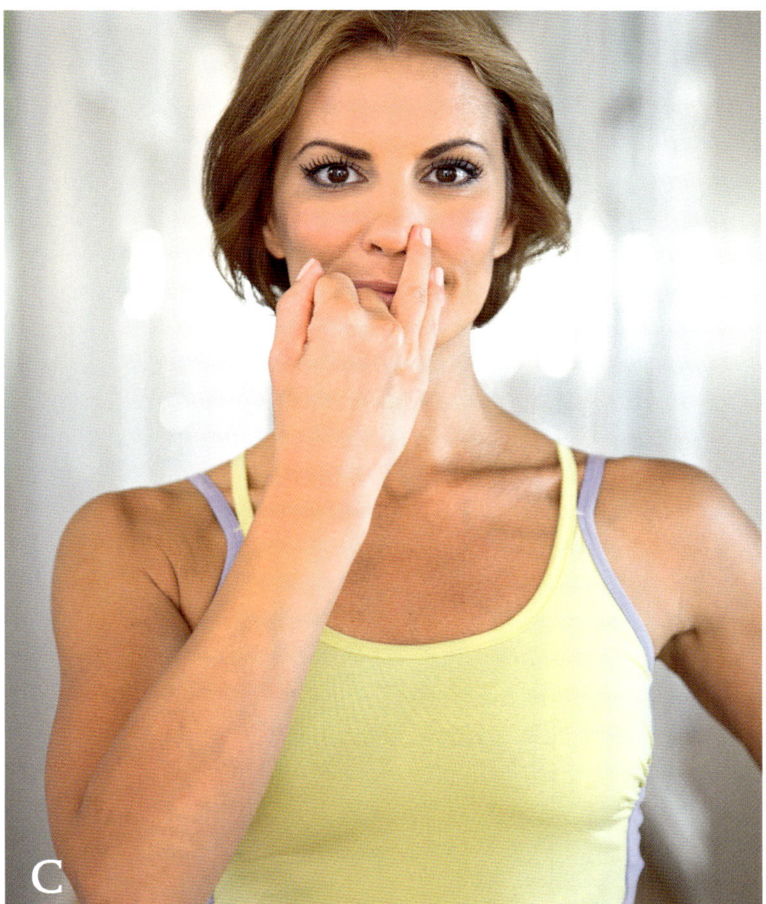
C

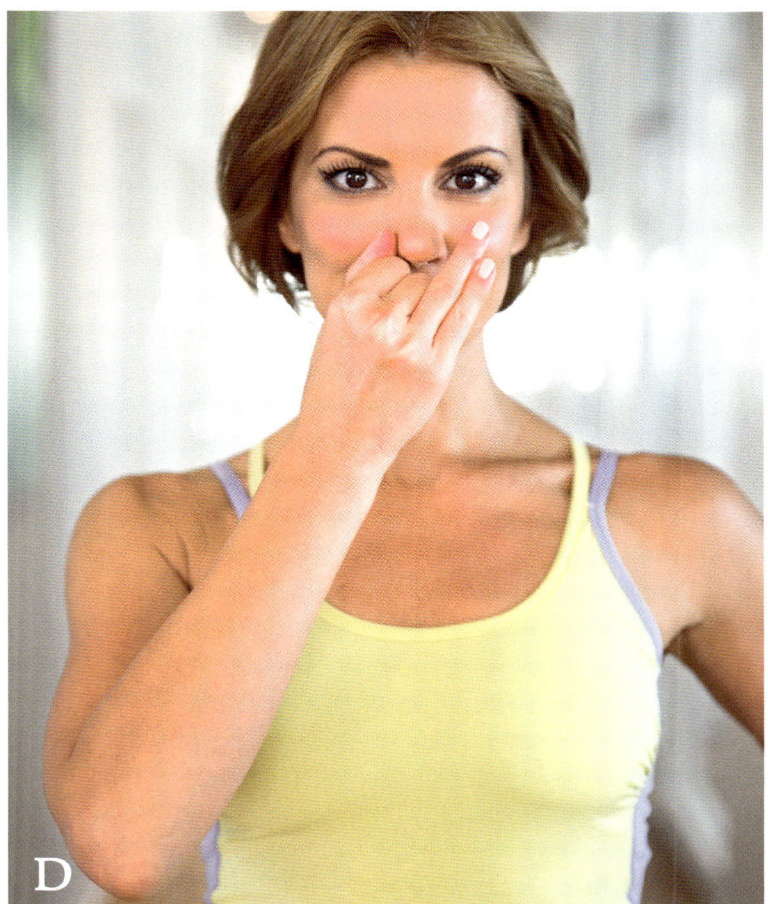
D

UJJAYI-ATMUNG

Diese Atemtechnik erlaubt es Ihnen, den Atem sehr genau zu kontrollieren – erinnern Sie sich daran, was ich zuvor über »Pranayama« gesagt habe. Außerdem können Sie mithilfe dieser Technik die Ein- und Ausatemzüge tief, ruhig und gleichmäßig werden lassen. Damit bringen Sie mehr Luft in die Lungen und haben mehr Energie zur Verfügung.

Während Sie zum Beispiel Asanas üben, kann Ihnen das mehr Kraft geben. Versuchen Sie deswegen, diese Atemweise immer mehr zur selbstverständlichen Begleitung Ihres Übens zu machen. Sie werden sehen, wie enorm sich Ihre Leistungsfähigkeit steigert!

Physiologisch ist die Ujjayi-Atmung sehr wertvoll für unser Atemsystem. Die Nasenatmung befeuchtet die Atemluft, was zum Beispiel bei trockener Luft durch Klimaanlagen in Büros hilfreich ist. Die feinen Härchen in der Nase filtern außerdem Schmutzpartikel aus der Luft. Zusätzlich entsteht eine leichte Vibration in den Bronchien, was den Reinigungseffekt verstärkt. Bei normaler Atmung ist der Druck innerhalb der Bronchien während der Ausatmung gering, mit der Ujjayi-Atmung bleibt der Druck höher. Das verhindert ein Kollabieren der kleinsten Bronchien. Die Ausatmung kann so tiefer werden, und verbrauchte Restluft, die normalerweise in der Lunge verbleibt, wird fast vollständig entleert. Für Menschen, die zum Beispiel an Asthma leiden, ist die Ujjayi-Atmung daher sehr wertvoll.

Ein weiterer toller Effekt von Ujjayi: Durch das reibende Geräusch, das dabei entsteht, können Sie leichter konzentriert bei sich bleiben, störende Gedanken werden durch den Atem »übertönt«.

Diese Atemtechnik heißt wegen ihrer vielen Benefits auch »siegreicher Atem«.

1. Atmen Sie langsam und regelmäßig. Zählen Sie 3 bis 4 Sekunden Einatmung und 3 bis 4 Sekunden Ausatmung.
2. Verschließen Sie die Muskulatur im hinteren, unteren Teil der Kehle (siehe Tipp). Es entsteht beim Atmen nun ein leichtes Rauschen, das hörbar sein darf (genau genommen sogar soll). Atmen Sie so ruhig ein und aus.
3. Gleichen Sie Ein- und Ausatmung immer mehr an. Balancieren Sie Klang, Qualität und Länge aus. Meist ist die Ausatmung länger und kraftvoller. Verlängern und betonen Sie daher eher die Einatmung. Auf diese Weise kann der Atem noch weiter gedehnt werden, vielleicht auf jeweils 4 bis 5 Sekunden pro Ein- und Ausatmen.

Tipp

Wenn Ihnen die Kontrolle der Muskeln in der Kehle zu Beginn etwas schwerfällt, können Sie folgendermaßen ein Gefühl dafür bekommen, wie sich die Ujjayi-Atmung anfühlt: Mit geöffnetem Mund hauchen Sie beim Ausatmen ein lautes »Haaahhh«. Atmen Sie dann wieder nur durch die Nase und lassen Sie dasselbe Gefühl im Hals entstehen wie zuvor. Dieses Mal ist es nur ein rauschendes Geräusch, ohne Stimme. Auch beim Einatmen entstehen das Gefühl und das Geräusch – ähnlich wie das Rauschen des Meeres.

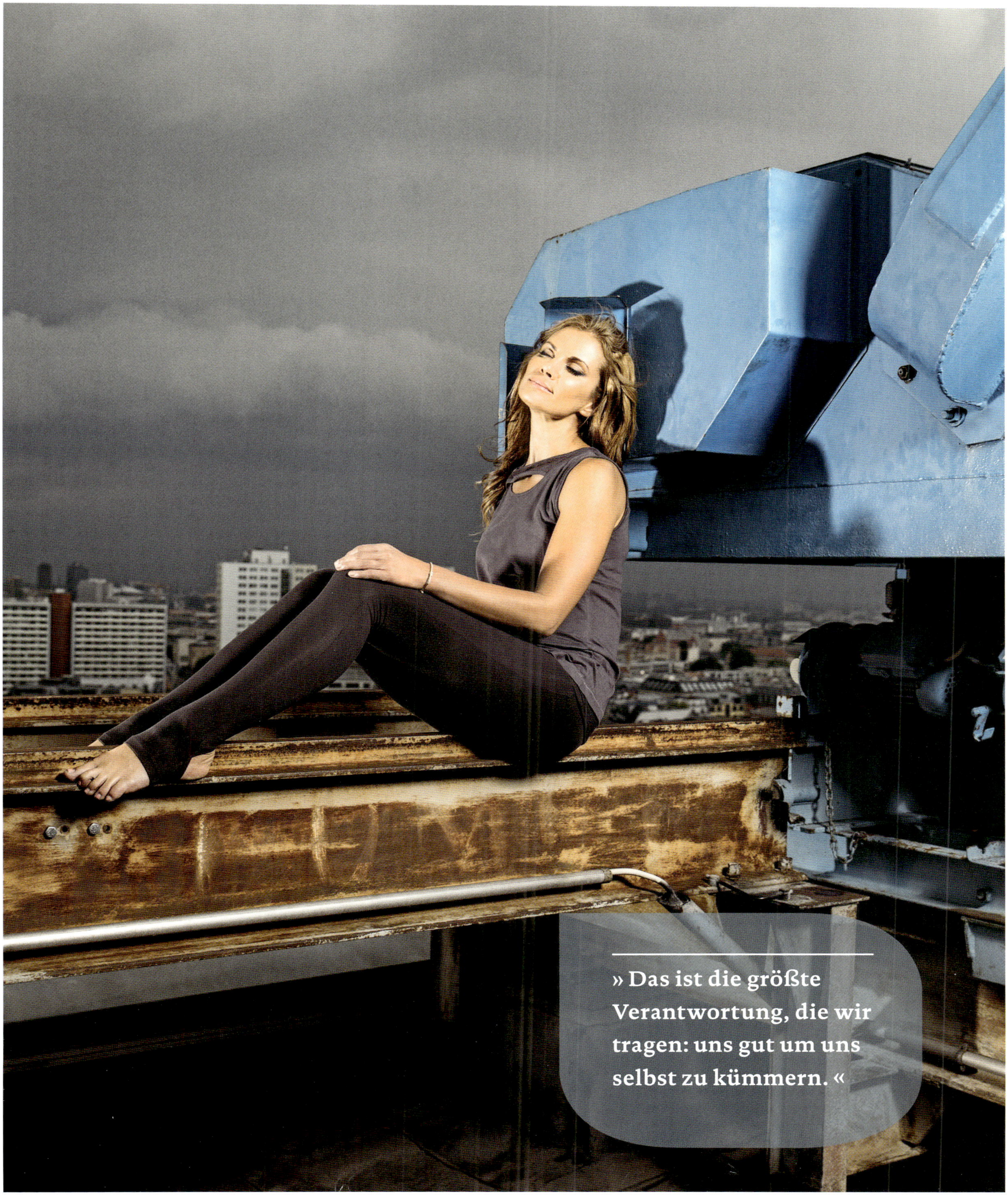

» Das ist die größte Verantwortung, die wir tragen: uns gut um uns selbst zu kümmern. «

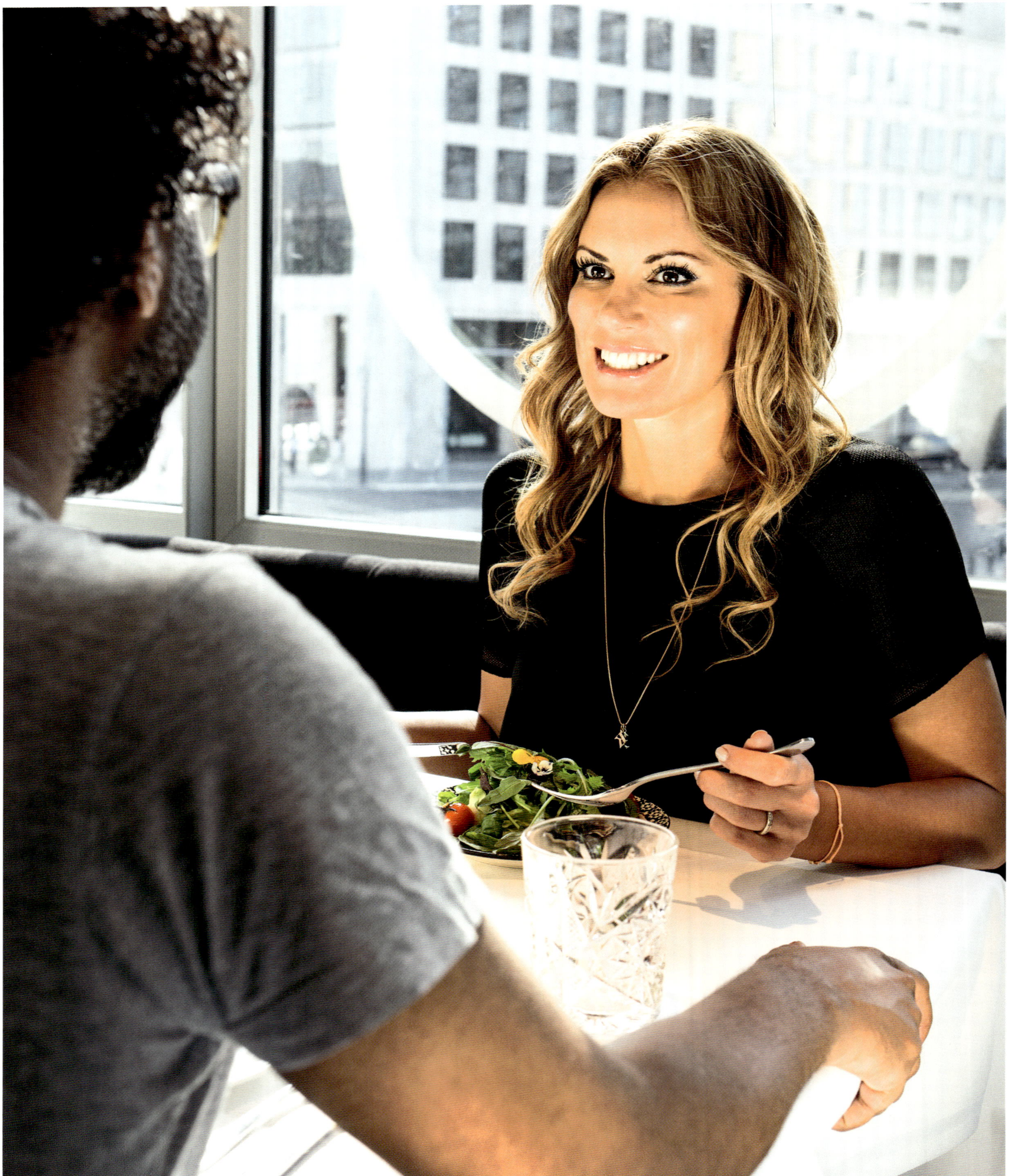

GESUNDE ERNÄHRUNG HILFT IMMER

» Der Mensch ist, was er isst. « *Ludwig Feuerbach*

Dieser Spruch ist so wahr, wie er alt ist. Stress steht in direktem Zusammenhang mit dem, was wir essen: Nahrungsmittel wie raffinierter Zucker, Koffein oder Konserven erhöhen unser Stresslevel, indem sie die Ausschüttung des Stresshormons Cortisol (Seite 24) begünstigen. Interessanterweise hat Cortisol auch harntreibende Wirkung und wirkt dehydrierend.

Auf der anderen Seite gibt es zum Beispiel Lebensmittel mit Omega-3-Fettsäuren oder Vitamin C, die das Cortisollevel und damit den Stress reduzieren.

Leider nehmen viele Menschen in ihrem hektischen Lebensstil Dinge zu sich, die ihnen nicht guttun. Zum Frühstück Kaffee, womöglich eine Zigarette, beim Lunch dann Fast Food oder vielleicht gar nichts und zum Dinner zu große, fettige Portionen mit zu wenig Nährstoffen – am besten vorm Fernseher …

Diese Essgewohnheiten wirken sich allesamt negativ auf unser Stresslevel aus. Als sei das noch nicht genug, kommt es bei emotionaler Unzufriedenheit oft zum »Comfort Eating«: Man stopft Junkfood oder Süßigkeiten in sich hinein. Daher haben viele gestresste Menschen auch Übergewicht. Denn Essen stimuliert unser Lustzentrum im Gehirn. Ähnlich wie bei gutem Sex oder einem Erfolgserlebnis wird Dopamin freigesetzt, ein Neurotransmitter, der uns ein wohliges Gefühl gibt. Das »Hineinmampfen« löst kurzzeitig einen kleinen Rausch aus. Leider folgt dieser Kurzzeitbelohnung der »Kater« am nächsten Tag mit einem miesen Gefühl im Körper und beim Blick auf die Waage.

Um sich vor all dem zu schützen, sollten Sie also auch den Baustein »Ernährung« in Ihren Anti-Stress-Werkzeugkoffer packen. Gesunde Ernährung ist ein potenter Faktor, der uns widerstandsfähiger macht und mit den anderen Techniken der Stressbewältigung eng verwoben ist. Denn Ihr Körper, Ihr Fahrzeug durchs Leben, bleibt auf Dauer nur gesund und stark, wenn Sie ihn mit dem richtigen »Brennstoff« versorgen.

Auch dabei gilt: Achtsamkeit hilft wie ein Kompass, der Ihnen sagt, was gut für Sie ist. Es gibt nämlich nicht *die eine,* 100-prozentig richtige Ernährung. Wenn Sie sich detaillierter mit dem Thema befassen möchten, empfehle ich die Lektüre von guten Büchern über Ayurveda. Diese indische Gesundheitslehre analysiert zunächst den Körpertyp und gibt dementsprechend individuelle Hinweise. Da das meinen Rahmen hier sprengen würde, widme ich mich diesem Thema vielleicht eines Tages in einem separaten Buch und belasse es hier bei einigen allgemeingültigen Tipps.

Und bleiben Sie auch hier gelassen: Sie dürfen sich im Rahmen einer gesunden und bewussten Ernährung gelegentlich mal eine kleine »Sünde« gönnen!

Sauer macht sauer: Balance auch zwischen Säure und Basen

Etwa 60 Prozent unseres Körpers besteht aus Wasser. Wasser ist ein essenzielles Medium für den Transport von Nährstoffen, biochemischen Stoffen und Sauerstoff im Körper. Alles, was Wasser enthält, kann aufgrund der Inhaltsstoffe basische oder saure Qualitäten haben – zum Beispiel unser Blut ebenso wie unsere Lebensmittel. Dies wird durch den pH-Wert (potentia Hydrogenii) bestimmt. Levels zwischen 1,0 und 6,9 gelten als sauer, Werte von 7,1 bis 14,0 als basisch. 7,0 ist der neutrale pH-Wert. Vereinfacht: je niedriger ein Wert, desto saurer, je höher der Wert, desto basischer. Als optimaler pH-Wert unseres Blutes gilt 7,43; es ist also leicht basisch.

Es ist wichtig, die Blutwerte in Balance zu halten. Dies lässt sich mit der richtigen Mischung an sauren und basischen Lebensmitteln erreichen. Wir könnten nicht überleben, wenn wir nur basische Nahrung zu uns nehmen, da dies auf Dauer zu Mangelerscheinungen führt. Das größere Problem allerdings ist der übermäßige Konsum von sauren Nahrungsmitteln.

Azidose: Wie Übersäuerung wirkt

Rund 80 Prozent der Menschen in den Industrieländern leiden unter Azidose. Fast alle »Zivilisationskrankheiten« haben direkt oder indirekt mit einer Übersäuerung des Körpers zu tun. Oft sind sich die Betroffenen dessen gar nicht bewusst und bringen die Symptome mit anderen Ursachen in Verbindung. Das Hinterlistige an der Übersäuerung ist, dass sie sich ganz langsam über Jahre aufbaut.

Alle folgenden Symptome sind Hinweise darauf, dass Zellen und Organe nicht mehr richtig versorgt werden, und auf Ablagerungen giftiger Schlacken, die sich im Körper angesammelt haben:

- **Erste Anzeichen einer Übersäuerung können sein:** Mundgeruch, Haarausfall, brüchige Nägel, Schuppen oder Hautprobleme.
- **Weitere Symptome:** Kopfschmerzen, Migräne, Verspannungen, Rückenschmerzen, Sodbrennen, Magendrücken, Völlegefühl, Verstopfung, Allergien, Rheuma, Gicht, Arthrose, schlechte Blutwerte (Cholesterin, Arterienverkalkung, erhöhte Zuckerwerte), Gewichtszunahme (Bierbauch, Reiterhosen, dicke Beine), Cellulite.
- **Auch psychische Erscheinungen** wie Müdigkeit, Schlafprobleme oder Depressionen können von einer Übersäuerung herrühren.

An einer Übersäuerung ist nicht unbedingt nur die Ernährung schuld. Auch andere Faktoren können sie fördern – wie zu geringe Wasserzufuhr (behindert die

Beispiele für saure Nahrungsmittel

- Fleisch
- Eier
- Milchprodukte
- Alkohol
- Tee, Kaffee

Beispiele für basische Nahrungsmittel

- die meisten Früchte und Gemüsesorten
- Vollkornprodukte
- Kräuter
- Mandeln, Kastanien
- Sprossen

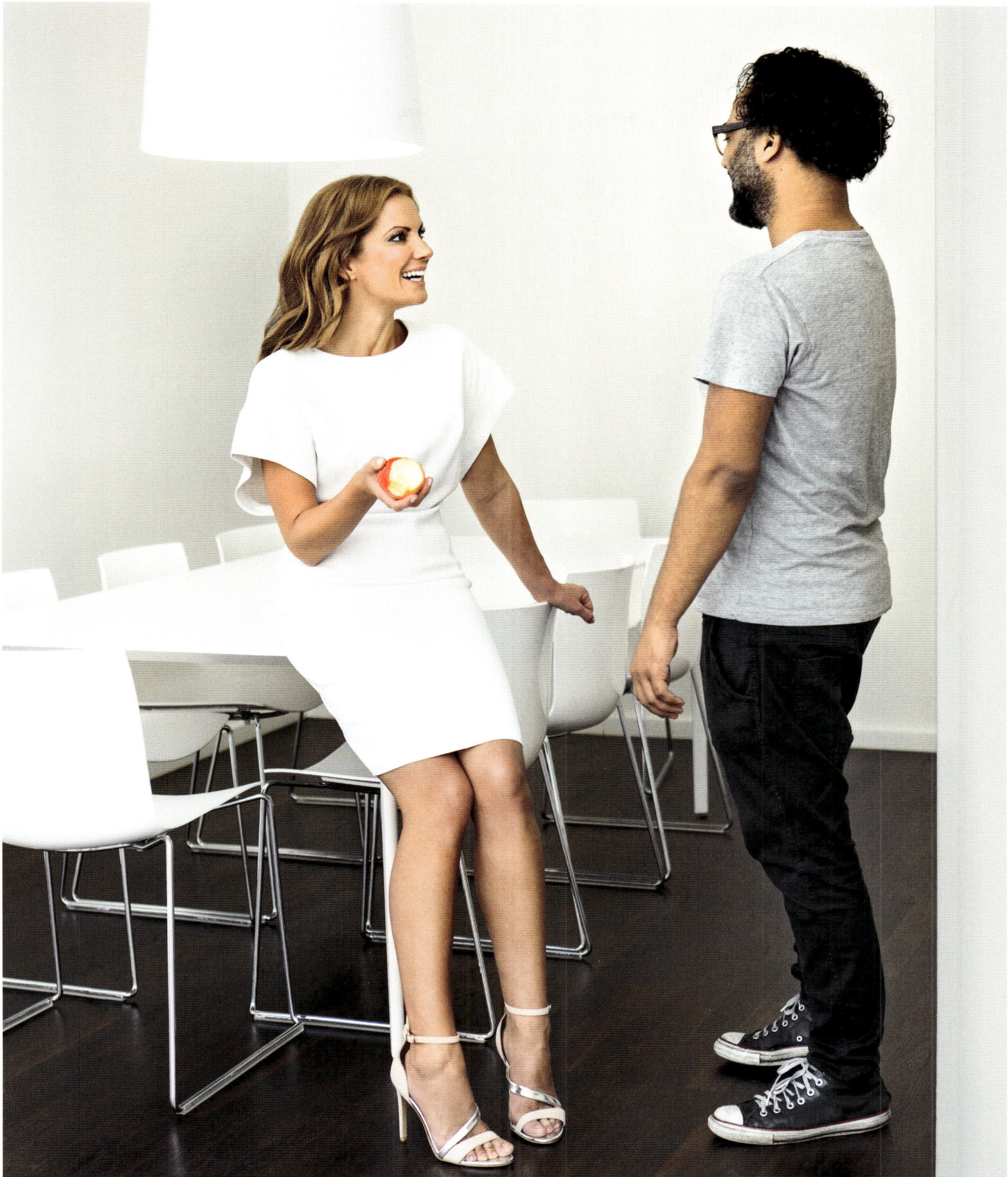

optimale Ausscheidung über die Nieren) oder Medikamente (viele werden vor der Ausscheidung in Säuren umgewandelt). Auch Stress und mangelnde Bewegung an der frischen Luft tragen dazu bei – Letzteres behindert das Abatmen von Säuren, die Ausscheidung über Schweiß sowie die Ankurbelung der Verdauung. Außerdem vermindert mangelnde Bewegung die Durchblutung und die Sauerstoffversorgung im Gewebe. Ich empfehle also, die Übungen aus dem Buch auch mal im Park zu machen!

Diät (Di|ät)

griechisch: díaita = Lebensweise

Das Wort »Diät« (englisch: diet) wird heute leider meist im falschen Zusammenhang gesehen. Die wahre Definition von »Diät« ist eine gesunde, ausbalancierte Ernährungsweise, die alle Lebensmittelgruppen integriert. Schaut man sich Menschen an, die ständig »auf Diät« sind oder mit Crash-Diäten und Hungerkuren abmagern, dann sehen sie selten gesund, sondern eher nervös oder hibbelig aus.

Es ist schon fast »Mode«, heutzutage Kalorien und Kohlehydrate als Feinde zu betrachten. Dabei gibt es keinen Weg, anstrengende Situationen auf Dauer ohne sie durchzustehen. Der Körper wird sich rächen: Der Stoffwechsel verlangsamt sich und das Cortisollevel kann steigen.

Essen versorgt uns mit Energie und Nährstoffen, die wir brauchen. All dies bekommen wir durch Kohlehydrate, Fette, Proteine, Vitamine und Mineralien. Eine ausgewogene Zusammenstellung wird Ihren Körper erblühen und nicht nur überleben lassen.

Stress und Verdauung: Warum die beiden sich nicht vertragen

Hektisch und unachtsam zu essen, bringt eine Menge Probleme mit sich. Unser Magen und Verdauungssystem sind nicht bereit, das Essen zu verwerten, wenn wir gestresst sind.

Das Blut zirkuliert vor allem um die Muskeln herum, um ihnen beim »Kämpfen oder Fliehen« zu helfen (siehe Seite 23). Unser Gehirn ist mehr damit beschäftigt, die entsprechenden Hormone in unser Organsystem zu pumpen, als mit dem Essen, das wir zu uns nehmen. Wenn wir also unser Mittagessen herunterschlingen, während wir schon das nächste Meeting planen oder gar am Rechner weiterarbeiten, wird das Essen in unserem Magen vor sich hin gammeln, bis unser Körper wieder normal funktioniert.

Kein Wunder also, dass sich so viele Menschen über Sodbrennen, Übelkeit, Blähbauch oder Verdauungsstörungen nach dem Essen beschweren. Sogar wenn wir eine gesunde Mahlzeit zu uns genommen haben, können diese Symptome auftauchen, sofern der Körper das Essen nicht in Ruhe aufnehmen konnte.

Alles, was wir hier tun müssen, ist durchatmen!

- Nehmen Sie sich immer wieder kurz aus stressigen Situationen heraus. Essen Sie dann zum Beispiel einen gesunden Snack und lenken Sie sich durch einen kurzen Talk mit Kollegen ab.

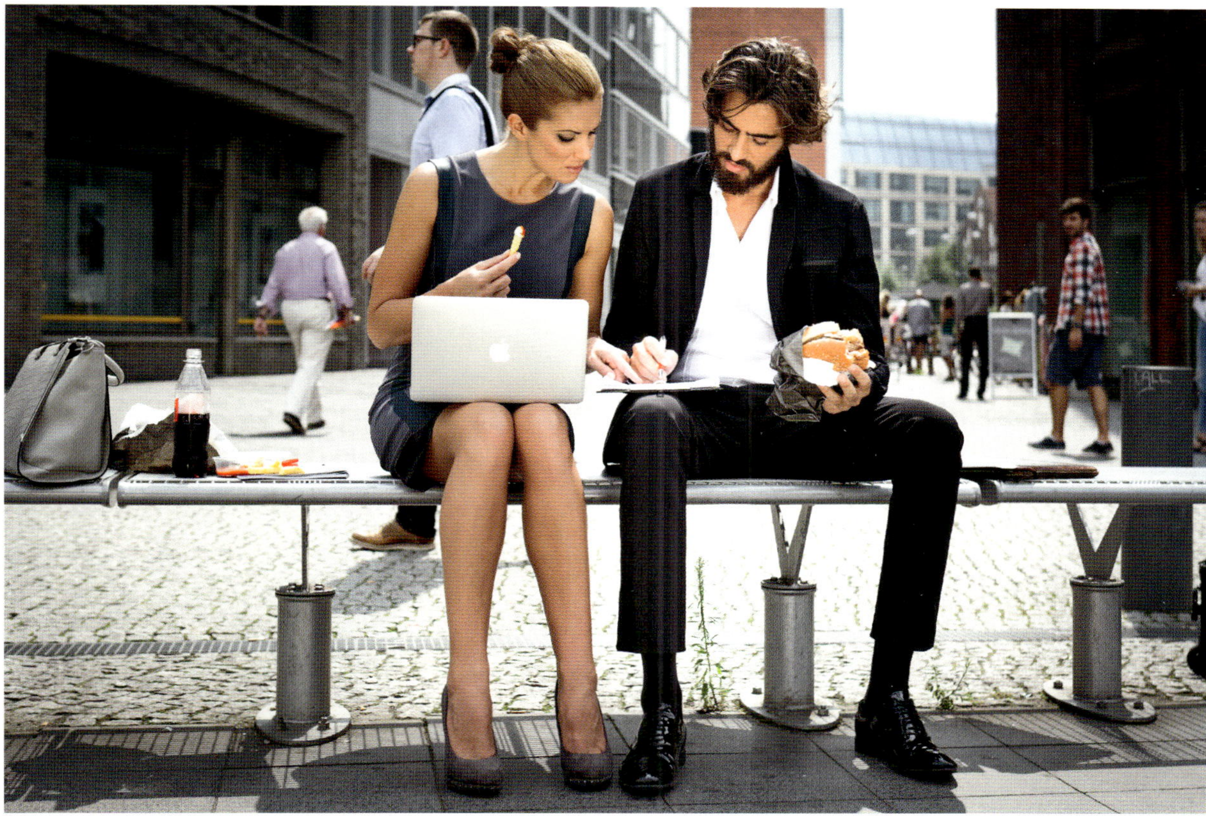

- Machen Sie wirklich eine MittagsPAUSE. Konzentrieren Sie sich auf das Essen, das Sie gleich zu sich nehmen werden.
- Auch wenn die Zeit nicht für den Besuch im Restaurant reicht: Richten Sie das Essen nett auf einem Teller an. Das Auge isst mit!
- Versuchen Sie für die kurze Dauer der Mahlzeit, ganz bewusst mit allen Sinnen zu essen: schmecken, riechen, fühlen.
- Essen Sie nur, bis Sie satt sind. Es ist okay, wenn ein wenig auf dem Teller bleibt. Ein übervoller Magen macht träge.
- Wenn das Essen im Bauch gelandet ist, geben Sie ihm noch etwa 20 Minuten Zeit, um mit der Verdauung zu beginnen. Gehen Sie währenddessen vielleicht an der frischen Luft spazieren.

Finger weg: Stress-Nahrung

Genauso, wie es Nahrungsmittel gibt, die unser Stresslevel reduzieren (siehe Seite 259), gibt es auf der anderen Seite diejenigen, die leider das Gegenteil bewirken. Bestimmte Kandidaten wie Koffein, Alkohol oder sehr salziges Essen sind bekannt dafür, Stress in unserem Körper zu fördern.

Koffein zum Beispiel verstärkt die Produktion von Noradrenalin, das uns in Alarmbereitschaft versetzt und wach hält. Alles Koffeinhaltige kann also unseren Schlaf gewaltig stören und verhindern, dass wir uns wirklich entspannen.

Alkohol kann unseren Blutzuckerpegel senken und dazu führen, dass wir uns weniger energievoll fühlen. Er kann außerdem einen unregelmäßigen Herzschlag

Stressverstärker

Nahrungsmittel mit diesen Zutaten sollten wir reduzieren oder besser ganz meiden:

- Gehärtete Fette: stecken zum Beispiel in vielen Margarinen, Crackern, Keksen, Broten
- Künstliche Aroma- oder Farbstoffe: zum Beispiel in Kaugummi, Softdrinks, Kartoffelchips, einigen Cerealien
- Konservierungsstoffe
- Glutamate: zum Beispiel in Dosensuppen, Fertigsaucen, Dressings
- Künstliche Süßstoffe: Aspartam, Saccharin – zum Beispiel in Diätprodukten, Softdrinks, Kaugummis
- Zucker: in Süßigkeiten, Gebäck und Fertigprodukten
- Raffiniertes Getreide: Weißbrot, weiße Pasta, weißer Reis, gezuckerte Cerealien mit wenig Ballaststoffen
- Fett: zum Beispiel in Burgern, Würsten, Pommes und Co.
- Tannin: in Wein, Kaffee, Bier, Ahorn- oder Karamellsirup
- Sodium: in den meisten verarbeiteten Nahrungsmitteln, in Fertigsuppen, Sojasauce, Dosennahrung, Fast Food, konserviertem Essen wie Schinken

verursachen, was auf Dauer zum Beispiel Panikattacken zur Folge haben kann.

Salziges Essen erhöht den Blutdruck und kann dazu führen, dass wir uns gestresst fühlen.

Die meisten Fertiggerichte enthalten Zusatzstoffe, die das Nervensystem in einem Maß beeinflussen, das bis heute noch nicht ganz erforscht ist. Fakt ist, dass viele Erkrankungen wie Hyperaktivität, Suchterkrankungen oder Depression mit genau diesen Stoffen in Verbindung gebracht werden. Zudem tritt bei Fertiggerichten, die auf die Schnelle konsumiert werden, das Sättigungsgefühl nicht oder selten ein, was dazu führen kann, unnötig und übermäßig viel zu essen.

Grüne Smoothie-Power

Wenn es wirklich mal schnell gehen muss, wenn Sie morgens keine Zeit für ein ausgewogenes Frühstück haben oder wissen, dass der Tag so voll sein wird, dass es mit einem Mittagessen in Ruhe schlecht aussieht, lautet mein Geheimtipp: grüne Smoothies!

Diese Powerdrinks sind blitzschnell gemacht, geben Ihnen Kraft für den Tag und können ganz nach Ihrem Geschmack zubereitet werden. Alles, was Sie brauchen, ist ein leistungsfähiger Mixer und frische Zutaten. Die kaufe ich alle drei Tage ein und weiß, dass ich so die ganze Woche über sämtliche wichtigen Nährstoffe bekomme – egal wie hektisch es wird!

Im Vergleich zu Fruchtsmoothies stecken in der grünen Variante mehr wertvolle Nährstoffe und weniger Kalorien. Und da sie nicht so süß sind, funktionieren die Smoothies im Notfall auch mal als Ersatz-Mittagessen. Das ist in jedem Fall besser als jedes andere Fast Food! Auf Seite 268 finden Sie einen Link, unter dem Sie tolle Rezepte und Tipps bekommen.

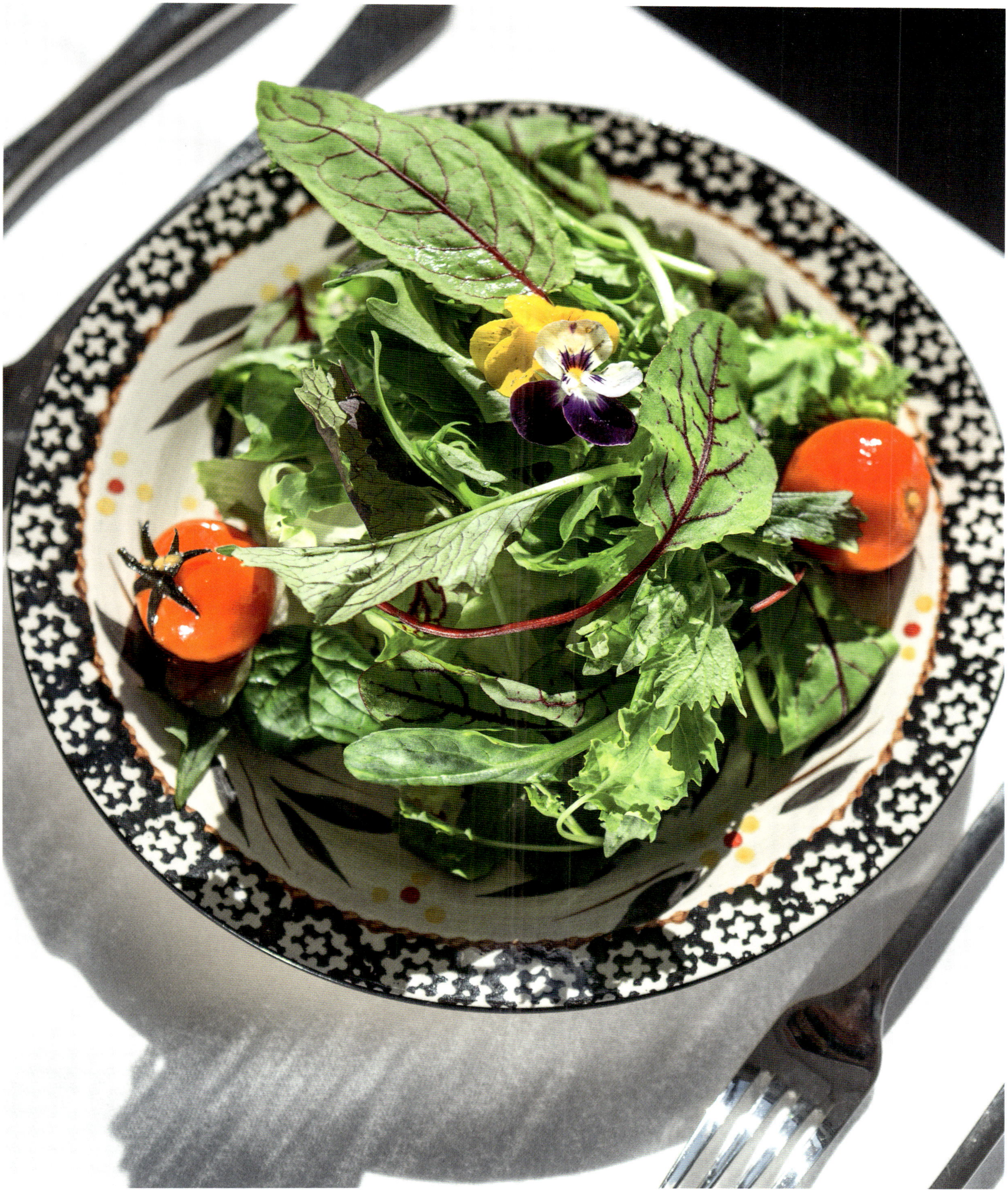

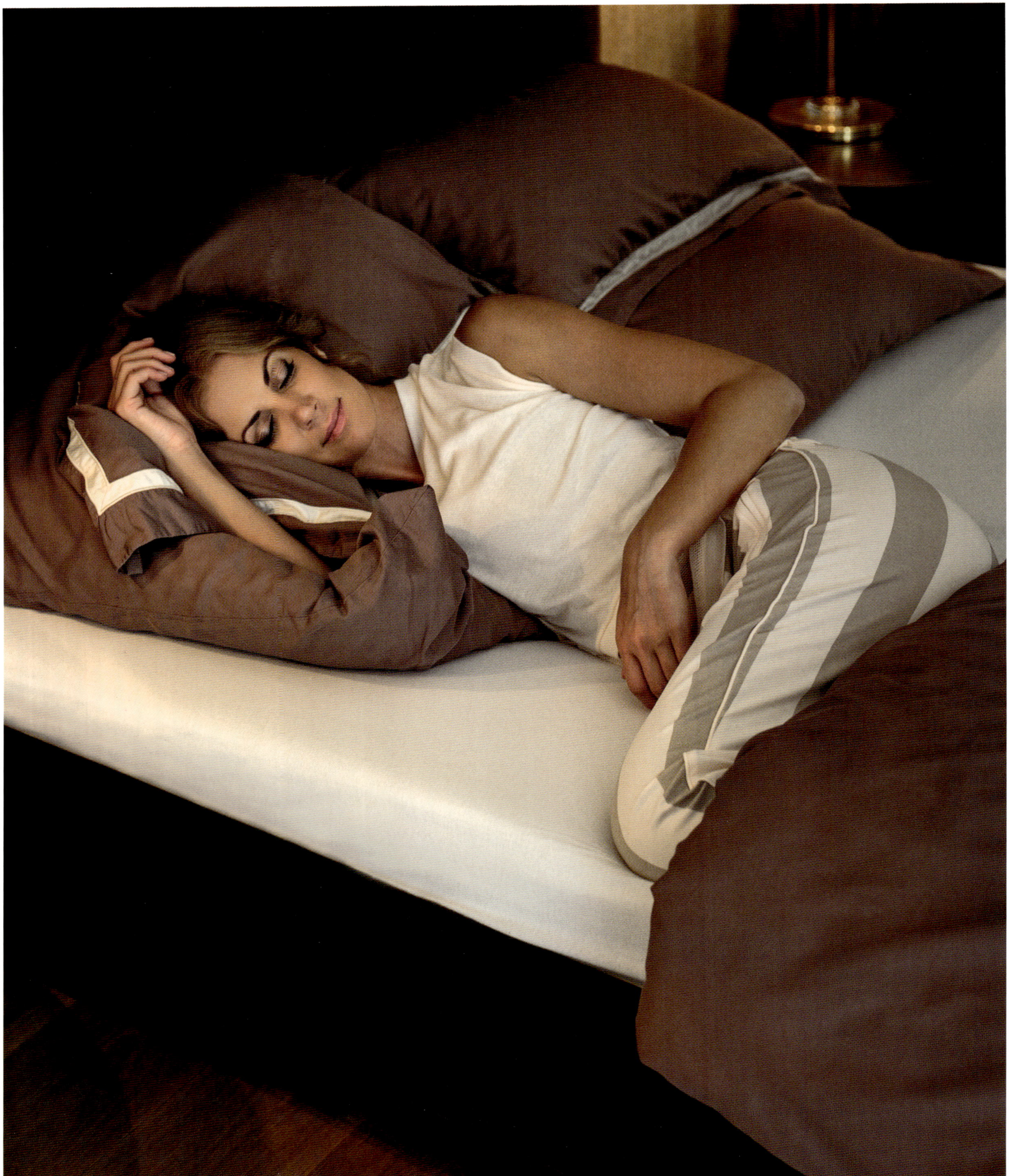

ERHOLSAMER SCHLAF IST MACHBAR

» Schlaf ist für den Menschen, was das Aufziehen für die Uhr. «

Arthur Schopenhauer

Unser Schlaf ist eines der am häufigsten unterschätzten Dinge im Leben. Meist nehmen wir ihn als selbstverständlich hin, genau wie unseren Atem. Dabei ist gesunder Schlaf essenziell für unser Wohlbefinden. Umgekehrt kann es sich negativ auswirken, wenn wir dauerhaft zu wenig oder schlecht schlafen.

Schlafmangel kann zur Ausschüttung der Hormone CRH (Corticotropin-releasing Hormone) und Cortisol (siehe Seite 24) führen, was bewirkt, dass wir uns abgeschlagen und gestresst fühlen. Ein regelmäßiger, ausreichender Schlaf ist definitiv eine Waffe, um den Stress in Grenzen zu halten.

Warum Schlafen so wichtig ist

Im Tiefschlaf generiert unser Körper wichtige Energien. Muskeln und Gewebe können sich erholen und aufbauen, und das Immunsystem wird gestärkt. Ein Schlafmangel bewirkt das Gegenteil. Er wird aber auch mit erhöhtem Blutdruck oder einem hohen Cholesterinspiegel in Verbindung gebracht, die beide ernsthafte Risikofaktoren für Herzkrankheiten sind.

Im Schlaf sortiert unser Gehirn alle Eindrücke des Tages. Dieser Prozess nennt sich Gedächtniskonsolidierung: Dabei werden Erinnerungen verarbeitet, Verbindungen zwischen ihnen hergestellt, Erlebtes wird nach Gefühlen und sensorischen Wahrnehmungen sortiert und Gelerntes abgespeichert. Genug Schlaf von guter Qualität hilft Ihnen also auch, Informationen besser zu behalten und zu verarbeiten.

Forscher fanden außerdem heraus, dass Menschen, die regelmäßig weniger als sieben Stunden pro Nacht schlafen, eher zu Übergewicht neigen. Das hängt mit Hormonen zusammen, die durch Schlafmangel in uns getriggert werden und den Appetit anregen. Das Hormon Leptin ist für die Regulation von Appetit zuständig. Unser Körper produziert es, wenn wir schlafen. Wenn wir zu lange wach bleiben und zu wenig schlafen, gibt es also zu wenig Leptin im Körper, und der berühmte Heißhunger setzt ein.

Um all diese Nebenwirkungen von Schlafmangel zu vermeiden und um zu lernen, wie wir auch in Stressphasen ausreichend schlafen können, ist es hilfreich, den Schlaf an sich besser zu verstehen. Machen wir deshalb einen kurzen Ausflug ins Schlummerland.

Die fünf Stufen des Schlafs

Stufe 1: der Übergang

Die erste Stufe ist die, in der wir langsam vom Wachzustand in den Schlaf hinübergleiten. Sie dauert ungefähr fünf Minuten an. Die Augen bewegen sich leicht unter den Lidern und die Muskelaktivität verlangsamt sich, doch schon die kleinste Störung kann uns jetzt noch aufwecken.

Stufe 2: leichter Schlaf

Diese Stufe dauert ungefähr 10 bis 20 Minuten lang. Unsere Augen hören auf, sich zu bewegen, der Herzschlag verlangsamt sich und die Körpertemperatur wird heruntergefahren.

Stufe 3: beginnender Tiefschlaf

In dieser Phase wird es schon schwieriger, uns aufzuwecken. Wenn wir jetzt aufwachen, fühlen wir uns desorientiert und für ein paar Minuten etwas konfus. Es ist der Übergang vom leichten zum tiefen Schlaf.

Stufe 4: intensiver Tiefschlaf

Das ist die tiefste Stufe. Die Gehirnwellen schwingen sehr niederfrequent, das Blut stömt eher in Richtung Muskeln, um Energie abzuspeichern, quasi um unsere »Batterie aufzuladen«.

Stufe 5: REM-Schlaf

In der Rapid-Eye-Movement-Phase findet das Träumen statt. Sie startet ungefähr 90 Minuten, nachdem wir eingeschlafen sind. Unsere Augen bewegen sich sehr schnell und der Atem ist flach, während sich der Blutdruck und die Herzschlagrate erhöhen.

Wir gehen nicht der Reihe nach durch diese fünf Stadien. Während der Nacht treten wir in die zweite, dritte und vierte Stufe ein und wieder aus, bevor wir schließlich in die REM-Phase eintreten. Im Anschluss an diese wechselt das Gehirn wieder in Phase zwei.

Der Vorteil eines 90-Minuten-Schlafzyklus

Wenn Ihr Wecker genau dann klingelt, wenn Sie sich inmitten der dritten oder vierten Phase befinden, wird das Aufwachen sehr schwer. Der Trick ist, am Ende einer 90-minütigen Phase aufzuwachen. Das ist die Länge eines üblichen Schlafzyklus. So werden wir uns zum Beispiel nach 6 Stunden, 7,5 Stunden und 9 Stunden (oder sogar 4,5 Stunden) erholt fühlen, nicht aber nach 7 oder 8 Stunden.

Sagen wir, Sie gehen um 22:00 Uhr zu Bett (und schlafen auch gleich ein). Dann sollte Ihr Wecker um 5:30 Uhr klingeln statt um 6:00 oder 6:30 Uhr. Mit 7,5 Stunden Schlaf wären Sie gut erholt und würden sich besser fühlen, als wenn Sie für eine Stunde noch ein paarmal den Snooze-Knopf drücken. Ihr Körper und Ihr Gehirn wären ganz natürlich schon nah am Aufwachen, und das würde es schlicht erleichtern.

Einfache Schlaftricks

Nicht nur der Zyklus, sondern auch die Qualität unseres Schlafs ist von Bedeutung. Und die können wir viel einfacher beeinflussen, als wir denken.

Matratze

Ihre Matratze sollte Sie idealerweise für acht ungestörte Stunden tragen. Daher sollte sie schlau ausgesucht sein. Die beiden entscheidenden Faktoren sind Bequemlichkeit und Stütze.

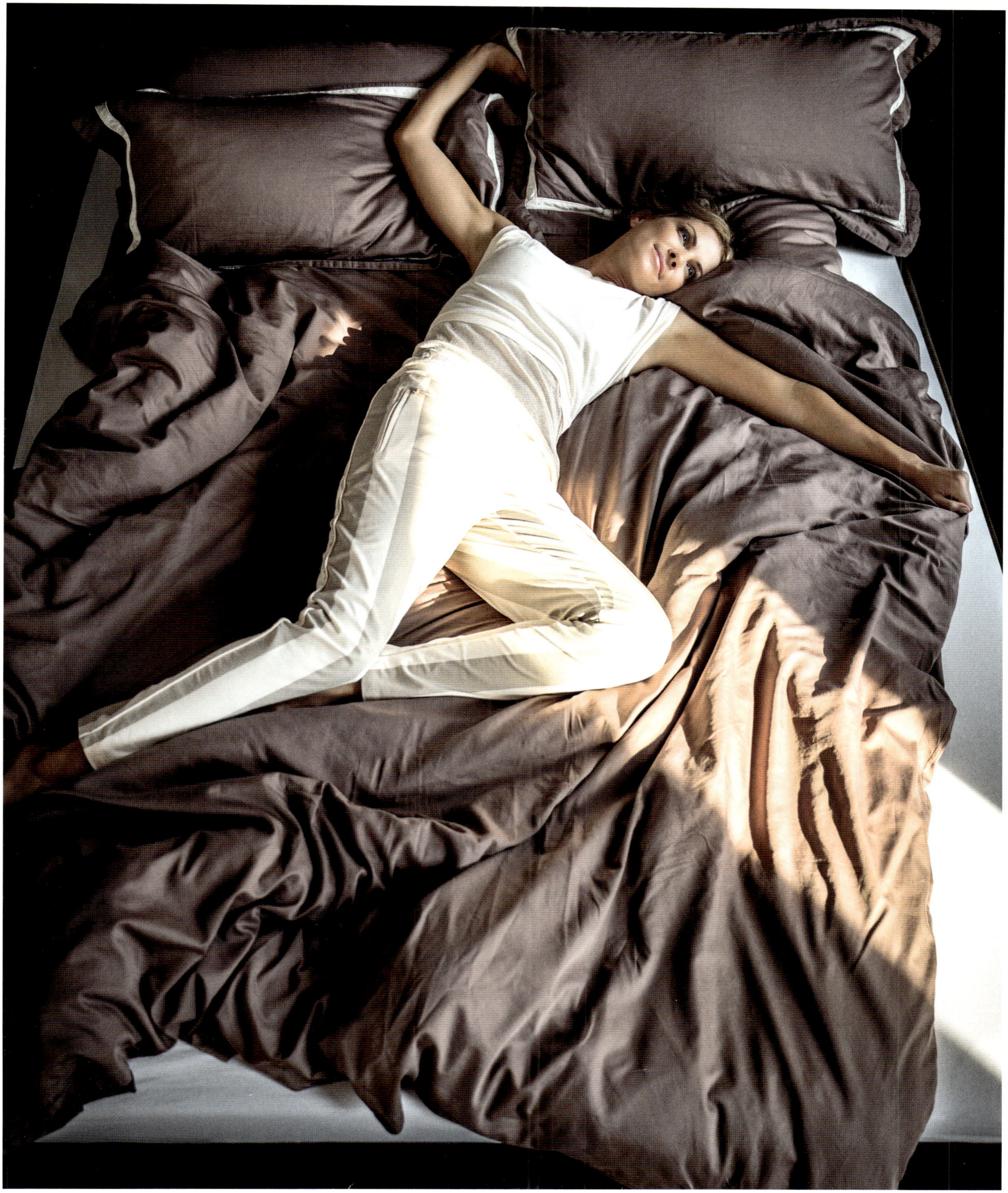

Die Bequemlichkeit kommt durch die Weichheit, mit der die Matratze nachgibt (natürlich sind hier die Geschmäcke verschieden), und die Härte, mit der sie uns von unten stützt. Forscher haben herausgefunden, dass zum Beispiel das Schlafen auf einer Federkernmatratze dazu führt, dass man sich im Durchschnitt 12- bis 15-mal dreht. Die Härte der Matratze erzeugt einen Druck auf den Rücken, was den Blutkreislauf stört und zum Herumwälzen führt. Helfen kann eine Auflage, die über die Matratze gespannt wird und sie weicher, aber nicht zu weich macht.

Kissen

Als besonders wohltuend werden »Memory-Foam-Pillows« empfohlen, also Kissen aus viskoelastischem Schaumstoff, die sich dem Körper anpassen und Druck vom Nacken nehmen.

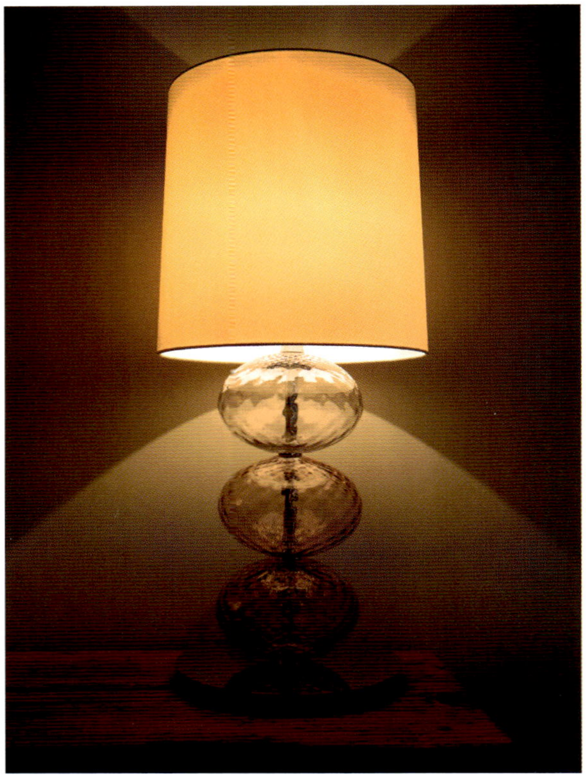

Alkohol

Auch wenn so mancher an den berühmten »Einschlaftropfen« glaubt: Alkohol lässt einen vielleicht leichter einschlafen, aber schlechter durchschlafen. Der Schlaf wird nämlich weniger tief und häufiger unterbrochen. Außerdem verbraucht der Körper wertvolle Energie mit dem Alkoholabbau.

Koffein

Klar, eine Tasse Kaffee kann uns beim Wachbleiben helfen. Allerdings kann sie auch dazu führen, dass wir nicht in den wichtigen Tiefschlaf finden. Koffein (das auch in Schwarztee und Cola enthalten ist) bleibt bis zu 10 Stunden im Körper und kann diesen sehr effektiv vom Schlafen abhalten. Daher sollten wir ab dem frühen Nachmittag möglichst keine koffeinhaltigen Getränke mehr zu uns nehmen.

Zu viel Flüssigkeit

Wenn Sie um 21:00 Uhr auf einmal feststellen, dass Sie den Tag über zu wenig Wasser getrunken haben, ergibt es wenig Sinn, sich vor dem Schlafengehen noch schnell zwei Liter einzuflößen. Denn diese werden nach ein paar Stunden auch wieder hinaus wollen und Ihren Schlaf stören. Sorgen Sie also über den Tag verteilt für die ausreichende Flüssigkeitszufuhr.

Licht

Schlafen Sie so dunkel wie möglich. Manchmal kann schon ein wenig Licht zu unklaren Signalen im Gehirn führen. Ihr Gehirn muss eindeutig verstehen, dass jetzt Nacht ist und Zeit abzuschalten – dies geschieht mithilfe des Hormons Melatonin, das den inneren Tag-Nacht-Rhythmus steuert: Wenn es dunkel wird, steigt das Melatoninlevel an und signalisiert, dass nun die Schlafenszeit beginnt, und wenn es hell wird, sinkt die Produktion wieder.

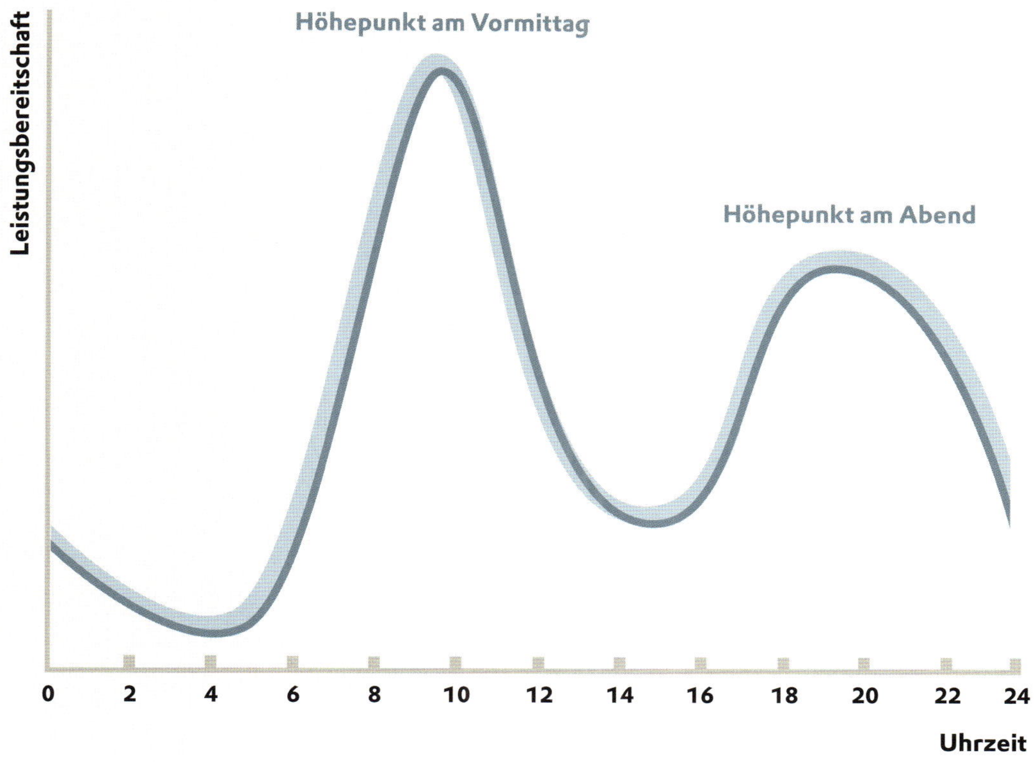

TV

Halten Sie den Fernseher aus dem Schlafzimmer raus! Sie werden nicht gut schlafen, wenn Sie bis 3:00 Uhr nachts aufreibende Filme anschauen. Lärm und Licht wirken anregend. Das Schlafzimmer sollte außerdem grundsätzlich ein Ort der Ruhe sein, hier hat die Flimmerkiste also nichts verloren.

To-do-Listen

Wenn Sie mitten in der Nacht aufwachen und darüber nachdenken, was Sie am nächsten Tag alles zu tun haben, ist es aus mit der Ruhe. Versuchen Sie, dem vorzubeugen! Schreiben Sie unerledigte Dinge *vor* dem Zubettgehen auf, lassen Sie sie dann bewusst los und vertrauen Sie mit freiem Kopf darauf, dass Sie dank Ihrer Liste am nächsten Tag an alles denken werden.

Listen to your heart

Studien haben belegt, dass unser Herzrhythmus den Schlaf maßgeblich beeinflusst. Stressige, ängstliche oder sorgenvolle Gedanken können den Herzschlag beschleunigen, und dies wiederum kann den mentalen Marathon anfeuern. Mithilfe des Atems können wir hier gegenwirken (siehe Seite 79). Platzieren Sie eine Hand auf dem Herzen, atmen Sie 3 Sekunden lang ein und 3 Sekunden aus. Jeder Atemzug sollte tiefer sein als der vorherige. Sie werden sehen, wie das den Herzschlag verlangsamt.

Sport

Ein Workout ist toll und gesund – aber nicht direkt vorm Einschlafen. Wenn wir versuchen, unmittelbar nach dem Sport in einen entspannten Schlaf zu finden, wird uns der hochgefahrene Organismus davon abhalten. Daher sollten zwischen Sport und Schlaf mindestens etwa fünf Stunden liegen.

Düfte

Forscher haben einen direkten Zusammenhang zwischen bestimmten Düften und körperlichen Funktionen ausgemacht. So können einige ätherische Öle Stress reduzieren, Entzündungen bekämpfen, beim Entspannen helfen und sogar Depressionen bekämpfen. Diese Helfer können (je nach persönlichem Geschmack) zu besserem Schlaf führen: Lavendel, Sandelholz, Kamille oder Bergamotte.

Warmwassertherapie

Was gibt es Schöneres als eine warme Wanne zur Entspannung! Vielleicht sogar in Kombination mit Salzen in den oben genannten Duftrichtungen. Im warmen Wasser können sich die Muskeln und die Sinne entspannen – für einen angenehmen, tiefen Schlummer.

»Schon nach nur 15 Minuten Mittagsschlaf steigt die Leistungsfähigkeit um 30 Prozent.«

Studie der Harvard University

Mittagsschlaf

Erholung und Energie können wir nicht nur beim Nachtschlaf tanken, auch wenn der moderne Mensch in der Regel tagsüber wach ist und nachts schläft. Ob das allerdings auch dem natürlichen Schlafmuster entspricht, ist unklar. 85 Prozent aller Säugetiere schlafen polyphasisch, also mehrmals täglich. Das können wir auch bei kleinen Kindern und alten Menschen sehen: Hier ist zumindest ein Mittagsschläfchen völlig normal. Nur Erwachsene schlafen monophasisch. Dabei kommt ein Nickerchen der Natur des Menschen entgegen, da es das Mittagstief überbrückt.

Vor allem Berufstätige kämpfen aber gegen die Müdigkeit am Mittag an. Da wird dann zu so manchem Hilfsmittel gegriffen. Angefangen beim doppelten Espresso über Energydrinks oder Guarana-Riegel bis hin zu lauter Musik, die uns pushen soll. Trotz natürlichem Leistungstief versuchen die meisten, im Job weiter zu funktionieren. Unser Körper ist aber auf einen regelmäßigen Wechsel von An- und Entspannung programmiert. Den Phasen geistiger und körperlicher Beanspruchung müssen Zeiten folgen, in denen wir uns entspannen oder zumindest einer ausgleichenden Tätigkeit nachgehen.

Daher sind sich Schlafforscher einig: Kurze Erholungsphasen über den Tag verteilt tun uns nicht nur gut, sondern steigern sogar merklich die Leistungsfähigkeit. Das Zauberwort hier heißt »Powernapping«, ein Nickerchen zum Krafttanken.

Powernapping

Wissenschaftliche Studien an der Harvard Medical School[1] belegen, dass schon 15 Minuten Ruhe durch Powernapping ausreichen, um deutliche Verbesserungen zu erzielen. An der Universität Düsseldorf fand man sogar heraus, dass gerade mal sechs Minuten Schlaf genügen, um das Gedächtnis zu verbessern. Die Wissenschaftler führten dazu eine im Grunde simple Studie durch:

Für 13:00 Uhr bestellte man eine Gruppe Studienteilnehmer ins Schlaflabor. Sie sollten eine Liste mit 30 Wörtern in zwei Minuten auswendig lernen. Eine Stunde später wurden sie befragt. In der Zwischenzeit durfte ein Teil der Probanden sechs Minuten schlafen. Eine Kontrollgruppe blieb wach. Diese Wachgeblie-

1 Dr. Sara C. Mednick: Nature Neuroscience 5, 2002, 677–681

benen erinnerten sich später an weniger Wörter als die, die ein Nickerchen gemacht hatten. In der Schlafforschung hat diese Studie hohe Wellen geschlagen. Arbeitsmediziner sehen den geplanten Mittagsschlaf sogar als eine der effektivsten Methoden, um unsere Energie während der Arbeit zu erneuern.

Beim Powernapping geht es nicht in erster Linie um Schlaf. Viel wichtiger ist eine tiefe Entspannung, die nah an einen schlafähnlichen Zustand herankommt. Wer dabei einschläft, darf das und soll es genießen.

Die Schlafmediziner sagen, dass der Powernap im Büro sogar nicht länger als eine halbe Stunde dauern sollte. Denn danach gerät der Schlummernde in eine Tiefschlafphase und kann, wenn er daraus erwacht, noch erschöpfter sein als zuvor. Wichtig ist also, sich den Wecker zu stellen.

Der optimale Tagesablauf im Job

- Zu Beginn des Arbeitstages sollte man sich einen Überblick über die zu erledigenden Dinge verschaffen. Dies betrifft die Beschaffung von Informationen, die Terminplanung und die Ordnung auszuführender Tätigkeiten nach ihrer Wichtigkeit und Dringlichkeit.
- Die Konzentrationsfähigkeit ist vormittags gegen 11:00 Uhr am größten. Geistig anspruchsvolle Tätigkeiten sollten auf diesen Zeitpunkt gelegt werden.
- Innerhalb eines geschlossenen Handlungszyklus sollten Arbeitsunterbrechungen weitgehend verhindert werden, um konzentriert arbeiten zu können.
- In einem Zeitraum von 90 Minuten sollen rund 75 Minuten konzentrierten Arbeitens, aber auch etwa 15 Minuten des Entspannens und Innehaltens Platz finden.
- Ab 12:00 Uhr lässt die Leistungsfähigkeit nach, das Mittagstief beginnt. Diese Zeit kann bevorzugt für Telefonate und kurze Besprechungen genutzt werden.
- Die Mittagspause soll regelmäßig eingehalten werden. Nach dem – möglichst nicht zu üppigen – Mittagessen empfiehlt sich eine 20-minütige Ruhepause.
- Während des Tages sollen Phasen der Müdigkeit zur Entspannung genutzt und nicht ohne Not durch Koffeinkonsum kompensiert werden.
- Der frühe Nachmittag ist ideal für Besprechungen und Konferenzen.
- Ab 15:00 Uhr beginnt das zweite Aktivitätshoch des Tages. Das Langzeitgedächtnis funktioniert besonders gut, die manuelle Geschicklichkeit ist hoch.
- Reizüberflutung durch überlange oder pausenlose Computerarbeit soll vermieden werden.
- Das Wochenende soll der Entspannung dienen, nicht dem Freizeitstress.

Quelle: Dr. Martin Braun, Fraunhofer Institut für Arbeitswirtschaft und Organisation, Stuttgart, »Das Büro der Zukunft«

Zahlen und Fakten zum Powernapping

- 40 Prozent aller Berufstätigen bestätigen, dass ihre Arbeitsqualität durch Müdigkeit leidet.
- Und hier eine Hitliste der positiven Wirkungen:
  50 Prozent höhere Entscheidungsfähigkeit,
  34 Prozent Reduzierung des Herzinfarktrisikos durch regelmäßiges Powernapping,
  30 Prozent erhöhte Leistungsfähigkeit,
  16 Prozent bessere Reaktionsfähigkeit.

Auch wenn das Konzept des Powernappings bislang erst von einigen Vorreiter-Unternehmen angewendet wird, besteht großer Bedarf: Laut einer Emnid-Befragung würde jeder dritte Berufstätige in Deutschland (33,8 Prozent) gern ein Nickerchen am Arbeitsplatz machen dürfen. Nach Angaben der Stiftung Warentest tun dies aber bislang nur sechs Prozent aller Deutschen. Der Schlafforscher Jürgen Zulley, den man auch den »Schlafpapst« nennt, sagt: »Belege für die Vorteile des Tagschlafs brauchen wir nicht mehr. Es geht darum, wie wir diese Erkenntnis in unseren Arbeitsalltag integrieren.«

In anderen Ländern ist Powernapping wesentlich verbreiteter. Große US-Unternehmen zum Beispiel bieten es ihren Mitarbeitern schon länger an, in der Schweiz gibt es leuchtende Beispiele (siehe Seite 251, »Wer es richtig macht«), und in Japan hält zu jeder Tageszeit irgendjemand »Mittagsschlaf«.

Das Nickerchen am Arbeitsplatz ist bei den japanischen Angestellten nicht nur erlaubt, es ist erwünscht und hat sogar einen eigenen Namen: »Inemuri« bedeutet wörtlich übersetzt: »anwesend sein und schlafen«. Die Japaner meinen, es zeige, man habe so hart gearbeitet, dass man nun völlig erschöpft sei. Es gibt für den Powernap in Japan ungeschriebene Regeln: Wer schläft, sollte idealerweise aufrecht sitzen und aussehen, als arbeite er oder denke nach. Zumindest muss er den Anschein erwecken, ansprechbar zu sein. Inemuri ist so respektiert, dass manche Angestellte es sogar simulieren.

Sollten Sie nun das Gefühl haben, dass Sie an Ihrem Schlafverhalten auf jeden Fall noch etwas verbessern wollen – bitteschön! Bauen Sie das Thema Schlaf in Ihr 21-Tage-Programm ein (siehe Seite 61).

Wenn Sie in Ihrer Firma gern die Kultur des Powernappings etablieren möchten: Nehmen Sie sich als Arbeitgeber die Fakten dieses Kapitels zu Herzen. Und als Arbeitnehmer zeigen Sie Ihrem Boss doch einfach die Infos aus diesem Kapitel – ab Seite 252 gebe ich ein paar inspirierende Beispiele von Unternehmen, in denen das Konzept der Entspannung schon sehr erfolgreich in den Betrieb integriert wurde.

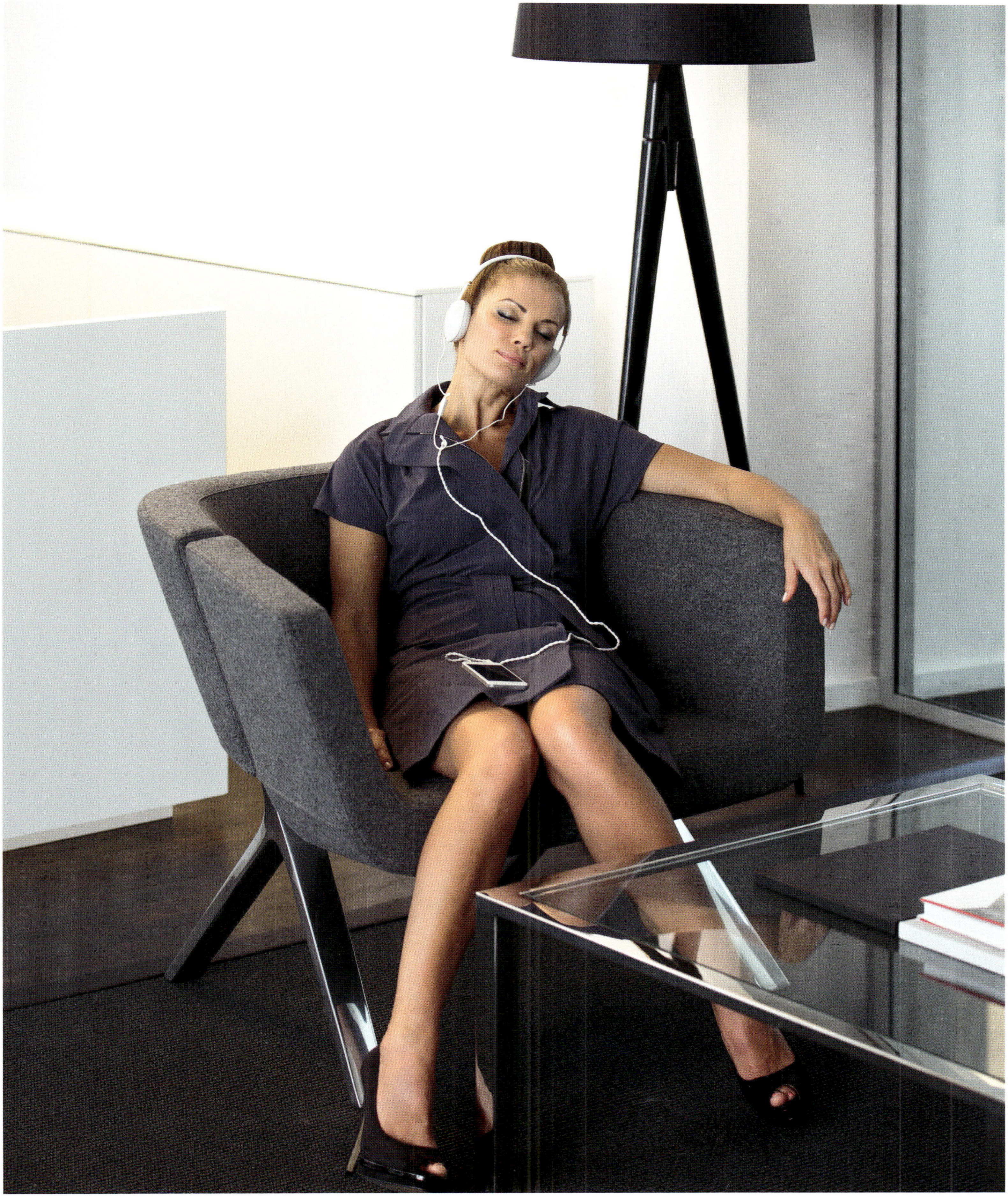

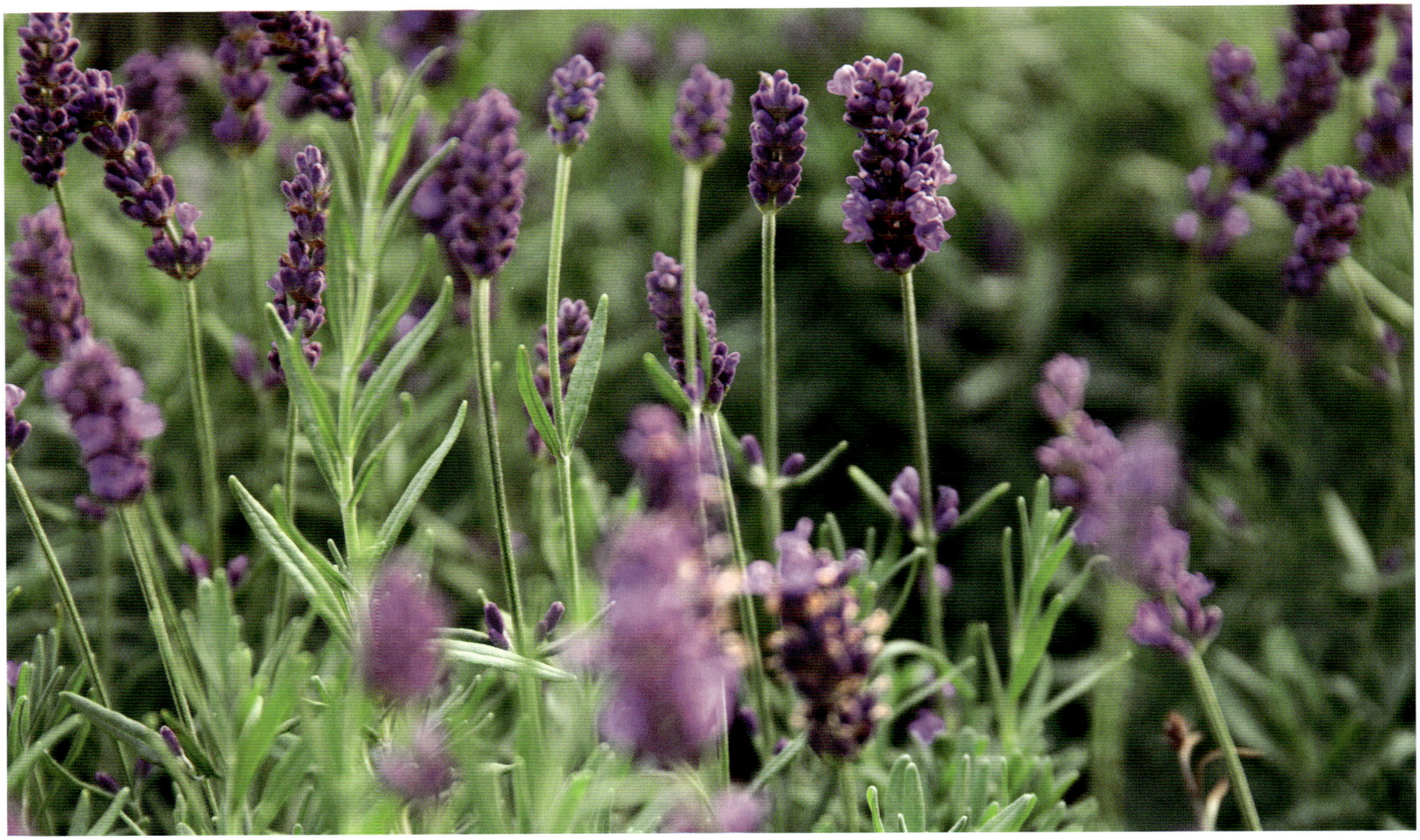

Was können wir für einen gesunden Schlaf tun?

- Werden Sie zu den Abendzeiten noch mal moderat körperlich aktiv, zum Beispiel mit einem kleinen Abendspaziergang. Wichtig ist hier, das System nicht zu sehr hochzufahren.
- Gewöhnen Sie sich ein entspannendes Einschlafritual an – Monotonie macht müde.
- Meiden Sie späte, schwere Mahlzeiten – bevorzugen Sie abends leichte Kost. Meiden Sie außerdem stimulierende Getränke wie Kaffee und Tee. Auch Alkohol stört den Schlafrhythmus.
- Lassen Sie Smartphone, Tablet oder Laptop nicht ins Bett, denn Sie würden den Inhalten nicht widerstehen können, und das helle Licht würde Sie wachhalten.
- Gewöhnen Sie sich regelmäßige Schlafenszeiten an, Ihr Körper wird sich daran gewöhnen.
- Sorgen Sie für absolute Dunkelheit, nur so kann Ihr Körper das Schlafhormon Melatonin optimal zur Verfügung stellen.
- Lüften Sie Ihr Schlafzimmer gut und sorgen Sie für eine eher kühle Raumtemperatur. Die optimale Temperatur für guten Schlaf liegt bei 18 °C.
- Vermeiden Sie Stress und eingehende Diskussionen gerade vor dem Schlafengehen. Stress ist eine der Hauptursachen für Schlafstörungen.
- Lassen Sie die Alltagsbelastungen los und versuchen Sie, sich tief zu entspannen. Autogenes Training, Meditation oder Yoga helfen Ihnen dabei.
- Zärtlichkeit und Sex sorgen für Entspannung und fördern einen tiefen Schlaf.
- Sollten Sie trotz aller Maßnahmen nicht einschlafen können, stehen Sie lieber auf, anstatt sich im Bett herumzuwälzen. Aber tun Sie nichts Anregendes wie Fernsehen. Trinken Sie lieber bei maximal Schlummerlicht einen beruhigenden Tee.

EXPERTENINTERVIEW

»Guter Schlaf sorgt für einen guten Auftritt.«

Dr. Bülent Ugurlu

Kerstin Linnartz: *Wie beeinflusst unser Businessleben unsere Schlafqualität?*

Dr. Bülent Ugurlu: Schlaf gehört zu den Grundbedürfnissen. Ohne Schlaf ist der Mensch nicht überlebensfähig. Eine eingeschränkte Schlafqualität führt unweigerlich zu sowohl mentaler als auch körperlicher Leistungsminderung. Langfristig resultieren daraus Erkrankungen wie Bluthochdruck, und das Risiko für schwerwiegende Folgen wie Schlaganfall oder Herzerkrankungen steigt immens.

Um den täglichen Herausforderungen des Businesslebens gewachsen zu sein, ist guter Schlaf unerlässlich. Guter Schlaf fördert die mentale und körperliche Leistungsfähigkeit. Guter Schlaf sorgt aber auch für einen guten Auftritt. Verschlafen, müde und zerzaust wirkende Businesspartner werden bei Weitem nicht so positiv wahrgenommen wie solche, die ausgeschlafen und gesund aussehen, denn auch bei ausreichender äußerlicher Pflege brennt sich ein Schlafdefizit in ihre Gesichter und ihr Auftreten ein.

K. L.: *Sie sind Erfinder der Snorelift-Methode. Können Stress und ungesunder Lebensstil auch Ursache für Schnarchen sein?*

B. U.: Die Snorelift-Methode ist eine minimalinvasive Behandlung zur Therapie des Schnarchens und des gefährlichen Schlafapnoe-Syndroms, bei dem es nachts zu kurzen Atemstillständen kommt und das tagsüber zu starker Müdigkeit, Sekundenschlaf und anderen Symptomen führt. Schnarchen hat in 70 Prozent der Fälle seine Ursache in einem schlaffen Gaumensegel, ein hoher Anteil der Patienten weist auch eine Vergrößerung des Zungengrundes auf. Häufig sind Schnarchpatienten übergewichtig, was auch zur Verlegung der oberen Atemwege führen kann. Weitere ungünstige Faktoren sind Nikotin, Alkoholkonsum, unregelmäßige Schlafzeiten, Medikamenteneinnahme, Bewegungsmangel und sicherlich auch Stress. Stress führt zu einer nächtlich ungünstigen Hormonkomposition. Daraus resultieren Schlafstörungen, die ihrerseits das Schnarchen und das Schlafapnoe-Syndrom begünstigen können.

K. L.: *Man hört immer von Models und Schauspielern, die nach ihrem Geheimnis für ihr gutes Aussehen gefragt werden: »Viel Wasser trinken und ausreichend schlafen.« Was ist da dran?*

B. U.: Weise Worte! Schlaf ist die wichtigste Quelle der Regeneration. Wasser ist das wichtigste und unverzichtbare Substrat zum Überleben. Sind wir ausreichend mit beidem versorgt, strahlt die Haut, lacht das Gemüt und strotzen wir vor positivem Antrieb!

Dr. med. Bülent Ugurlu

Facharzt für HNO • plastische Gesichtschirurgie, schlafbezogene Atmungsstörungen, Lifestyle-Medizin • Privatklinik in Hamburg

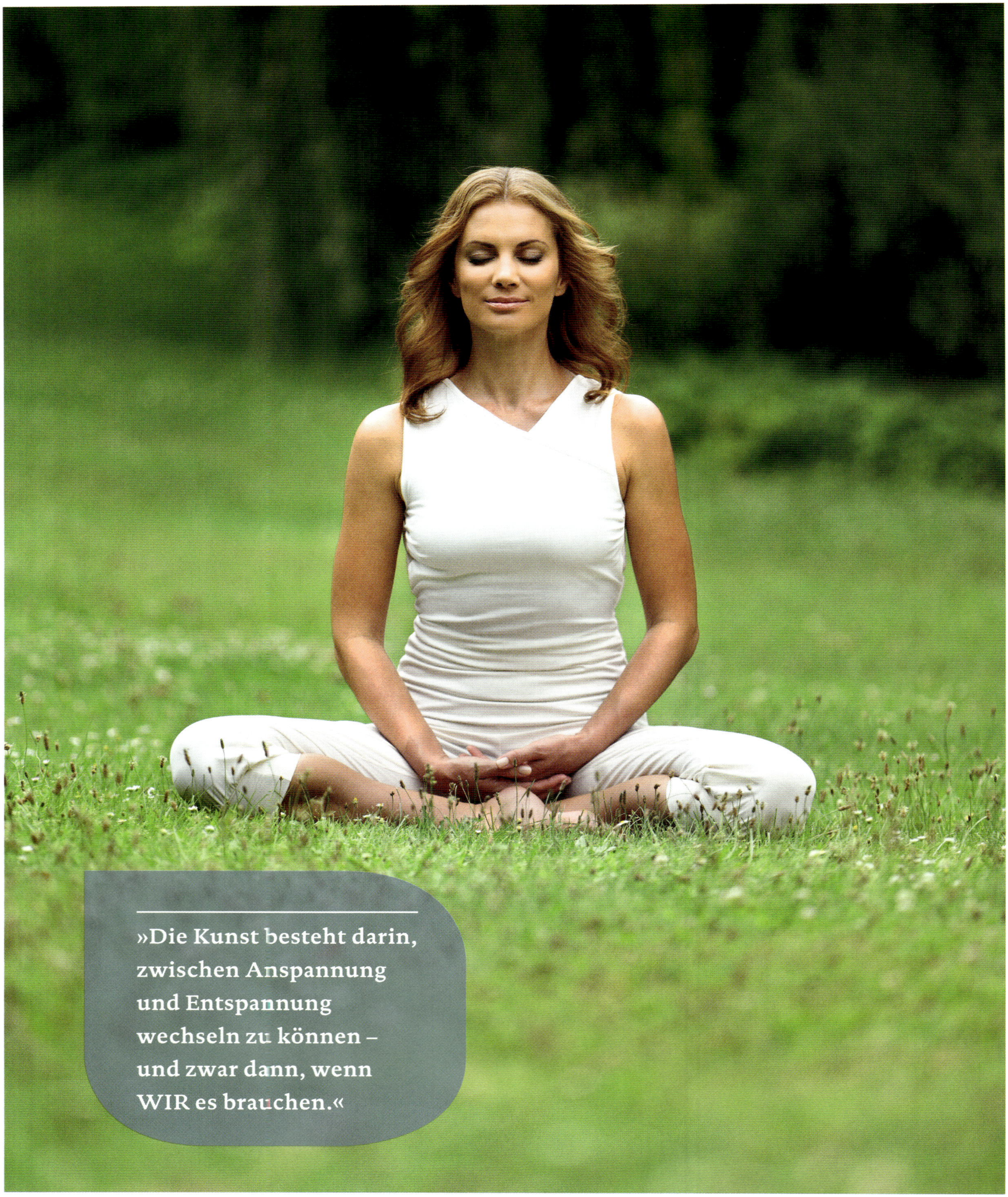
»Die Kunst besteht darin,
zwischen Anspannung
und Entspannung
wechseln zu können –
und zwar dann, wenn
WIR es brauchen.«

ENTSPANNUNG UND MEDITATION

» Die wahre Größe der Meditation ist nicht in irgendeiner Methode zu finden. Sie liegt in einer kontinuierlichen und lebendigen Erfahrung von Präsenz, Klarheit und Frieden. «

Sogyal Rinpoche

Entspannung für Körper & Geist

Eines der wichtigsten Elemente im Yoga ist Entspannung – und zwar die körperliche ebenso wie die geistige. Hier liegt wohl auch der Hauptunterschied zu den meisten anderen Sportarten, denn im Yoga lernen wir, uns aktiv zu entspannen.

Auch dafür hat die Wissenschaft inzwischen einen Begriff gefunden – für den natürlichen Gegenspieler des Stresses sozusagen: die »Entspannungsantwort«. Ein Kardiologe der Harvard University[1] stieß bei seinen Forschungen über Herz-Kreislauf-Erkrankungen (wie Bluthochdruck, koronare Herzerkrankungen und Herzinfarkt) auf ein Phänomen: Er stellte fest, dass meditierende Mönche in der Lage sind, bewusst ihren Blutdruck zu senken. In weiteren Versuchen belegte er, dass mithilfe der achtsamen Geisteskontrolle physiologische Veränderungen bewirkt werden können, zum Beispiel beim Herzschlag, Blutdruck oder Sauerstoffverbrauch. Somit bewies er, dass der Mensch durch Meditation Einfluss auf den Stress und seine Reaktionen darauf nehmen kann.

Asana und Pranayama

Ohne Entspannung ist Meditation nicht möglich. Nur mit einem entspannten Körper können wir den Geist so zur Ruhe kommen lassen, dass uns die Schritte zur Meditation gelingen. Das ist logisch, denn solange Sie in Knien und Hüften festhalten und nicht locker sind, werden Sie nicht im Lotossitz (dem typischen Meditationssitz) Platz nehmen können. Und solange es im Rücken zwickt, werden Sie nicht dazu kommen, Ihren Kopf zu beruhigen, da Ihr Geist immer wieder durch körperliche Störungen abgelenkt wird.

Mit Asanas, wie ich sie in diesem Buch beschreibe, bereiten wir unseren Körper darauf vor, problemlos still sitzen zu können. Ist unser Rücken kräftig, sind unsere Hüften und Beine gedehnt, brauchen wir keine Energie mehr darauf zu verschwenden und sitzen von ganz allein aufrecht.

Pranayama, die Kontrolle des Atems, ist dann der nächste Schritt. Mithilfe von Übungen, wie ich sie im Atem-Kapitel (siehe Seite 85) erkläre, schaffen Sie es mit der Zeit, den Atem völlig selbstverständlich langsam, gleichmäßig und ausgedehnt fließen zu lassen.

1 Dr. Herbert Benson, Kardiologe, Harvard Medical School, Harvard University; Gründer des Mind-Body-Institutes, Boston, USA

Dies wird zu weiterer körperlicher Entspannung führen, und Sie können beginnen, dadurch auch Ihren Geist immer stiller werden zu lassen.

Die bewusste Arbeit an einem ruhigen Geist ist der nächste Schritt auf dem Weg zur Meditation. Im Yoga reden wir von »Pratyahara« (Zurückziehen der Sinne) und »Dharana« (Konzentration).

Pratyahara und Dharana

Mit Pratyahara ist das bewusste Sich-Abwenden von äußeren Einflüssen gemeint. Es ist auf gar keinen Fall damit zu verwechseln, dass man sich aus der Welt zurückzieht und ein eigenbrödlerischer Kauz wird! Ich höre manchmal von Schülern, sie hätten Angst, durch Yoga weltfremd zu werden. Keine Sorge, das Gegenteil wird der Fall sein! Sie werden nach jedem temporären, kontrollierten Abschalten viel bewusster durch die Welt gehen und auch wesentlich wacher und aufnahmefähiger sein.

Mit dem »Zurückziehen der Sinne« ist also vielmehr gemeint, sich regelmäßig eine Pause zu gönnen vom permanenten Datenstrom und Input-Overkill, dem wir Tag für Tag ausgesetzt sind. Diese Pausen sind natürlich nur vorübergehend, und da sie sehr bewusst gemacht werden, bestimmen Sie genauso bewusst, wann Sie sich wieder dem Ganzen aussetzen. Es ist jedoch einfach zwingend notwendig, äußere Einflüsse auf unsere Sinne regelmäßig zu reduzieren, wenn wir innere Einkehr wollen, die uns tiefe Ruhe und Entspannung ermöglicht.

Ziel von Pratyahara ist also, zum Beispiel unserem Seh- und Hörsinn keine Information mehr zukommen zu lassen. Der einfachste, erste Schritt ist natürlich: Augen schließen und in einem ruhigen Umfeld sitzen.

Dann wird es schon etwas schwieriger, denn es gilt, auch die inneren Bilder und Worte zu stoppen. Darum geht es dann im nächsten Schritt, Dharana.

Rund 40.000 bis 60.000 (!) Gedanken, die uns pro Tag durch den Kopf gehen, zu beruhigen, ist natürlich eine Herausforderung. Aber eine machbare.

Geduldig Schritt für Schritt gehen

Es gibt dafür diverse Übungen im Yoga, von denen ich Ihnen einige ganz einfache vorstellen werde. Und: Es ist leichter, als die meisten denken. Alles, was Sie brauchen, ist der tiefe Wunsch nach echter Entspannung, außerdem die Konsequenz, die Schritte dorthin auszuführen, und natürlich Geduld, denn es geht auch hier nur Schritt für Schritt voran (wie bereits im Kapitel zur 21-Tage-Formel beschrieben).

Haben Sie durch Pratyahara dafür gesorgt, dass von außen nichts mehr Ihren Geist stört, können Sie nun beginnen, Ihren Geist von innen heraus zu beruhigen. Es ist sehr wichtig, dass Sie mit Geduld vorgehen.

Also: *erst* den Körper vorbereiten. *Dann* den Atem unter Kontrolle bringen und *im Anschluss* am Geist arbeiten. Es wäre Zeitverschwendung, das Pferd von hinten aufzäumen zu wollen. Wenn ich mit Menschen rede, die behaupten, sie »können nicht meditieren«, frage ich sie nach den Schritten, die sie zuvor unternommen haben. Allzu oft bekomme ich zur Antwort: gar keine. Das kann natürlich nicht funktionieren.

Genauso wenig werden Sie in die Meditation kommen, wenn Ihre Ernährung nicht förderlich ist (siehe Seite 91) oder wenn Sie zum Beispiel zuvor Kaffee, Alkohol oder andere Stimulanzien konsumiert haben.

Wie bei den körperlichen Übungen ist es auch hier Ihre eigene Verantwortung und freie Entscheidung, wie viel Sie hineingeben möchten und wie viel Sie dafür herausbekommen. Sehr oft erwarten Leute tolle Ergebnisse, sind aber nicht bereit, die nötige Disziplin dafür aufzubringen.

Ich muss es leider so deutlich sagen: Tiefe Entspannung oder die Fähigkeit, mit Stress umzugehen, werden Sie nicht dadurch erreichen, dass Sie sich jeden Abend eine Flasche Wein gönnen. Und Ihre Leistungsfähigkeit können Sie auf lange Sicht nur mithilfe eines durchdachten Programms und eines sinnvollen Lebensstils signifikant steigern – kurzzeitig anregende Stimulanzien wie Kaffee oder Kokain werden Ihnen langfristig mehr Energie rauben als zuführen.

Das ist oft der Punkt, an dem Menschen aussteigen oder sich vom Yoga abwenden. Das klingt dem »modernen« Menschen oft »zu trocken« und langweilig. Auf der anderen Seite sind es aber meist genau diese Menschen, die mich neidvoll fragen, warum ich viel jünger aussehe, als ich bin, und immer so strahlend, gut gelaunt und gesund bin. Nun – raten Sie mal ... Nach einem Abend mit einer Flasche Wein bin ich weder strahlend, noch fühle ich mich gesund. Mir gelingt es nicht, zu meditieren, und ich bin wenig leistungsfähig. Und ich wette mit Ihnen: Wenn Sie 100 sehr erfolgreiche, gesunde oder glückliche Menschen nach ihrem Erfolgsgeheimnis fragen, wird keiner antworten: »Jeden Abend eine Flasche Wein.« Oder: »Jeden Abend TV schauen, bis ich einschlafe.«

Bevor Sie jetzt das Buch zur Seite legen, weil Ihr innerer Schweinehund zu jaulen beginnt, lassen Sie sich dies von mir aus eigener Erfahrung versichern: Solange Sie vorwiegend gesund leben, regelmäßig üben und ab und zu Ihrem Körper und Geist erlauben, sich komplett zu reinigen und tief zu entspannen (zum Beispiel durch ein Detox-Programm oder einen Intensiv-Retreat), dürfen Sie sich hin und wieder Ihren Wein gönnen. Erinnern Sie sich an das Kapitel zur Etablierung guter Gewohnheiten. Sobald die richtige Information in Ihnen verankert ist, können Sie den Weg auch mal verlassen. Wichtig ist nur, erst einmal dorthin zu kommen. Dabei hilft Ihnen die 21-Tage-Formel.

Das Ziel ist Samadhi

Meditation kann uns dabei helfen, neuronale Veränderungen im Gehirn zu beschleunigen. Im Yoga ist deshalb die Meditation (Dhyana) der letzte und wichtigste Schritt vor dem höchsten Ziel: »Samadhi«. Damit ist völliger Frieden gemeint. Der innere Ort, an dem Stress, Burn-out und alles, was uns krank macht, nicht existent sind.

Einerseits gilt für den Yogi definitiv der alte Satz »Der Weg ist das Ziel.«, und es geht weniger darum, irgendwo anzukommen, als vielmehr die wunderbaren Praktiken im eigenen Leben zu etablieren. Andererseits spürt man, dass man »es geschafft hat«, wenn man diesen Zustand zum ersten Mal erlebt. Denn dann weiß man, dass einem dieses Gefühl nie mehr genommen werden kann, auch wenn es kurzzeitig vielleicht mal vom Alltagsstress überlagert wird. Man ahnt dann, dass man immer wieder an diesen wohltuenden Ort zurückkehren kann, egal, wie stürmisch das Leben um uns herum ist. Der Frieden, den Tiefenmeditation uns geben kann, ist mit nichts zu vergleichen. Deswegen sagen die Yogis, Samadhi sei mit Worten nicht zu beschreiben.

Ich gehe manchmal in meinen Kursen sogar so weit zu sagen, dass alles, was wir im Yoga bis zum Punkt der Meditation tun, nur Vorbereitung ist, und dass Dinge wie ein gesunder, knackiger Körper und große Gelenkigkeit nur nette Nebeneffekte sind.

In der Meditation finden wir den wahren »Zustand des Yoga«: tiefste Entspannung, die auch im stressigen Businessalltag anhalten kann und uns Inspiration gibt, die uns kreativer, leistungsfähiger und einfach besser werden lässt.

Mit diesem Versprechen ermutige ich meine Schüler, auch an den Aspekten des Yoga »dranzubleiben«, die vielleicht auf den ersten Blick weniger Spaß machen, als sich auf der Matte zu verbiegen.

Denken Sie an meine Worte, wenn es Ihnen auf dem Kissen mal langweilig wird. Es lohnt sich! Wenn Sie diesen Berg überwunden haben, werden Sie wissen, was ich meine. Und auch diese Praxis lohnt sich auf mehreren Ebenen!

Wirkung auf den Organismus

Durch Meditation wird der Vagusnerv stimuliert, der größte Nerv des Parasympathikus (siehe Seite 25), der vom Hirnstamm am Hals entlang bis zu den Eingeweiden verläuft und in vielen Verästelungen endet. Er versorgt die äußeren Gehörgänge, den Kehlkopf, den Magen und Darm, das Herz und die Lunge.

Der Spannungsgrad dieses Nervs, der sogenannte Vagotonus, beeinflusst unter anderem unseren Blutdruck und die Herzschlagfrequenz. Bei Untersuchungen[2] stellte man fest, dass ein hoher Vagotonus eine geregelte Verdauung unterstützt, beim Orgasmus hilft und für soziale Kontakte unverzichtbar sei. In die Augen blicken, freundlich offen lächeln, einfühlsam zuhören, zustimmend nicken – all diese Vorgänge laufen über den Vagusnerv.

Tests mit Meditierenden und nicht meditierenden Kontrollgruppen ergaben, dass der Vagotonus bei jenen, die regelmäßig meditieren, deutlich gestiegen ist. Nicht nur die Gesundheit wird dadurch gestärkt, sondern es werden auch positive Gefühle und soziale Kompetenz gefördert.

Medizinische Untersuchungen dieser Art nehmen stark zu, und Experten sind sich heute einig, dass es durch all diese Erkenntnisse zu einem regelrechten Meditationsboom kommen kann.

Meine indischen Lehrer sagten schon vor 10 Jahren: »Wir müssen uns nur zurücklehnen. Die Menschen im Westen werden erkennen, dass sie so nicht weiterleben können, und von allein kommen, um die alten Techniken zu lernen.«

SAVASANA

»Stellung der Toten«

Das ist eine der wichtigsten Yogahaltungen – und eine oft belächelte, da sie von außen betrachtet so wirkt, als würden wir »nur daliegen«. Äußerlich tun wir das auch. Doch in der Stellung der Toten (wie Savasana aus dem Sanskrit übersetzt heißt) sind wir alles andere als tot. Im Gegenteil: In dieser Position ist unser System sehr aktiv. Da wir keinerlei Energie damit verbrauchen, uns zu bewegen (oder zu denken – im Idealfall), können unsere Zellen alles »abspeichern«, was wir ihnen zuvor gegeben haben. Das kann Kräftigung sein, Dehnung, eine bestimmte Atemtechnik, die ihre Wirkung entfaltet, und so weiter. Deshalb nehmen wir die Position im klassischen Hatha-Yoga zwischen bestimmten Sequenzen als Ruhehaltung ein und am Ende einer Übungsreihe zur Tiefenentspannung.

1. Legen Sie sich auf einen flachen Untergrund (das kann Ihre Yogamatte sein oder der Rasen im Park). Falls Ihnen leicht kalt wird, legen Sie sich auf eine Decke und/oder decken Sie sich zu.
2. Liegen Sie auf dem Rücken, Ihre Füße etwas mehr als hüftbreit auseinander, die Zehen fallen schwer nach außen. Ihre Hände liegen etwa 45 Grad vom Körper entfernt (das ist die optimale Ruheposition für Ihre Schultergelenke), Ihre Handflächen zeigen zum Himmel.
3. Lassen Sie den Atem natürlich kommen und gehen, ohne eine Atemtechnik anzuwenden.
4. Stellen Sie sich vor, wie Sie mit jedem Atemzug mehr und mehr Gewicht in den Boden abgeben.
5. Lassen Sie dann auch diese Vorstellung los.
6. Bleiben Sie so für 12 Minuten liegen. Am besten stellen Sie sich einen Wecker, damit Sie nicht Gefahr laufen einzuschlafen.

---

2 Bethany E. Kok, Ph. D., Institut für soziale Neurowissenschaften, Max-Planck-Institut Leipzig

3 Quelle: »stern«, Ausgabe Nr. 43/2013, »Die Kraft von innen«

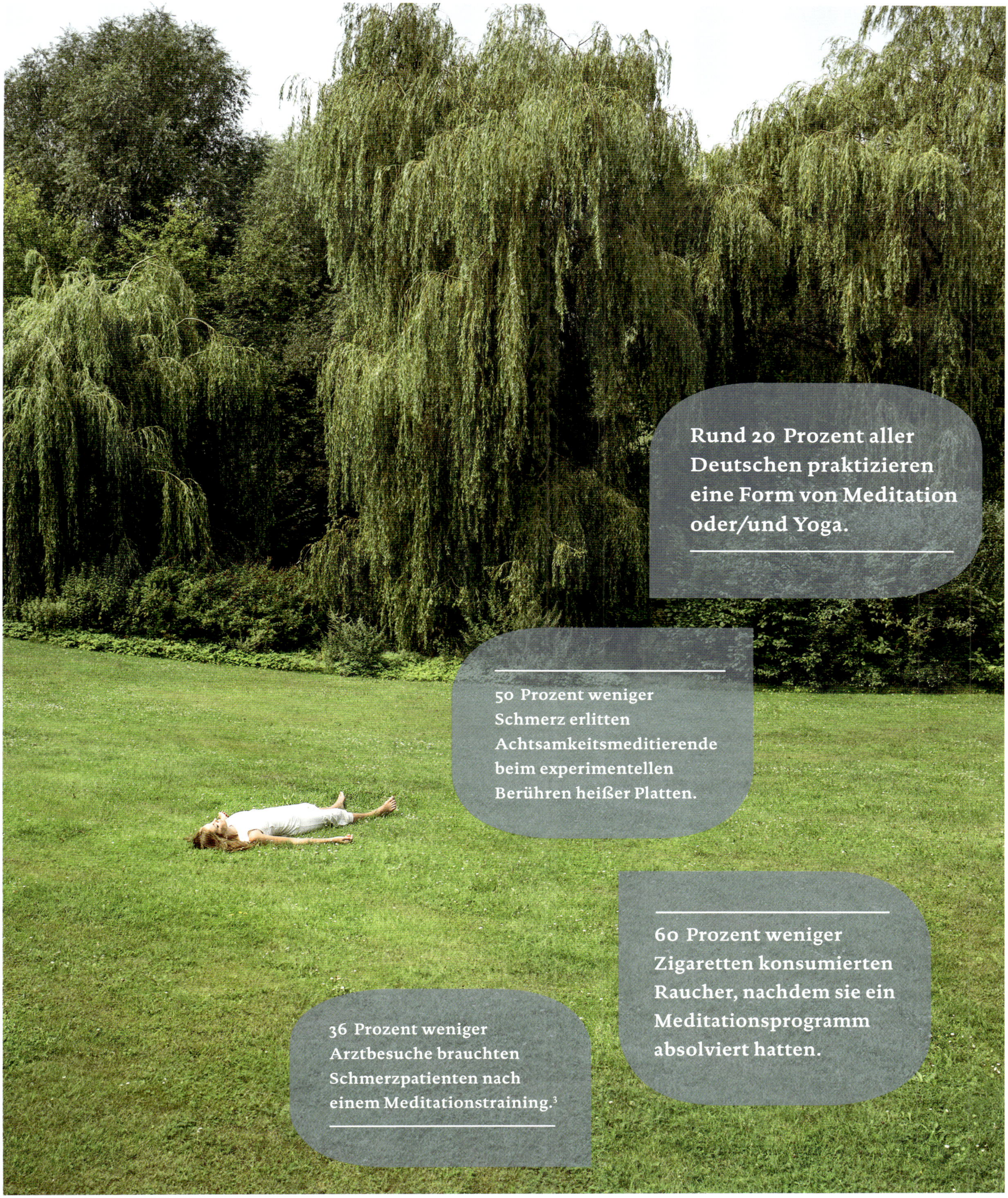
Rund 20 Prozent aller Deutschen praktizieren eine Form von Meditation oder/und Yoga.
50 Prozent weniger Schmerz erlitten Achtsamkeitsmeditierende beim experimentellen Berühren heißer Platten.
60 Prozent weniger Zigaretten konsumierten Raucher, nachdem sie ein Meditationsprogramm absolviert hatten.
36 Prozent weniger Arztbesuche brauchten Schmerzpatienten nach einem Meditationstraining.[3]

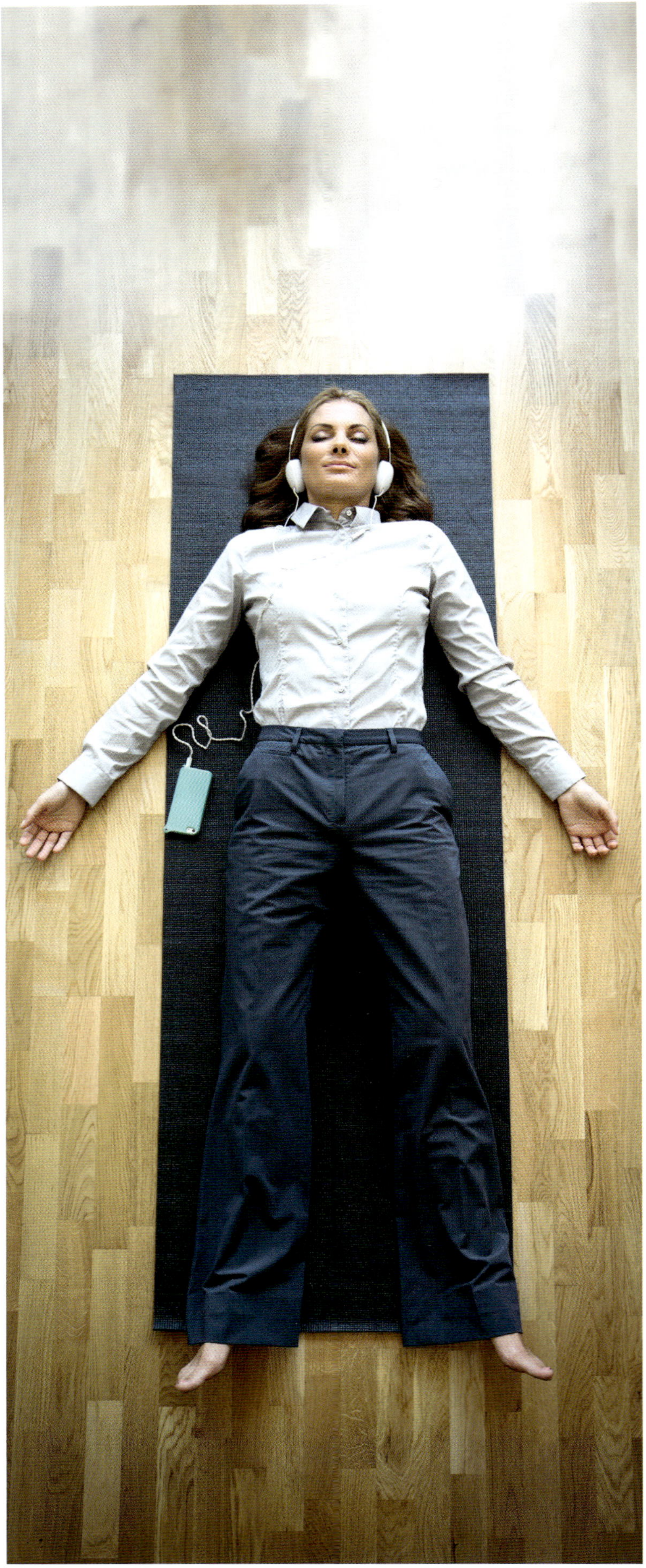

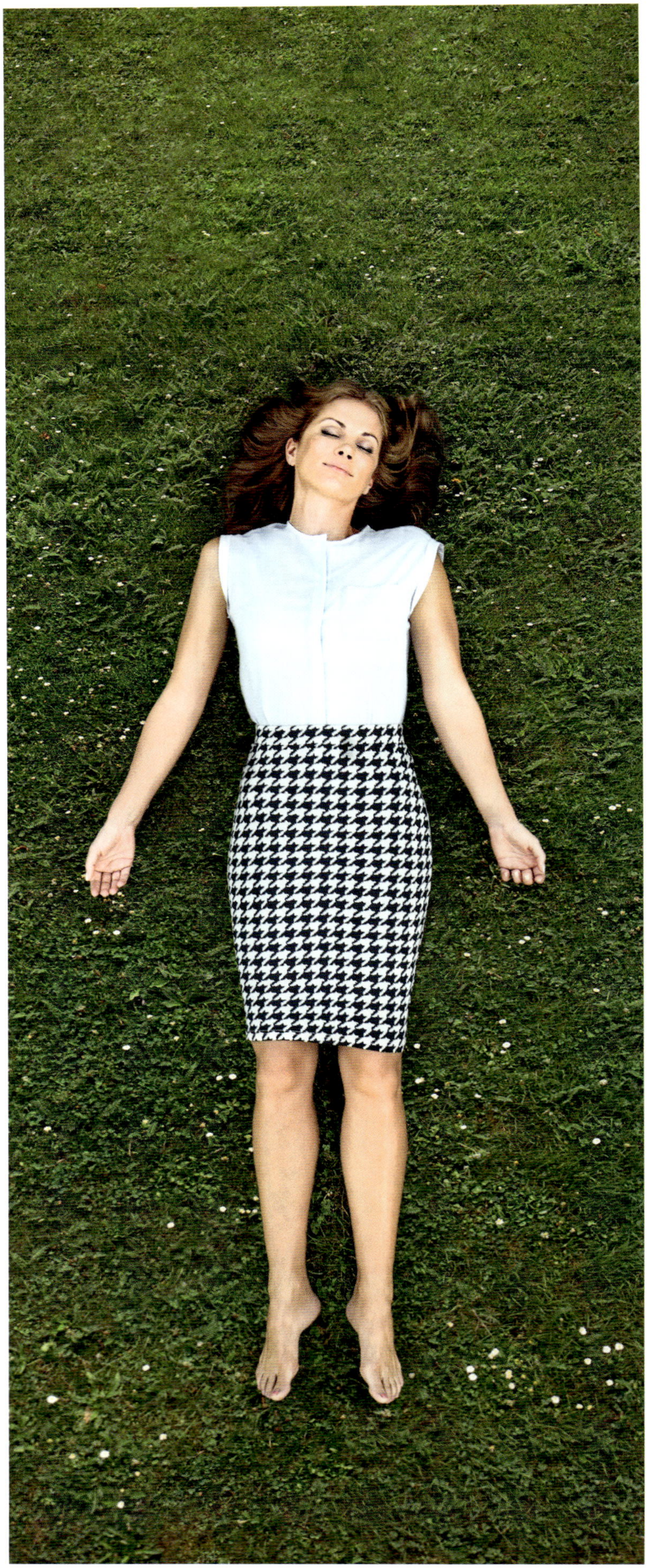

Sie sollten versuchen, Ihre Übungssessions vor allem am Abend mit dieser Entspannung abzuschließen. Auch vor dem Einschlafen ist es hilfreich, sich bewusst zu entspannen.

Wichtig ist, dass wir wirklich ruhig liegen und einfach nur loslassen. Bewegungen, Atem, Denken – das Loslassen ist für viele schon eine sehr schwere Übung, und so beobachte ich in Savasana immer wieder, wie viele meiner Schüler noch nicht imstande sind, einfach nur still zu liegen. Probieren Sie es aus – Sie werden sehen, dass es von Mal zu Mal einfacher wird.

YOGA NIDRA

Tiefenentspannung

Wenn Sie mit Savasana gelernt haben, Ihren Körper völlig zur Ruhe kommen zu lassen, können Sie mit »Yoga Nidra« einen Schritt weiter gehen.

Mit dieser Übung zur Tiefenentspannung, die auch »yogischer Schlaf« (Sanskrit: nidra = Schlaf) genannt wird, können Stress und Nervosität abgebaut werden. Man sagt, 30 Minuten Entspannung durch Yoga Nidra seien gleichzusetzen mit der Entspannung und dem Regenerationseffekt von zwei Stunden erholsamem Schlaf. Außerdem ist es eine intensive Achtsamkeitsübung, mit der wir unsere guten Vorsätze mithilfe von Affirmationen bewusst verankern können. Im Yoga spricht man von Sankalpa (= Vorsatz, Entschluss).

Sankalpa – Vorsätze verankern

Dazu sollten Sie Ihr Vorhaben in einem kurzen Satz formulieren, bevor Sie in die Übung gehen. Wichtig ist, dass dieser Satz in Ihrer eigenen Sprache und positiv formuliert ist, da das Unterbewusstsein nicht zwischen positiven und negativen Formulierungen unterscheiden kann. Hilfreich ist auch, den Satz im Präsenz zu formulieren, da dies einen stärkeren Effekt hat und wir so gleich die richtigen neuronalen Verschaltungen legen. Wenn Sie zum Beispiel an Ihrem Stresslevel arbeiten möchten, sollte es also nicht heißen: »Ich will mich nicht mehr so oft aufregen.«, sondern: »Ich bleibe ruhig und gelassen.« Oder wenn Sie Ihre Essgewohnheiten ändern möchten, formulieren Sie: »Ich nehme Kraft und Energie in Form von gesunder Nahrung zu mir.« (statt: »Ich will weniger Pizza essen und Alkohol trinken.«) – und so weiter.

Diese Sätze werden dann während der Yoga-Nidra-Sequenz im Unterbewusstsein abgelegt. Der Sinn von Sankalpas liegt darin, Willenskraft und Geist zu stärken. Es geht nicht darum, Wünsche zu erfüllen. Vergessen Sie also: »Ich wünsche mir einen Porsche!«, sondern verankern Sie lieber die Fähigkeit in sich: »Ich erreiche meine Ziele, indem ich meine Fähigkeiten voller Freude ausweite.«

Wenn Sie mit Sankalpas arbeiten, vermeiden Sie Konjunktive. (»Ich würde, wäre, sollte …«) Formulieren Sie die Aussagen als Tatsache in der Gegenwart: »Ich verdiene, treffe, habe …«

Nehmen Sie sich Zeit, einen sinnvollen Satz zu formulieren. Wenn Sie Yoga Nidra in Ihre 21-Tage-Formel einbauen, arbeiten Sie während der drei Wochen mit demselben Sankalpa, bevor Sie sich gegebenenfalls dem nächsten Vorsatz zuwenden.

1 Bereiten Sie Ihren Körper vor, wie in der Übung Savasana (auf Seite 114) beschrieben.
2 Wiederholen Sie Ihren Vorsatz erst 3-mal, indem Sie ihn laut aussprechen. Wiederholen Sie ihn dann innerlich noch 3-mal stumm.
3 Gehen Sie nun mit der folgenden Anleitung durch Ihren gesamten Körper und führen Sie sich damit in die Tiefenentspannung.

Die Yoga-Nidra-Entspannung

4 Ich entspanne meine Füße. Meine Füße sind entspannt.
Ich entspanne meine Beine. Meine Beine sind entspannt.
Ich entspanne meine Hüften. Meine Hüften sind entspannt.

5 Ich entspanne meine Hände. Meine Hände sind entspannt.
Ich entspanne meine Arme. Meine Arme sind entspannt.
Ich entspanne meine Schultern. Meine Schultern sind entspannt

6 Ich entspanne meinen Rücken. Mein Rücken ist entspannt.
Ich entspanne meinen Bauch. Mein Bauch ist entspannt.
Ich entspanne meine Organe. Meine Organe sind entspannt

7 Ich entspanne meinen Nacken. Mein Nacken ist entspannt.
Ich entspanne mein Gesicht. Mein Gesicht ist entspannt.
Ich entspanne mein Gehirn. Mein Gehirn ist entspannt.

8 Ich entspanne meinen Geist. Mein Geist ist entspannt.

Sankalpa-Wiederholung

9 Wenn Ihr Körper komplett entspannt ist, wiederholen Sie Ihren Vorsatz innerlich 3- bis 5-mal.

10 So holen Sie sich langsam aus der Tiefenentspannung zurück: Nehmen Sie ein paar tiefe Atemzüge und beginnen Sie, den Körper vorsichtig zu bewegen. Wenn Sie Yoga Nidra aber vor dem Einschlafen praktizieren, können Sie sich gleich in den Schlaf gleiten lassen.

Was beim Üben geschieht

Yoga Nidra erhöht den Fluss von Energie (Prana) im Nervensystem und führt zugleich zu einer sofortigen Entspannung der jeweiligen Körperteile. (Es kann sogar sein, dass Organe hörbar reagieren – wenn ich in meinen Kursen Yoga Nidra anleite, führt dies oft zu Gekicher. Lassen Sie sich davon nicht ablenken. Es ist ein gutes Zeichen und zeigt nur, dass es funktioniert!)

Außerdem wird das Bewusstsein von den sensomotorischen Wahrnehmungen getrennt. Das heißt, die üblichen Reaktionen auf den Input über unsere Sinne (wie reflexartige Bewegungen aufgrund bestimmter Geräusche) bleiben aus. Somit können sich alle Bereiche des Körpers nicht nur tief entspannen, sondern werden auch maximal mit Energie aufgeladen.

Praktische Tipps

Da es zu Beginn sein kann, dass Sie bei der Übung einschlafen, stellen Sie sich am besten einen Wecker.

Sie können den Text aufnehmen und abspielen, wenn Sie Angst haben, Teile zu vergessen.

Es gibt auch gute geführte Yoga-Nidra-Aufnahmen, die es jedoch nicht immer erlauben, mit Ihrem persönlichen Sankalpa zu arbeiten. Vor allem zu Beginn der Praxis von Yoga Nidra ist es sinnvoll, sich von einem guten Lehrer, dem Sie vertrauen, hineinführen zu lassen. Es gibt hier sehr große Unterschiede; natürlich sind auch persönlicher Geschmack und Sympathie entscheidend, ob man sich fallen lassen kann.

Auf meinen Retreats arbeite ich regelmäßig mit Yoga Nidra und erlebe immer wieder absolut begeisterte Teilnehmer. Weil ich oft danach gefragt werde, plane ich, geführte Meditationen und die Yoga-Nidra-Anleitung aufzunehmen – Updates hierzu finden Sie unter www.be-better.eu.

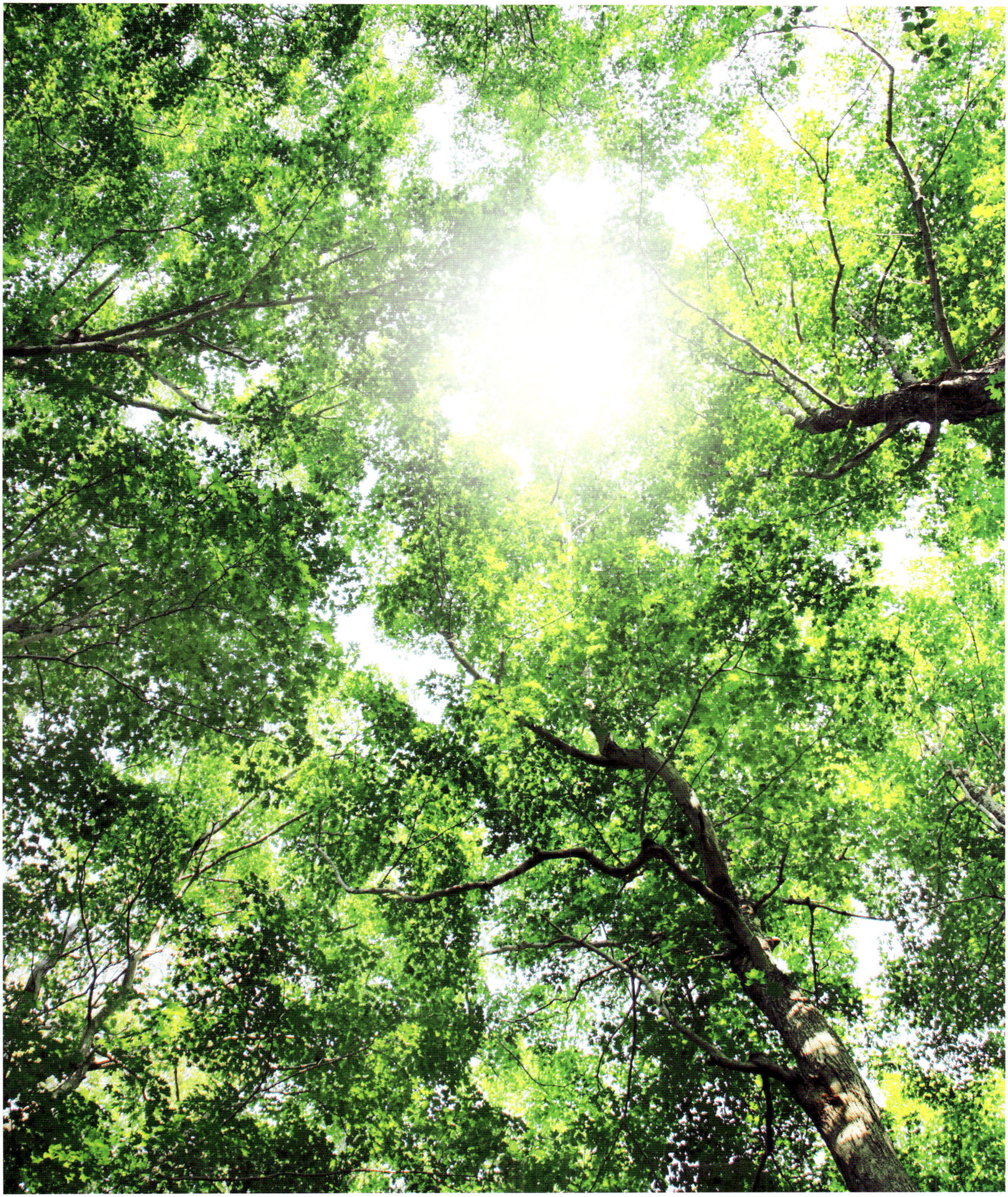

DIE MEDITATION

Guten Schlaf können wir nur mit den besten Maßnahmen und idealen Umständen vorbereiten. In den (hoffentlich tiefen, gesunden und erholsamen) Schlaf selber fallen wir dann (hoffentlich) sofort – das können wir nur passiv zulassen.

Ähnlich verhält es sich mit der Meditation. Wir können nur unseren Körper und Geist mit den beschriebenen Schritten optimal vorbereiten und dann in eine (hoffentlich tiefe, entspannende, inspirierende und stärkende) Meditation sinken.

Wenn »der Moment« gekommen ist, fühlt es sich tatsächlich manchmal an wie beim Einschlafen: Sie kennen vielleicht das Gefühl, als würden Sie wirklich »fallen«. Ähnlich wie im Deutschen heißt es auch im Englischen »to fall asleep«. Manchmal zucken wir beim Einschlafen und werden kurz, leicht erschrocken, wieder wach. Das kann beim Meditieren auch passieren. Lassen Sie sich davon nicht irritieren. Ihr System wird sich mit jedem Mal, das Sie üben, mehr daran gewöhnen und Ihnen ein neuronales Sicherheitsnetz spannen!

1 Finden Sie einen bequemen Sitz mit gekreuzten Beinen. Wenn Sie den Lotossitz nicht beherrschen, stellen Sie sicher, dass Sie den Rücken still und aufrecht halten können. (Hilfreich ist es, auf einem Meditationskissen zu sitzen, damit Ihre Hüften sich oberhalb der Knie befinden und Ihre Wirbelsäule gerade aufgerichtet ist.)
2 Schließen Sie die Augen und legen Sie die Hände in den Schoß oder auf die Knie. Ihre Handflächen zeigen nach oben.
3 Lassen Sie erst einmal Ihren Atem mithilfe der beschriebenen Techniken (siehe Seite 85) ruhig und gleichmäßig werden.
4 Beginnen Sie dann mit Pratyahara, dem Zurückziehen der Sinne (Seite 112). Wenden Sie sich mit allen Sinnen nach innen, lauschen und spüren Sie in sich hinein, und schenken Sie äußeren Eindrücken wie Geräuschen keine Beachtung mehr.
5 Wenden Sie Dharana (Konzentration) an, indem Sie Ihre innere Wahrnehmung zunächst auf einen Punkt zwischen Ihren Augenbrauen richten und so Ihren Geist fokussieren. Ihr Atem kann Ihnen hier helfen. Und lassen Sie auftauchende Gedanken ruhig weiterziehen.
6 Erst wenn keine ablenkenden, störenden Gedanken mehr aufsteigen, lassen Sie die bewusste Konzentration los und machen sich auf zu Dhyana, der Meditation.
7 Da Sie echte Meditation nicht aktiv *tun* können, sondern ihr nur durch die richtige Vorbereitung den Weg ebnen, lassen Sie sich bei den Schritten zuvor Zeit und kehren Sie immer wieder zu ihnen zurück, wenn Geräusche oder Gedanken Sie ablenken, bis sich der Geist ganz beruhigt hat.
8 Bleiben Sie so lange sitzen, wie Sie sich wohlfühlen, mindestens jedoch 12 Minuten.
9 Wenn Sie die Meditationspraxis beenden möchten, können Sie dies zum Beispiel tun, indem Sie Ihren Atem vertiefen und so Ihre Aufmerksamkeit wieder in Ihren Körper bringen.

Versuchen Sie, mit 12 Minuten täglich zu beginnen. Wenn Sie die Meditationspraxis in Ihre 21-Tage-Formel einbauen, sollten Sie jeden Tag zur selben Zeit meditieren. Nach den 21 Tagen können Sie sich auf 20 Minuten steigern, dann auf 30 und so weiter. Wenn Ihr System sich daran gewöhnt hat und eine »Informationsautobahn« für die Meditation angelegt ist, wird Ihr Körper von ganz allein ruhig werden, sobald Sie auf dem Meditationskissen sitzen.

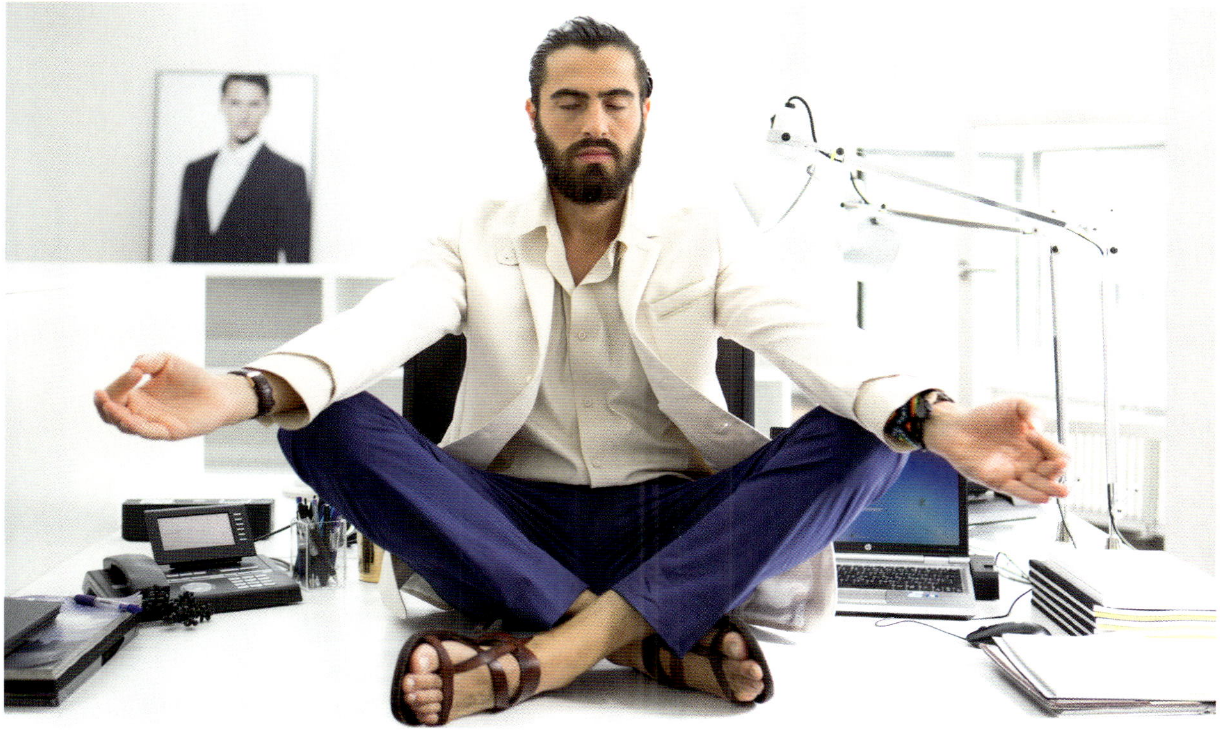

Ich fand es zu Beginn hilfreich, eine geführte Meditation auf CD zu hören – es gibt eine riesige Auswahl, in der natürlich auch viel Ungutes zu finden ist. Es sind Aufnahmen geplant, auch dazu finden Sie Infos auf meiner Website (siehe Seite 268).

Wie wirkt Meditation auf das Gehirn?

Was ist ihr Geheimnis? Und warum ist sie eine der besten Waffen gegen Stress und daraus resultierende Krankheiten?

In den Bereichen Neurologie, Medizin und Physiologie zeigen Wissenschaftler seit geraumer Zeit mit immer neuen Experimenten, dass das Gehirn mithilfe von Yoga und Meditation verändert werden kann und dass Achtsamkeitsübungen förderlich für die Gesundheit sein können. Inzwischen werden diese Praktiken immer häufiger erfolgreich bei Stress, Schmerz und chronischen Krankheiten als ergänzende Therapie zu schulmedizinischen Behandlungen angewendet.

Auch die Frage, wie sich Meditation auf physiologische und neurologische Muster auswirkt, beschäftigt westliche Wissenschaftler zunehmend. Dazu werden sowohl Anfänger als auch fortgeschrittene Yogis im Labor untersucht.

Bislang war es technisch nicht möglich, solche Prozesse im Gehirn zu untersuchen, ohne den Probanden zu schädigen oder direkt auf die Prozesse einzuwirken. In den letzten Jahren hat sich die Technologie jedoch enorm weiterentwickelt. Mittels Hightechgeräten und modernsten Methoden wie der funktionellen Magnetresonanztomographie (fMRT) und dem Elektroenzephalogramm (EEG) kann jetzt erforscht werden, wo die Schnittstellen zwischen Geist, Gehirn und Körper liegen. Verschiedene Regionen innerhalb des Gehirns können sichtbar gemacht und ihre Funktionen und Aktivitäten gezeigt werden.

So ist mittlerweile einiges über die physiologischen Auswirkungen von Meditation bekannt. Studien belegen, dass sie neue Nervenverbindungen erzeugt und sogar epigenetische Auswirkungen auf unsere DNA hat. Mittlerweile beschäftigt sich eine ganze Forschungsrichtung mit den diversen Veränderungen, die Meditation im Gehirn auslöst: die »kontemplative Neurowissenschaft«.

Damit liefert die moderne Wissenschaft nach und nach Beweise für Dinge, die die alten Yogis schon vor langer Zeit gelehrt haben und die seitdem bei Tausenden Praktizierenden wirken. So belegte zum Beispiel eine Studie, wie Stress im Hirn emotional verarbeitet wird und wie sich das auf unser Immunsystem auswirkt. Vorgänge, die auch in alten Yogaschriften beschrieben werden – natürlich mit anderen Begriffen.

Weitere Beispiele für Veränderungen, die sich im Gehirn unter dem Einfluss von Meditation zeigen können: Manche Hirnbereiche sind vergrößert oder aktiver, etwa der linke präfrontale Kortex, der wichtig ist für das emotionale Gleichgewicht oder andere Strukturen, die mit Selbstwahrnehmung und Mitgefühl in Verbindung gebracht werden. Auch die Funktion von Hormonen kann sich durch Meditation verändern, und eine deutliche Zunahme der Dichte an grauer Gehirnmasse im Hippocampus, der eine wichtige Rolle beim Lernen und Erinnern spielt, wurde bei Meditierenden bewiesen. Gleichzeitig nimmt durch Meditation die Dichte der Hirnmasse rund um die Amygdala ab – diese wird mit Stress und Ängsten in Verbindung gebracht. In nicht meditierenden Kontrollgruppen konnten diese Veränderungen nicht einmal ansatzweise nachgewiesen werden.

Das Gehirn schwingt höher

Studien belegen, dass schon kurze Meditationssessions die Aufmerksamkeit und das Konzentrationsvermögen erheblich verbessern können. Dies lässt sich per EEG anhand der Frequenz messen, in der das Gehirn schwingt, denn spezifische Gehirnwellen lassen auf bestimmte Bewusstseinszustände schließen. Regelmäßig meditierende Mönche zeigten eine vermehrte Gammaaktivität in ihren Gehirnen.

Gehirnschwingungen im Vergleich (Hertz = Schwingungen pro Sekunde)

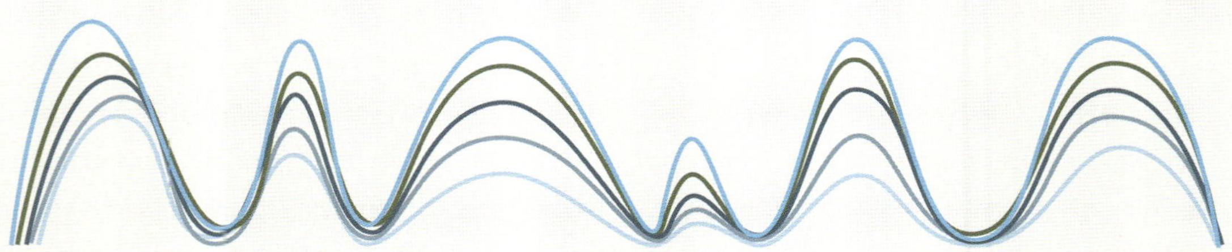

Gamma (100–38 Hz): tief meditierende Mönche, Spitzenleistungen
Beta (38–15 Hz): Stress, Angst, innerer Kritiker
Alpha (14–8 Hz): normaler, entspannter Wachzustand
Theta (7–4 Hz): REM-Traumphasen, kreative Phasen, Meditation
Delta (3–0,5 Hz): traumloser Tiefschlaf

Eigentlich werden **Gammawellen** über 30 Hertz nur während kognitiver Höchstleistungen beobachtet. Man spricht hier von »Peak Performances«, also Spitzenleistungen in Form starker Fokussierung und Konzentration sowie hohem Informationsfluss. Bei Yogis, die mehr als 40.000 Stunden meditiert haben, wurde eine signifikant größere Gammaaktivität gemessen, was auf eine größere Harmonie zwischen den verschiedenen Gehirnarealen hindeutet. Interessant ist, dass die Gammaaktivität über weite Bereiche des Gehirns synchron auftritt. Es wurden auch Verschmelzungserlebnisse, das Gefühl universellen Wissens und Verlust des Ich-Gefühls beobachtet, wie sie im Flow-Zustand auftreten.

Die hohen Frequenzen der **Betawellen** mit durchschnittlich 20 Hertz treten vor allem bei innerer Unruhe, Angst und Stress auf oder wenn unser innerer Kritiker aktiv ist.

Im normalen Wachzustand mit einer entspannten Grundhaltung zeigt unser Gehirn **Alphawellen** mit etwa 10 Hertz. Alphawellen sind als Brücke notwendig, damit Informationen aus dem Thetabereich in unser Wachbewusstsein gelangen können. Wenn wir so tief meditieren oder schlafen, dass wir nur noch Theta- und Deltawellen, jedoch keine Alphawellen mehr produzieren, werden wir uns an die Inhalte der Meditation oder an Träume nicht erinnern können. Alpha ist deshalb besonders in Kombination mit anderen Hirnwellen bedeutsam.

Die niedrigfrequenten **Thetawellen** (4 bis 7 Hertz) sind die Wellen des Unterbewussten. Sie kommen insbesondere in den REM-Traumphasen (siehe Seite 100), während der Meditation oder in kreativen Zuständen vor. Im Thetabereich finden sich unbewusste oder unterdrückte seelische Anteile, aber auch unsere Kreativität und Inspiration. Thetawellen allein bleiben unbewusst, erst wenn dazu auch Alphawellen kommen, können wir uns an ihre gedanklichen und emotionalen Inhalte erinnern.

Deltawellen charakterisieren die Phase des Tiefschlafs und sind die Hirnwellen mit der niedrigsten Frequenz (0,5 bis 3 Hertz). Sie stellen den unbewussten Bereich dar. Sie kommen im traumlosen, erholsamen Teil des Schlafes vor, aber auch in Kombination mit anderen Hirnwellen. Dann entsprechen sie einer intuitiven Aufmerksamkeit, einer Art Radar oder Empathie, also Einfühlung in Situationen und andere Menschen. Oft verfügen Menschen aus helfenden Berufen über hohe Anteile an Deltawellen.

Meditation und Neuroplastizität

Das Revolutionäre an den neuesten Forschungen der Neurowissenschaft ist die Erkenntnis, dass sich das Gehirn unser Leben lang verändern kann und durch entsprechende Stimulation neue Synapsen und neuronale Verschaltungen bildet.

Diese Anpassungsfähigkeit konnte man in Langzeitstudien beobachten, die zu Zeiten, als man den Schädel öffnen musste, um das Gehirn zu untersuchen, noch nicht möglich waren. Entgegen der früheren Annahme, das Hirn sei mit etwa 20 Jahren »ausgewachsen«, fand man nun heraus, dass sich das Gehirn inneren und äußeren Umständen anpasst. Man spricht hier von Neuroplastizität.[4]

Diese Erkenntnis bestätigt wissenschaftlich, dass ein aktives Gehirn sich immer weiter anpasst und plastisch bleibt, während Isolation und das Fehlen von Lernprozessen zu einer reduzierten Gehirnaktivität führt, der sogenannten Atrophie, die zu Antriebslosigkeit und Depression führen kann.

Selbst das Altern des Gehirns können wir mit Yoga verlangsamen: Es gibt erste Hinweise, dass Meditation eine Rolle bei der Vorbeugung von demenziellen Abbauprozessen spielen kann.

4 Führend auf diesem Gebiet ist der Neurobiologe Prof. Fred H. Gage, Laboratory of Genetics, Salk Institute, Kalifornien.

Ein uraltes Wissen

All diese Einflüsse, Verbesserungen und Fähigkeiten, die wir durch regelmäßiges Praktizieren von Yoga und Meditation erlangen können, werden ausführlich in einer der bedeutendsten Schriften des Yoga erläutert: im »Yoga Sutra« von Patanjali. Diese Texte wurden um 200 v. Chr. verfasst und tragen noch heute maximalen Wert und Wahrheit in sich.

> **»Meditieren ist besser als rumsitzen und nichts tun.«**
> *Klaus Klages*

Auch die wichtigste Erkenntnis der modernen Wissenschaft stimmt mit dem überein, was die alten Yogaschriften betonen: Die Effekte verschwinden wieder, wenn man mit dem Meditieren aufhört. Deswegen werde ich nicht müde, in meinen Kursen zu betonen, wie wichtig es ist dranzubleiben – es lohnt sich!

Dos and Don'ts in der Meditation

Ungeduld

Es ist okay, wenn erst mal nichts passiert. Erwarten Sie nicht ab der ersten Session Feuerwerke und Erleuchtungserfahrungen. Meditation wirkt sozusagen homöopathisch, also sanft und langfristig. Es ist in Ordnung, wenn Sie sich zu Beginn einfach nur ruhiger fühlen.

Druck

Zwingen Sie sich zu nichts. Wenn es Ihnen schwerfällt, alle Schritte von Anfang an zu machen, beginnen Sie an den ersten drei Tagen damit, einfach nur still auf dem Kissen zu sitzen, fügen Sie erst dann den bewussten Atem hinzu und so weiter. Denken Sie daran: Schritt für Schritt!

Action

Versuchen Sie, weder zu aktiv noch zu passiv zu sein. Entwickeln Sie ein Gefühl dafür, wann Sie zu viel tun (etwa gepresst atmen) oder zu wenig (zum Beispiel auf dem Kissen einschlafen).

Psychoanalyse

Es werden zu Anfang viele Gedanken hochkommen. Versuchen Sie weder, diese zu unterdrücken oder zu verscheuchen, noch sie zu analysieren. Seien Sie ein ganz passiver Beobachter und lassen Sie die Gedanken gelassen vorüberziehen wie Wolken am Himmel.

Humor

Seien Sie bei den Versuchen nicht zu ernst. Gehen Sie an alles mit der nötigen Prise Humor heran, gerade wenn es nicht auf Anhieb klappt. Denken Sie daran: Es geht hier darum, Stress loszulassen, lebensbejahend und mit Freude an unsere Aufgaben heranzugehen. Achten Sie auch darauf, sich nicht besser als andere zu fühlen – eine Falle, in die mancher tappt, wenn ihm Dinge gelingen.

Starrheit

An nur einer Yogarichtung oder Meditationstechnik festzuhalten, ergibt auf Dauer keinen Sinn. Zu Beginn – und vor allem in Ihrer 21-Tage-Phase – sollten Sie bei Ihrem gewählten Übungsprogramm bleiben. Doch probieren Sie sich aus! Ich rate meinen Schülern immer, verschiedene Lehrer und Techniken kennenzulernen. Wenn Sie dann das gefunden haben, was für Sie funktioniert, werden Sie darin richtig gut. Und wenn Sie nach einigen Jahren merken, dass es an der Zeit für den nächsten Schritt ist, tun Sie ihn! Nur so entwickeln Sie sich weiter und werden immer besser!

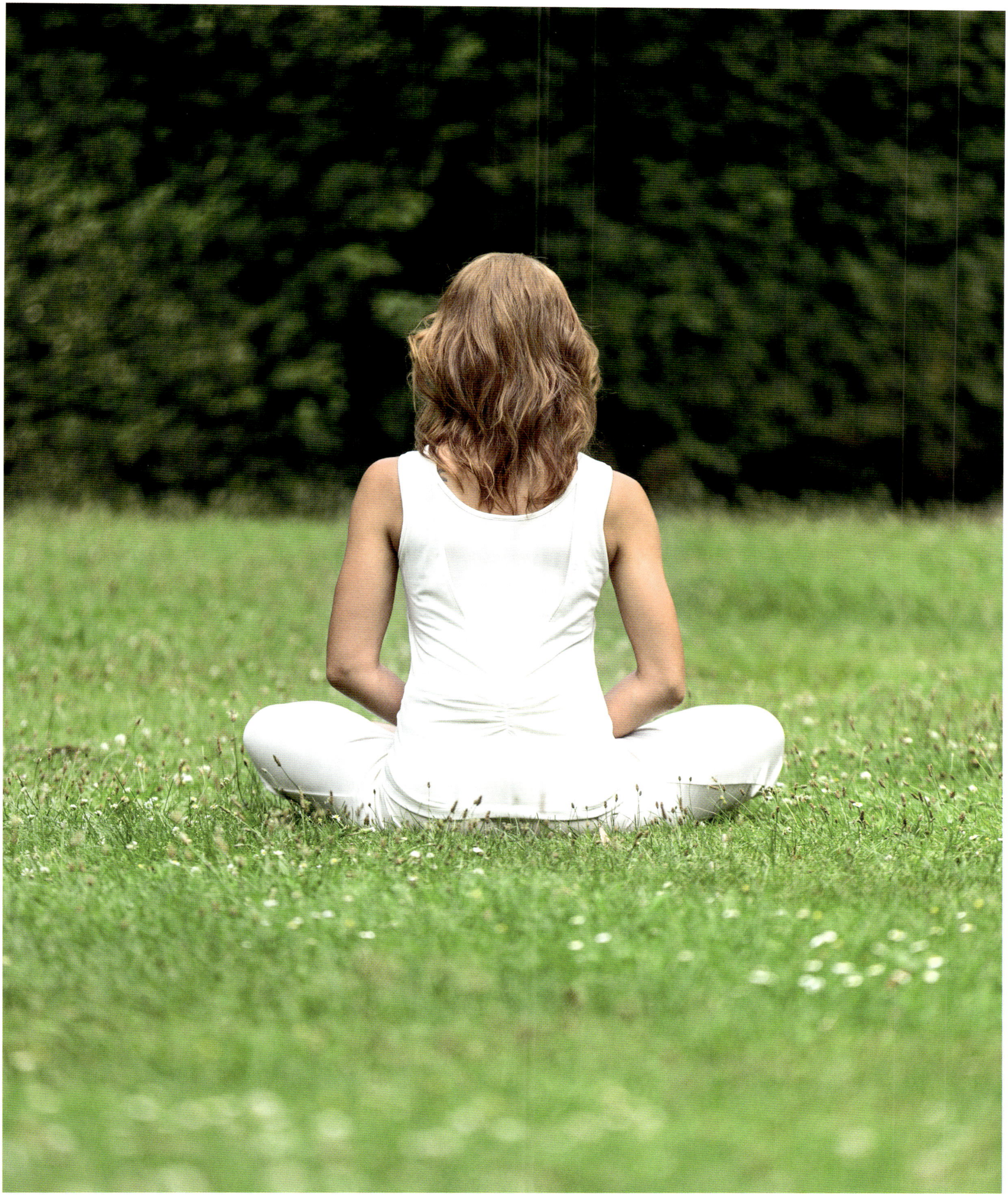

EXPERTENINTERVIEW

» Gesundheit besteht aus mehreren Komponenten. «

Dr. Bülent Ugurlu

Kerstin Linnartz: *Sie achten sehr auf einen gesunden Lebensstil und raten dies auch Ihren Patienten. Können wir mithilfe von Yoga, Ernährung und Achtsamkeitsübungen (zum Beispiel durch Meditation) tatsächlich gesünder werden, und sieht man uns das vielleicht sogar an?*

Dr. Bülent Ugurlu: Liebe Frau Linnartz, Ihr Beispiel zeigt ganz eindeutig, dass Yoga schön macht! Aber ich kann Ihre Frage auch grundsätzlich mit einem klaren Ja beantworten. Gesundheit und Schönheit bestehen aus mehreren Komponenten, und diese werden meines Erachtens gut durch Yoga »gespeist«.

Yoga trainiert den gesamten Körper, kräftigt die Tiefenmuskulatur und verleiht Haltung. Es kurbelt den Stoffwechsel ordentlich an und verbessert die Gewebedurchblutung, somit auch das Erscheinungsbild der Körperoberfläche. Es lehrt und optimiert effektives Atmen und sorgt dadurch für eine verbesserte Sauerstoffsättigung im Gewebe, wovon der gesamte Organismus profitiert. Es erdet die Denkmaschinerie und entspannt das Gemüt.

Eine gute, ausgeglichene Ernährung sorgt für ausreichende Nährstoffe im richtigen Verhältnis für unsere Zellen und schützt uns vor negativen externen und internen Faktoren.

K. L.: *Es heißt ja, unsere Haut sei das Spiegelbild der Seele, es gibt sogar die Redewendung: »Er fühlt sich nicht wohl in seiner Haut.« Was ist da dran?*

B. U.: Es stimmt, Stress und psychische Anspannung spiegeln sich insbesondere in der Haut wider. Stress hat eine enge Wechselwirkung mit dem Hormon- und Immunsystem, was sich in vielfältigen Reaktionen, etwa der Hautdurchblutung, sowie auf der zellulären Ebene zeigt. Einige leicht nachvollziehbare Reaktionen auf Stress und Emotionen sind: die Gänsehaut, verursacht durch Furcht, Blasswerden aufgrund einer Durchblutungsminderung, durch Schreck hervorgerufen, ebenso das Erröten aufgrund von Scham. Diese Veränderungen sind nicht immer nur vorübergehend. Psychische Konflikte können einfache Hautirritationen, aber auch diverse Hautkrankheiten hervorrufen oder verstärken. Zahlreiche Studien bestätigen den Einfluss von Stress auf Erkrankungen wie Nesselsucht, Neurodermitis oder Weißfleckenkrankheit.

Das Erlernen und regelmäßiges Anwenden von Entspannungstechniken wie autogenes Training, Yoga oder Qigong kann derartige Erkrankungen effektiv lindern oder sogar heilen. Neuerdings gibt es sogar einige Krankenkassen, die Kosten für derartige Maßnahmen übernehmen.

K. L.: *Welchen Einfluss hat Stress generell auf unser Auftreten?*

B. U.: Stimmung und Stressverhalten des Menschen haben einen entscheidenden Einfluss auf die Außenwirkung von Körperhaltung und Erscheinungsbild. Jeder von uns kennt das Gefühl, an manchen Tagen eine besonders positive Wirkung auf andere zu haben, kann dies aber selten erklären. Genau an diesem Punkt können wir ansetzen: Unsere Attraktivität hängt nicht nur von äußeren Attributen ab, sondern auch von unserem aktuellen Stresslevel und unseren Emotionen. Stress und psychische Probleme lassen uns ebenso wenig attraktiv und selbstsicher erscheinen wie Krankheit oder Schmerzen.

Dabei spielen die Haut und eine durch den Gemütszustand bestimmte Haltung der Gesichtsmuskulatur eine besondere Rolle. Stress und ein angespannter psychischer Zustand zeigen sich deutlich in der Mimik. Im Gesichtsbereich werden die ästhetischen Einheiten so geprägt: Langes Einwirken von angespannter Mimik führt zu hängenden Gesichtern und tief eingegrabenen Falten, die sogar nach den charakteristischen Gemütszuständen benannt sind: zum Beispiel Zornesfalte, Sorgenfalte etc.

In diesem Rahmen möchte ich kurz auf das interessante Ergebnis wissenschaftlicher Studien hinweisen: Menschen lächeln, wenn es ihnen gut geht. Umgekehrt kann Lächeln auch düstere Stimmung aufhellen!

K. L.: *Welche Tipps möchten Sie dem modernen, im Job geforderten Menschen noch geben?*

B. U.: Neben den Themen Bewegung, Entspannung und Ernährung, die wir bereits behandelt haben, möchte ich hier noch diese mir wichtig erscheinenden Punkte ansprechen:

- Befreien Sie sich von materiellen Dingen, die Sie besitzen, aber niemals benutzen. Sie rauben Ihnen wertvolle Energie.
- Halten Sie Abstand von Menschen, Objekten und Tätigkeiten, die Sie nur beschweren und Ihnen keinen Mehrwert geben.
- Lernen Sie auch, Nein zu sagen, wenn Sie etwas nicht wollen.
- Erledigen Sie Aufgaben, die auf Sie warten, und stapeln Sie keine Arbeit.
- Setzen Sie Entscheidungen um, die Sie bezüglich Ihrer Gesundheit getroffen haben.
- Nehmen Sie etwas Abstand und betrachten Sie sich selbst regelmäßig aufmerksam von außen.
- Verändern Sie die Dinge, die Ihnen nicht gefallen.

»Wenn jemand diese Art von Balance zwischen Anstrengung und Anstrengungslosigkeit, Zweck und Zwecklosigkeit, Sein und Nicht-Sein, Denken und Nicht-Denken, Handeln und Nicht-Handeln erreicht … Dann kann er sich erlauben, mit dem Gang der Dinge zu fließen. Dann kann er loslassen.«

Osho

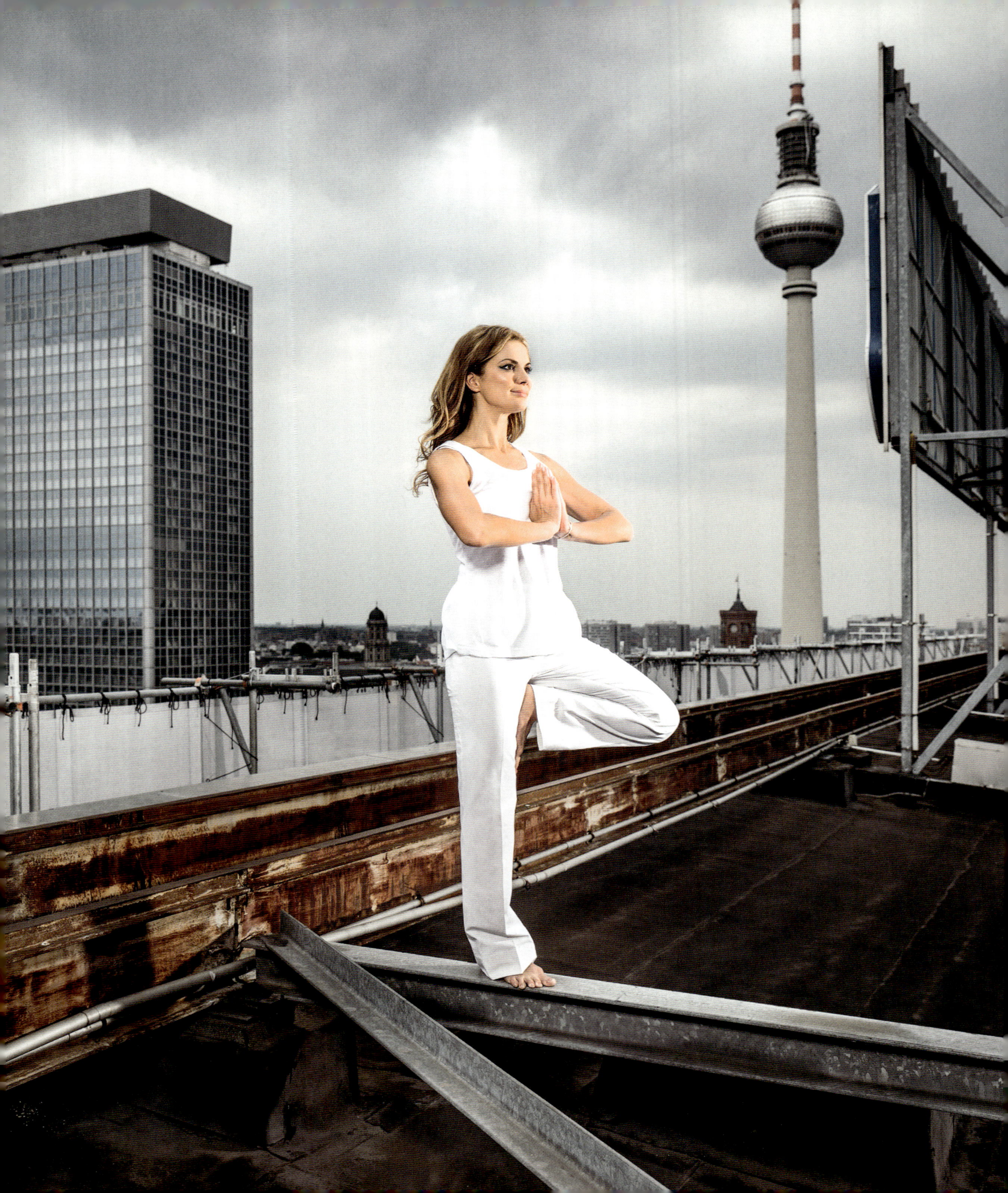

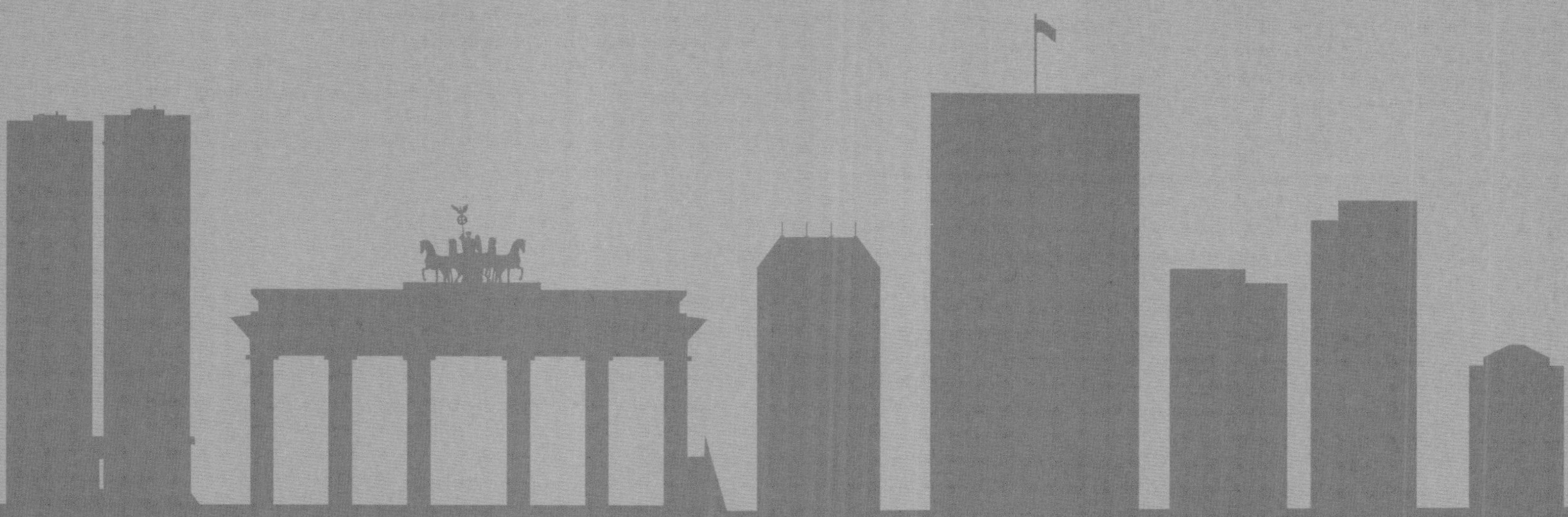

YOGA-SEQUENZEN FÜR JEDEN ANLASS

S O N N E N

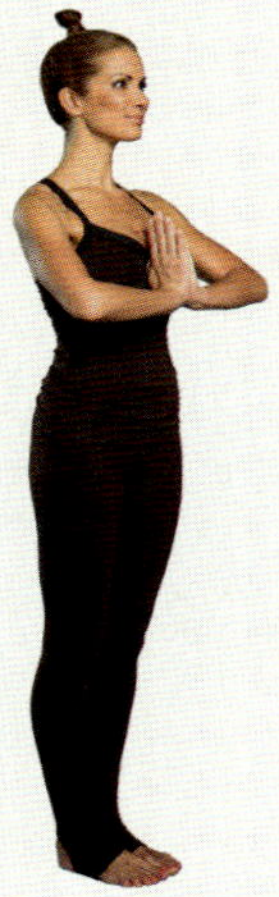

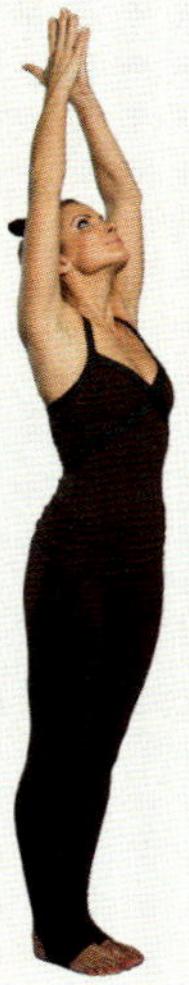

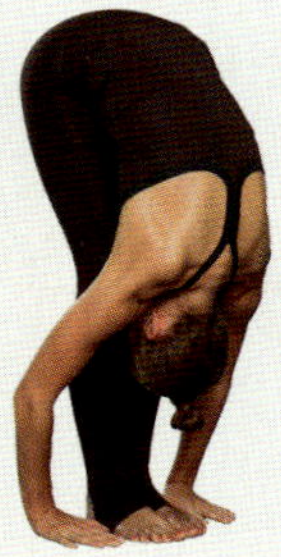

1 Legen Sie die Hände vor Ihrem Herzen in Namaste zusammen.

2 Führen Sie einatmend die Hände zum Himmel und schauen Sie zwischen die gefalteten Hände. Nehmen Sie die Schultern weg von den Ohren.

3 Ausatmend ziehen Sie sich erst gerade nach vorn und beugen sich dann über den 90-Grad-Winkel nach unten. Die Handflächen drücken in den Boden, Finger und Zehen sind in einer Linie. Beugen Sie nötigenfalls die Knie.

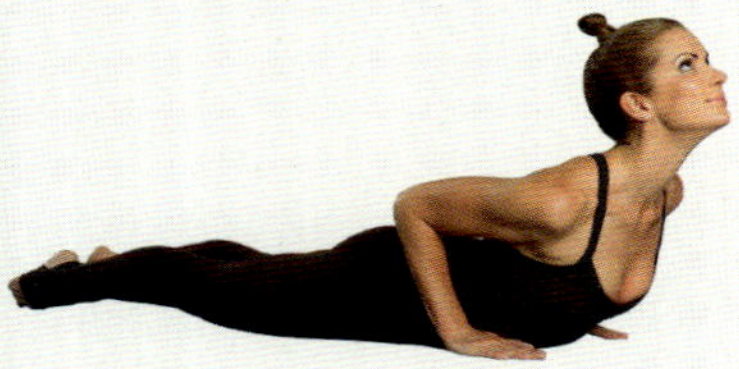

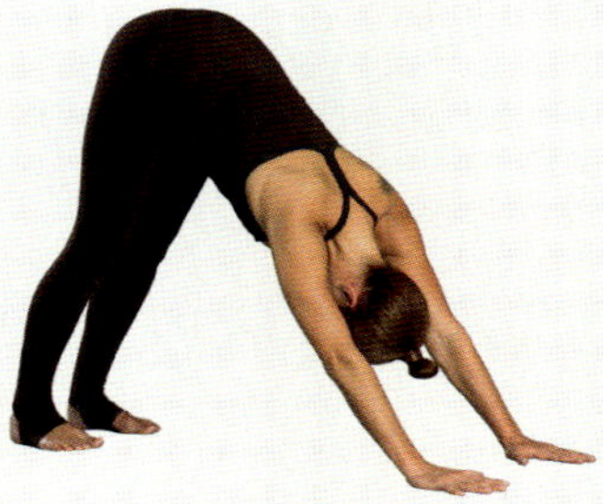

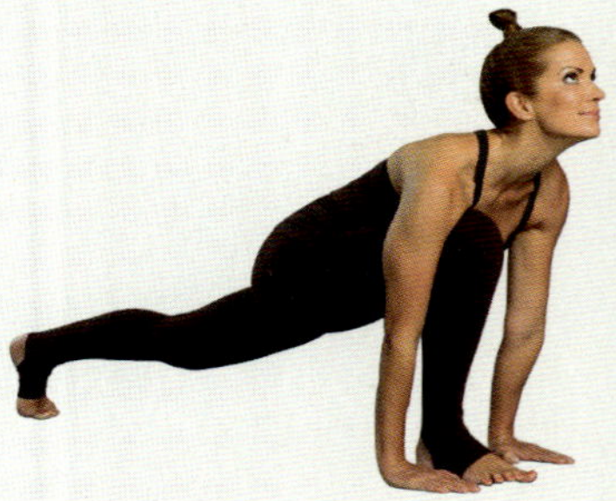

7 Einatmend schieben Sie sich leicht vor, senken das Becken zum Boden und heben dann Kinn, Schultern und Kopf hoch in die Kobra.

8 Ausatmend kommen Sie in den Down Dog: Ihre Hüfte schiebt in Richtung Himmel, die Fersen in Richtung Boden.

9 Einatmend setzen Sie den rechten Fuß nach vorn zwischen Ihre Hände. Holen Sie gegebenenfalls den Fuß mit der Hand weiter vor, stellen Sie nicht die Hände weiter zurück.

G R U S S

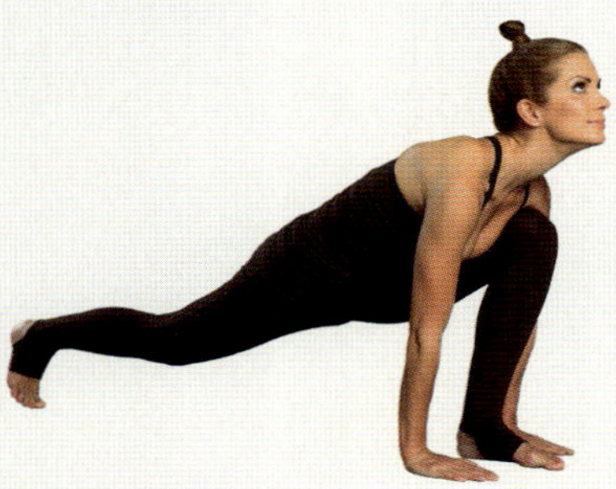

4 Mit der Einatmung setzen Sie den rechten Fuß im großen Ausfallschritt nach hinten. Das linke Bein ist um etwa 90 Grad angewinkelt.

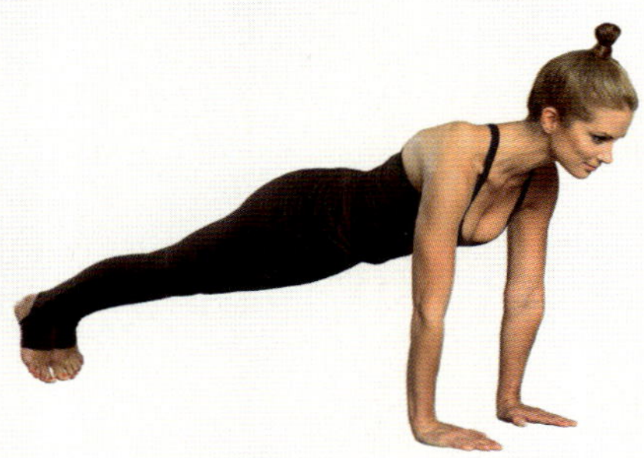

5 Halten Sie den Atem an und setzen Sie den linken Fuß nach hinten, sodass Sie in den Liegestütz kommen.

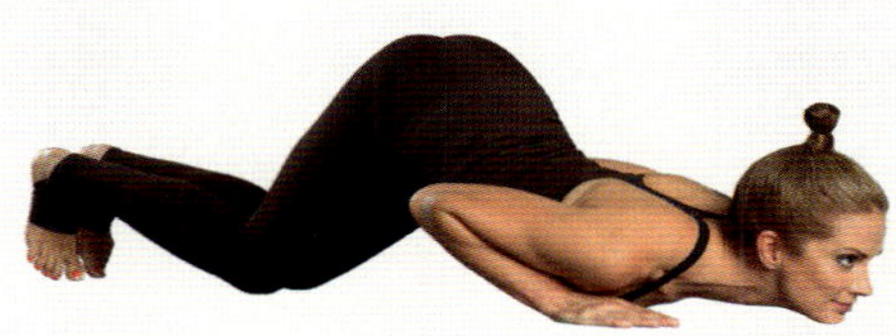

6 Mit dem Ausatmen bringen Sie Knie, Brust und Kinn zum Boden.

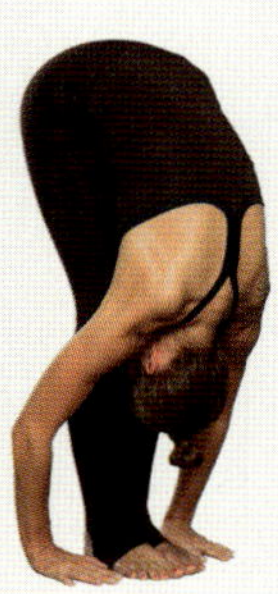

10 Ausatmend folgt Ihr linker Fuß nach vorn und Sie kommen in die Vorbeuge. Auch hier können Sie die Knie zunächst anbeugen, damit Ihre Hände den Boden berühren.

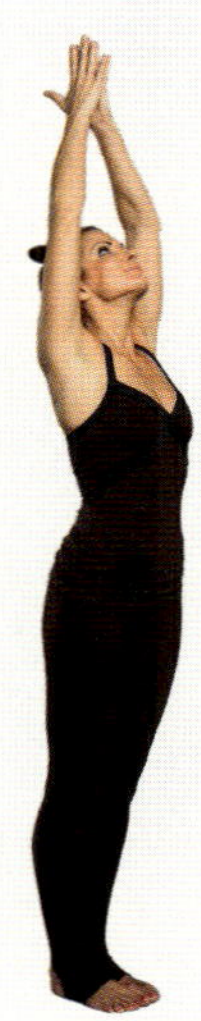

11 Mit dem Einatmen führen Sie Ihre Arme hoch und legen die Hände überm Kopf in Namaste zusammen. Halten Sie den Rücken möglichst gerade und den Bauch aktiviert.

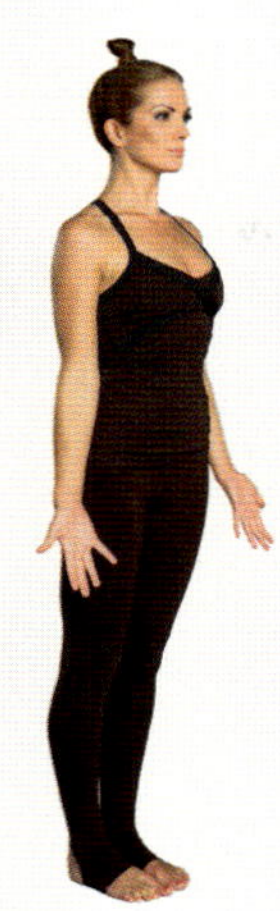

12 Ausatmend kommen Sie wieder in die Ausgangsposition. Hiermit haben Sie die erste Hälfte beendet. Wiederholen Sie nun das Ganze auf der linken Seite (vertauschen Sie also die Rechts- und Links-Angaben.)

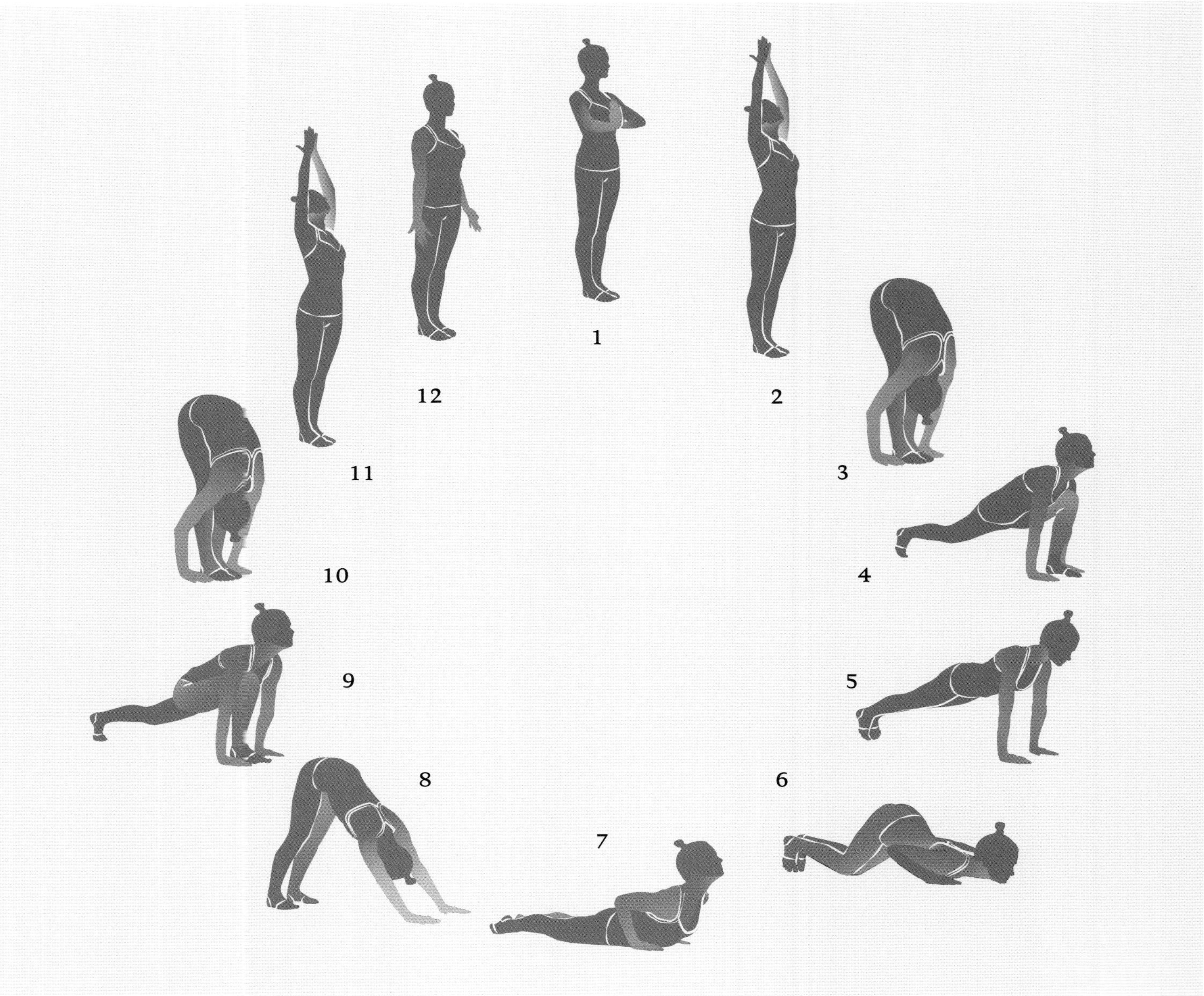

1 Hände in Namaste
2 Einatmen: Hände zum Himmel
3 Ausatmen: vorbeugen
4 Einatmen: rechter Fuß großer Ausfallschritt
5 Atem anhalten: linker Fuß zurück, Liegestütz
6 Ausatmen: Knie, Brust und Kinn zum Boden
7 Einatmen: Kobra
8 Ausatmen: Down Dog
9 Einatmen: rechter Fuß vor
10 Ausatmen: linker Fuß vor, Vorbeuge
11 Einatmen: Arme hoch
12 Ausatmen: Stand

Wiederholen Sie dann die Sequenz, diesmal zur anderen Seite (also zuerst den linken Fuß in Pos. 4 nach hinten stellen und in Pos. 9 wieder nach vorn). Damit ist eine Runde vollendet. Machen Sie mindestens drei solche Runden, gern aber so oft und schnell, wie Sie möchten. Den Sonnengruß können wir nicht oft genug üben!

Wenn Sie ihn zum Aufwärmen vor Ihrer Übungssequenz praktizieren, bleiben Sie im Anschluss an die Sonnengrüße noch kurz aufrecht stehen und erlauben Sie Ihrem Atem und Ihrem Herzen, wieder zur Ruhe zu kommen. Gehen Sie dann zum Üben der Sequenz über – oder starten Sie erfrischt in den Tag!

DER SONNENGRUSS

Eine Übung für jeden Anlass

Fast jeder, der schon mal etwas von Yoga gehört hat, ist wohl dem Begriff »Sonnengruß« bereits begegnet. »Surya Namaskar« (surya = Sonne, namaskar = grüßen) wird in den meisten Yogastilen praktiziert und ist eine Abfolge verschiedener Yogapositionen.

Der Sonnengruß ist perfekt als »Aufwärmübung« vor der Praxis jeglicher Sequenzen geeignet, weil er den Körper optimal vorbereitet, indem er die Beine stretcht, die Hüften öffnet, den Rücken sanft lockert, die Schultern mobilisiert und die Arme dehnt. Sie können ihn also als Einstieg in alle im Folgenden beschriebenen Sequenzen üben.

Dabei können Sie selbst entscheiden, wie intensiv sie ihn üben möchten: Er kann sehr langsam und soft praktiziert werden, wenn Sie einfach nur eine leichte Aufwärmung wünschen. Wollen Sie schon beim Sonnengruß Ihre Muskeln kräftigen, können Sie den ganzen Körper stark anspannen, während Sie in mittlerem Tempo durch die Abfolge gehen. Oder Sie möchten sich austoben und richtig ins Schwitzen kommen? Dann geben Sie Gas und »fliegen« Sie in schnellem Tempo durch die einzelnen Positionen.

Achten Sie darauf, dass Sie die Haltungen korrekt ausführen und auch in einem schnellen Tempo nicht schludrig werden. Lassen Sie den Sonnengruß immer zu einem Flow werden – das heißt, wenn Sie in einer Position angekommen sind, gehen Sie sogleich fließend zur nächsten über.

Koordinieren Sie Atmung und Bewegung. Es steckt eine Logik dahinter, die Ihre Praxis intensiviert: Wenn Sie die Arme heben, weiten Sie den Brustkorb und helfen der Lunge beim tiefen Luftholen. Beim Vorbeugen unterstützt die Haltung Ihres Körpers das Leeren der Lunge und so weiter. Im Laufe der Zeit wird die Koordination von Atmung und Bewegung selbstverständlich und Sie müssen nicht mehr darüber nachdenken – ähnlich wie beim Autofahren, wo Sie auch nicht mehr über die Koordination Ihrer Füße grübeln.

Wenn Sie möchten, arbeiten Sie zur Motivation mit Musik. Ich verwende in meinen Yogaklassen und auf Retreats Playlisten, die nicht nur »indische« Musik enthalten. Es darf auch mal rockig oder poppig werden! Das spornt an – und nebenbei hilft Ihnen Ihr Lieblingssong, ein Gefühl für die Zeit zu bekommen: Sie werden erstaunt sein, wie oft Sie in rund fünf Minuten (die durchschnittliche Dauer eines Songs) durch den Sonnengruß kommen!

Wenn Ihre Zeit mal sehr knapp bemessen ist, empfehle ich, zumindest ein paar Runden Sonnengrüße zu üben, statt nichts zu machen. Wenn Sie den Tag auf diese Weise beginnen, haben Sie Ihr System schon gut angekurbelt und Ihr Energielevel angehoben. Es ist besser, jeden Tag zumindest *etwas* zu machen, als einmal pro Woche ganz viel. Die Ausrede »keine Zeit« greift also ab sofort nicht mehr, denn die Dauer Ihres Lieblingssongs können Sie *jeden Tag* investieren!

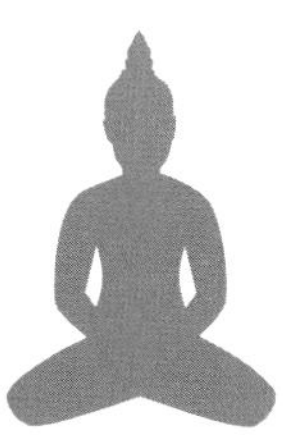

Hier noch einmal zusammengefasst: Kopieren Sie die Seite links und hängen Sie sie dort auf, wo Sie morgens den Sonnengruß üben möchten. So lernen Sie ihn ganz einfach und schnell!

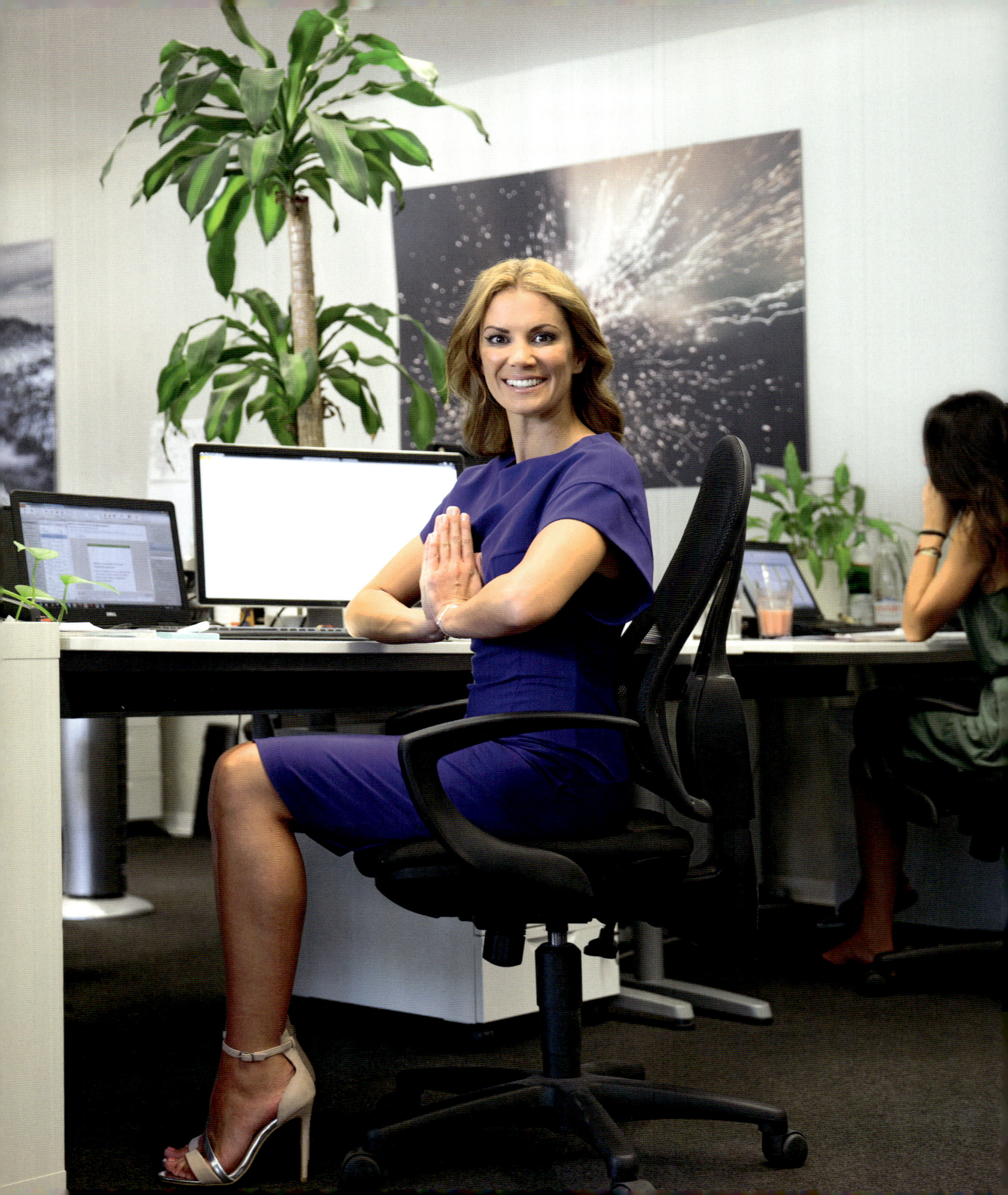

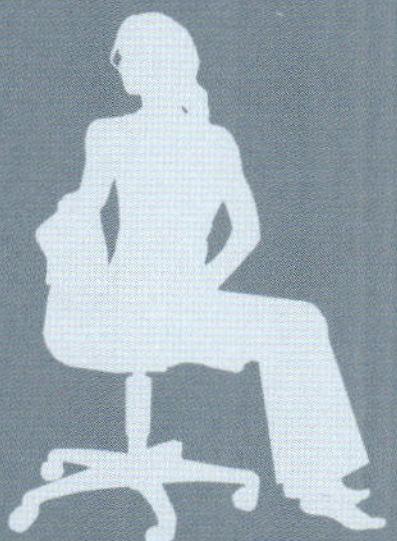

CHAIR-YOGA

Übungen für eingeschränkte Platzverhältnisse

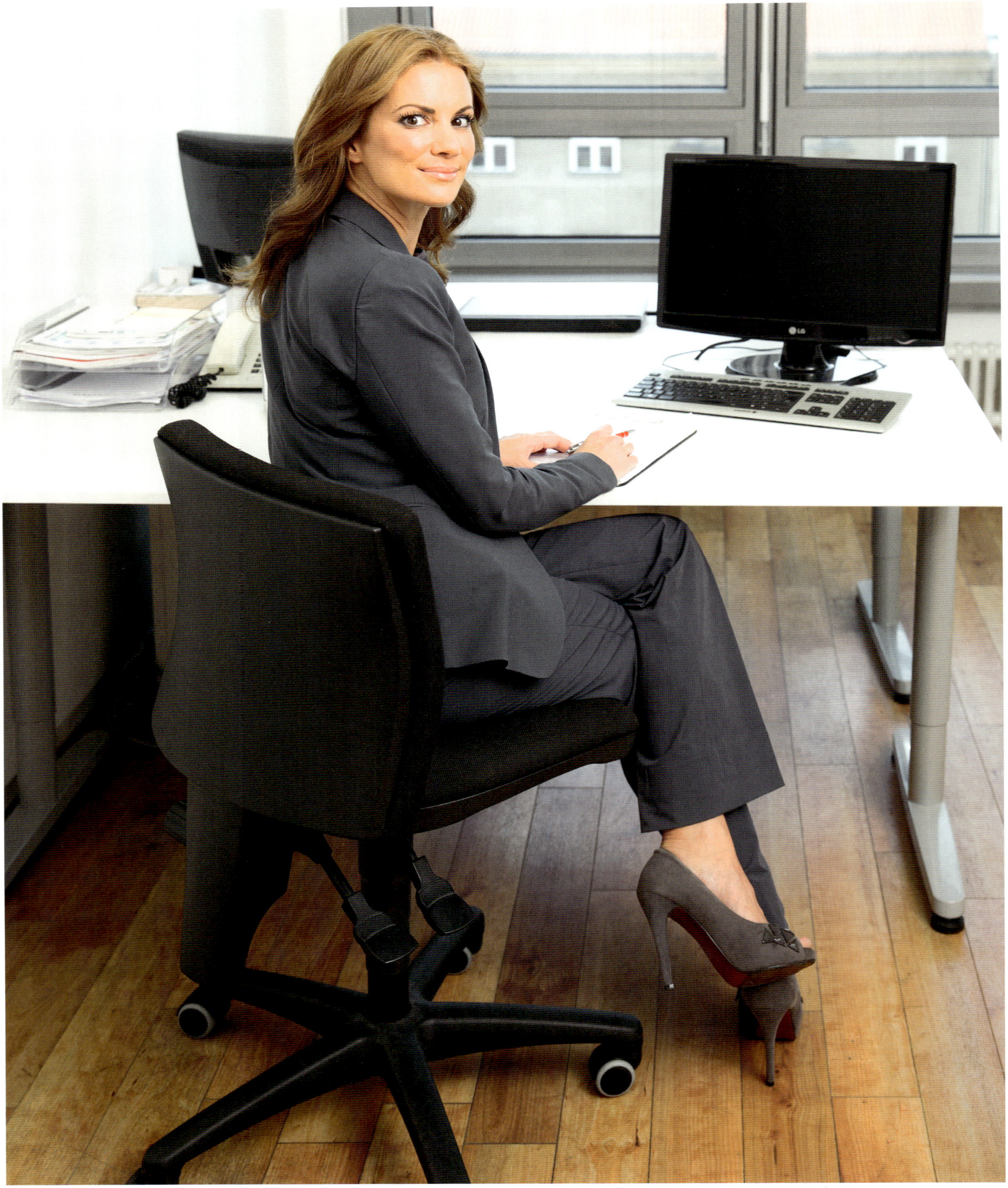
LG

CHAIR-YOGA

Fürs Office, das Flugzeug und andere Fälle

Mit diesen einfachen Übungen öffnen wir Schultern und Hüften, dehnen Beine und Arme und stretchen Wirbelsäule und Handgelenke. Ideal wäre, wenn Sie sie bei offenem Fenster praktizieren, um gleichzeitig frische Luft zu tanken. Das Optimale am Chair-Yoga ist, dass Sie nicht einmal Ihren Arbeitsplatz verlassen müssen (außer natürlich, um das Fenster zu öffnen) und mit minimalem Zeitaufwand den maximalen Benefit haben. Ich empfehle Ihnen, eine oder alle kurzen Asanas aus dieser Sequenz stündlich an Ihrem Arbeitsplatz zu machen. (Wenn Sie auf einem Langstreckenflug sind, üben Sie auch jede Stunde; nur das Fenster bleibt hier natürlich geschlossen ...)

Durch langes Sitzen werden Wirbel gestaucht, und darunter leidet der komplette Rücken. Oft haben wir eine schlechte Haltung (bis zum Rundrücken), Schultergürtel und Nacken verkrampfen sich. Beim Arbeiten am Computer sinken die Schultern nach vorn und der Brustkorb kollabiert, was die Atmung einschränkt. Durch regelmäßiges kurzes Strecken und Öffnen können wir all dem ganz simpel vorbeugen. Wir ziehen unsere Wirbel auseinander, dehnen die Schultern und entkrampfen den Nacken – so wird im wahrsten Sinne des Wortes unser Kopf wieder frei. Schultern und Hüften sind offen, und wir haben eine aufrechte Haltung. Die kleinen Muskeln zwischen den Rippen werden gestretcht, und wir können wieder richtig tief durchatmen. Dadurch nehmen wir mehr Sauerstoff auf, unser System wird besser versorgt, wir sind konzentrierter und weniger anfällig für Müdigkeit.

Ich habe bei jeder Übung die Dauer notiert, sodass Sie gleich sehen, wie wenig Zeit Sie tatsächlich »verlieren«. Je nachdem, wie hoch Ihr akuter Bedarf an diesen Bewegungen ist (Ihr Rücken wird es deutlich sagen – ansonsten denken Sie bitte daran, vorzubeugen!), können Sie mehr oder weniger Zeit einplanen. Bei einer Übungsdauer von 30 Sekunden (!) gibt es allerdings keine Entschuldigung mehr: Die Ausrede »keine Zeit« zählt nicht, und ein schmerzfreier Rücken sollte Ihnen das allemal wert sein. Los geht's!

DOS AND DON'TS

- **Achten Sie beim Üben im Sitzen darauf, dass Sie nicht in der Lendenwirbelsäule kollabieren: Spüren Sie Ihre Sitzhöcker auf dem Stuhl und kippen Sie das Becken leicht nach vorn (Seite 138).**
- **Ziehen Sie Ihre Schultern immer von den Ohren weg, wenn Sie Ihre Arme ausstrecken, und kippen Sie nicht den Kopf nach hinten. Sie wollen Ihren Nacken lang ziehen und ihn nicht zusätzlich stauchen!**

ARM STRETCHES UP

Parvatasana

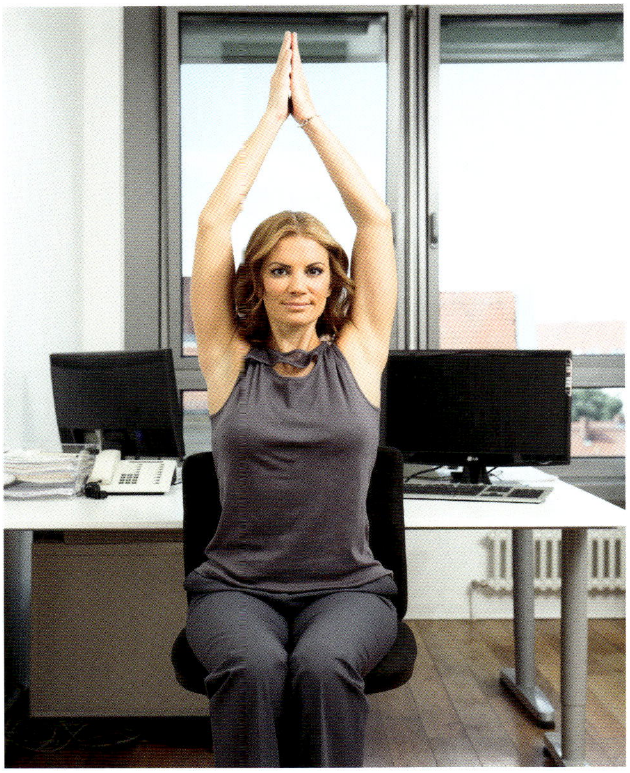

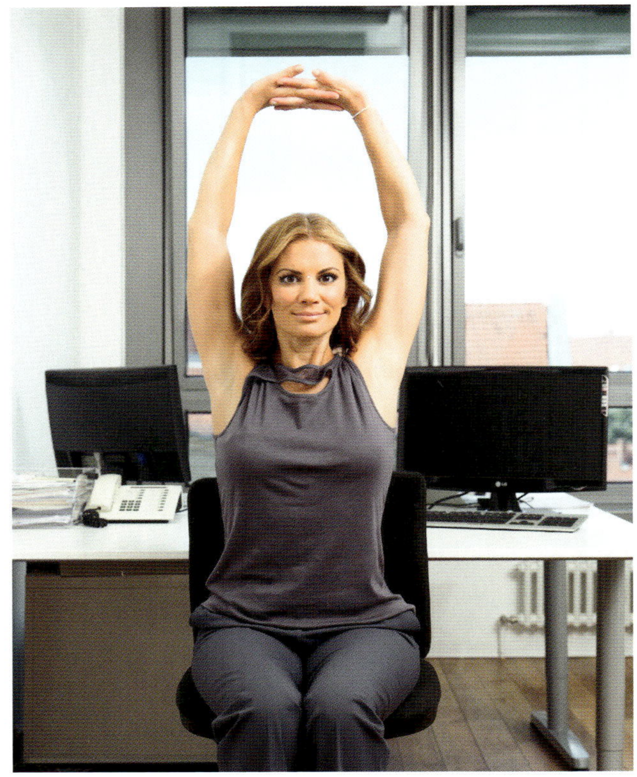

1 Setzen Sie sich aufrecht auf den Stuhl. Kippen Sie das Becken leicht nach vorn und ziehen Sie den Bauchnabel etwas nach innen und oben.
2 Heben Sie mit der Einatmung die Arme gestreckt über den Kopf und falten Sie die Hände (Bild links). Ziehen Sie sich möglichst lang nach oben.
3 Atmen Sie mit gehobenen Armen einmal zwischen, ziehen Sie sich mit der Einatmung noch ein wenig mehr in den Stretch.
4 Senken Sie mit der Ausatmung die Arme.
5 Wiederholen Sie die Übung und rotieren Sie diesmal die Handflächen mit verschränkten Fingern nach oben (Bild rechts). Das dehnt Ihre Handgelenke und Schultern zusätzlich.

Wiederholung: je nach Zeit und Belieben 1- bis 3-mal zu jeder vollen Stunde.
Dauer: ca. 30 bis 60 Sekunden pro Durchgang, je nach Übungstempo und Atemgeschwindigkeit.

Das Becken nach vorn kippen – für eine stabile Basis: Kontrahieren Sie die Beckenbodenmuskulatur, indem Sie sie nach innen und oben ziehen (stellen Sie sich vor, Sie müssten dringend auf Toilette, aber Sie fänden keine). Ziehen Sie auch den Bauchnabel nach innen und oben und schieben Sie das Schambein leicht nach vorn – das ist eine subtile, mehr innere Bewegung, bei der sich der untere Rücken nicht rundet!

ARM STRETCHES SIDE

Indudalasana

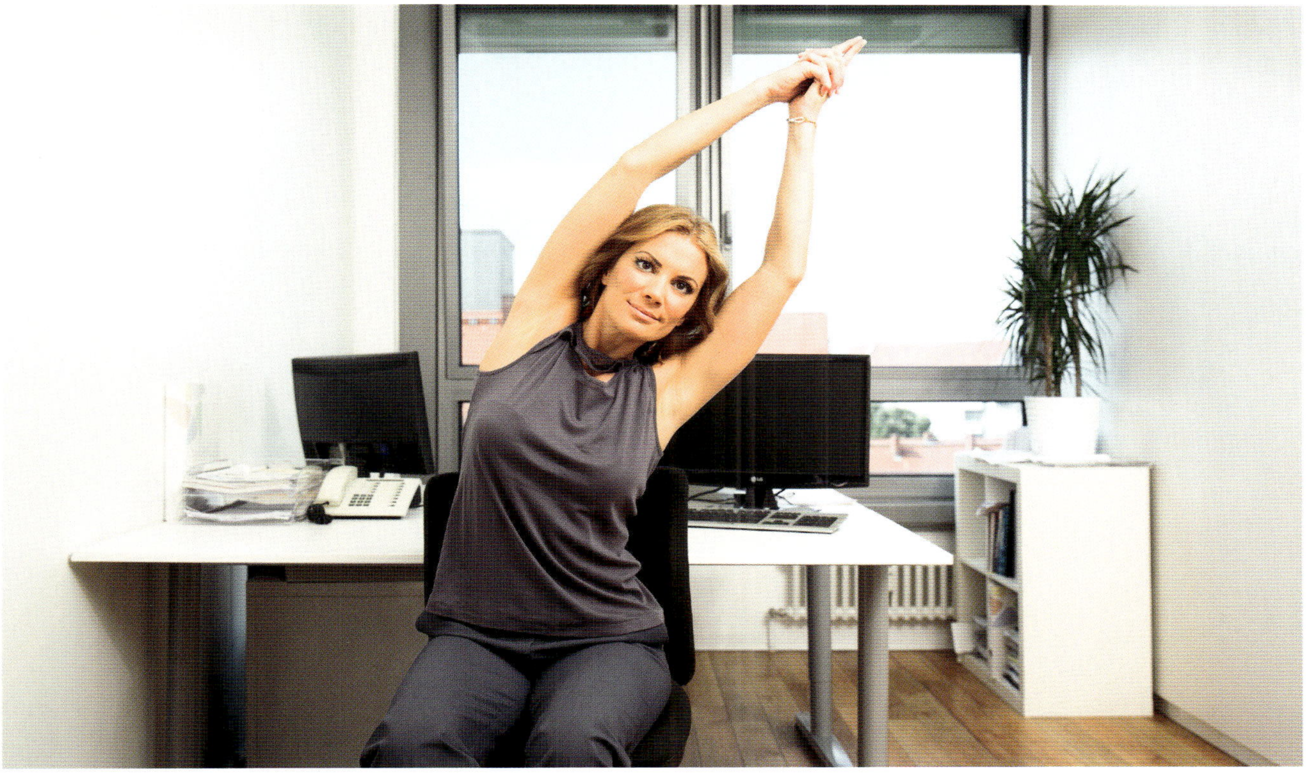

1 Setzen Sie sich aufrecht auf den Stuhl. Kippen Sie das Becken leicht nach vorn und ziehen Sie den Bauchnabel etwas nach innen und oben.
2 Heben Sie mit der Einatmung die Arme gestreckt über den Kopf und falten Sie die Hände. Achten Sie darauf, dass Ihre Finger locker gefalten sind und sich nicht verkrampfen. Die Daumen sollten nebeneinander liegen und nicht gekreuzt werden. Atmen Sie aus.
3 Ziehen Sie sich mit der nächsten Einatmung so lang nach oben, wie Sie können – Schultern weg von den Ohren. Mit der Ausatmung senken Sie den Oberkörper so weit nach rechts, wie Sie können. Halten Sie die Schultern dabei parallel.
4 Nach einem Zwischenatem ziehen Sie sich mit der nächsten Einatmung noch ein wenig mehr in den seitlichen Stretch. Atmen Sie dann aus.
5 Richten Sie sich mit der Einatmung wieder auf.
6 Senken Sie mit der Ausatmung die Arme ab.
7 Wiederholen Sie die Übung auf der linken Seite.

Wiederholung: je nach Zeit und Belieben 1- bis 3-mal zu jeder vollen Stunde.
Dauer: ca. 45 Sekunden bis 1,5 Minuten pro Durchgang, je nach Übungstempo und Atemgeschwindigkeit.

ARM STRETCHES BACK

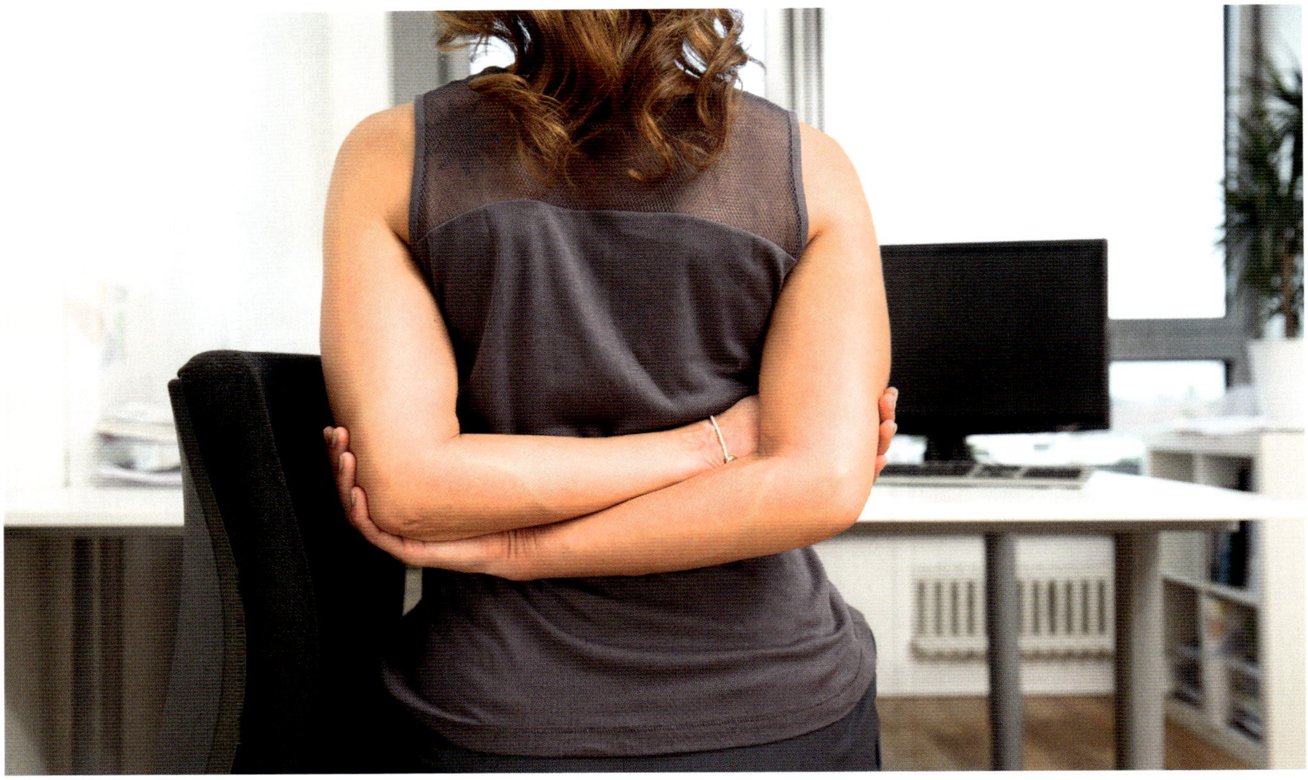

1 Setzen Sie sich aufrecht auf den Stuhl. Kippen Sie das Becken leicht nach vorn (Seite 138) und ziehen Sie den Bauchnabel etwas nach innen und oben.

2 Verschränken Sie nun die Arme hinter dem Rücken und ergreifen Sie Ihre gegenüberliegenden Ellenbogen.

3 Atmen Sie tief ein – und währenddessen ziehen Sie die Schultern nach unten und hinten und dehnen den Brustkorb vorn auf.

4 Greifen Sie mit der Ausatmung an den Ellenbogen noch einmal etwas enger nach und intensivieren Sie so den Stretch.

5 Wiederholen Sie Schritt 3.

6 Atmen Sie 3- bis 5-mal tief ein und aus. Lösen Sie dann die Hände.

Wiederholung: Entweder wiederholen Sie die Übung 1- bis 3-mal zu jeder vollen Stunde mit derselben Armstellung oder Sie gehen in die jeweils intensiveren Armstellungen.

Dauer: 30 bis 45 Sekunden je nach Übungstempo und Atemgeschwindigkeit. Je nach Zeit und Bedarf können Sie nun die Übung variieren.

VARIATION 1

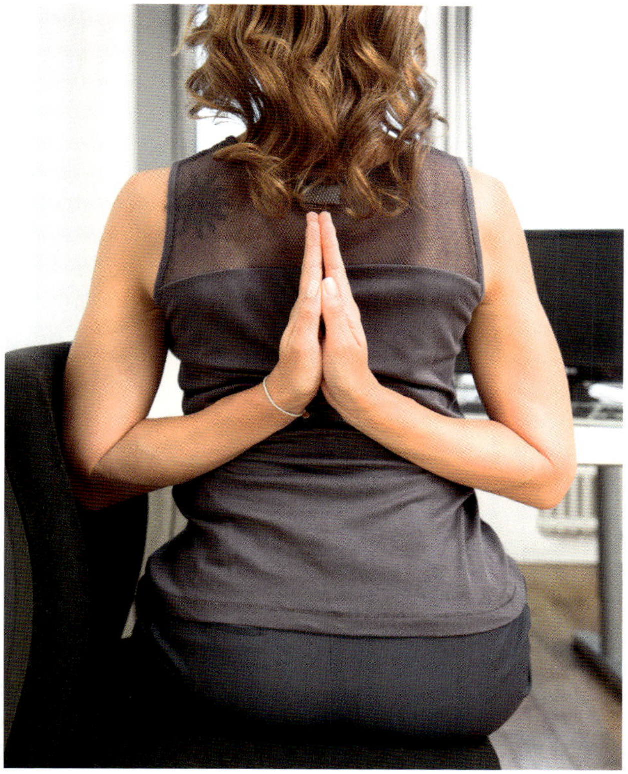

VARIATION 2 UND 3

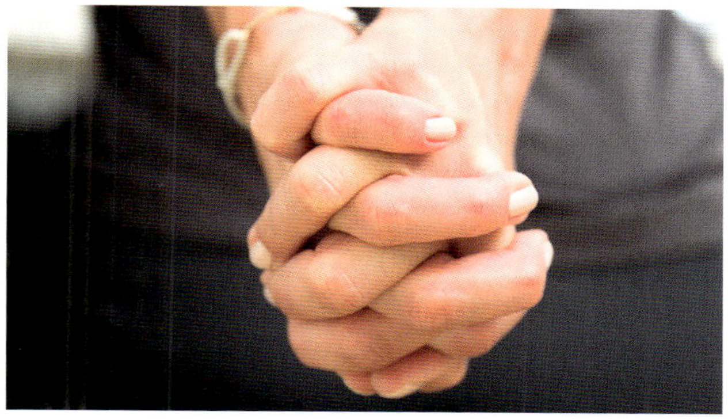

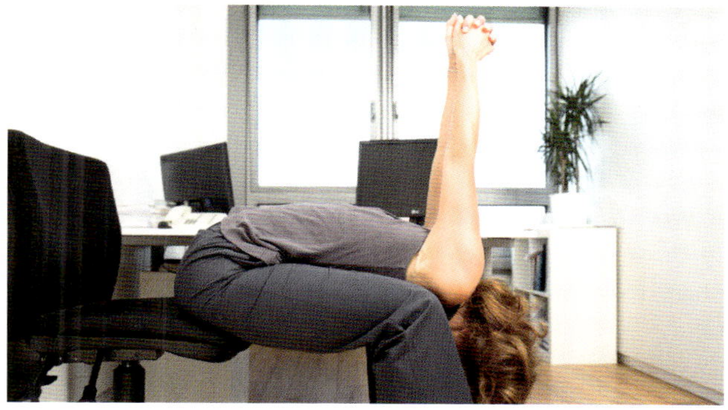

1 Legen Sie die Handflächen am Rücken zusammen. Schieben Sie mit der Einatmung die gefalteten Hände weiter nach oben und ziehen Sie Ellenbogen und Schultern nach hinten und unten. Der Brustkorb öffnet sich. Halten Sie auf jeden Fall den Bauchnabel nach innen gezogen und das Becken stabil, damit Sie nicht in der Lendenwirbelsäule kollabieren!

Dauer: 30 bis 45 Sekunden je nach Übungstempo und Atemgeschwindigkeit.
Je nach Zeit und Bedarf können Sie nun die Übung weiter anpassen.

2 Für eine zusätzliche Dehnung der Schultern verschränken Sie die Hände hinter dem Rücken ineinander. Versuchen Sie, die Handflächen so nah wie möglich zusammenzubringen.

3 Um die Dehnung noch weiter zu verstärken, können Sie sich mit den derart verschränkten Händen und geradem Rücken nach vorn beugen. Lassen Sie die ausgestreckten Arme über den Rücken nach vorn fallen und die Schwerkraft Ihre Arme in den Stretch ziehen.

BACK TWIST

Ardha Matsyendrasana II

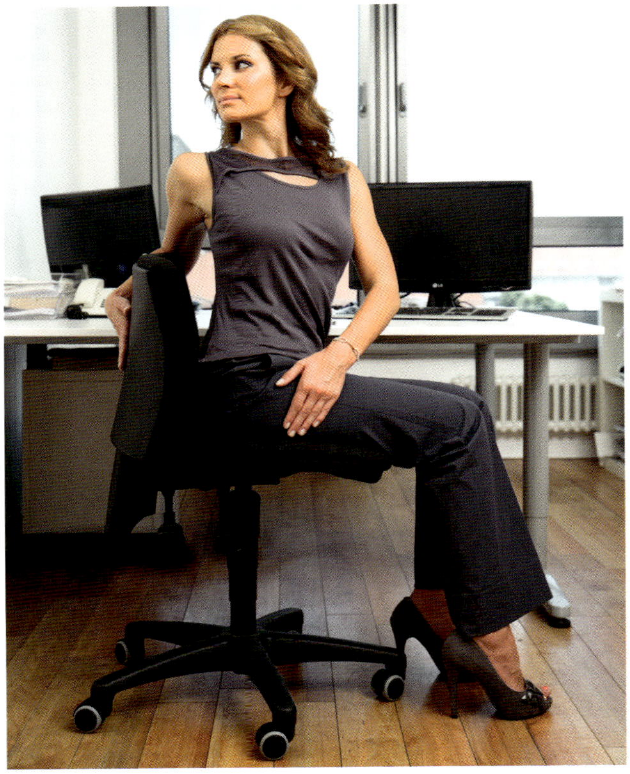

1 Setzen Sie sich für diese *Drehsitz-Variation* auf den Stuhl und richten Sie Ihre Wirbelsäule mit der Einatmung gerade auf.
2 Mit der Ausatmung drehen Sie sich nach rechts. Legen Sie die linke Hand außen an den rechten Oberschenkel und die rechte Hand hinten an die Stuhllehne. Drehen Sie sich so sanft in den Twist.
3 Atmen Sie 3-mal tief ein und aus. Lösen Sie dann die Position auf.
4 Wiederholen Sie die Übung jetzt auf der linken Seite.

Dauer: 45 Sekunden bis 1,5 Minuten je nach Übungstempo und Atemgeschwindigkeit.

HIP OPENER

Bhadrasana

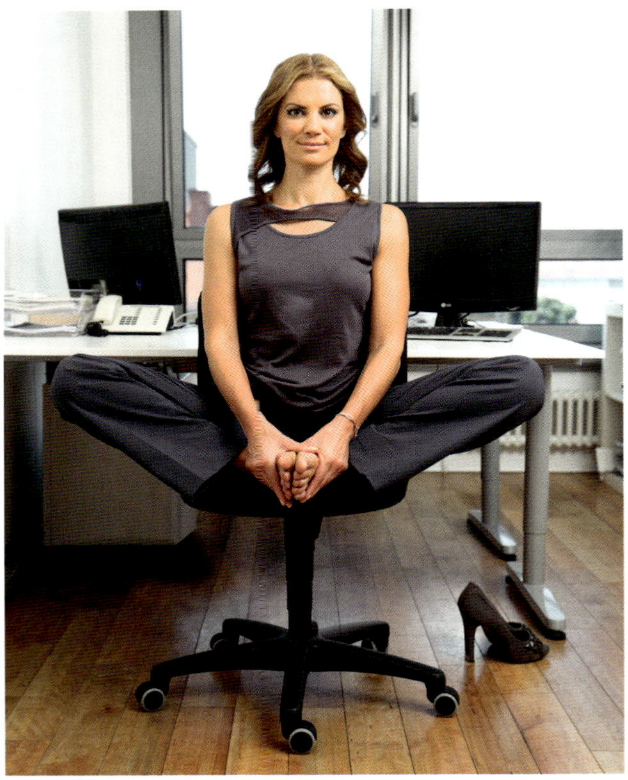

1 Setzen Sie sich für diese *Schmetterlings-Variation* aufrecht auf den Stuhl.
2 Heben Sie die angewinkelten Beine hoch, legen Sie die Fußsohlen aneinander und ziehen Sie sie nah an sich heran.
3 Wippen Sie leicht mit den Knien, die nach unten ziehen.

Einfache Alternative:
Wenn Ihnen die Version mit beiden Beinen auf dem Stuhl zu wackelig ist, können Sie alternativ auch erst das rechte und dann das linke Bein anwinkeln und heranziehen.

Dauer: 30 bis 45 Sekunden je nach Übungstempo und Atemgeschwindigkeit.

LEG STRETCH

Janu Sirsasana

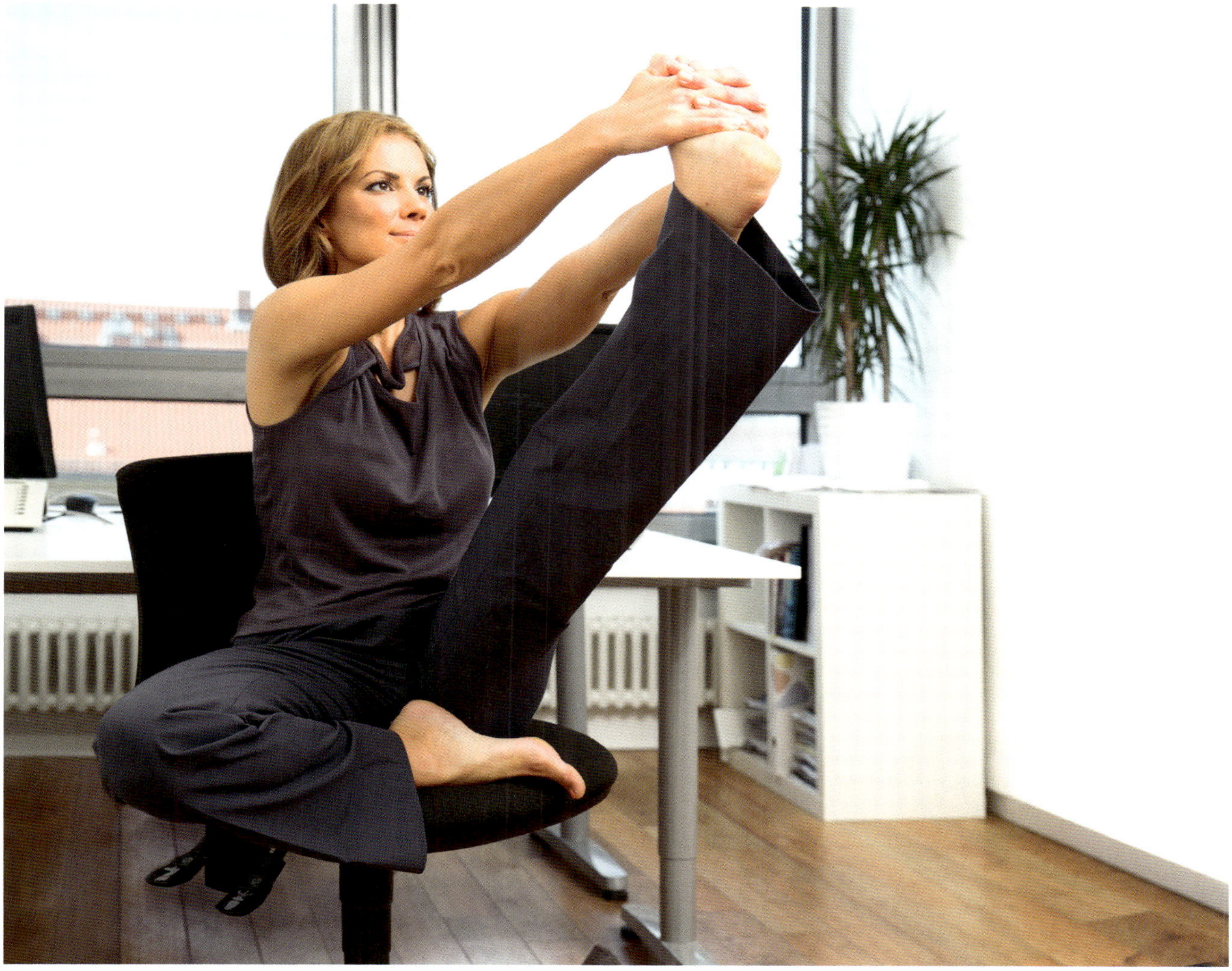

1 Setzen Sie sich für diese *Bein-Stretch-Variation* aufrecht auf den Stuhl, kippen Sie das Becken leicht nach vorn und ziehen Sie den Bauchnabel etwas nach innen und oben.
2 Winkeln Sie das rechte Bein an und lassen Sie das Knie nach unten sinken.
3 Umfassen Sie den linken Fuß und ziehen Sie das gestreckte Bein zu sich heran. Halten Sie die Dehnung für 3 tiefe Atemzüge.
4 Stretchen Sie dann das rechte Bein genauso.

Einfachere Alternative:
Wenn Sie den Fuß noch nicht erreichen, können Sie auch zunächst das Fußgelenk oder die Wade von hinten umfassen.

Dauer: 45 Sekunden bis 1,5 Minuten je nach Übungstempo und Atemgeschwindigkeit.

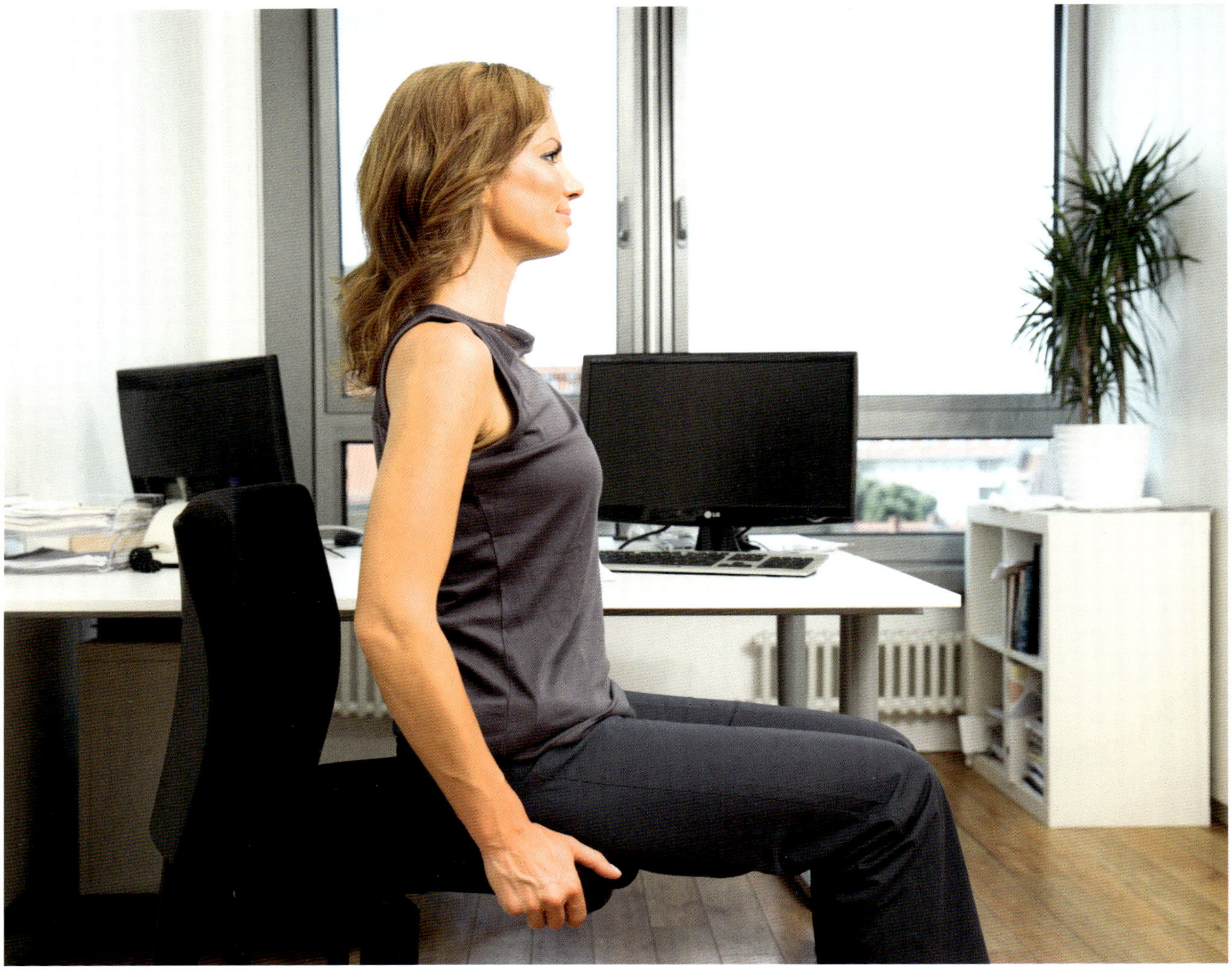

1 Setzen Sie sich für diese *Boot-Variation* aufrecht auf den Stuhl, kippen Sie das Becken leicht nach vorn und ziehen Sie den Bauchnabel etwas nach innen und oben.
2 Heben Sie die Beine an, diese können gern etwas angewinkelt bleiben. Sie können sich mit den Händen am Stuhl festhalten.
3 Lehnen Sie sich jetzt so weit nach hinten, dass Sie die Bauchmuskeln spüren.
4 Halten Sie die Position für 3 tiefe Atemzüge.

Achten Sie darauf, den Bauchnabel auf jeden Fall nach innen zu ziehen und nicht in ein Hohlkreuz zu gehen, um die Lendenwirbel zu schützen.

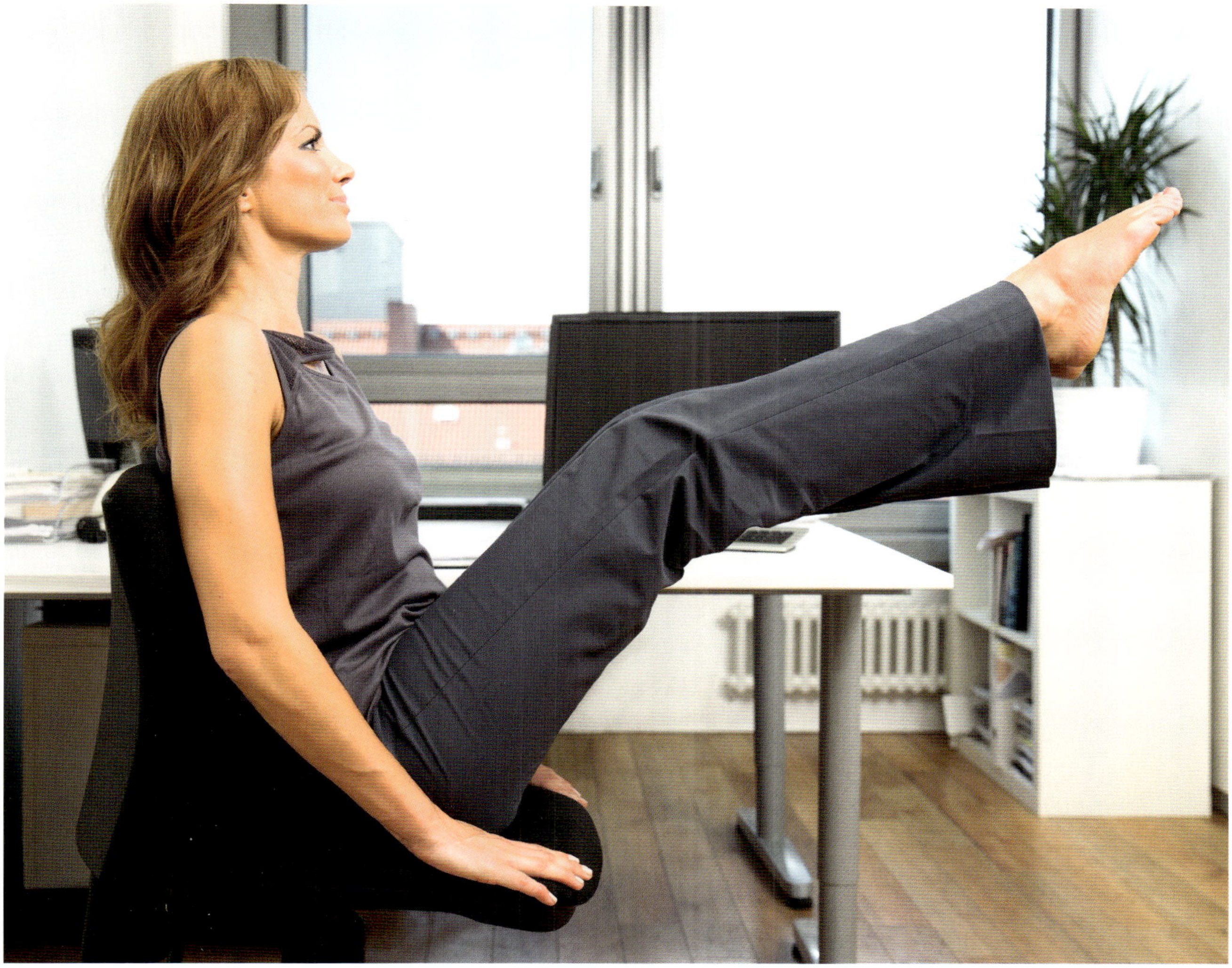

Fortgeschrittene Alternative:
Wenn Sie sich sicher fühlen, können Sie auch mal versuchen, in die volle Position zu kommen. Heben Sie dafür die gestreckten Beine diagonal nach oben. Vielleicht können Sie sogar die Hände nach vorn strecken. Wichtig ist hier, den Bauchnabel wirklich nach innen zu ziehen!

Dauer: 30 bis 45 Sekunden je nach Übungstempo und Atemgeschwindigkeit.

Machen Sie keine wippenden Bewegungen, sondern halten Sie die Stellung statisch und arbeiten Sie mit dem Atem.

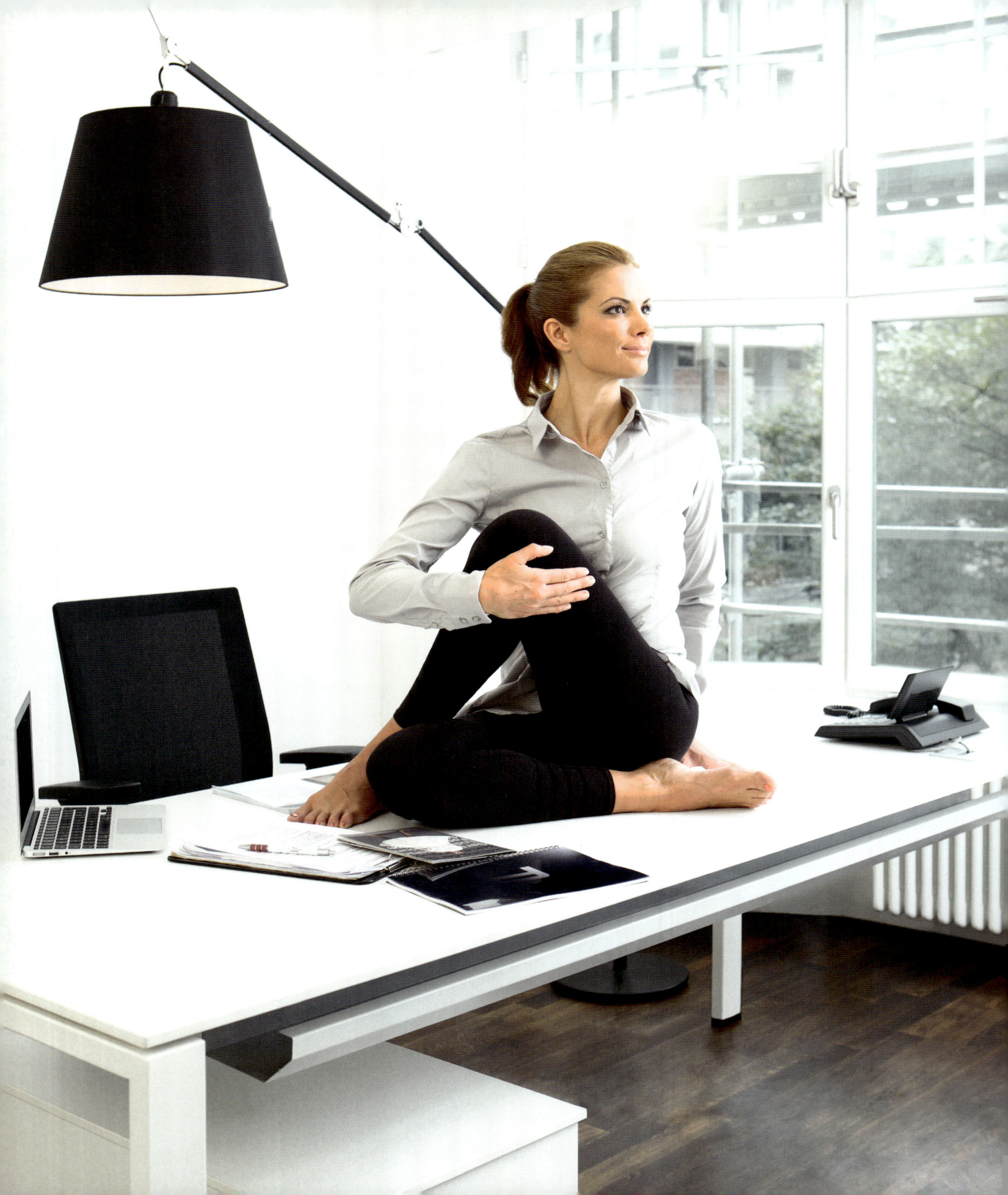

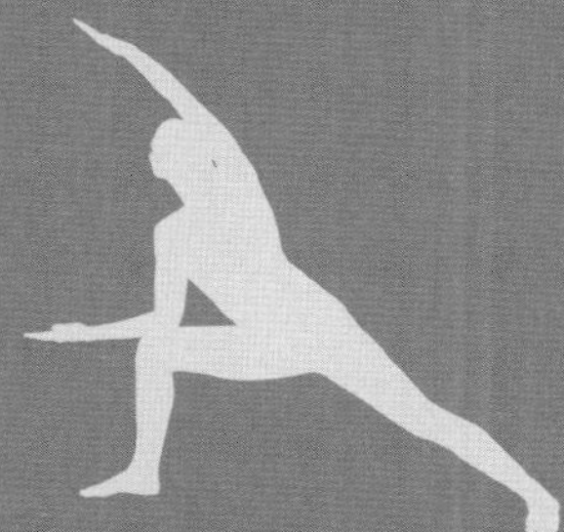

VORBEUGEN

Übungen gegen typische »Büroschmerzen«

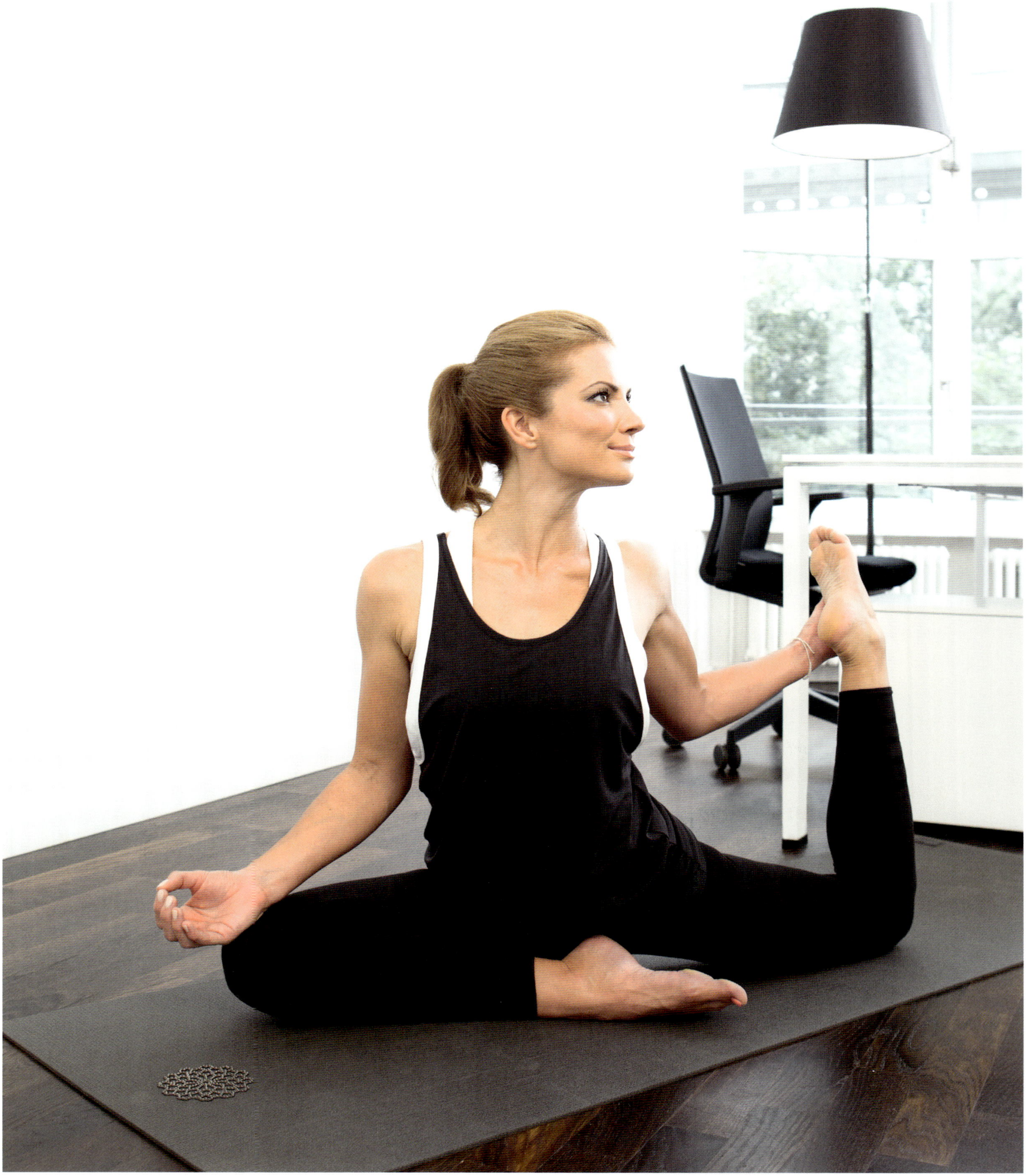

VORBEUGEN

Vorbeugende Übungen gegen die Folgen einseitiger Belastungen

Regelmäßig geübt, hilft diese Sequenz, den typischen Beschwerden vorzubeugen, die sich durch einseitige Belastung irgendwann einstellen – sei es durch die Arbeit am Schreibtisch oder durch langes Stehen.

Ich habe diese einfache Übungsabfolge so zusammengestellt, dass Sie die Asanas einzeln oder als zusammenhängenden Flow praktizieren können. Damit ist Ihr Körper bald für den Office-Alltag gewappnet: Der Rücken wird gekräftigt, die Wirbelsäule flexibel. Der Schulter-Nacken-Bereich wird gestärkt und die Schultern werden gedehnt. Sie öffnen Schultergürtel, Brustkorb und Hüften und dehnen Ihre Beine.

Die Kombination dieser Übungen wird Ihnen ein besseres Körpergefühl geben, Sie im wahrsten Sinne des Wortes »erden« und Ihnen tiefere Atemzüge ermöglichen, wodurch Sie mehr Sauerstoff und mehr Energie zur Verfügung haben. Die üblichen Bürobeschwerden wie Schulter-, Nacken- und Rückenprobleme haben keine Chance, und eventuell bereits vorhandene Störungen können gelindert werden.

Die Rückbeugen zum Beispiel beeinflussen Ihre Lendenwirbelgegend und zugleich Ihre Nieren positiv. Somit stärken Sie nicht nur Ihren Rücken und können besser aufrecht sitzen oder stehen, sondern Sie wirken auch auf die Ausschüttung von Stresshormonen in der Nierengegend harmonisierend ein, können dadurch den akuten Stress lindern und mit kommenden Stresssituationen besser umgehen.

DOS AND DON'TS

- **Ziehen Sie bei diesen Übungen immer den Bauchnabel leicht nach innen und oben, und kippen Sie Ihr Becken eine Spur nach vorn, um Ihre Lendenwirbelsäule zu stützen.**
- **Atmen Sie möglichst tief und gleichmäßig. Versuchen Sie, Atmung und Bewegung zu koordinieren. (Machen Sie sich bewusst, welche Bewegung das Leeren der Lunge unterstützt und welche das Füllen. Erlauben Sie dem Atem, Sie durch die Bewegungen zu führen und Ihnen beim Zählen zu helfen.)**
- **Arbeiten Sie bei allen Asanas unbedingt mit Geduld! Sie müssen nicht sofort in die maximale Dehnung oder Endposition hineinkommen. Die Flexibilität stellt sich mit der Zeit ein. Versuchen Sie nie, sich mit Kraft oder gar Gewalt in eine Position hineinzuzwingen, das könnte zu Verletzungen führen.**
- **Vermeiden Sie »wippendes Stretchen«! Gehen Sie mit jeder Ausatmung sanft tiefer in die Dehnung hinein. Abrupte Bewegungen sind kontraproduktiv und können zu Verletzungen führen!**

DOWNWARD-FACING DOG *Adho Mukha Svanasana*

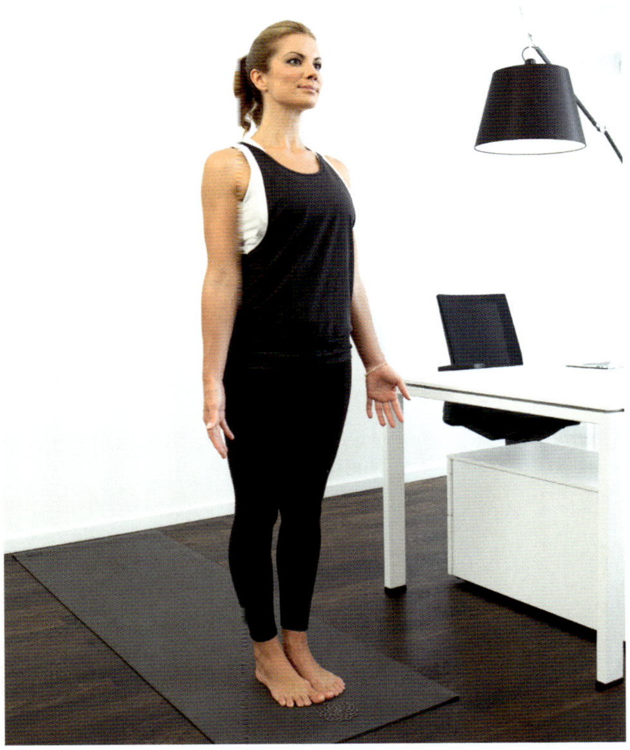

1 Beugen Sie sich aus dem geraden Stand vor. Halten Sie dabei den Rücken möglichst gerade, die Arme nach vorn ausgestreckt und ziehen Sie den Bauchnabel nach innen, um den Rücken zu schützen.
2 Setzen Sie die Hände so neben den Füßen auf, dass die Finger und Zehen parallele Linien bilden. Es ist wichtig, dass Sie die *komplette* Hand auf die Matte legen, um eine gute Verbindung zum Boden und somit ein gutes Fundament zu haben. Gehen Sie so weit wie nötig in die Knie, bis Sie Ihre Handwurzel auf die Matte drücken können. Mit der Zeit werden Sie Ihre Beine komplett gerade halten können.

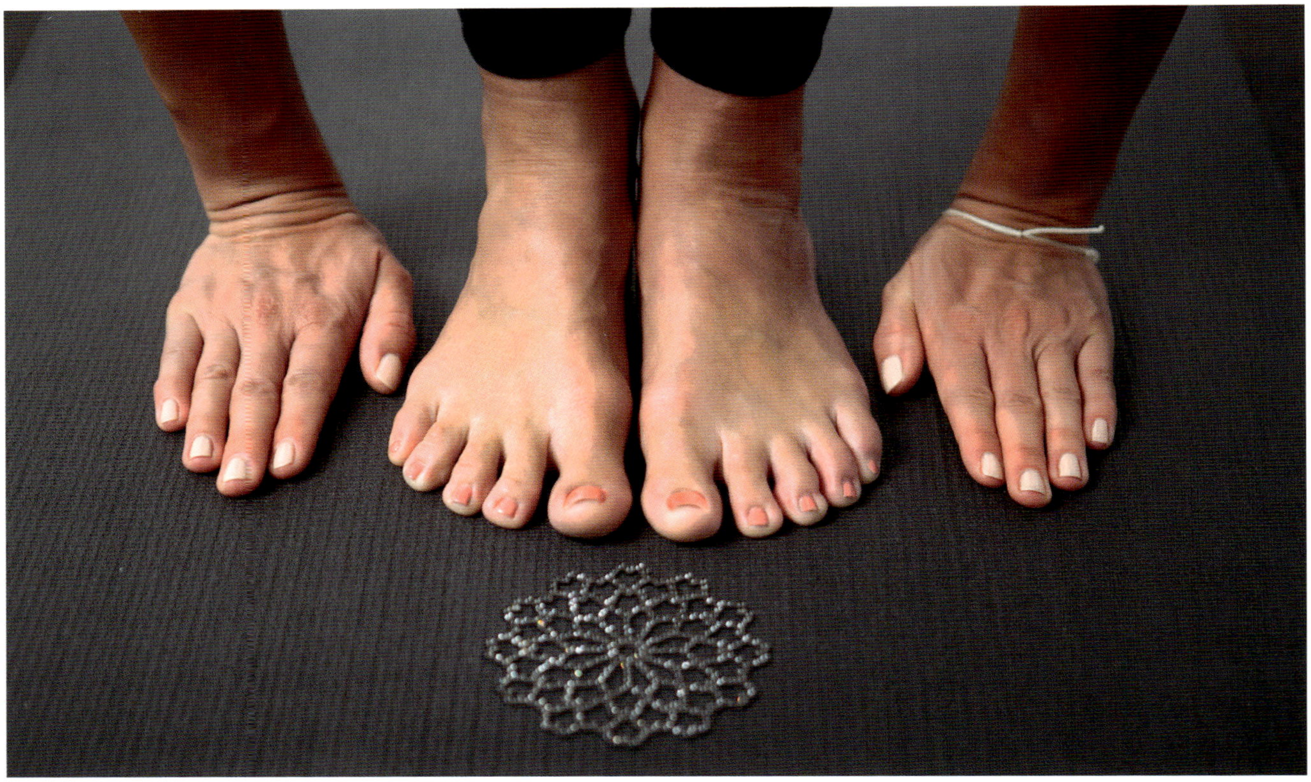

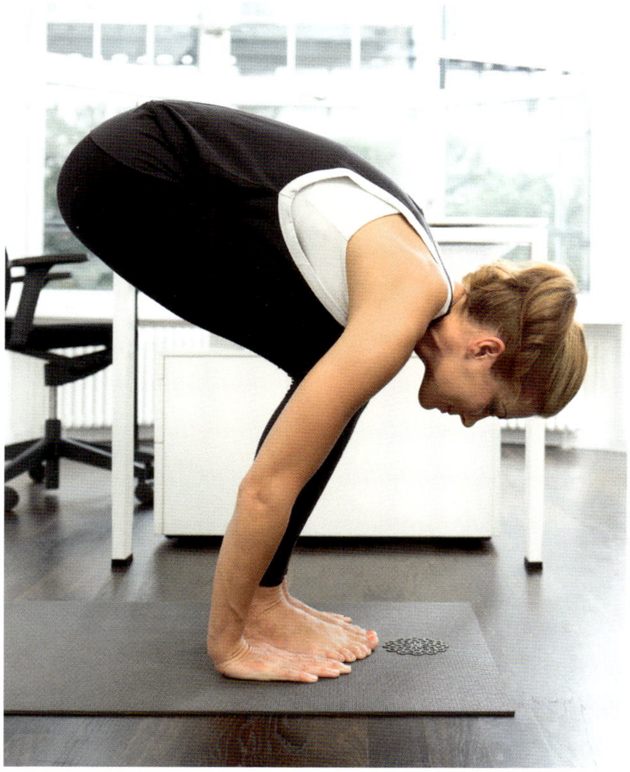

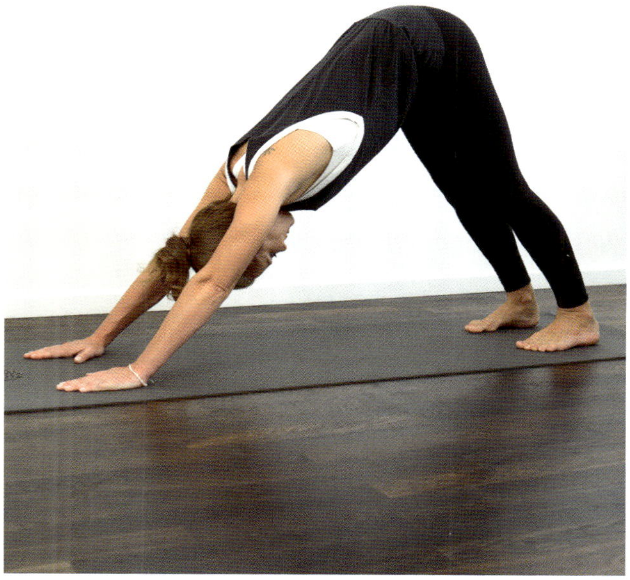

3 Setzen Sie jetzt erst den rechten und dann den linken Fuß nach hinten, bis Ihr Körper ein umgekehrtes Dreieck bildet.

4 Rollen Sie Ihre Schulterblätter auseinander und schaffen Sie so Weite zwischen den Schultern. Der Kopf hängt locker zwischen den Armen. Halten Sie die Arme gerade, ohne sie zu überstrecken – die Ellenbogen können ganz leicht gebeugt sein.

5 Ihre Fersen schieben in Richtung Boden, die Beinrückseiten dehnen sich. Irgendwann sind Ihre Fersen ganz am Boden angekommen. Die Beine sind gestreckt und die Knie aktiviert.

6 Um die Position aufzulösen, schauen Sie zwischen Ihre Hände nach vorn und setzen die Füße in derselben Reihenfolge nach vorn zwischen die Hände wie beim Zurücksetzen. Wenn der Fuß nicht gleich ganz vorn landet, helfen Sie mit einer Hand nach.

Der Down Dog gibt Ihnen gute Standfestigkeit – körperlich und mental. Er kräftigt Arme und Schultern und dehnt zugleich den Schultergürtel. Auch Rücken, Wirbelsäule und Beinrückseiten werden gedehnt. Ihr Nacken kann sich durch das freie Baumeln entspannen.

DOWNWARD-FACING DOG 90-GRAD-VARIATION

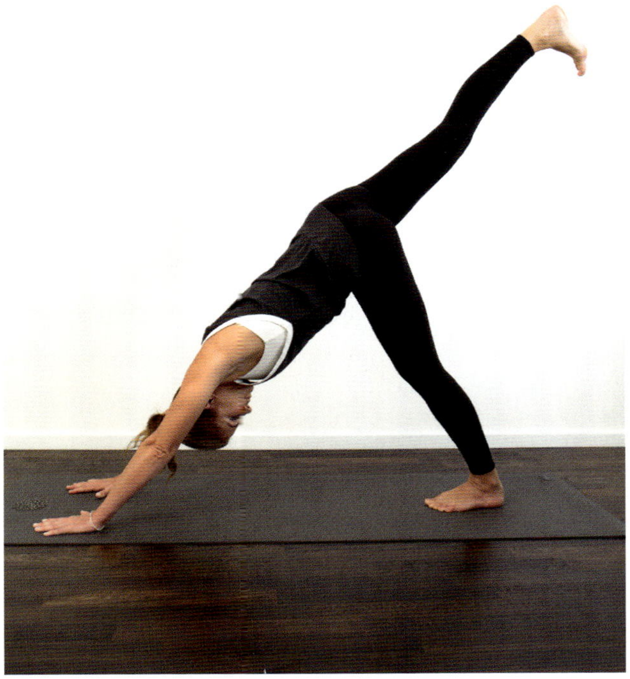

1 Heben Sie aus dem Downward-Facing Dog mit der Einatmung das rechte Bein im 90-Grad-Winkel nach oben.
2 Flexen Sie den Fuß, also ziehen Sie die Zehen in Richtung Nase.
3 Halten Sie die Position für 3 Atemzüge.
4 Mit der dritten Ausatmung senken Sie das rechte Bein wieder.
5 Heben Sie mit der Einatmung das linke Bein und wiederholen Sie die Übung zur anderen Seite.

Zusätzliche Wirkung: Dehnung der Beinrückseite und der Achillessehne, Kräftigung der ganzen Rückseite.

VARIATION TORSO OPEN

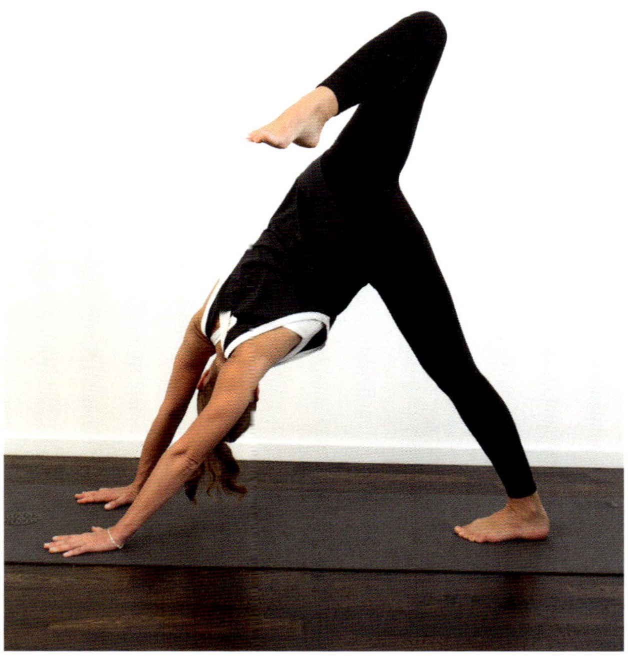

1 Heben Sie aus dem Down Dog einatmend das rechte Bein in den 90-Grad-Winkel nach oben.
2 Atmen Sie einmal zwischen.
3 Mit der nächsten Einatmung beugen Sie das rechte Knie und kicken den rechten Fuß über Ihre Hüfte.
4 Halten Sie die Position für 3 Atemzüge.
5 Mit der dritten Ausatmung senken Sie das rechte Bein.
6 Heben Sie einatmend das linke Bein und wiederholen Sie die Übung so.

Zusätzlich: Öffnung der Flanke, Dehnung des Brustkorbs, Kräftigung des Gesäßes.

VARIATION SCHULTERGÜRTEL (HAND ZUM FUSSGELENK)

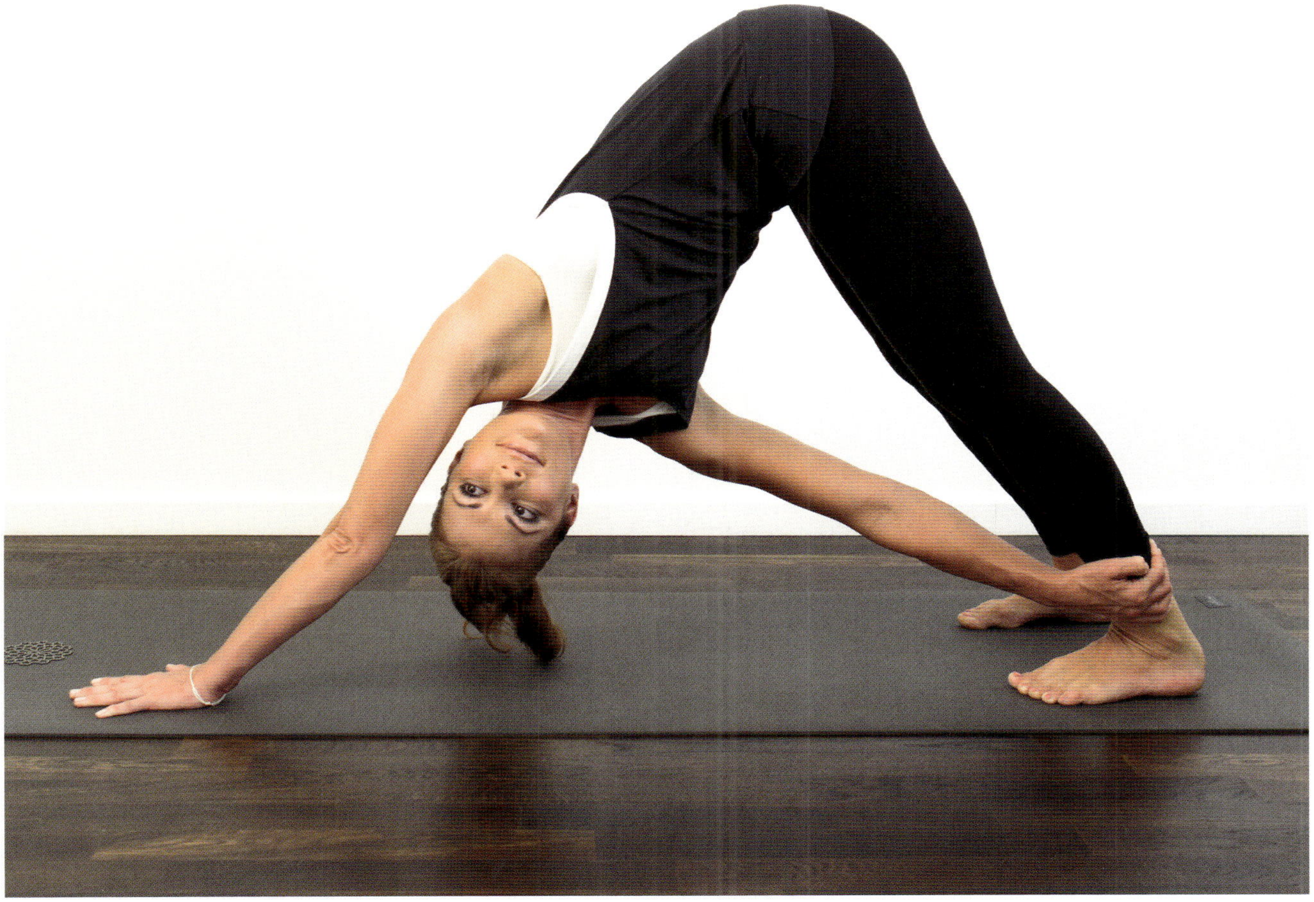

1 Greifen Sie im Down Dog ausatmend mit der rechten Hand nach Ihrem linken Fußgelenk. Umfassen Sie es von außen.
2 Blicken Sie unter Ihrer linken Achsel in Richtung Himmel.
3 Halten Sie die Position für 3 Atemzüge.
4 Nach der dritten Ausatmung lassen Sie einatmend Ihr Fußgelenk los und stellen die rechte Hand wieder nach vorn.
5 Greifen Sie jetzt ausatmend mit der linken Hand nach Ihrem rechten Fußgelenk und wiederholen Sie die Übung zur anderen Seite.

Zusätzlich: Twist und Mobilisierung der Wirbelsäule, Dehnung der Schultern, Öffnung von Brustkorb und Flanke.

SIDE OPENER

Utthita Parsvakonasana

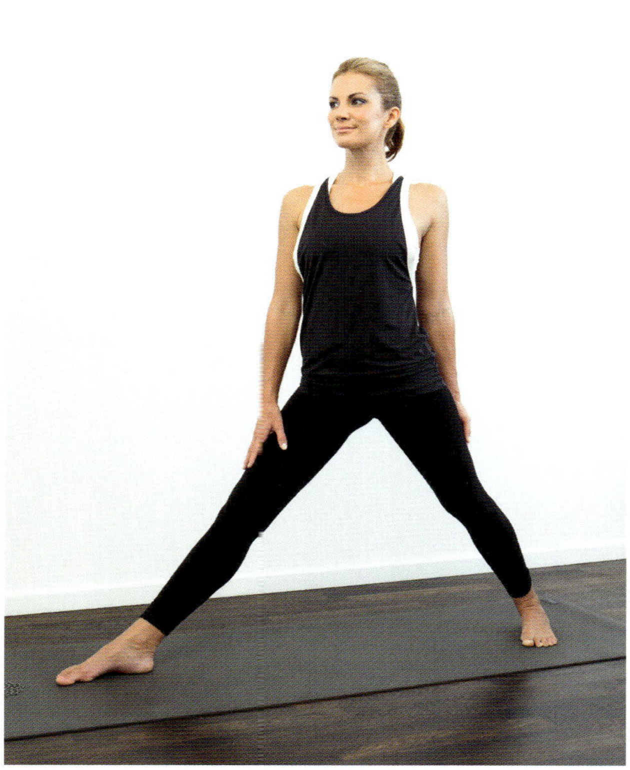

1 Machen Sie aus dem geraden Stand mit dem linken Fuß einen großen Ausfallschritt nach hinten. Drehen Sie den hinteren Fuß um 45 Grad nach außen. Achten Sie darauf, dass dessen Außenkante fest mit dem Boden verbunden ist.

2 Ihr vorderer Fuß zeigt gerade nach vorn. Das Gewicht Ihrer Füße ist eher auf die Ballen verteilt, sodass Sie jederzeit die Zehen vom Boden heben könnten.

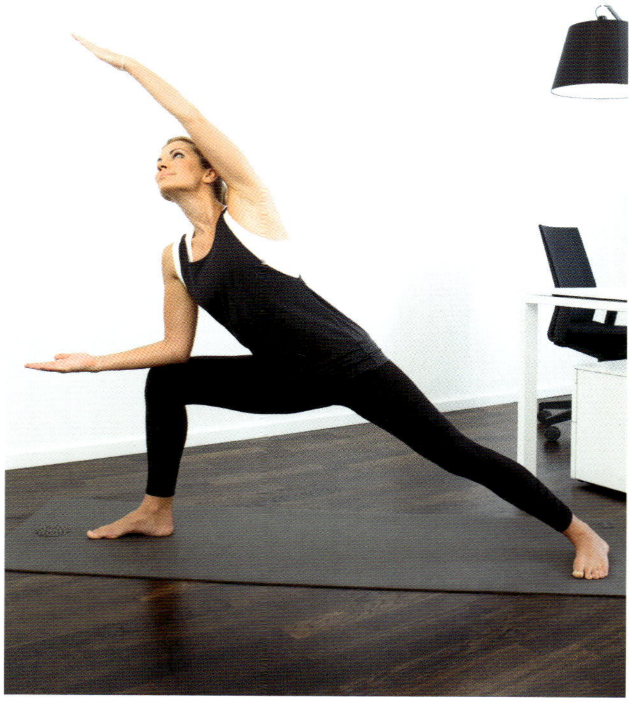

3 Beugen Sie Ihr rechtes (vorderes) Bein im 90-Grad-Winkel. Der Winkel ist wichtig, denn Ihr Knie sollte auf gar keinen Fall über Ihren Fuß hinausragen, da dies das Kniegelenk unnötig belasten würde.

4 Stützen Sie Ihren rechten Ellenbogen auf das rechte Knie. Die Handfläche zeigt nach oben. Die Schulter bewegt sich weg vom Ohr, sodass Ihr Nacken frei ist.

5 Ziehen Sie den linken Arm diagonal über Ihr Ohr in Richtung Himmel, Ihr Blick geht in die linke Handinnenfläche. Ihr Torso rotiert nach oben, sodass sich Ihre Flanke öffnen kann.

6 Halten Sie die Position für 3 Atemzüge.

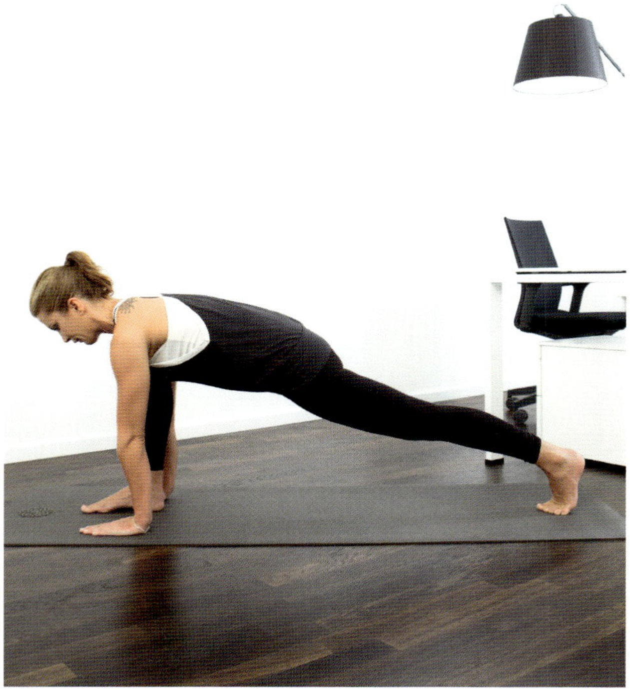

7 Mit der dritten Ausatmung stellen Sie Ihre Hände links und rechts neben den vorderen (rechten) Fuß.
8 Drehen Sie Ihren hinteren Fuß wieder auf 0 Grad.
9 Stellen Sie auch den vorderen Fuß nach hinten und kommen Sie so in einen Liegestütz. Ziehen Sie dabei den Bauchnabel nach innen.

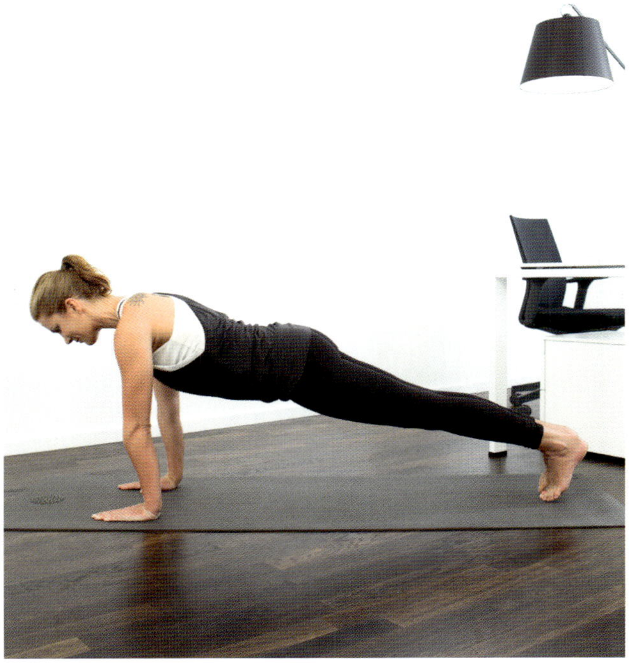

10 Halten Sie auch die Liegestützposition für 3 Atemzüge.
11 Machen Sie dann mit Ihrem linken Fuß einen großen Schritt nach vorn und wiederholen Sie die Übung zur anderen Seite.

Im Side Opener dehnen und kräftigen Sie Ihren Schulterbereich und öffnen den Brustkorb. Durch die Rotation wird Ihr gesamter Oberkörper gestretcht und die Wirbelsäule mobilisiert. Die kleinen Muskeln zwischen den Rippen werden gedehnt und lassen Sie tiefer atmen. Ihre Hüfte und ihre Beine werden gestretcht und gekräftigt.

SIDE OPENER GEDREHTE VARIATION »NAMASTE«

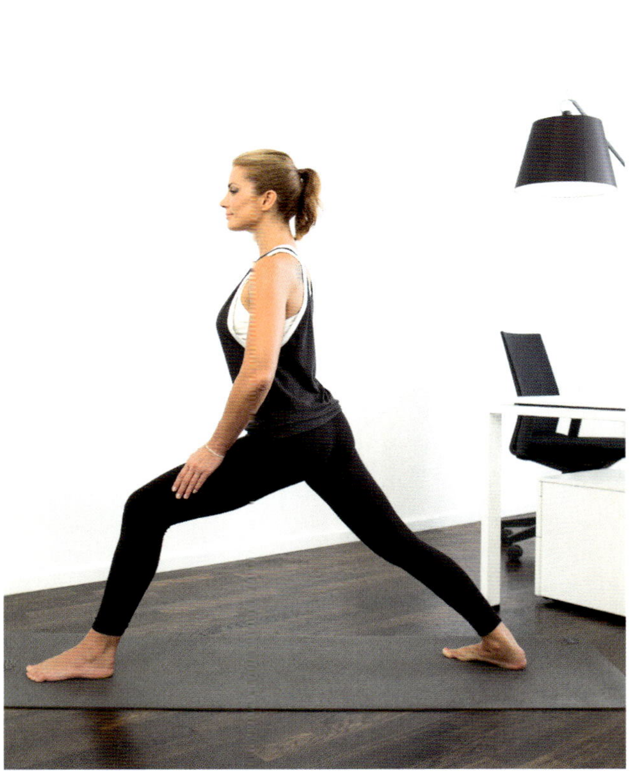

1 Machen Sie mit dem rechten Fuß einen großen Ausfallschritt nach hinten.
2 Beugen Sie Ihr linkes (vorderes) Bein im 90-Grad-Winkel an. Lassen Sie das Knie nicht über den Fuß fallen. Aktivieren Sie Bauch- und Gesäßmuskulatur, um stabil zu stehen.

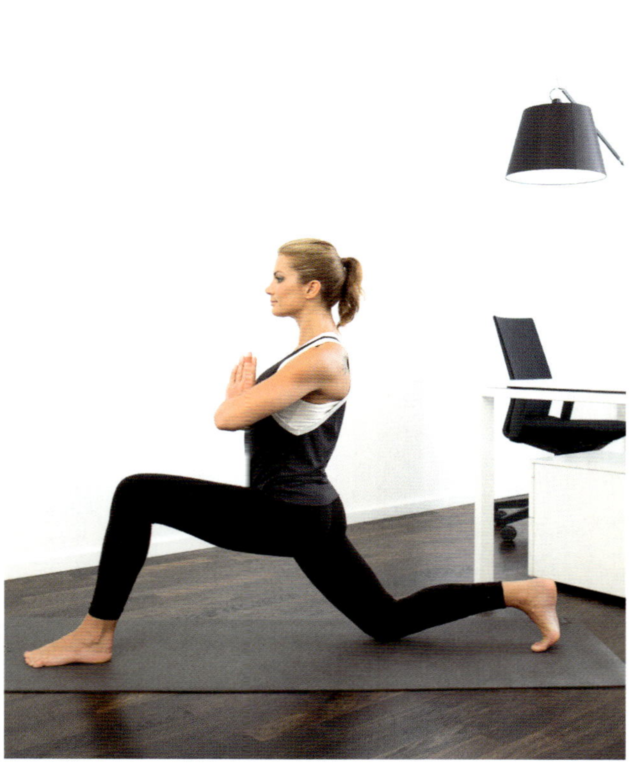

3 Legen Sie Ihr rechtes Knie am Boden ab und lassen Sie die Zehen des rechten Fußes aufgestellt. Wenn Sie Schwierigkeiten mit der Balance haben, können Sie das vordere Bein etwas weiter außen positionieren, um so Ihre Basis zu verbreitern und das Ausbalancieren zu erleichtern.
4 Legen Sie die Hände vor dem Herzen gefaltet in Namaste zusammen. Drücken Sie mit den Daumen gegen die Brustmitte und halten Sie die Hände in dieser Position.

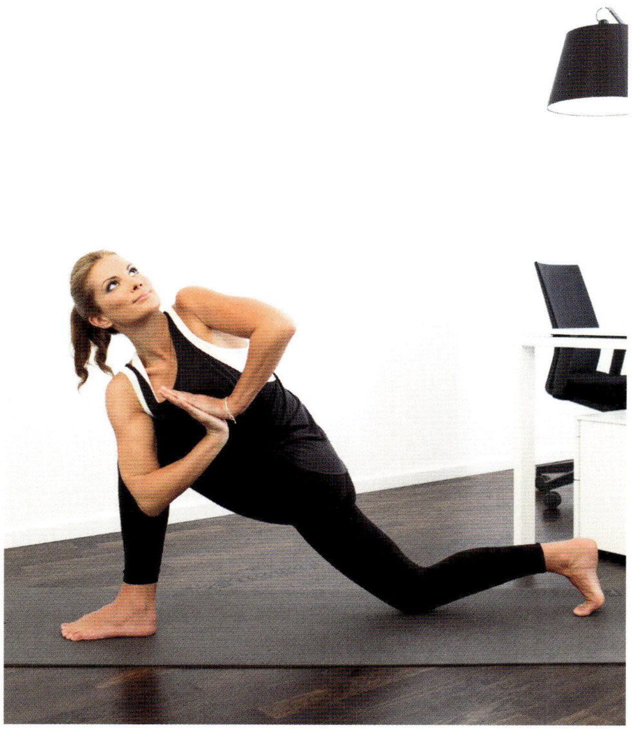

5 Drehen Sie jetzt den Oberkörper nach links auf und lehnen Sie den rechten Ellenbogen oder Oberarm an die Außenseite des linken Knies.

6 Blicken Sie geradeaus oder über Ihre linke Schulter nach oben und halten Sie diese Stellung für 3 Atemzüge. Achten Sie darauf, dass die Hände nicht verrutschen, und seien Sie behutsam mit Ihrem Nacken – gehen Sie nur so weit in die Rotation, wie es sich richtig anfühlt.

7 Nach der dritten Ausatmung richten Sie den Oberkörper einatmend wieder auf.

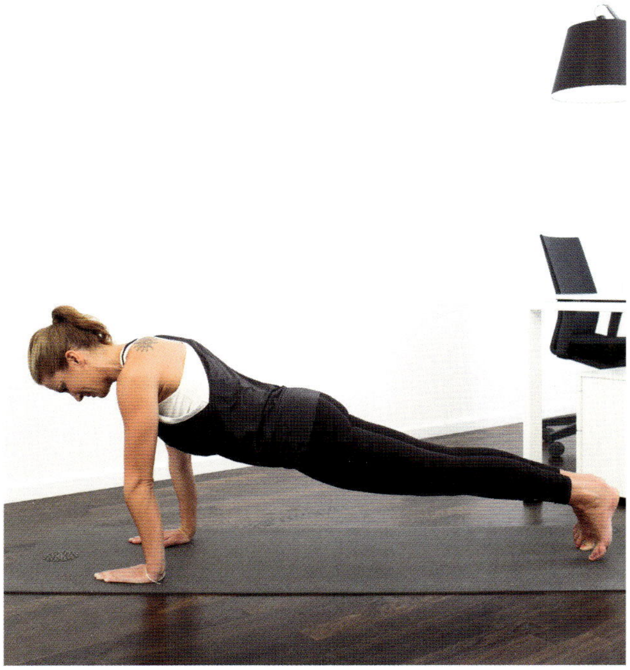

8 Stellen Sie Ihre Hände links und rechts neben den vorderen (linken) Fuß, setzen Sie diesen nach hinten neben den anderen Fuß und kommen Sie in einen Liegestütz.

9 Machen Sie dann mit dem rechten Fuß einen großen Schritt nach vorn, legen Sie das linke Knie am Boden ab und wiederholen Sie die Übung ab Schritt 3 zur anderen Seite.

Im Vergleich zur Grundposition bietet die Variation zusätzlich einen Twist der Wirbelsäule, eine Dehnung der Schultern und regt den Stoffwechsel durch die Massage der Bauchorgane an.

SIDE OPENER HAND-AUF-BODEN-VARIATION

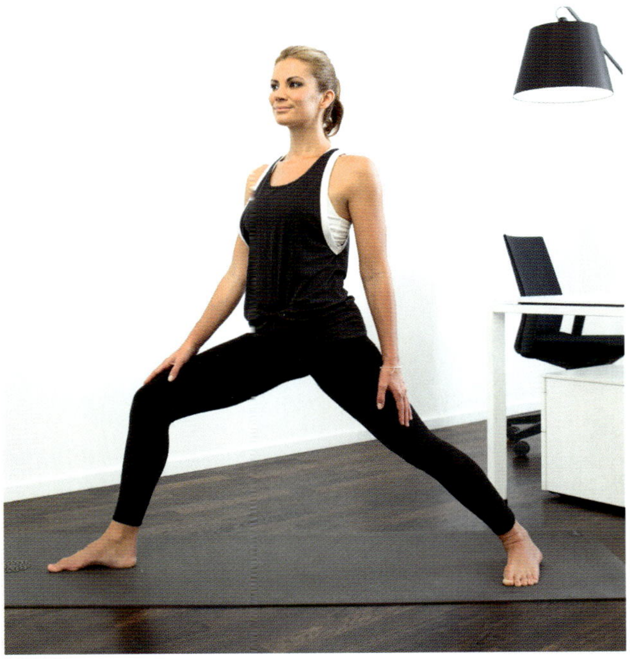

1 Machen Sie mit dem linken Fuß einen großen Ausfallschritt nach hinten. Drehen Sie den hinteren Fuß um 45 Grad nach außen. Achten Sie darauf, dass dessen Außenkante fest mit dem Boden verbunden ist. Indem Sie den hinteren Fuß in diesem Winkel aufstellen und das Knie leicht anspannen, schützen Sie Ihr hinteres Knie.

2 Beugen Sie Ihr rechtes (vorderes) Bein im 90-Grad-Winkel. Ihr vorderer Fuß zeigt gerade nach vorn.

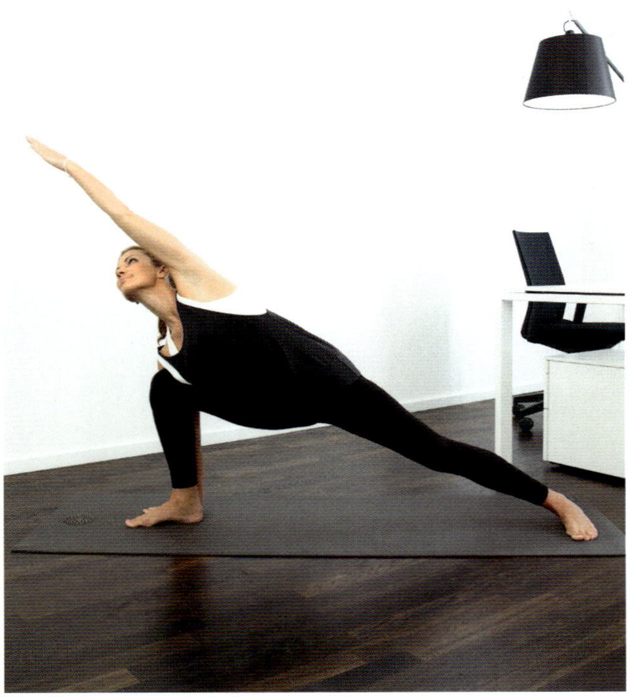

3 Stellen Sie Ihre rechte Handfläche an der Außenseite des rechten Beines neben dem Fuß komplett auf den Boden.

4 Ziehen Sie den linken Arm diagonal über Ihr Ohr in Richtung Himmel, Ihr Blick geht nach oben in Ihre Handfläche.

5 Halten Sie die Position für 3 Atemzüge.

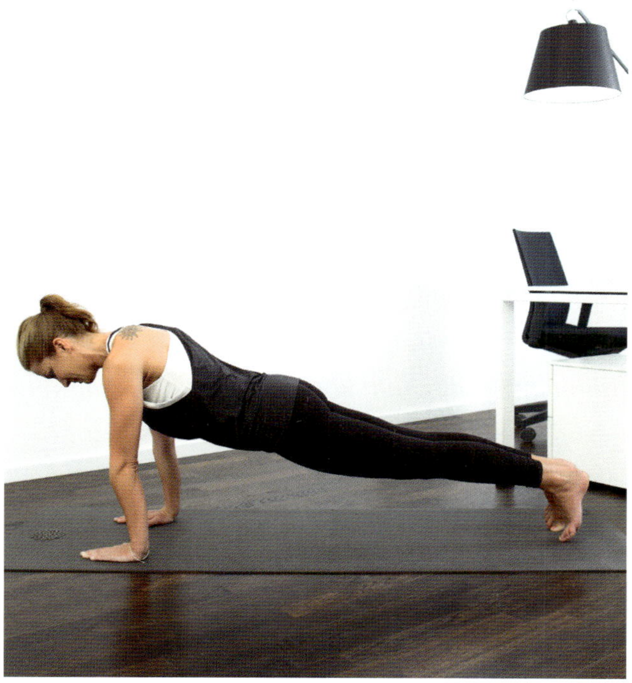

6 Mit der dritten Ausatmung senken Sie Ihren linken Arm und setzen die Hand neben den vorderen (rechten) Fuß.

7 Stellen Sie diesen Fuß nach hinten zu dem anderen und kommen Sie so in einen Liegestütz. Ziehen Sie dabei den Bauchnabel nach innen.

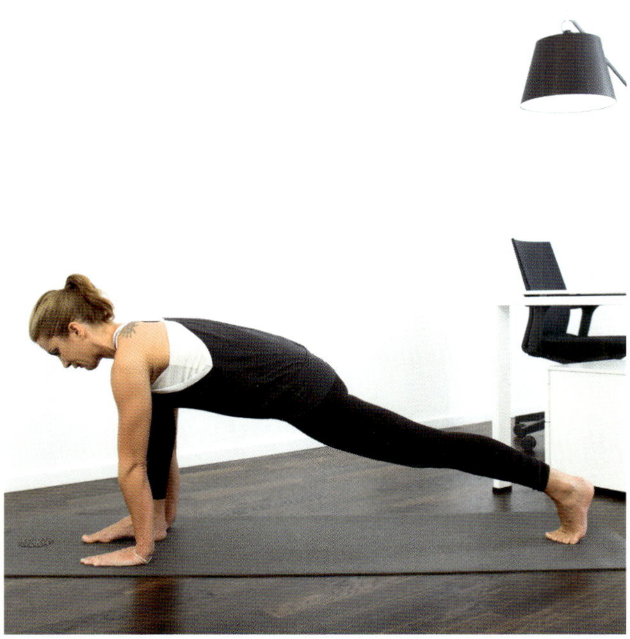

8 Kommen Sie nun mit einem Fuß nach dem anderen wieder nach vorn, richten Sie sich auf und wiederholen Sie das Ganze zur anderen Seite.

Diese Übung verstärkt die Öffnung der Hüften und dehnt zusätzlich den Brustkorb, die Schultern und die ganze Flanke.

TAUBE

Eka Pada Rajakapotasana

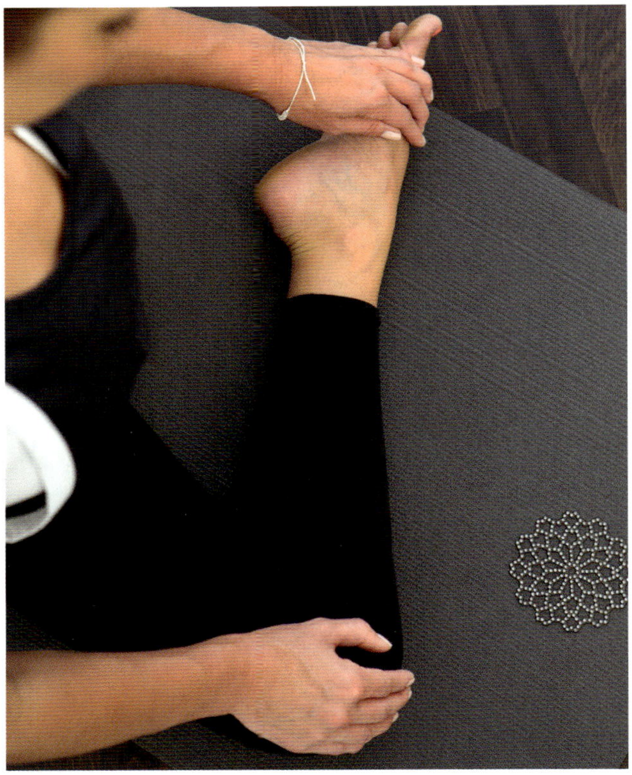

1 Im Liegestütz schieben Sie das angewinkelte rechte Bein nach vorn, legen den Unterschenkel quer auf die Matte und lassen Ihr Becken sinken. Je weiter Sie Ihr Schienbein nach vorn bringen, desto intensiver ist der Stretch. Liegt es irgendwann parallell zum vorderen Mattenrand, haben Sie das Maximum erreicht. Bis dahin vereinfachen Sie die Position, indem Sie den Fuß näher am Becken lassen.
2 Strecken Sie das hintere (linke) Bein lang aus, der Fußrücken liegt am Boden. Mit einem Blick über die Schulter können Sie sich vergewissern, dass Ihr Bein wirklich gerade nach hinten zeigt.

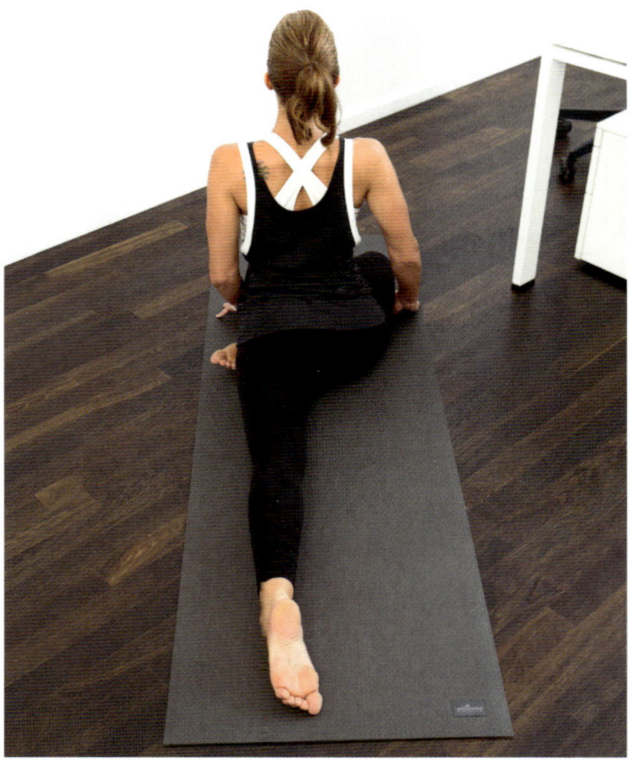

3 Richten Sie Ihren Oberkörper gerade auf. Stützen Sie sich dabei gern mit den Armen seitlich ab. Ihr Blick geht nach vorn oben (siehe Bild rechts).
4 Halten Sie diese Position für 3 bis 5 Atemzüge.
5 Mit der letzten Ausatmung lösen Sie die Haltung auf und wechseln die Seite.

Hier wird Ihre Hüfte geöffnet und Ihr Rücken gedehnt (besonders in der Lendenwirbelgegend). Ihre Nierengegend wird massiert und die Ausschüttung von Stresshormonen harmonisiert.

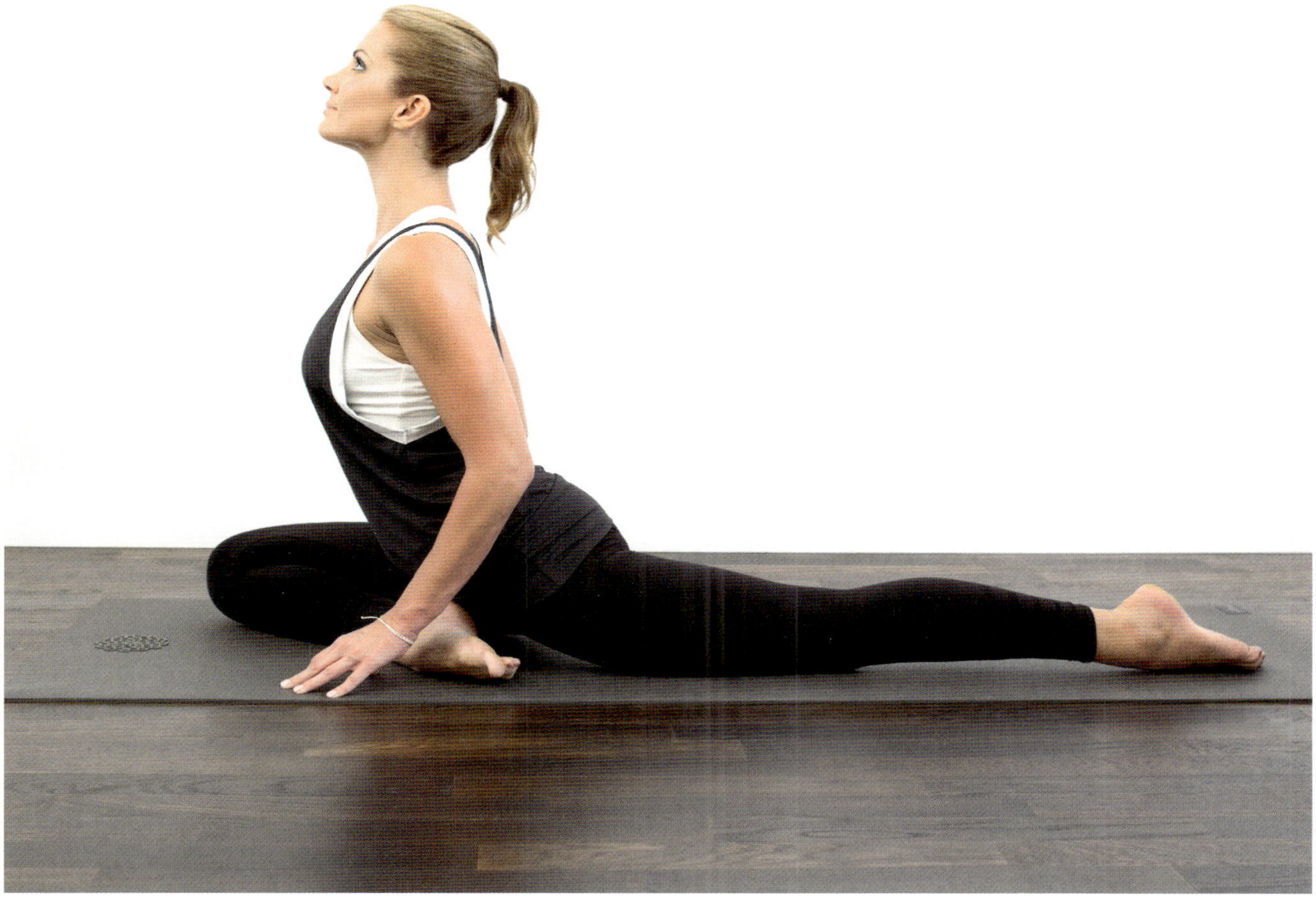

DOS AND DON'TS

- Je weiter Sie das vordere Schienbein nach vorn bringen, desto schwieriger ist die Übung. Je näher Sie Ihren vorderen Fuß in Richtung Becken ziehen, desto einfacher wird es.
- Achten Sie darauf, dass das hintere Bein ganz gerade liegt, das heißt parallel zum seitlichen Mattenrand.
- Sorgen Sie dafür, dass Ihre Hüften nicht aufkippen, und halten Sie sie möglichst parallel zum vorderen Rand der Matte.

TAUBE VARIATION TORSO DOWN

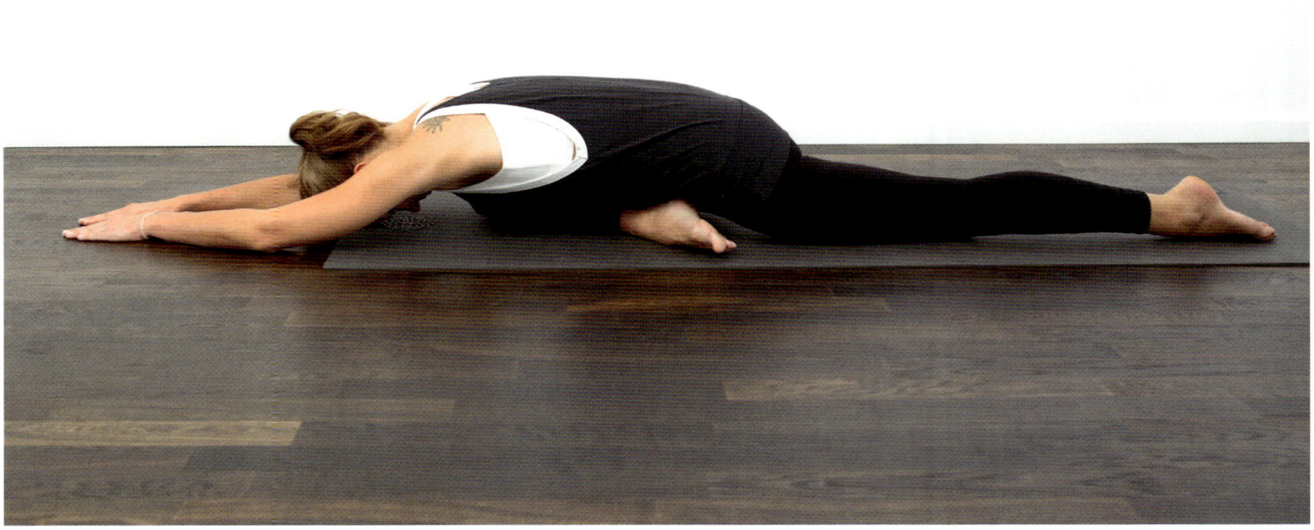

1 Legen Sie Ihr vorderes (rechtes) Bein angewinkelt auf der Matte ab.
2 Strecken Sie das hintere (linke) Bein gerade am Boden aus, der Fußrücken liegt am Boden.
3 Stützen Sie die Hände seitlich ab und richten Sie Ihren Oberkörper auf.
4 Wandern Sie jetzt langsam mit den Händen nach vorn, bis Sie die Arme und vielleicht auch den Oberkörper am Boden ablegen können.
5 Senken Sie Ihre Stirn auf den Boden und atmen Sie in den Stretch der Hüfte.
6 Halten Sie die Position für 3 bis 5 Atemzüge.
7 Nach der letzten Ausatmung lösen Sie einatmend die Haltung auf, richten sich langsam auf und wechseln die Seite.

Nehmen Sie sich Zeit, um in die volle Position zu kommen. Es ist völlig okay, wenn Sie anfangs nur die Hände oder Unterarme auf dem Boden ablegen können. Wichtig ist, dass Sie darauf achten, die Hüfte gerade zu halten. Arbeiten Sie sich Schritt für Schritt vor.

VARIATION FULL POSE

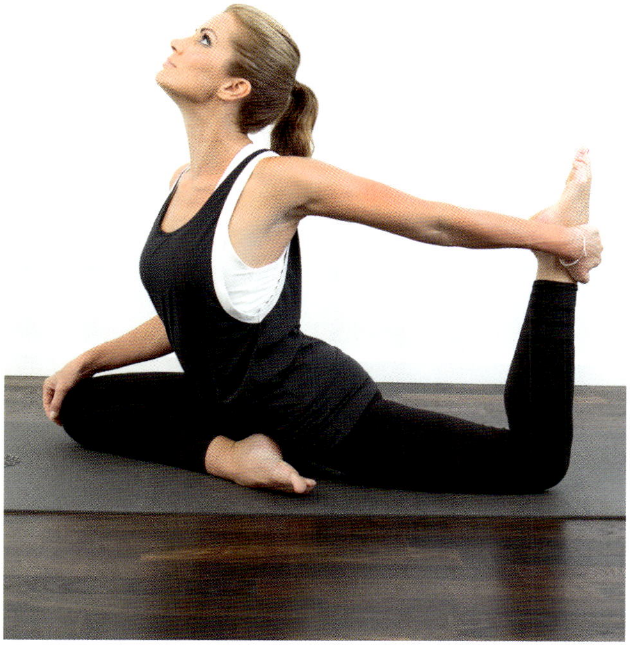

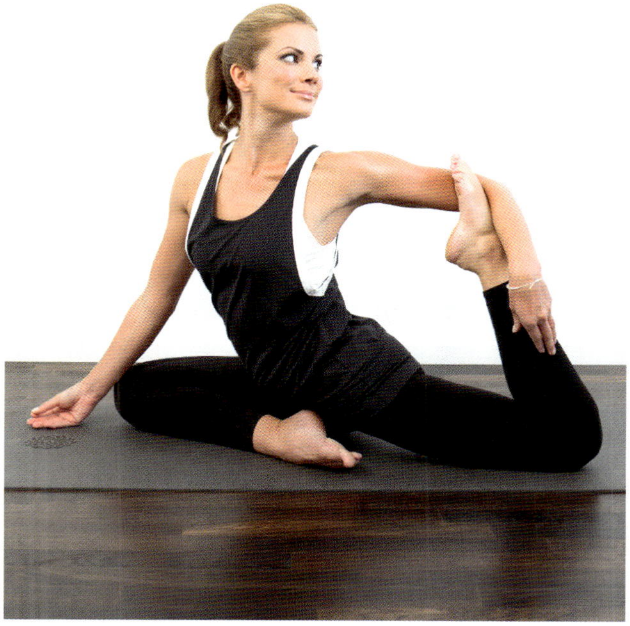

1 Legen Sie Ihr vorderes (rechtes) Bein angewinkelt auf der Matte ab.
2 Strecken Sie das hintere (linke) Bein gerade am Boden aus, der Fußrücken liegt am Boden.
3 Richten Sie den Oberkörper so weit auf, wie es für Ihren Rücken angenehm ist. Stützen Sie sich dabei gern mit den Händen seitlich ab. Der Blick geht nach vorn oben.
4 Winkeln Sie Ihr hinteres (linkes) Bein an und umfassen Sie mit der linken Hand Ihr linkes Fußgelenk (Bild links).
5 Wenn Sie Ihren Fuß von innen greifen und in der Armbeuge abstützen, ist der Stretch für die Schulter intensiver (Bild rechts).
6 Halten Sie die Position für 3 bis 5 Atemzüge.
7 Mit der letzten Ausatmung lösen Sie die Haltung auf und wechseln die Seite.

Gehen Sie hier unbedingt mit Geduld vor und »reißen« Sie sich nicht in die Position! Dies ist eine fortgeschrittene Variation, die Sie erst dann üben sollten, wenn Ihr Rücken so weit ist. Schultern und Rücken werden sehr intensiv gestretcht, seien Sie also behutsam!

CHILD'S POSE STELLUNG DES KINDES

Balasana

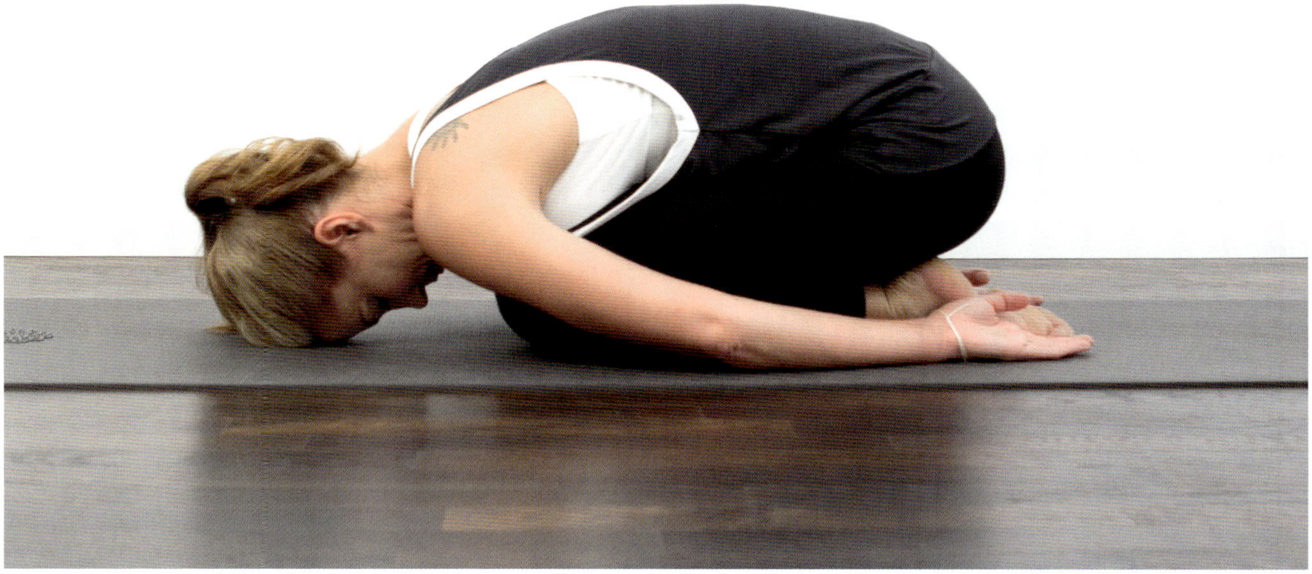

Üben Sie diese Position an dieser Stelle der Sequenz als Ausgleichsbewegung für den unteren Rücken. Durch die Rückbeuge in der Taube wird unsere Lendenwirbelsäule nach hinten gedehnt und mit der »Stellung des Kindes« erlauben wir ihr die entspannte Dehnung in die Gegenrichtung.

1. Kommen Sie in den Fersensitz. Richten Sie Ihren Oberkörper auf und ziehen Sie den Rücken in die Länge.
2. Beugen Sie sich lang gestreckt nach vorn und legen Sie Ihre Stirn am Boden ab.
3. Legen Sie Ihre Handrücken links und rechts neben dem Gesäß auf den Boden. Lassen Sie Ihre Schultern schwer sinken.
4. Bleiben Sie für 5 Atemzüge in dieser Position.
5. Richten Sie sich nach der letzten Ausatmung einatmend wieder auf.

VARIATION

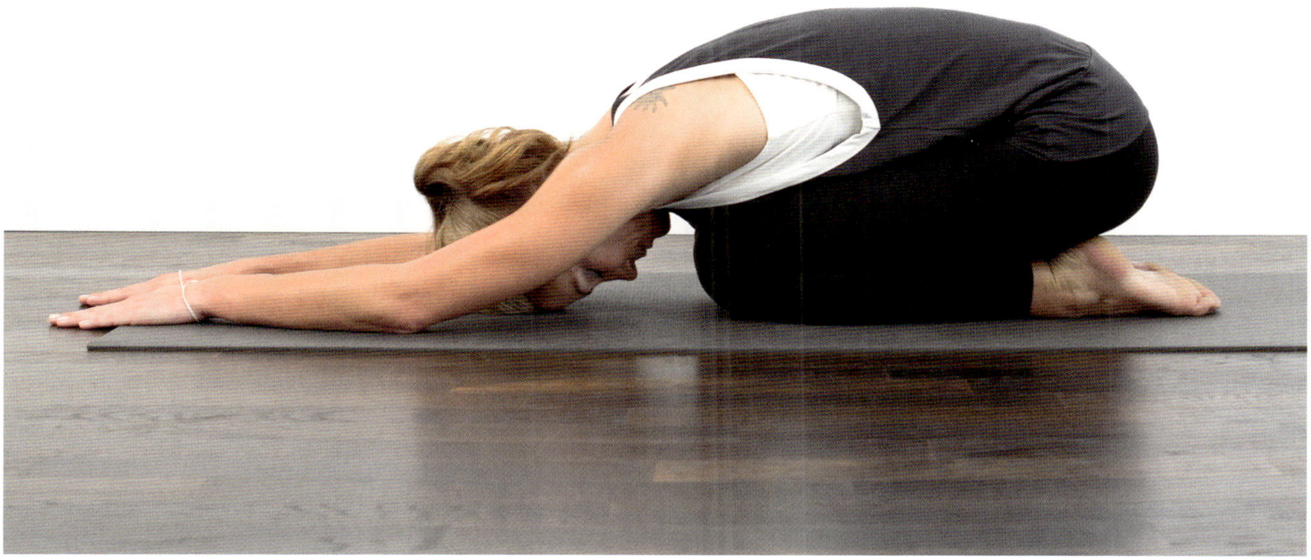

1 Im Fersensitz richten Sie Ihren Oberkörper auf und ziehen den Rücken in die Länge.
2 Beugen Sie sich lang gestreckt nach vorn und legen Sie Ihre Stirn am Boden ab.
3 Legen Sie Ihre Handflächen so weit nach vorn am Boden ab, wie Sie können.

Durch leichtes Schaukeln mit dem Gesäß nach links und rechts geben Sie Ihrer Hüfte und dem unteren Rücken eine kleine Massage und eine extra Dehnung. Sehr angenehm nach langem Sitzen (im Office, nach Flügen etc.)!

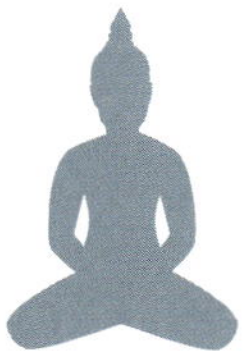

Die »Stellung des Kindes« ist eine ideale Ruhehaltung. Wann immer Sie sich erschöpft fühlen, wenn Sie während einer Yogasession eine Pause brauchen oder wenn Ihr Kreislauf streikt, können Sie sich in dieser wohltuenden Position erholen!

DREHSITZ

Ardha Matsyendransana II

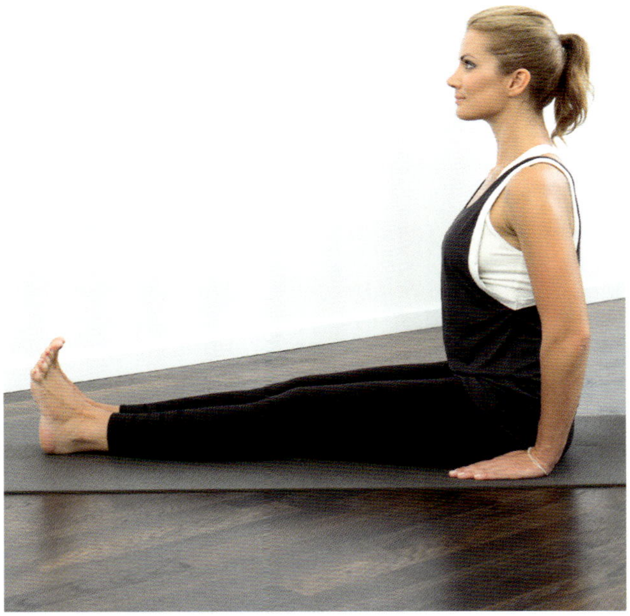

1 Setzen Sie sich mit geradem Rücken auf Ihre Matte, die Beine lang ausgestreckt.

2 So stellen Sie sicher, dass Ihr Rücken gerade ist: Setzen Sie Ihre Hände links und rechts neben dem Gesäß am Boden auf und strecken Sie Ihre Arme gerade durch, bis Ihr Gesäß fast vom Boden abhebt. Lassen Sie dann die Arme locker und versuchen Sie, Ihren Rücken weiter genauso gerade zu halten.

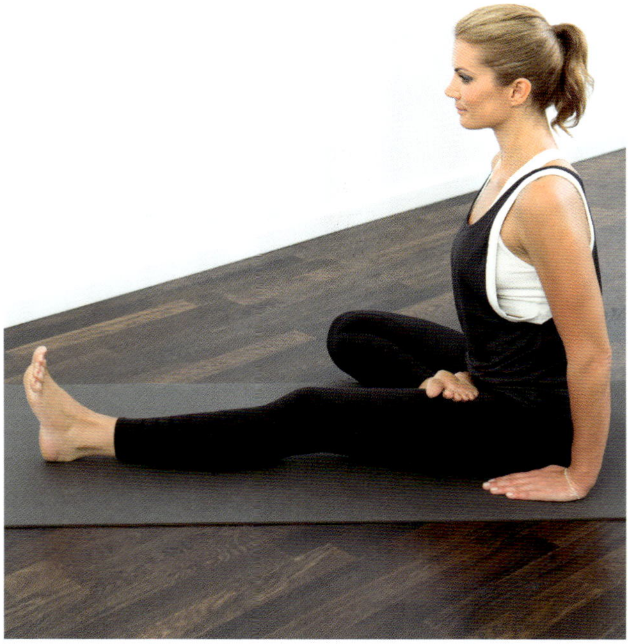

3 Winkeln Sie Ihr rechtes Bein an und legen Sie den Fuß in die linke Hüftbeuge (alternativ an die Oberschenkelinnenseite, wenn Sie nicht so weit kommen).

4 Halten Sie beide Beine aktiv: Ihr vorderes Bein ist gerade gestreckt und der Fuß ist geflext (also die Zehenspitzen in Richtung Nase gezogen). Ihr angewinkeltes Knie strebt nach unten.

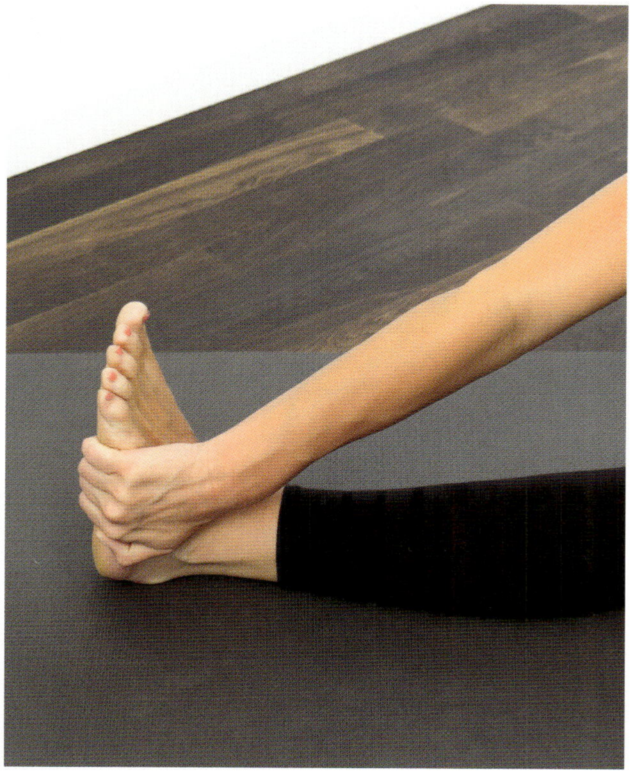

5 Greifen Sie mit der rechten Hand an die Außenseite des linken Fußes am ausgestreckten Bein. (Umfassen Sie alternativ Ihr Fußgelenk oder Ihre Wade, wenn Sie nicht so weit kommen.) Achten Sie darauf, wo Ihr Körper Ihnen natürliche Grenzen setzt. Erweitern Sie diese nur Schritt für Schritt und überschreiten Sie sie nicht!

6 Drehen Sie Ihre linke Schulter nach hinten auf. Legen Sie Ihren linken Arm angewinkelt auf den Rücken und fassen Sie an die Innenseite des rechten Oberschenkels (alternativ Ihre Hüftbeuge oder Ihr T-Shirt, wenn Sie nicht so weit kommen).

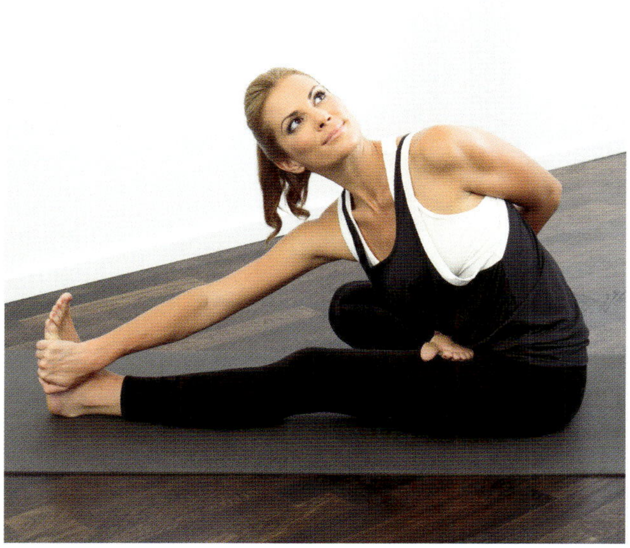

7 Blicken Sie über Ihre linke Schulter nach hinten; drehen Sie Ihren Kopf dabei maximal um 45 Grad.

8 Halten Sie die Position für 3 bis 5 Atemzüge.

9 Lösen Sie sie mit der letzten Ausatmung auf und wechseln Sie die Seiten.

Hier bekommen Sie viele Benefits in einer Position: Wirbelsäule, Schultergürtel und Hüften werden getwistet und mobilisiert. Gleichzeitig stärken Sie Ihre Armmuskeln und dehnen Beine und Nacken.

VORBEUGE

Baddha Ardha Padma Paschimottanasana

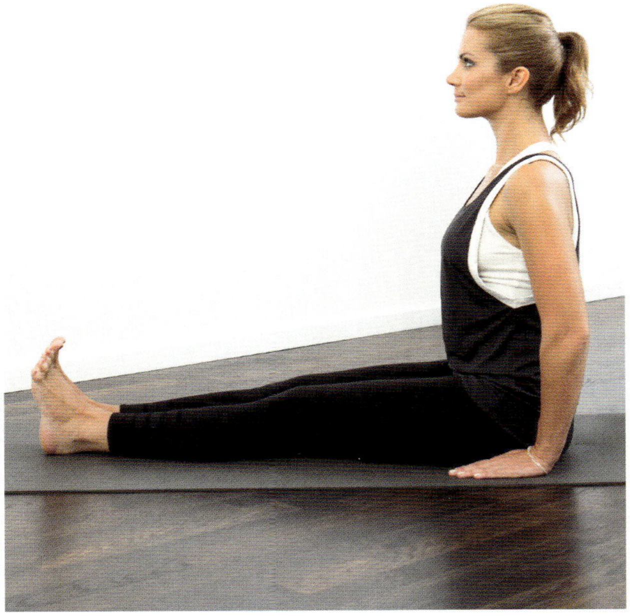

1 Setzen Sie sich für diese Variation der sitzenden Vorbeuge mit geradem Rücken auf die Matte, die Beine lang ausgestreckt. Ziehen Sie das Gesäß mit den Händen ein wenig nach hinten, sodass Ihre Sitzbeinhöcker frei sind und Sie die Wirbelsäule gut aufrichten können.

2 Sie können sicherstellen, dass Ihr Rücken gerade ist, indem Sie Ihre Hände neben dem Gesäß am Boden aufsetzen und die Arme durchstrecken, bis Ihr Gesäß fast vom Boden abhebt. Lassen Sie dann die Arme locker und versuchen Sie, Ihren Rücken weiter genauso gerade zu halten.

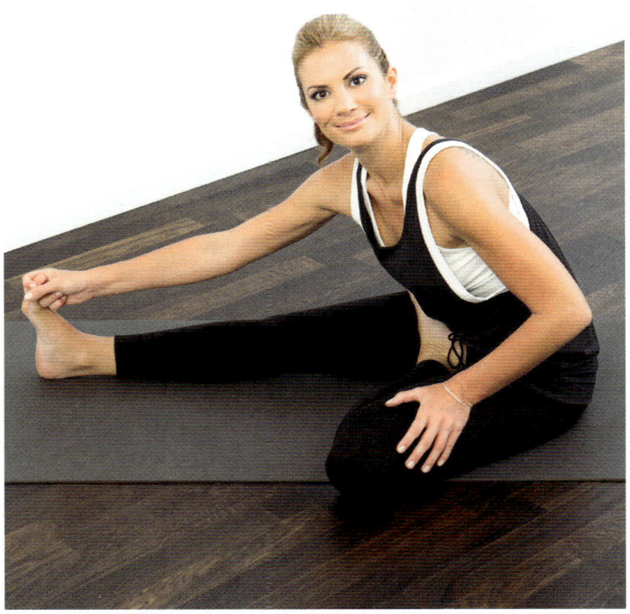

3 Winkeln Sie Ihr linkes Bein an und legen Sie den Fuß in die rechte Hüftbeuge (alternativ an die Oberschenkelinnenseite, wenn Sie nicht so weit kommen).

4 Halten Sie beide Beine aktiv: Ihr ausgestrecktes Bein ist gerade, Ihr Fuß geflext. Ihr angewinkeltes Knie strebt nach unten.

5 Greifen Sie mit drei Fingern der rechten Hand den großen Zeh des rechten Fußes am ausgestreckten Bein (alternativ Ihr Fußgelenk oder Ihre Wade, wenn Sie nicht so weit kommen).

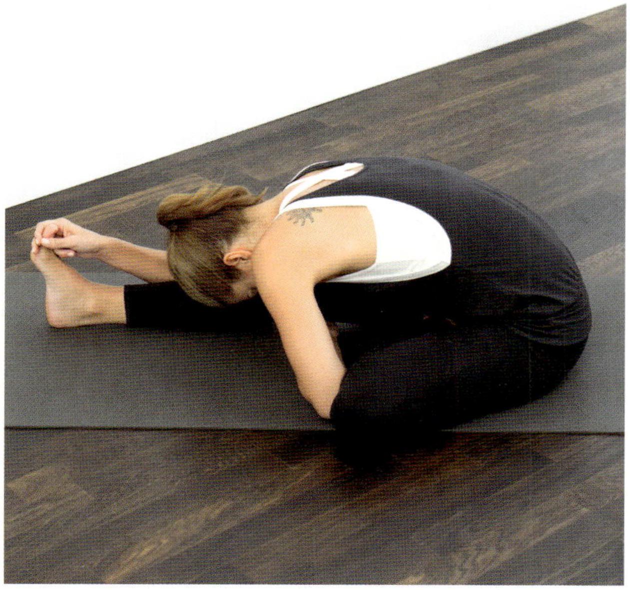

6 Beugen Sie den geraden Oberkörper so weit nach vorn, wie Sie können. Es ist hier wichtiger, dass Sie versuchen, den Rücken gerade zu halten und zu dehnen, als den Kopf möglichst tief zu senken. Halten Sie den Nacken so lange gerade, bis Ihr Oberkörper komplett auf dem ausgestreckten Bein liegt. Erst dann können Sie den Kopf auf dem Schienbein ablegen.
7 Mit der Einatmung ziehen Sie sich mit dem linken Arm sanft weiter nach vorn und mit der Ausatmung lassen Sie sich weiter nach unten sinken.
8 Den anderen Arm können Sie angewinkelt auf den Boden oder auf den Rücken legen.

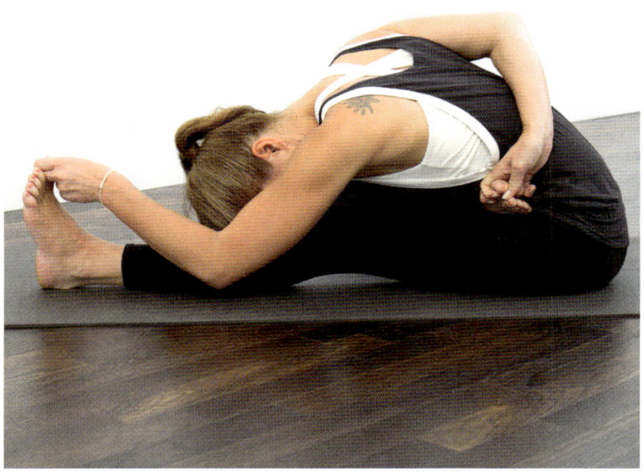

9 Halten Sie diese Position für 3 bis 5 Atemzüge.
10 Lösen Sie sie mit der letzten Ausatmung auf und wechseln Sie die Seite (siehe Foto links).

Auch hier gilt: Geduld ist alles! Lassen Sie sich mithilfe der ausgedehnten Atmung in den Stretch hineinfallen. Mit Loslassen kommen Sie hier weiter als mit Kraft. Daher ist diese Übung neben den körperlichen Benefits (Stretch für Beine, Arme, Hüfte und Rücken) auch eine prima Anti-Stress- und Geduldsübung!

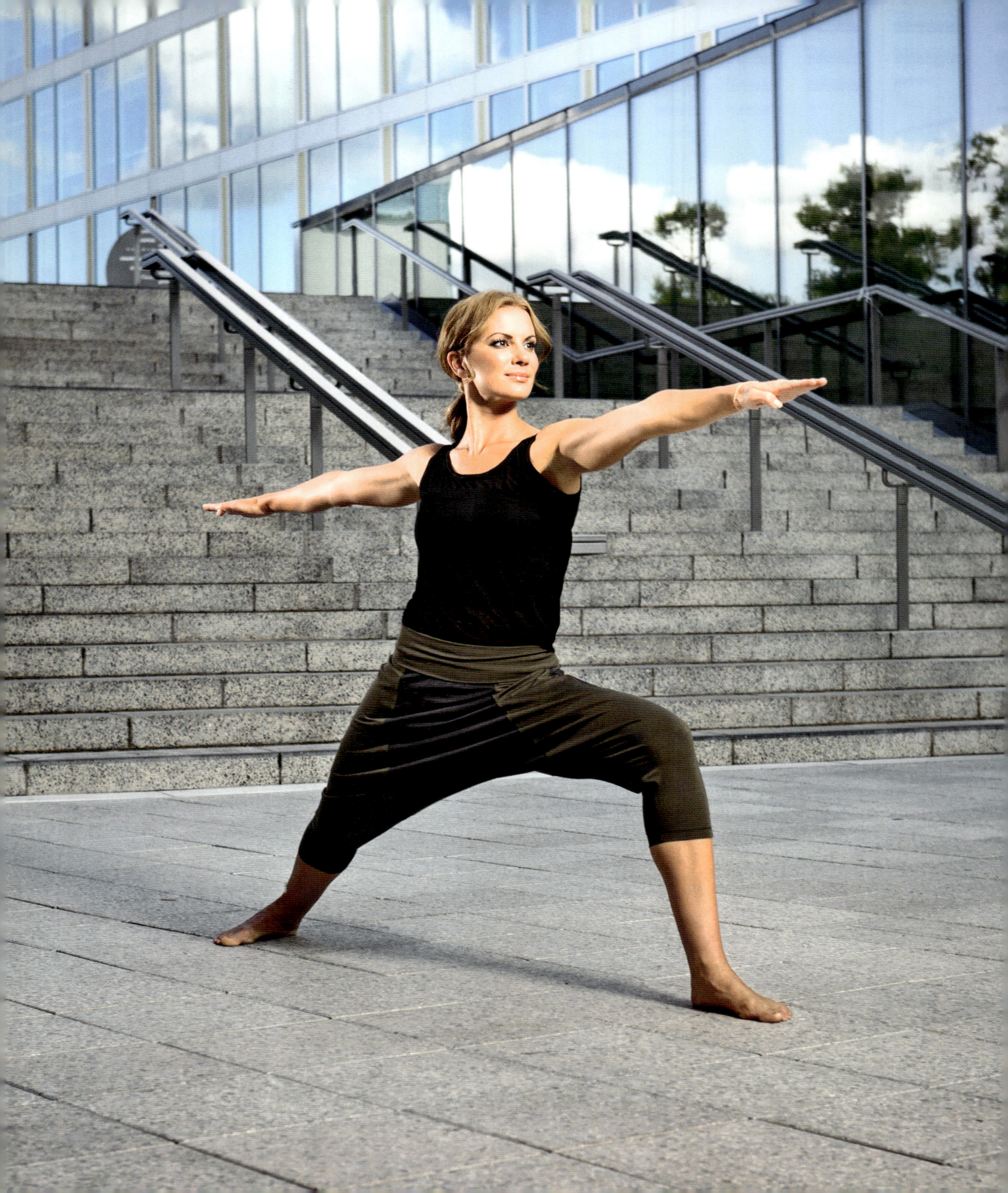

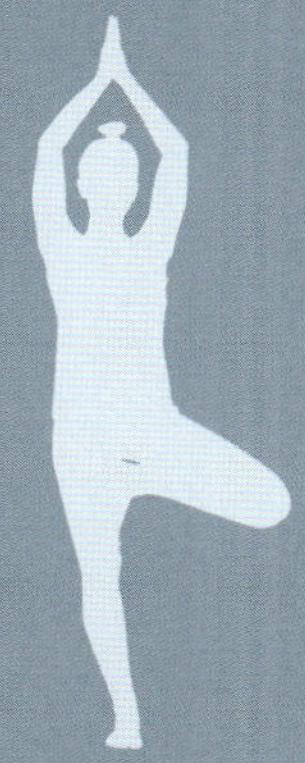

STÄRKEN

Übungen für mehr Kraft in wenigen Minuten

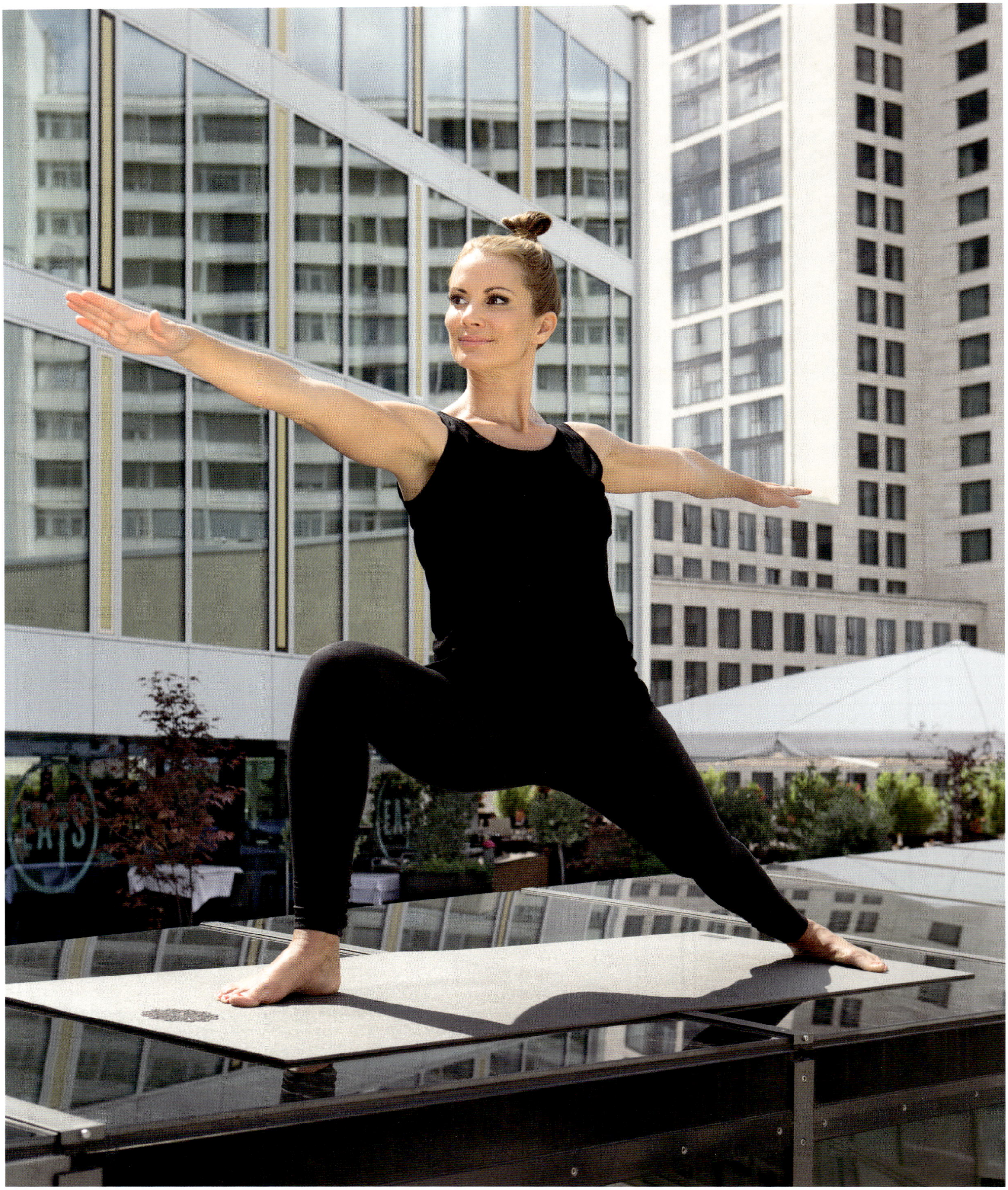

STÄRKEN

Mehr Power für Körper und Geist im Alltag

Diese herausfordernde Sequenz gibt Ihnen vor allem, was Sie tagtäglich am meisten brauchen: Kraft. Und zwar körperlich und mental. Sie basiert auf der »Krieger«-Sequenz des Ashtanga-Yoga (virabhadra = Krieger, Held). Auch diese Sequenz habe ich so zusammengestellt, dass Sie jede Übung einzeln ausführen oder alle Übungen als Flow verbinden können. Sie selbst entscheiden, wie viel Zeit und Energie Sie hineingeben und herausbekommen wollen.

Die »Krieger«-Positionen stärken die Beine und geben Bodenhaftung. Gleichzeitig kräftigen sie Schultern und Arme, öffnen die Hüften und helfen, Stress abzubauen. Wenn Sie die komplette Sequenz als Flow üben, kann es richtig schweißtreibend werden, Sie gehen also zusätzlich den Fettreserven an den Kragen und bauen Giftstoffe ab. Wenn Sie diese Sequenz dynamisch üben (spielen Sie dazu ruhig Ihre Lieblingsmusik, die gern rockig, poppig oder elektronisch sein darf!), können Sie sich damit richtig auspowern und abreagieren (was viele dem Yoga nicht zutrauen – aber glauben Sie mir, es geht!). Die Balanceübungen fördern die Konzentrationsfähigkeit und anschließend die innere Ausgeglichenheit. Außerdem stärkt jede dieser Übungen das Selbstvertrauen.

Mit der richtigen Geisteshaltung und Konzentration beim Üben können wir also auch mental Kraft schöpfen für aktuelle Vorhaben oder für Dinge, die in der Zukunft liegen, und gleichzeitig alles loswerden, was uns ärgert oder nicht dienlich ist – auf physischer wie psychischer Ebene.

DOS AND DON'TS

- **Arbeiten Sie hier zunächst langsam und mit Kontrolle, bis Sie die Positionen sicher kennen. Danach können Sie beginnen, dynamischer zu üben, und Tempo sowie Intensität an Ihr individuelles Bedürfnis anpassen.**
- **Achten Sie darauf, dass Sie immer genauso kontrolliert aus einer Haltung herauskommen, wie Sie hineingegangen sind. So können Sie den gesamten Flow einer Position nutzen.**
- **Auch hier können Sie zur Aufwärmung den Sonnengruß üben, wenn Sie möchten.**
- **Atmen Sie während des gesamten Übens tief und gleichmäßig – sogar dann, wenn Sie dynamisch üben und der natürliche Reflex wäre, in eine »Schnappatmung« zu geraten.**

KRIEGER 1

Virabhadrasana I

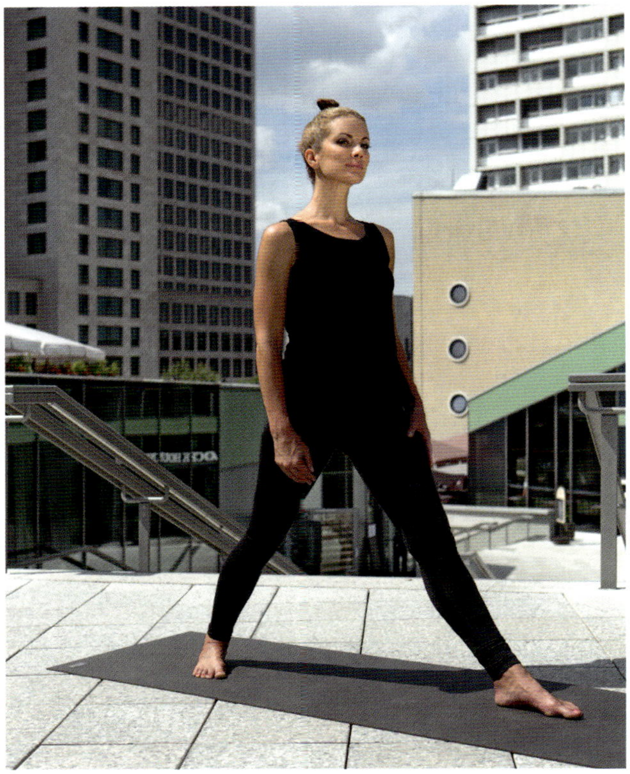

1 Machen Sie mit dem rechten Bein einen großen Ausfallschritt nach hinten. Drehen Sie den hinteren (rechten) Fuß auf 45 Grad, und stellen Sie den vorderen (linken) Fuß mit den Zehen gerade nach vorn auf. Ihr hinteres Bein ist durchgestreckt. Schützen Sie das Knie, indem Sie es leicht nach innen ziehen.

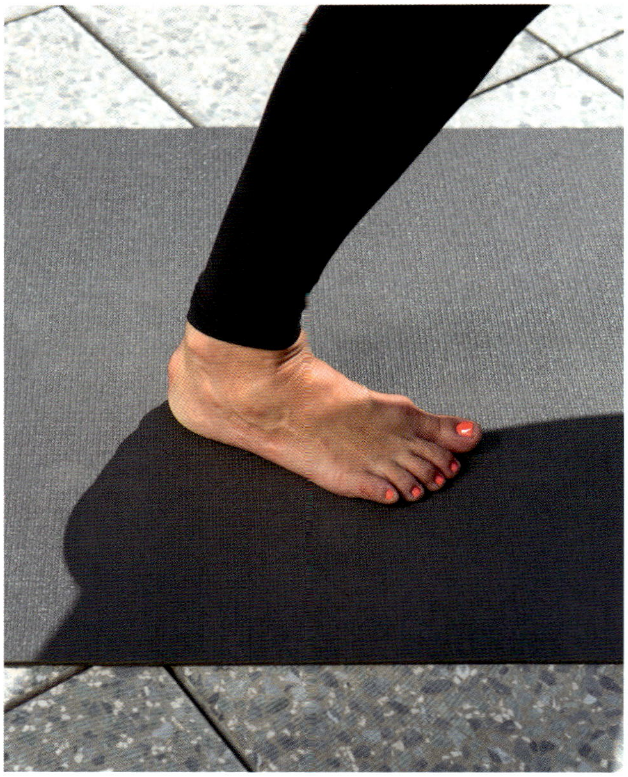

2 Die Außenkante Ihres hinteren Fußes sollte fest mit der Matte verbunden sein. Die richtige Position des hinteren Fußes ist sehr wichtig für die Übung.

Geben Sie Gewicht auf die Außenkante des Fußes und aktivieren Sie die Fußgelenke, sodass Sie hier nicht abknicken.

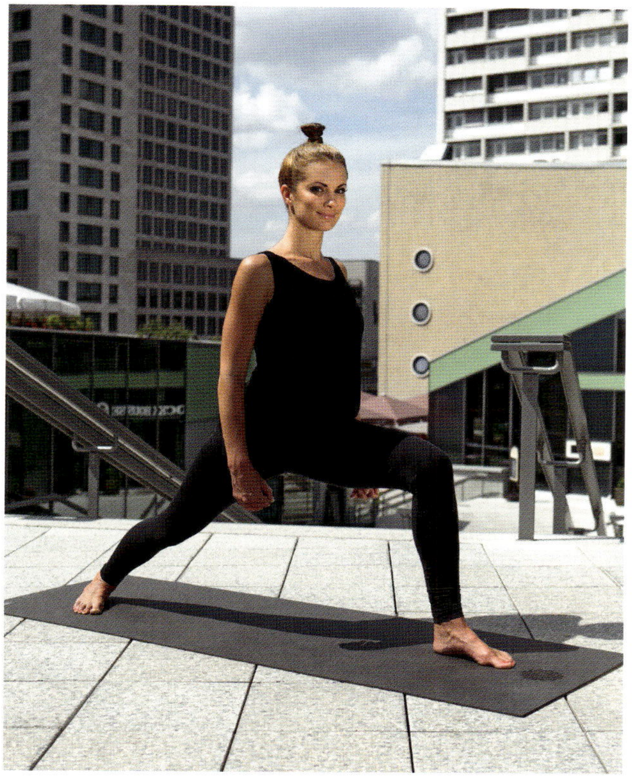

3 Beugen Sie das vordere (linke) Bein um 90 Grad. Achten Sie unbedingt darauf, das Knie nicht über den Fuß sinken zu lassen, da dies das Kniegelenk überstrapaziert. Wenn Ihr Oberschenkel zu Beginn nicht ganz parallel zum Boden ist, sinken Sie mit jeder Ausatmung vorsichtig etwas weiter nach unten, bis der Oberschenkel irgendwann parallel zu Ihrer Matte ist.

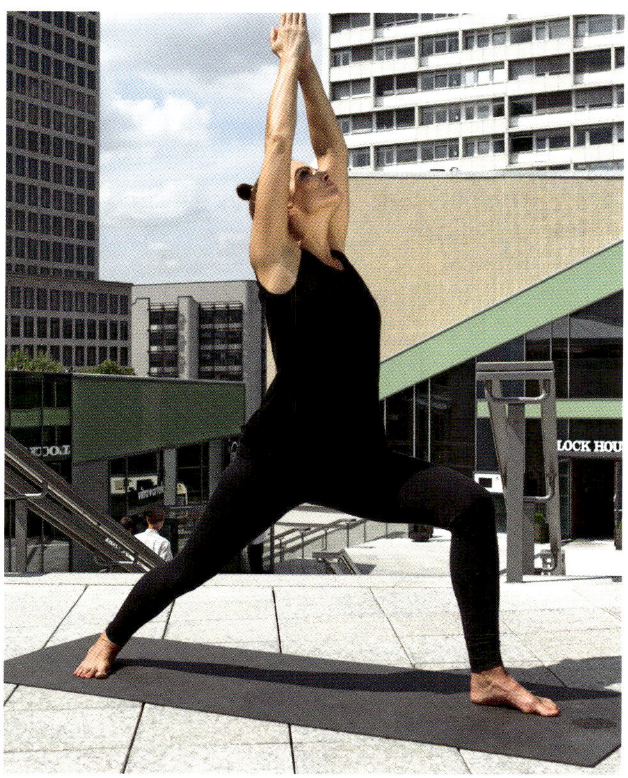

4 Strecken Sie die Arme nach oben. Legen Sie die Handflächen aneinander und lassen Sie die Schultern von den Ohren wegsinken.
5 Blicken Sie hoch zwischen die gefalteten Hände. (Alternativ können Sie die Arme schulterweit öffnen, sollte es mit gefalteten Händen unbequem sein.)
6 Halten Sie die Position für 3 bis 5 Atemzüge.
7 Lösen Sie sie nach der letzten Ausatmung auf und wechseln Sie die Seite.

KRIEGER 2

Virabhadrasana II

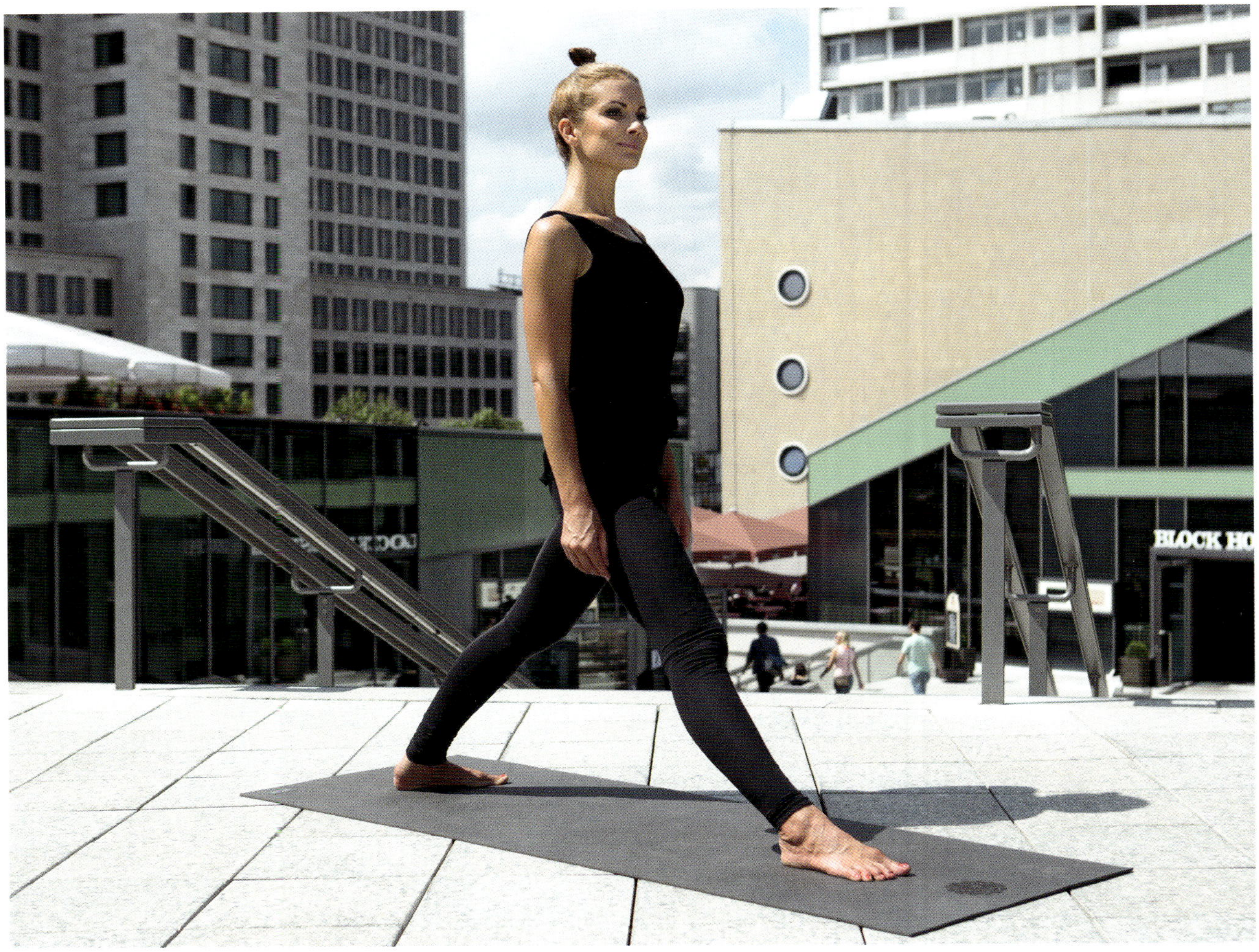

1 Machen Sie mit dem linken Bein einen großen Ausfallschritt nach hinten. Drehen Sie den hinteren (linken) Fuß auf 45 Grad und stellen Sie den vorderen (rechten) Fuß mit den Zehen gerade nach vorn auf. Ihr hinteres Bein ist durchgestreckt. Schützen Sie das hintere Knie, indem Sie es leicht nach innen ziehen.

2 Die Außenkante Ihres hinteren Fußes sollte fest mit der Matte verbunden sein. Die richtige Position des hinteren Fußes ist sehr wichtig für die Übung.

Achten Sie darauf, dass Sie jederzeit Ihre Zehen heben könnten; diese sollen sich nie in den Boden krallen!

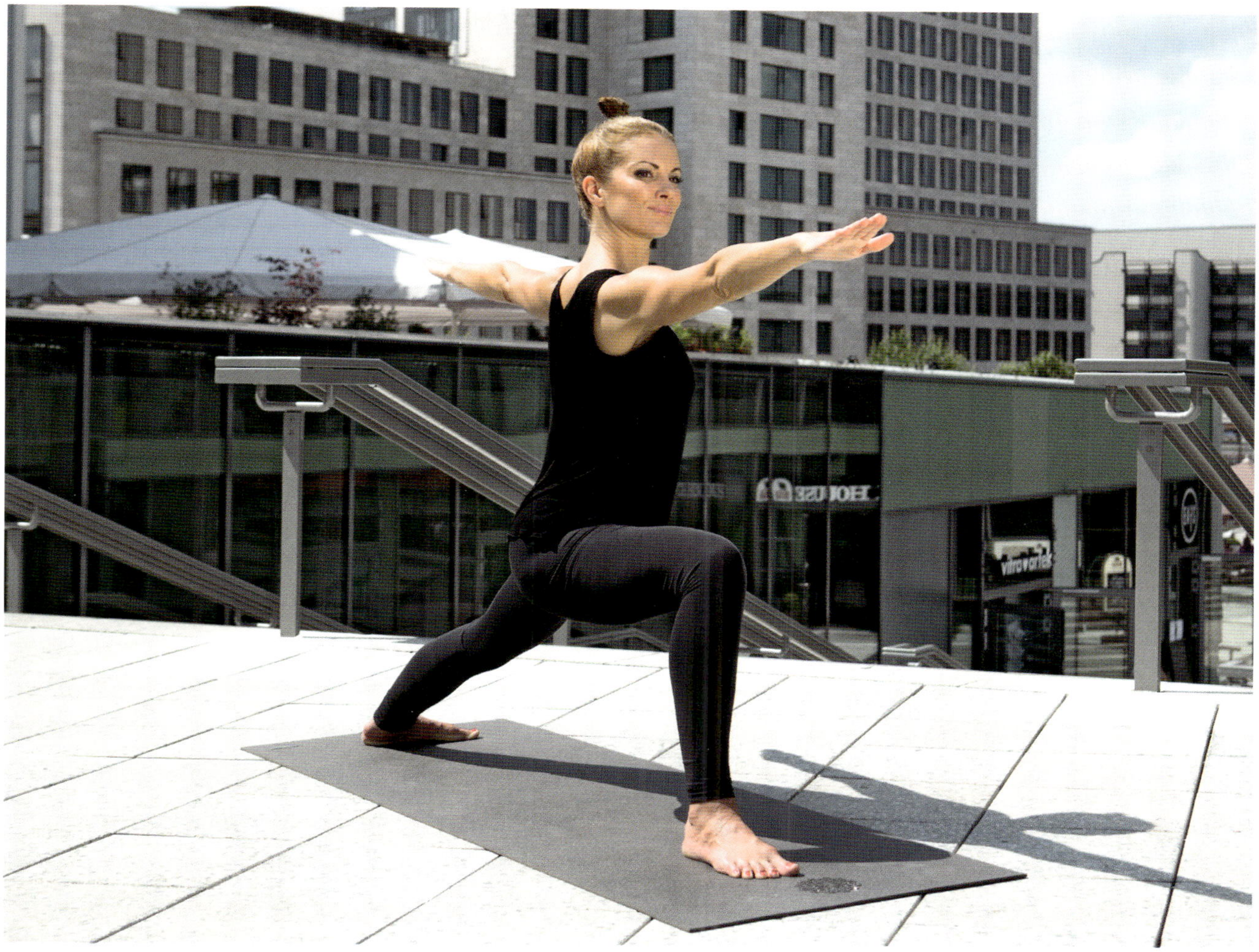

3 Beugen Sie das vordere (rechte) Bein um 90 Grad. Achten Sie unbedingt darauf, das Knie nicht über den Fuß sinken zu lassen. Schützen Sie das hintere (linke) Knie, indem Sie es leicht nach innen ziehen.

4 Führen Sie jetzt den rechten Arm nach vorn und den linken nach hinten, bis beide parallel zum Boden ausgestreckt sind. Die Handflächen zeigen nach unten.

5 Richten Sie sich gerade auf. Ziehen Sie die Schulterblätter leicht zusammen. Ziehen Sie Bauchnabel und Gesäß tendenziell nach innen.

6 Halten Sie die Position für 3 bis 5 Atemzüge.

7 Lösen Sie sie nach der letzten Ausatmung auf und wechseln Sie die Seite.

KRIEGER 3

Virabhadrasana III

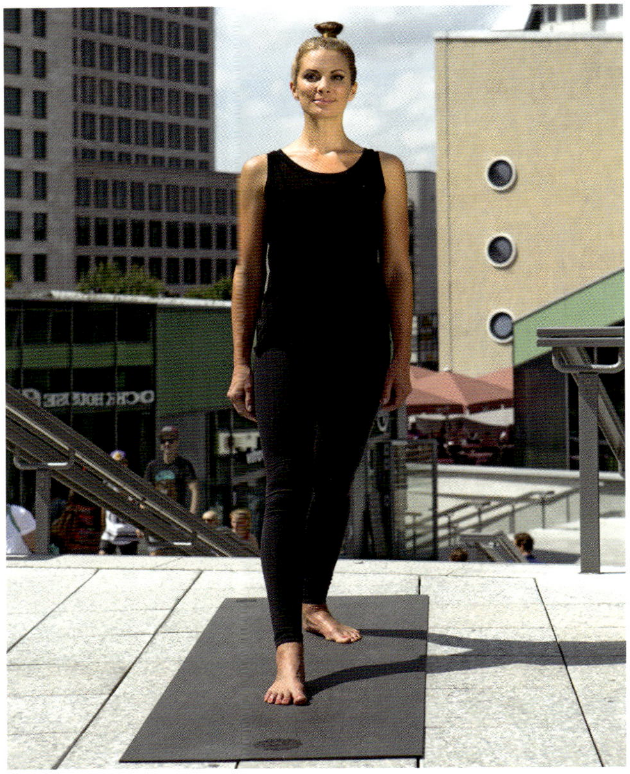

1 Machen Sie mit dem linken Bein einen mittelgroßen Ausfallschritt nach hinten. Stellen Sie den vorderen (rechten) Fuß mit den Zehen gerade nach vorn auf. Machen Sie Ihr Fundament so breit wie möglich, indem Sie die Zehen auffächern. Das wird Ihnen die Balance erleichtern.

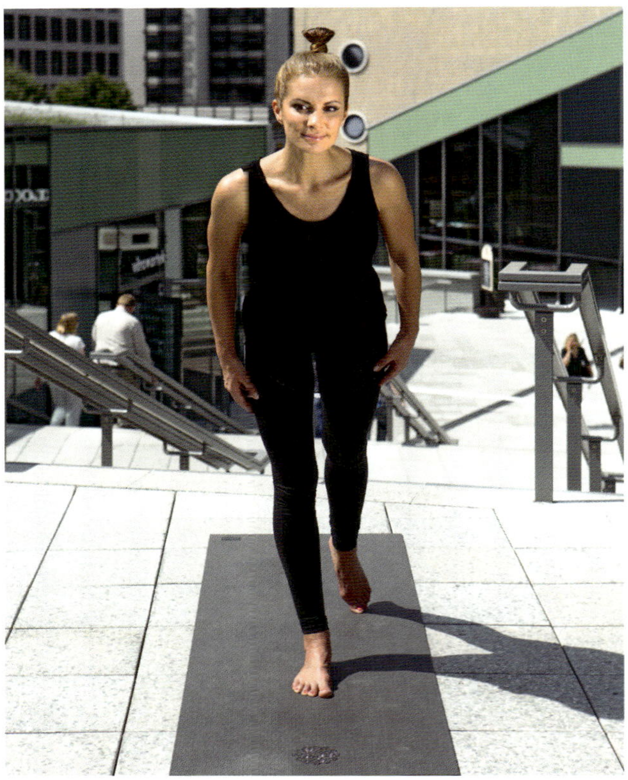

2 Aktivieren Sie das vordere (rechte) Bein, indem Sie Knie und Oberschenkel anspannen – man spricht hier vom »locked knee/leg«.

Wenn das Knie ganz durchgestreckt ist (englisch »to lock« = schließen, einrasten, sichern), wird der Stand eher durch das »Stapeln« der Knochen stabilisiert als durch Muskelkraft.

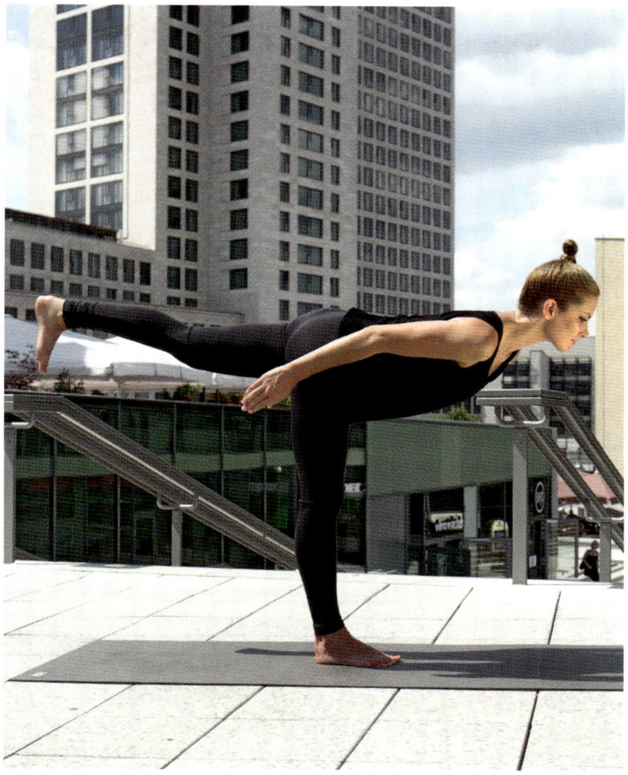

3 Stützen Sie Ihren unteren Rücken, indem Sie den Bauch anspannen und den Bauchnabel nach innen ziehen. Heben Sie dann das hintere (linke) Bein bis auf 90 Grad parallel zum Boden an. Flexen Sie den hinteren Fuß, indem Sie die Zehen in Richtung Nase ziehen. Ihre Hüften bleiben parallel zum Boden.

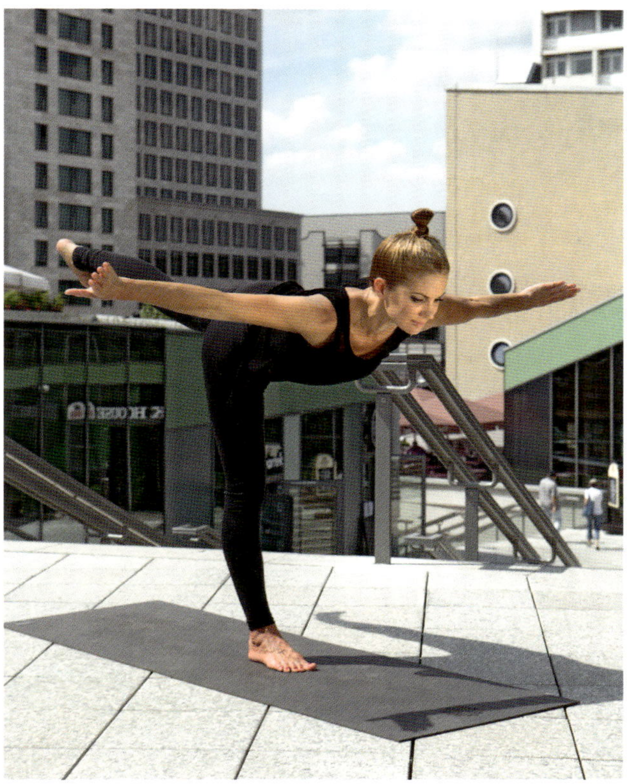

4 Strecken Sie die Arme zur Seite oder nach vorn aus. (Sie können die Arme auch am Körper lassen wie im Schritt zuvor; das macht die Übung etwas leichter.) Ziehen Sie weiterhin den Bauchnabel nach innen. Spannen Sie die ganze Körperrückseite an.

5 Halten Sie sich so für 3 bis 5 Atemzüge parallel zum Boden.

6 Lösen Sie die Haltung nach der letzten Ausatmung auf und kommen Sie einatmend nach oben. Wechseln Sie die Seite.

LEG STRETCH

Parsvottanasana

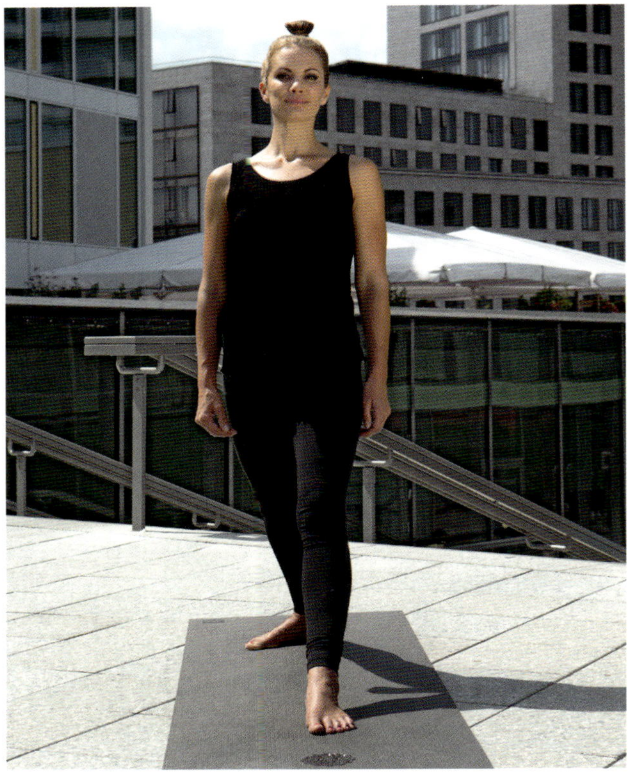

1 Machen Sie mit dem rechten Bein einen mittelgroßen Ausfallschritt nach hinten. Stellen Sie den vorderen (linken) Fuß mit den Zehen gerade nach vorn auf. Beide Beine sind gerade und bleiben gestreckt. Schützen Sie wieder Ihre Knie, indem Sie sie anspannen und nach innen ziehen.

Sie können hier Ihre Schultern und Arme ganz entspannt lassen, auch wenn der Rücken aktiviert ist.

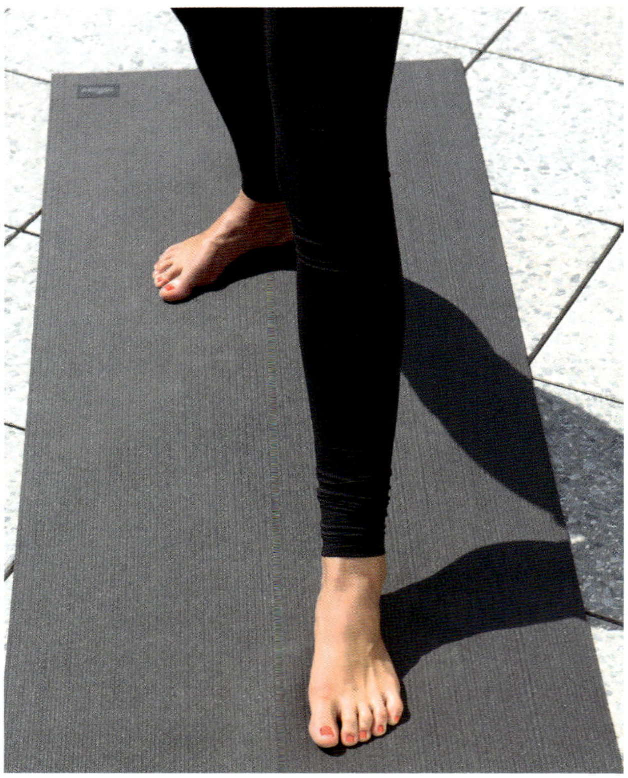

2 Drehen Sie den hinteren (rechten) Fuß auf 45 Grad. Drücken Sie die Außenkante des Fußes fest in die Matte und ziehen Sie das Knie leicht nach innen. Die Fersen beider Füße sollten nahezu auf einer Linie sein. Wenn Ihnen die Balance hier schwerfällt, können Sie die Beine leicht nach außen versetzt aufstellen und sich langsam heranarbeiten.

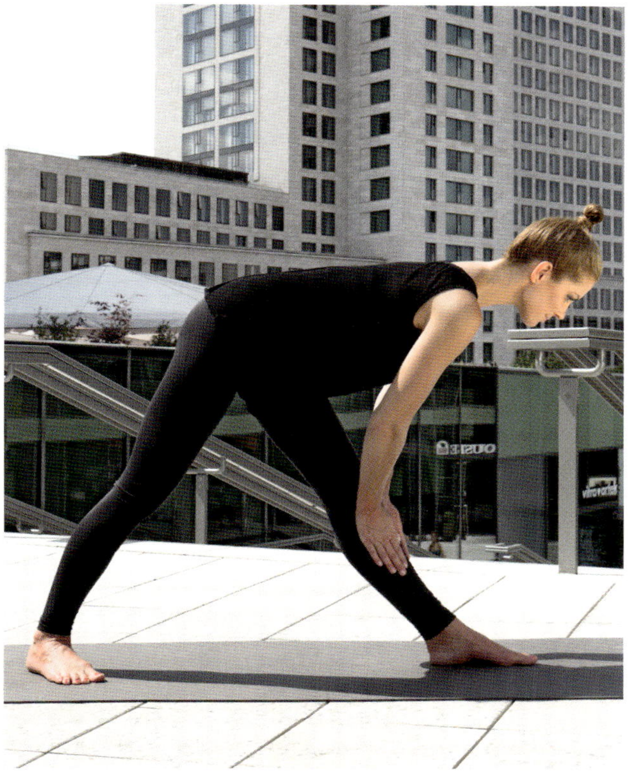

3 Drehen Sie Ihre Hüfte tendenziell parallel zur Vorderkante der Matte und ziehen Sie die Wirbelsäule lang.
4 Senken Sie jetzt den Kopf in Richtung Schienbein, und stützen Sie die Hände am Boden ab. (Alternativ können Sie die Hände am Schienbein abstützen, wenn Sie nicht so weit hinunterkommen.)

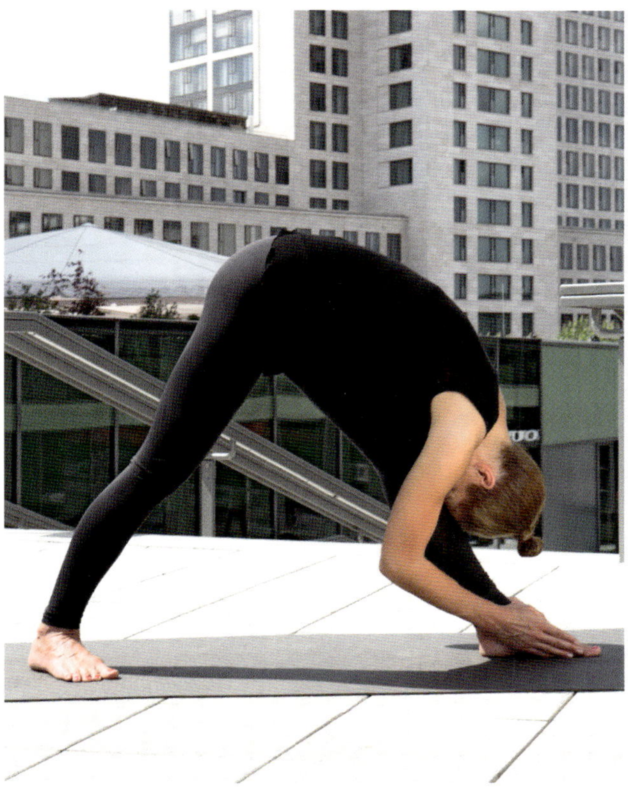

5 Ziehen Sie einatmend die Wirbelsäule lang (»nach vorn denken«) und lassen Sie sich ausatmend nach unten sinken.
6 Halten Sie diese Position für 3 bis 5 Atemzüge.
7 Lösen Sie die Haltung nach der letzten Ausatmung auf, aktivieren Sie die Bauchmuskulatur und kommen Sie einatmend nach oben. Wechseln Sie dann die Seite.

BAUM

Vrikshasana

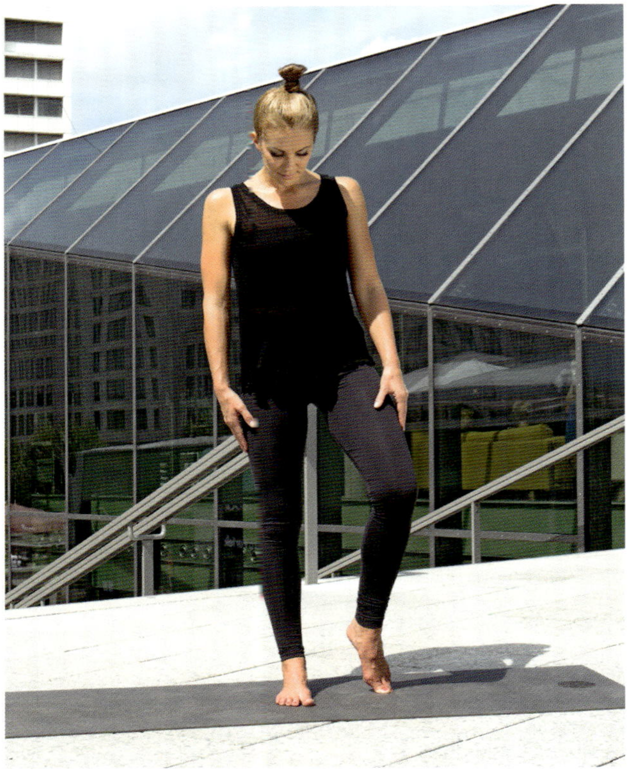

1 Stellen Sie sich gerade hin und verlagern Sie Ihr Gewicht auf den rechten Fuß. Machen Sie Ihren Fuß mit gespreizten Zehen so breit wie möglich, um ein festes Fundament zu haben.

2 Aktivieren Sie die gesamte rechte Seite von unten nach oben, indem Sie die Muskulatur anspannen: Fußgelenk, Knie, Oberschenkel, Hüfte, Gesäß.

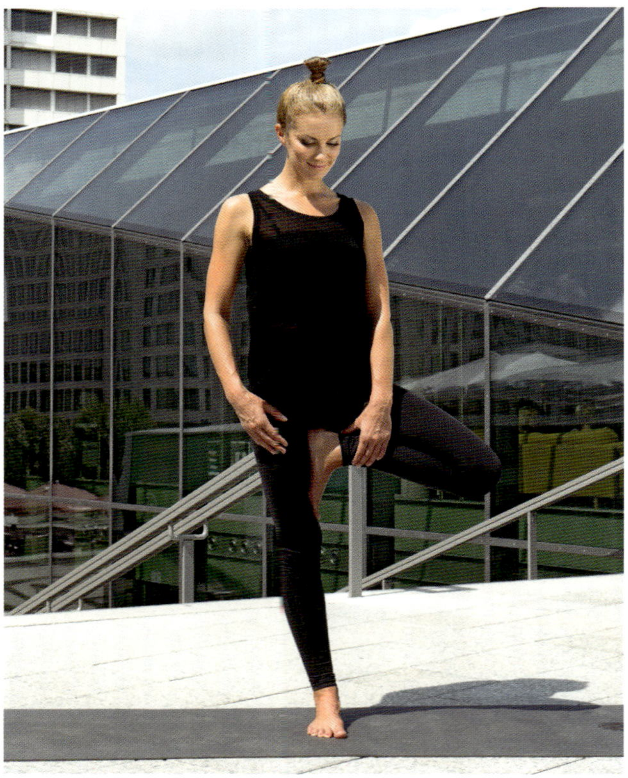

3 Beugen Sie das linke Bein an, drehen Sie es zur Seite auf und platzieren Sie den Fuß auf der rechten Oberschenkelinnenseite. (Alternativ können Sie den Fuß an die Innenseite des Unterschenkels stützen, wenn Sie nicht so hoch kommen. Stellen Sie den Fuß auf keinen Fall auf das Kniegelenk.)

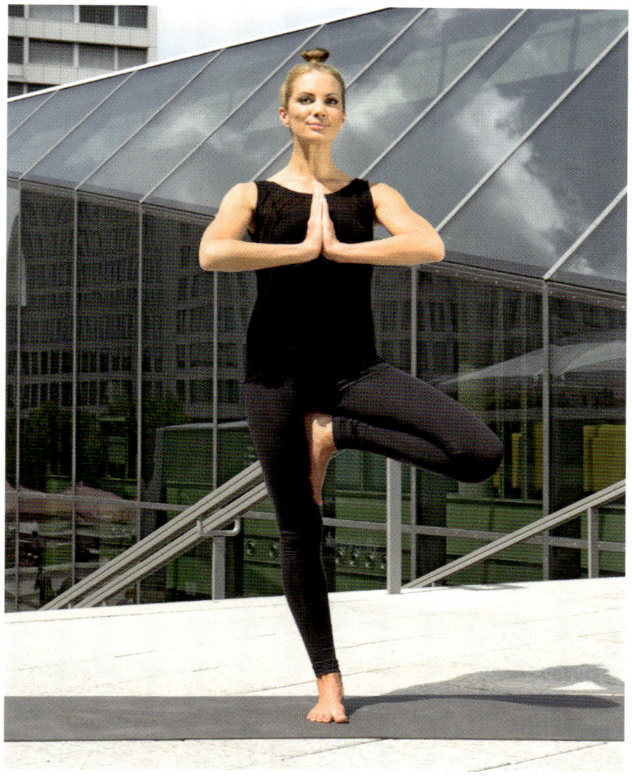

4 Halten Sie Ihre Hüften tendenziell parallel zur Vorderkante der Matte. Ziehen Sie den Bauchnabel nach innen.
5 Legen Sie Ihre Hände vor dem Herzen zusammen und fixieren Sie mit den Augen einen Punkt vor sich.

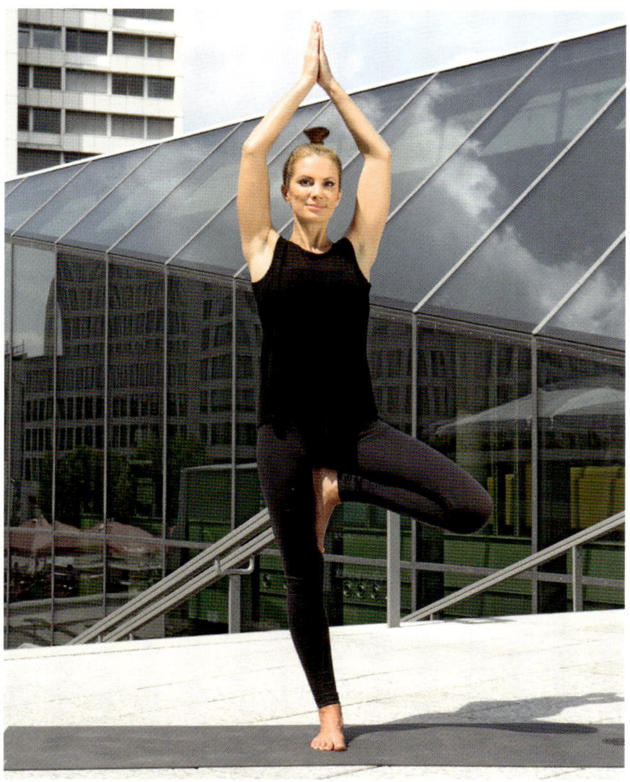

6 Wenn Sie sich sicher fühlen, heben Sie die gefalteten Hände hoch über den Kopf. Lassen Sie die Schultern von den Ohren wegsinken.
7 Halten Sie diese Position für 3 bis 5 Atemzüge.
8 Lösen Sie die Haltung mit der letzten Ausatmung auf und wechseln Sie die Seite.

Eine ruhige, tiefe Atmung hilft Ihnen bei der Balance!

HAND-TO-TOE

Utthita Hasta Padangusthasana

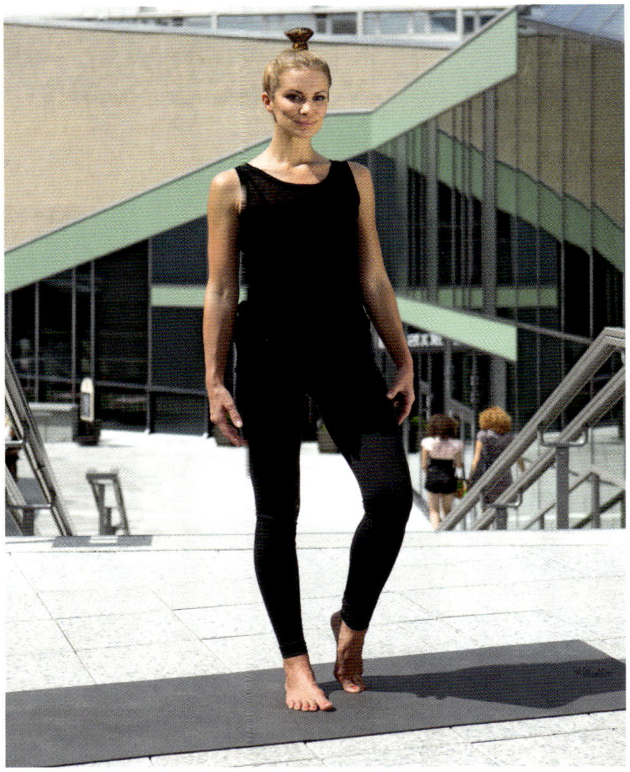

1 Stellen Sie sich gerade hin und verlagern Sie Ihr Gewicht auf den rechten Fuß. Machen Sie Ihren Fuß mit gespreizten Zehen wieder so breit wie möglich, um ein festes Fundament zu haben.
2 Aktivieren Sie die gesamte rechte Seite von unten nach oben, indem Sie die Muskulatur anspannen: Fußgelenk, Knie, Oberschenkel, Hüfte, Gesäß.

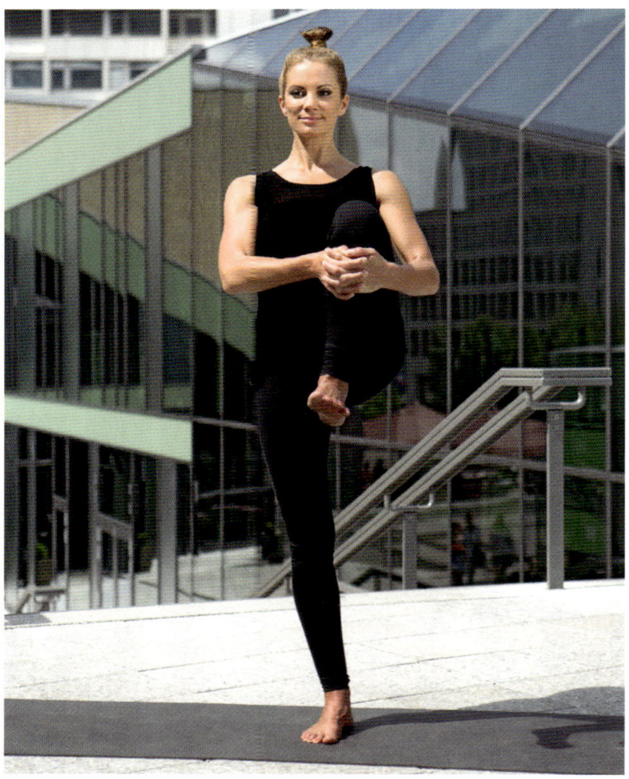

3 Ziehen Sie das linke Knie zur Brust hoch. Flexen Sie den linken Fuß, indem Sie die Zehen in Richtung Nase ziehen. Halten Sie die Hüften gerade und den ganzen Körper angespannt.

Sie können erst mal nur bis hierher üben und diese Position für 3 bis 5 ruhige Atemzüge halten.

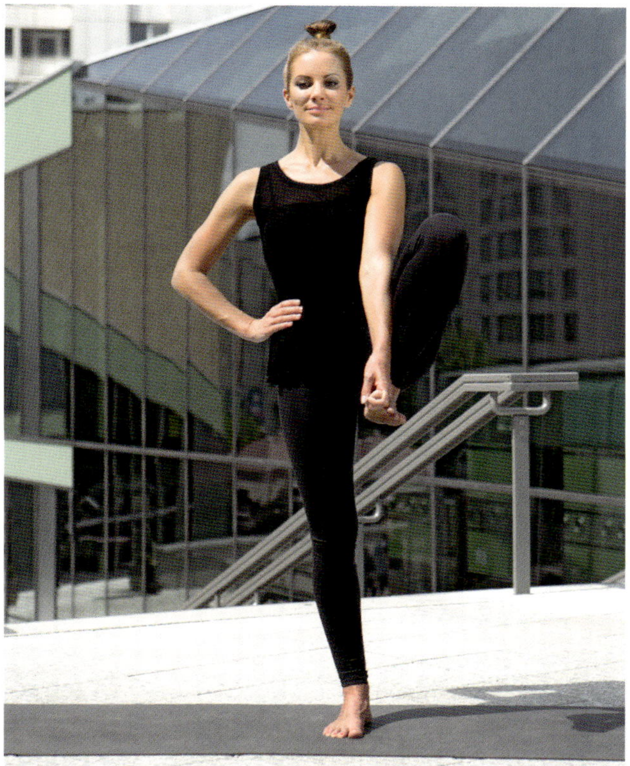

4 Wenn Sie sich sicher fühlen, stützen Sie die rechte Hand in die rechte Taille und fassen mit den linken »Peace-Fingern« (Daumen, Zeige- und Mittelfinger) den linken großen Zeh. Greifen Sie dafür von innen am Bein entlang.

Auch hier können Sie zunächst verweilen, bevor Sie einen Schritt weiter gehen.

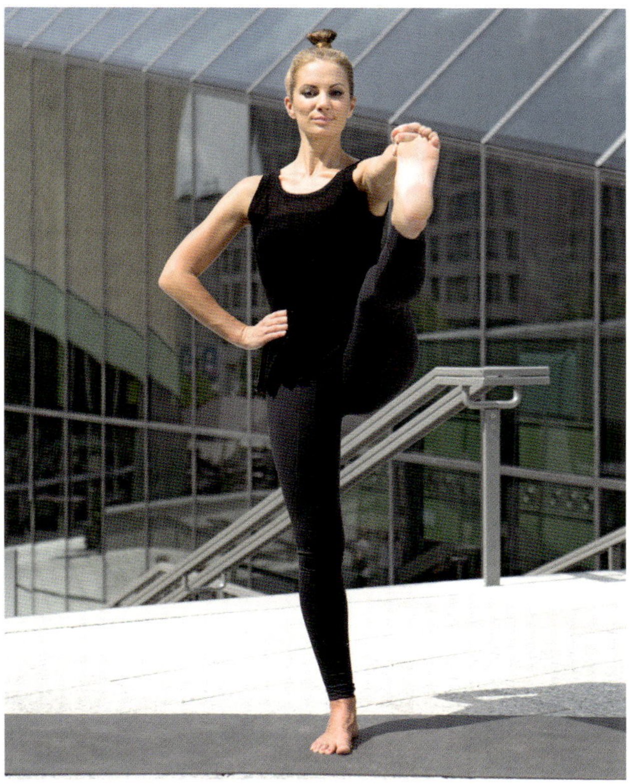

5 Strecken Sie das linke Bein aus. (Es ist okay, erst mal nur mit angebeugtem Knie zu üben.)
6 Halten Sie diese Position für 3 bis 5 Atemzüge.
7 Lösen Sie die Haltung mit der letzten Ausatmung auf und gehen Sie dabei die vorherigen Schritte rückwärts. Wechseln Sie dann die Seite.

HAND-TO-TOE SEITLICHE VARIATION

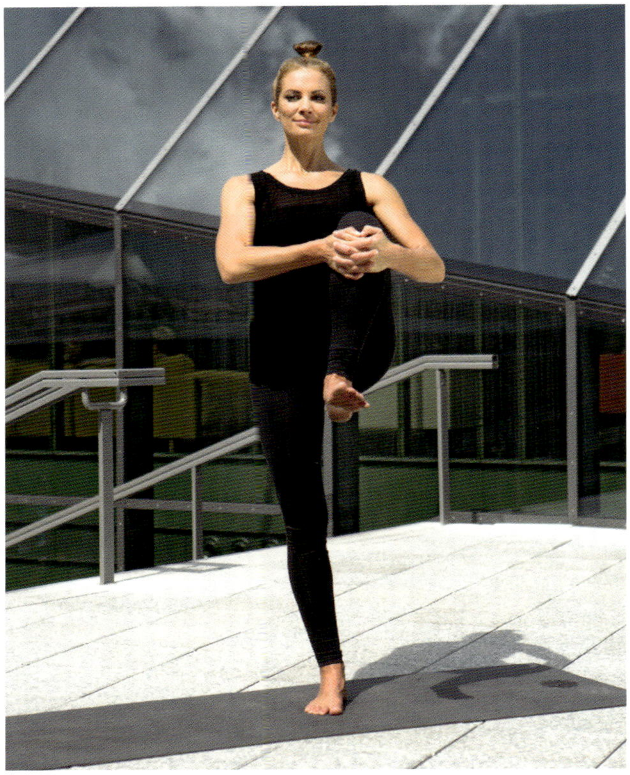

1 Stellen Sie sich gerade hin und verlagern Sie Ihr Gewicht auf den rechten Fuß. Machen Sie Ihren Fuß mit gespreizten Zehen wieder so breit wie möglich, um ein festes Fundament zu haben.
2 Aktivieren Sie die gesamte rechte Seite von unten nach oben, indem Sie die Muskulatur anspannen: Fußgelenk, Knie, Oberschenkel, Hüfte, Gesäß.
3 Ziehen Sie das linke Knie zur Brust hoch. Flexen Sie den linken Fuß, indem Sie die Zehen in Richtung Nase ziehen.

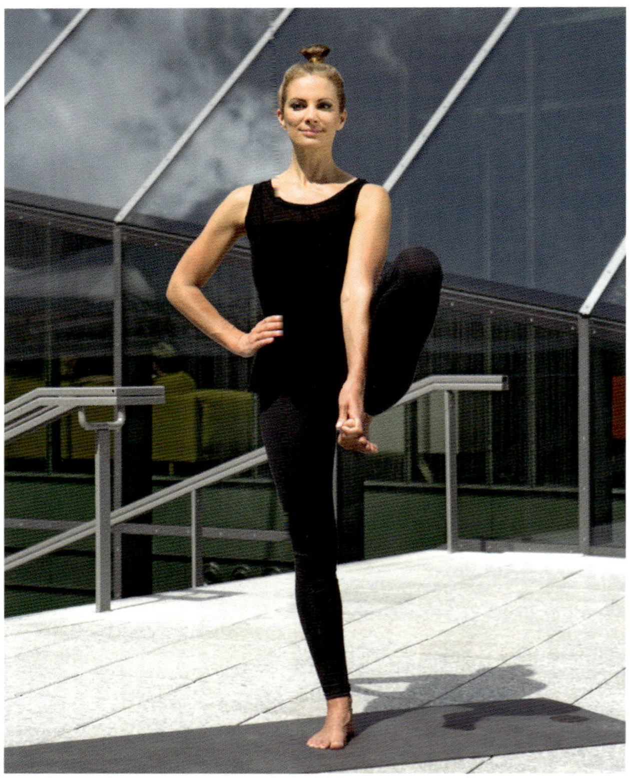

4 Wenn Sie sich sicher fühlen, stützen Sie die rechte Hand in die rechte Taille und fassen mit den linken »Peace-Fingern« (Daumen, Zeige- und Mittelfinger) den linken großen Zeh.
5 Stützen Sie den Rücken, indem Sie den Bauchnabel nach innen und oben ziehen.

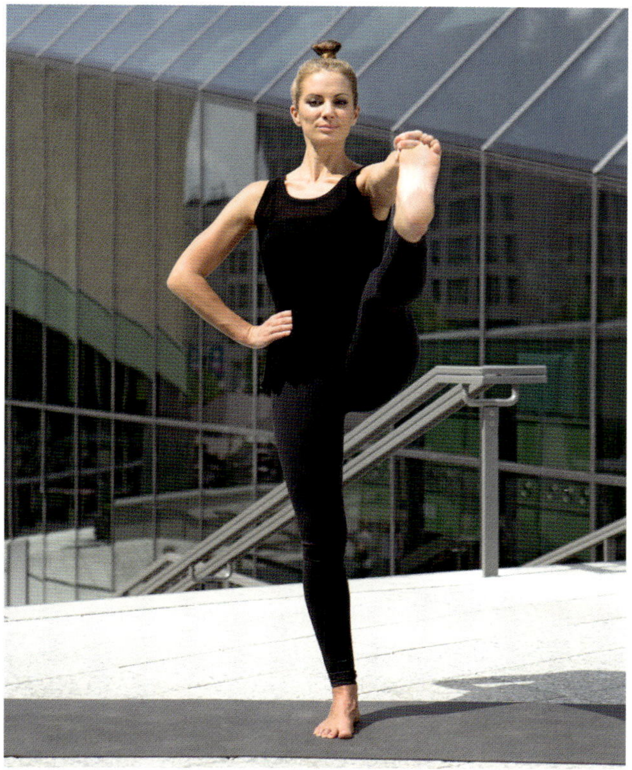

6 Strecken Sie von hier das linke Bein nach vorn aus. Das vordere Bein sollte hier gerade durchgestreckt werden. Halten Sie inne und finden Sie Ihre Balance.
7 Ziehen Sie das Kinn leicht zur Brust und halten Sie den Kopf gerade, indem Sie den Nacken schön lang ziehen. Entspannen Sie Ihr Gesicht mit einem leichten Lächeln!

Gehen Sie nur weiter, wenn Sie in dieser Haltung sicher sind.

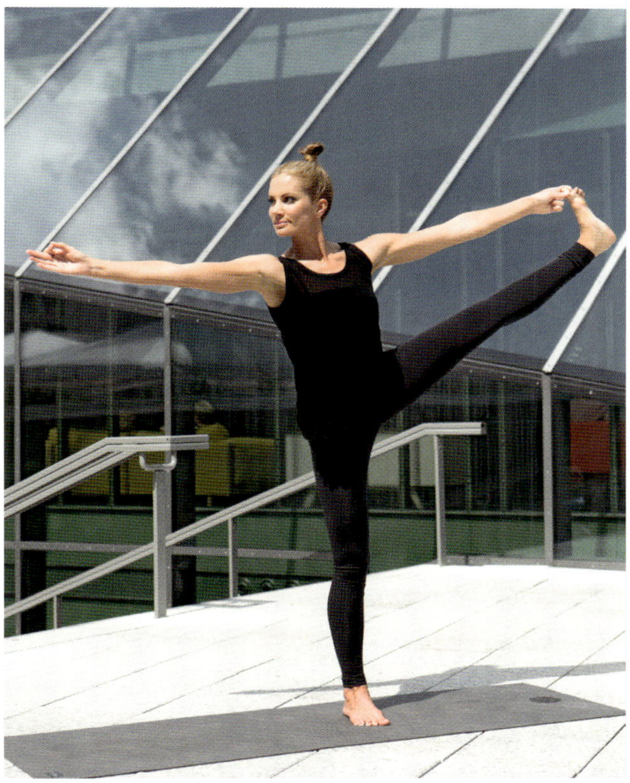

8 Wenn Sie sich sicher fühlen, drehen Sie jetzt das linke Bein nach außen, breiten den rechten Arm seitlich gestreckt aus und blicken über Ihre rechte Schulter (Bild 4).
9 Halten Sie diese Position für 3 bis 5 Atemzüge.
10 Lösen Sie die Haltung mit der letzten Ausatmung auf und gehen Sie dabei die vorherigen Schritte rückwärts. Wechseln Sie dann die Seite.

Wenn der Blick über die Schulter zu viel ist, können Sie auch erst einmal weiter geradeaus schauen.

HAND-TO-TOE VARIATION TWIST

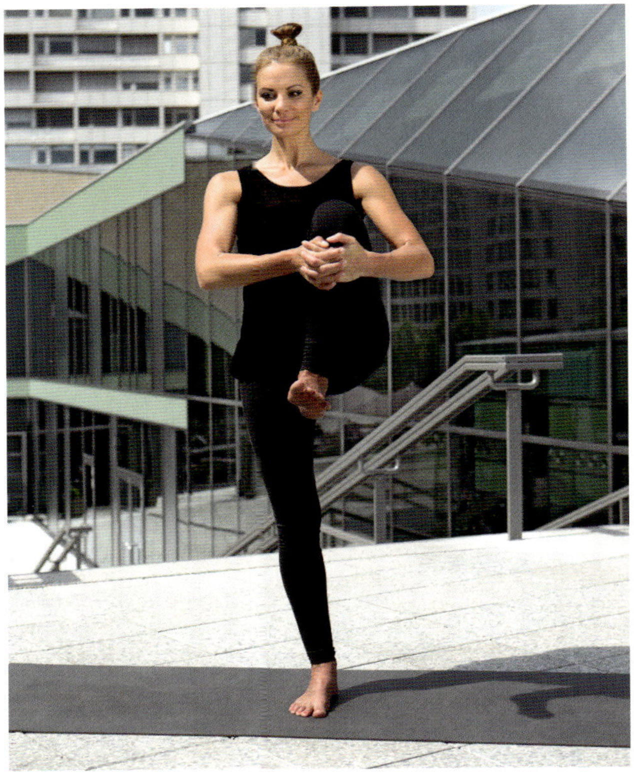

1 Stellen Sie sich gerade hin und verlagern Sie Ihr Gewicht auf den rechten Fuß. Machen Sie Ihren Fuß mit gespreizten Zehen wieder so breit wie möglich, um ein festes Fundament zu haben.
2 Aktivieren Sie die gesamte rechte Seite von unten nach oben, indem Sie die Muskulatur anspannen: Fußgelenk, Knie, Oberschenkel, Hüfte, Gesäß.
3 Ziehen Sie das linke Knie zur Brust hoch. Flexen Sie den linken Fuß, indem Sie die Zehen in Richtung Nase ziehen.

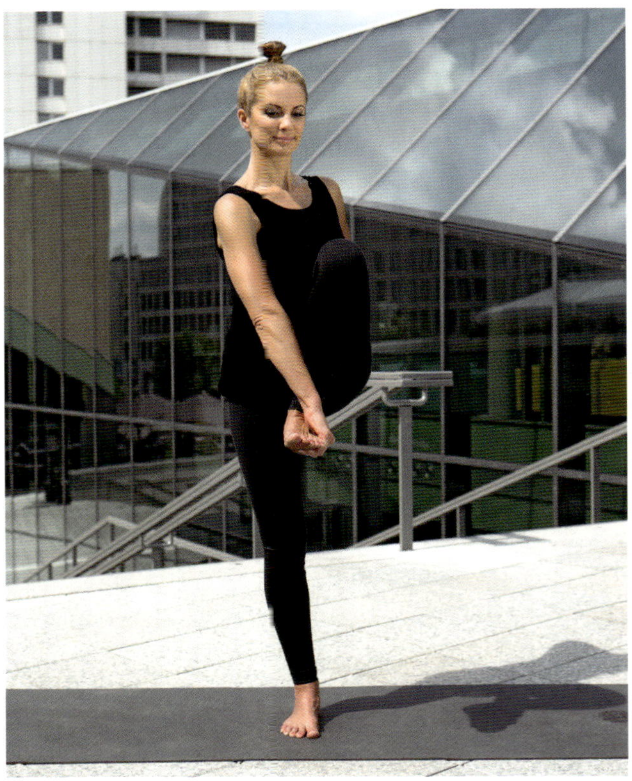

4 Wenn Sie sich sicher fühlen, stützen Sie die linke Hand in die linke Taille und fassen mit der rechten Hand die Außenseite des linken Fußes.
5 Durch das Anspannen von Gesäß- und Bauchmuskulatur stabilisieren Sie den Stand und stützen den Rücken.

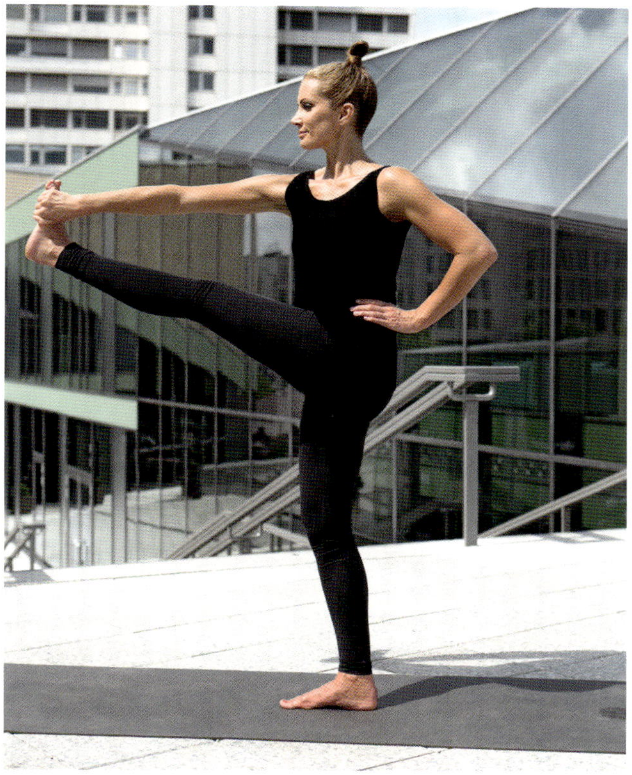

6 Strecken Sie von hier das linke Bein nach vorn aus. Arm und Beine sollten gestreckt und aktiviert sein.
7 Ihre Schultern bewegen sich entspannt nach unten weg von den Ohren.

Je besser Sie Ihr Fundament aufbauen, desto stabiler stehen Sie in den Balance-Übungen!

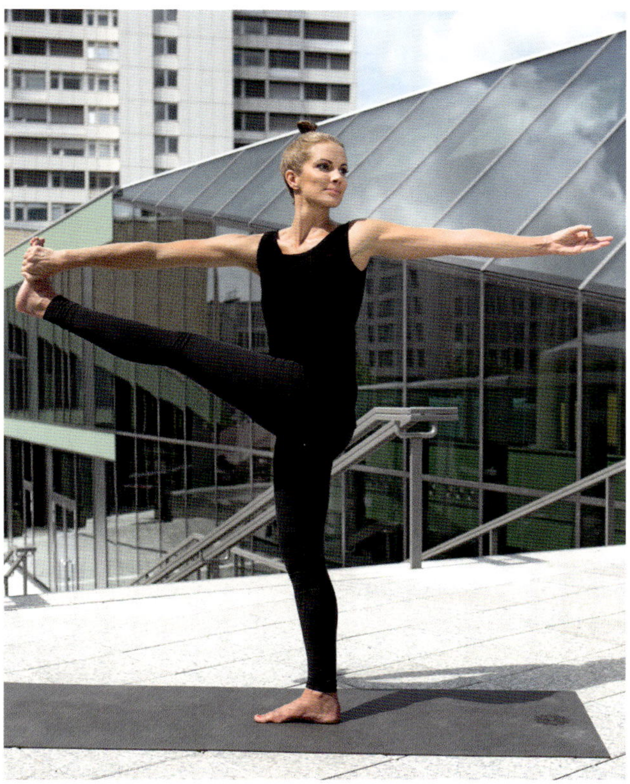

8 Wenn Sie sich sicher fühlen, breiten Sie den linken Arm aus, drehen ihn gestreckt nach hinten und blicken über Ihre linke Schulter zurück.
9 Halten Sie diese Position für 3 bis 5 Atemzüge.
10 Lösen Sie die Haltung mit der letzten Ausatmung auf und gehen Sie dabei die vorherigen Schritte rückwärts. Wechseln Sie dann die Seite.

ADLER

Garudasana

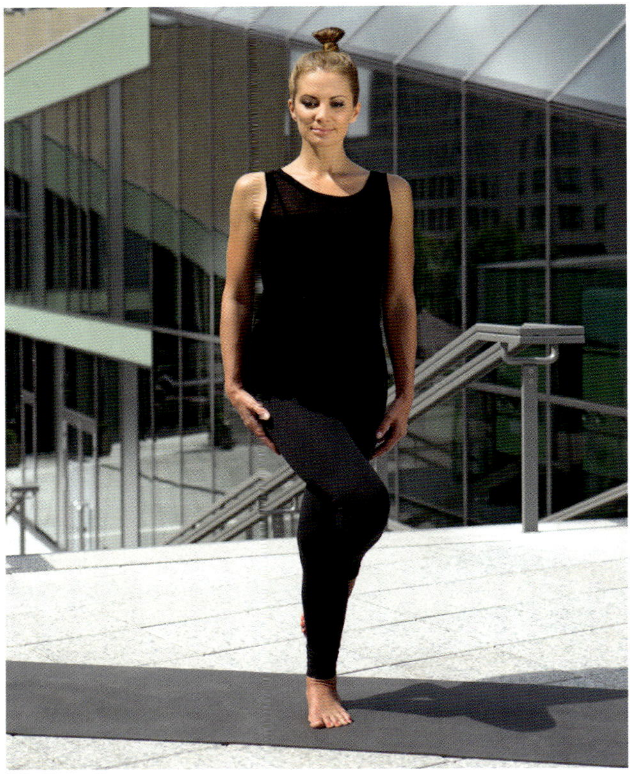

1 Stellen Sie sich gerade hin und verlagern Sie Ihr Gewicht auf den rechten Fuß. Machen Sie Ihren Fuß mit gespreizten Zehen wieder so breit wie möglich, um ein festes Fundament zu haben.

2 Aktivieren Sie die gesamte rechte Seite von unten nach oben, indem Sie die Muskulatur anspannen: Fußgelenk, Knie, Oberschenkel, Hüfte, Gesäß.

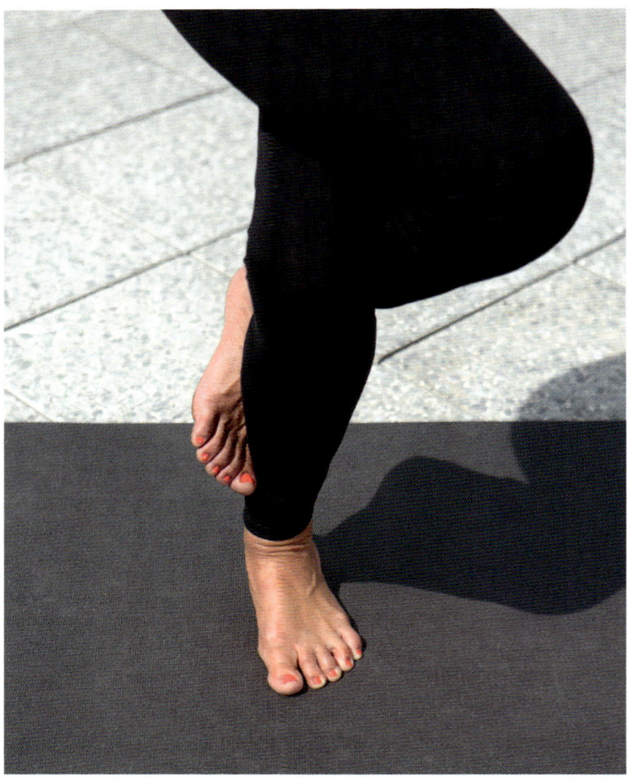

3 »Wickeln« Sie den linken Fuß so um Ihre rechte Wade, dass im Idealfall dessen Zehen von vorn zu sehen sind. Wenn der Fuß noch nicht ganz herum kommt, verbinden Sie ihn dennoch fest mit dem unteren Bein.

4 Ihr rechtes Knie ist leicht gebeugt und zeigt nach vorn. Schieben Sie es nicht zu weit über den rechten Fuß, um das Knie möglichst wenig zu belasten.

Wenn Sie gleich tiefer in die Position gehen, sinken Sie mit dem Gesäß nach hinten unten und nicht mit dem Knie weiter nach vorn.

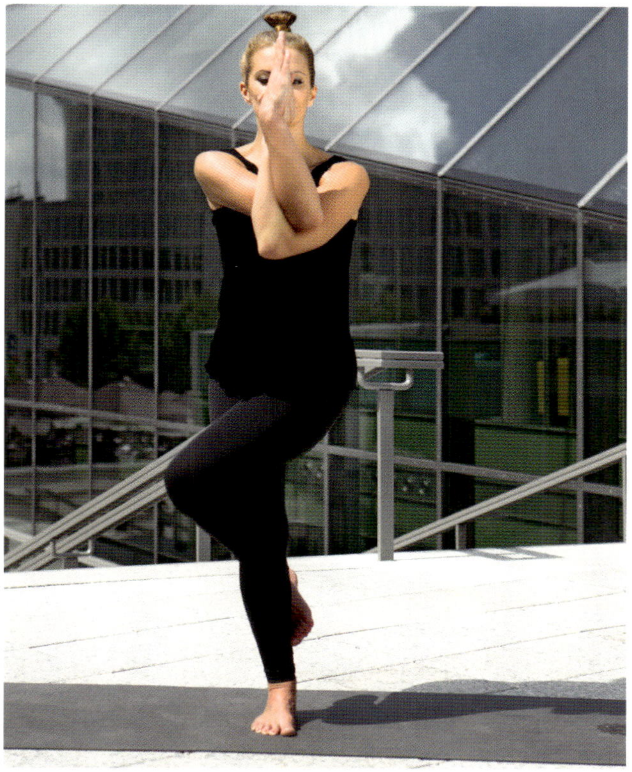

5 »Wickeln« Sie den linken Arm um den rechten und legen Sie Ihre Hände zusammen. Die Handflächen liegen flach und fest aufeinander und befinden sich genau vor Ihrer Nase. Wenn Sie die Hände nicht gleich von Anfang an zusammenbekommen, legen Sie sie da ab, wo sie hinkommen, und arbeiten Sie sich mit der Zeit vor.

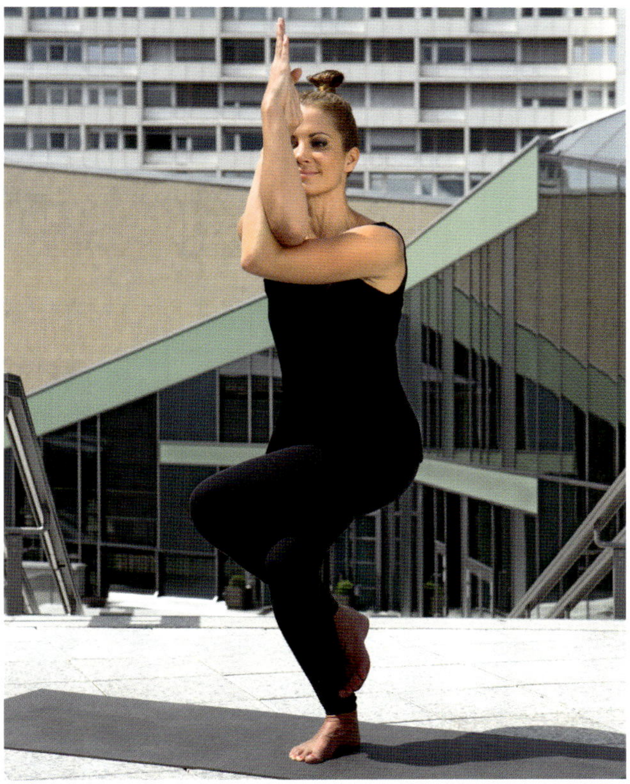

6 Beugen Sie die Beine und sinken Sie in die Position. Gehen Sie so weit in die Knie, wie Ihre Kraft in den Beinen und die Balance es erlauben.
7 Heben Sie die Ellenbogen, um den Stretch in den Schultern zu verstärken.
8 Halten Sie diese Position für 3 bis 5 Atemzüge.
9 Lösen Sie die Haltung nach der letzten Ausatmung auf und kommen Sie einatmend wieder in den geraden Stand. Wechseln Sie dann die Seite.

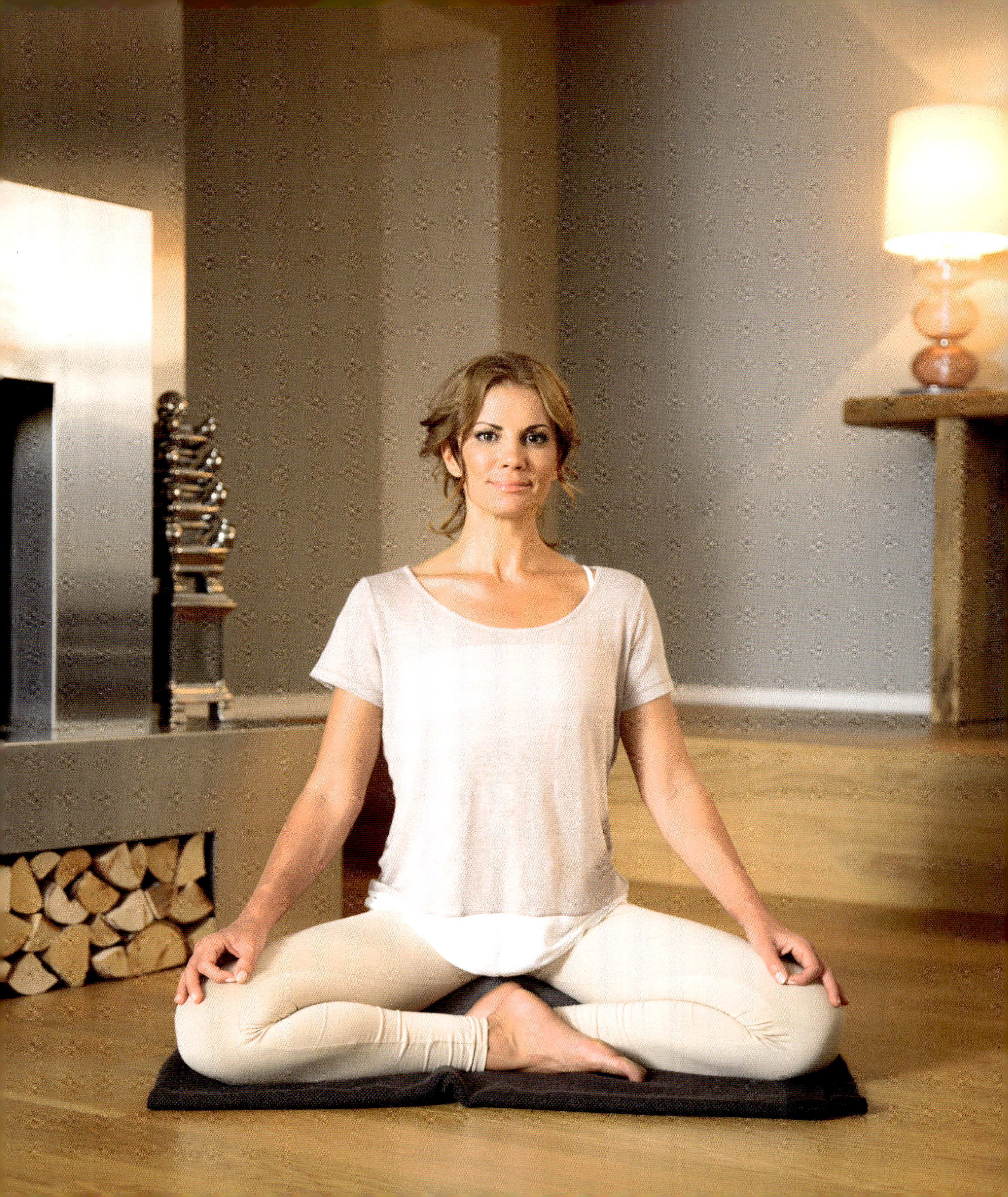

REPARIEREN

Hilfreiche Übungen bei Beschwerden

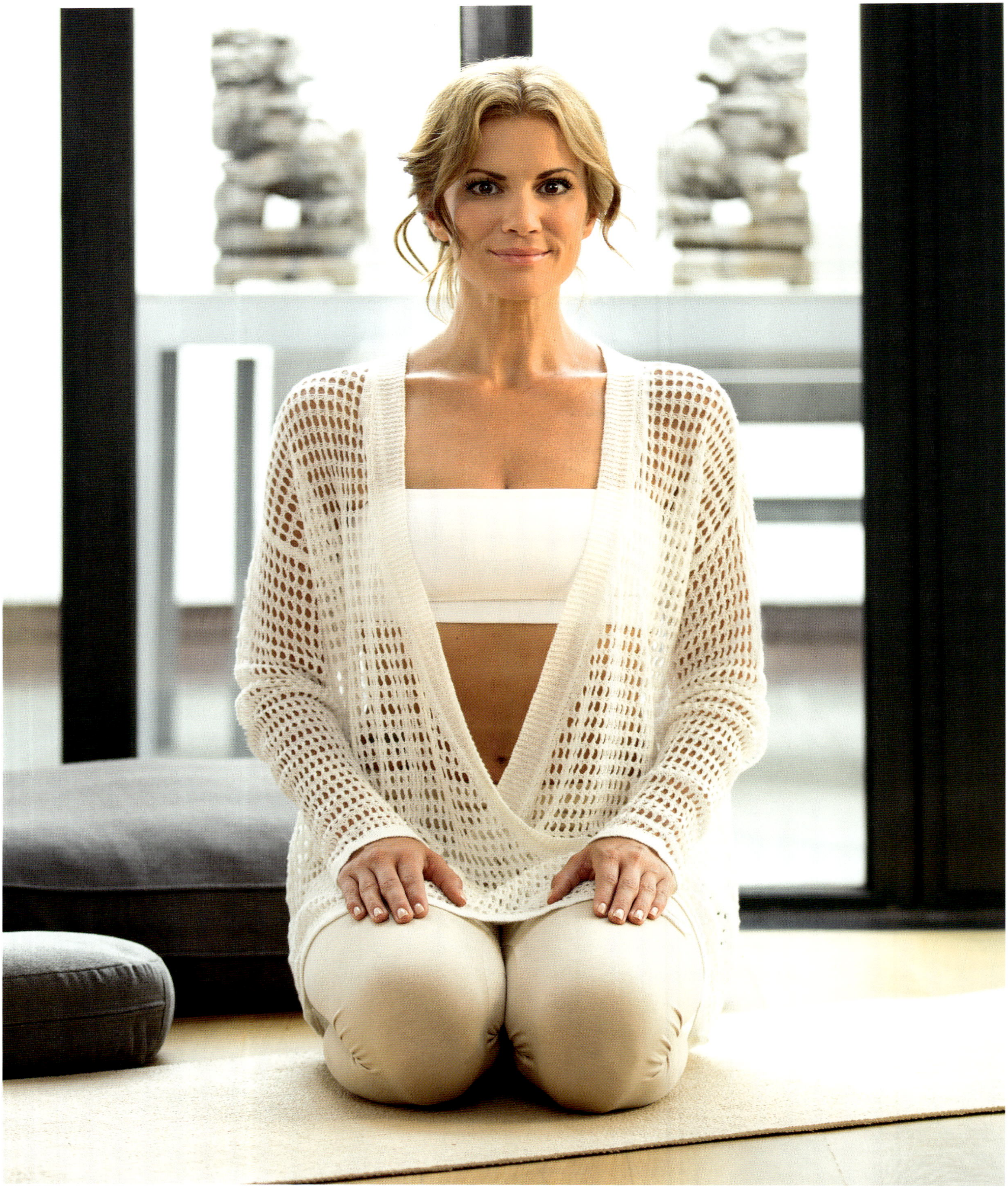

REPARIEREN

Erleichterung bei arbeitsbedingten Verspannungen und Schäden

Diese Sequenz kann Ihnen helfen, wenn sich bereits Verspannungen eingeschlichen haben oder wenn Sie aufgrund von bestehenden Schäden in Ihrer Bewegung eingeschränkt sind. Sie können die Übungen der Reihe nach ausführen oder sich nur diejenigen aussuchen, die Ihnen aktuell am besten helfen.

Mit diesen Übungen dehnen Sie einfach und schonend den Rücken – und zwar von ganz unten in der Lendenwirbelgegend bis hoch zu den Schultern. Sie lockern und stretchen den Nackenbereich und den Schultergürtel. Durch die Umkehrpositionen entlasten und entstauen Sie Ihre Beine und regen die Blutzirkulation an, wenn sie durch langes Stehen oder Sitzen ins Stocken geraten ist. Sie stretchen Ihren gesamten Brustkorb und schaffen mehr Raum, sodass Sie tiefer durchatmen und mehr Sauerstoff aufnehmen können, wodurch mehr Energie zur Verfügung steht. Im Sitzen und Stehen können Sie sich wieder gerade aufrichten. Ihre Hüften werden gelockert, und Sie können zum Beispiel ungünstige Sitzpositionen korrigieren.

Durch die unterstützten Übungsvariationen können Sie vor allem eins: loslassen. Verspannungen haben oft mit der verkrampften Haltung zu tun, die der Körper bei dauerhaften Fehlstellungen oder bei Bewegungsmangel einnimmt. Diese Übungen erfordern keine Kraft, sondern Sie können sich dabei komplett entspannen – und auch die Muskeln dürfen loslassen.

Üben Sie möglichst in einer ruhigen, wohltuenden Umgebung. Konzentrieren Sie sich ganz auf einen tiefen, gleichmäßigen Atem: Sie können sich vorstellen, wie Sie ihn mit jeder Ausatmung zu einer verspannten Stelle hinschicken. Es ist nachgewiesen, dass solch ein bewusstes Üben die Entspannung unterstützt und somit das sukzessive Auflösen körperlicher und geistiger Blockaden. Machen Sie Bekanntschaft mit Ihrer Fähigkeit, sich beim Regenerieren selbst zu helfen!

DOS AND DON'TS

- **Achten Sie beim Üben unbedingt darauf, dass Sie sich ganz langsam bewegen. Jede ruckartige Bewegung kann eine bestehende Verspannung verschlimmern. Dazu gehört zum Beispiel auch, den Rücken besonders achtsam aufzurichten – siehe den Tipp auf der nächsten Seite.**
- **Wenn Sie eine ernsthafte Verletzung haben (wie einen Bandscheibenvorfall oder eine Zerrung), suchen Sie bitte erst einen Arzt auf und lassen sich untersuchen. Erst wenn die Verletzung geheilt ist, können Sie mit dem Regenerationsprogramm beginnen.**

STEHENDE VORBEUGE SUPPORTED *Uttanasana*

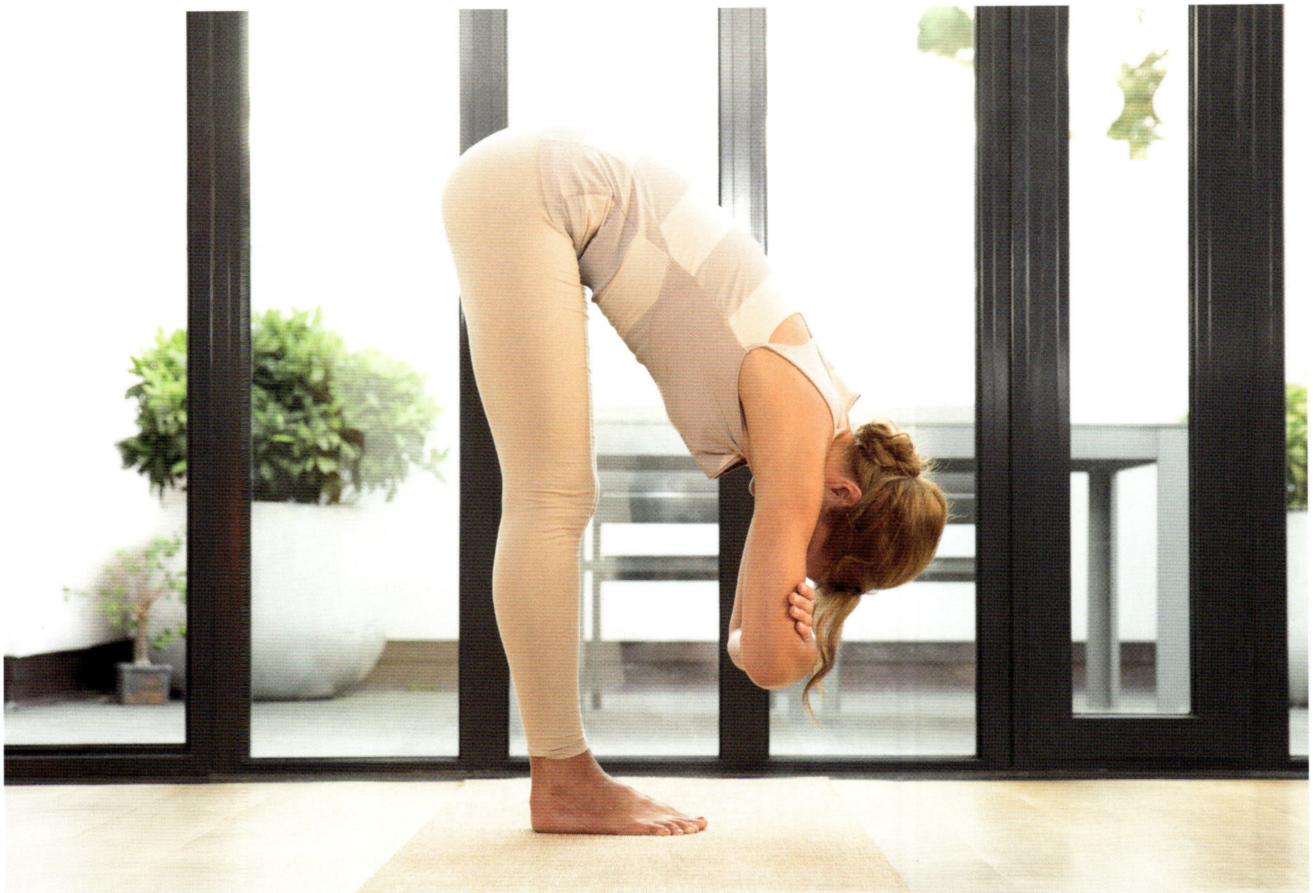

1 Stellen Sie sich aufrecht hin, die Füße hüftweit. Aktivieren Sie Beine, Gesäß, Hüften und ziehen Sie den Bauchnabel leicht nach innen.
2 Heben Sie Ihre Arme über den Kopf und ziehen Sie die Wirbelsäule lang. Verschränken Sie dann die Arme und fassen Sie die gegenüberliegenden Ellenbogen oder Oberarme.
3 Bleiben Sie so gerade wie möglich im Rücken, während Sie den Oberkörper sinken lassen.
4 Halten Sie diese Position für 3 bis 5 Atemzüge und erlauben Sie dem Rücken, weiter in die Dehnung zu sinken.
5 Kommen Sie einatmend wieder hoch, indem Sie Wirbel für Wirbel aufrollen.

Wenn Sie sich aus einer Haltung wieder aufrichten wollen, rollen Sie sich immer ganz sanft Wirbel für Wirbel auf. Bei bestehenden Schäden ist es wichtig, sehr achtsam mit der Wirbelsäule umzugehen und die geschwächte Muskulatur nicht zusätzlich anzustrengen. Unterstützen Sie deshalb den Rücken mit den Händen und der Bauchmuskulatur, wenn Sie aus einer Position kommen.

VARIATION 1

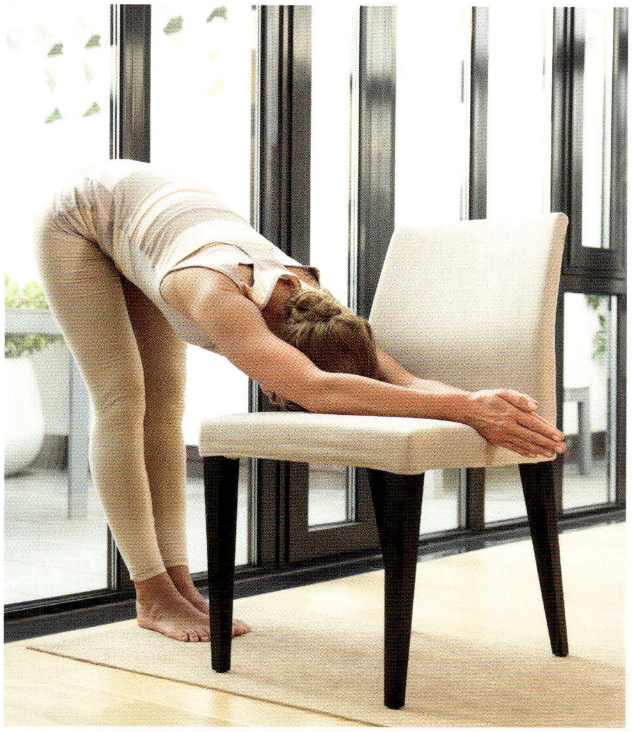

1 Stellen Sie sich rücklings vor eine Wand und platzieren Sie einen Stuhl etwa 40 cm vor sich. Stehen Sie gerade, die Füße an den Stuhlbeinen.
2 Aktivieren Sie Beine, Gesäß und Hüften und ziehen Sie den Bauchnabel leicht nach innen. Lehnen Sie das Gesäß an die Wand.
3 Heben Sie Ihre Arme über den Kopf, ziehen Sie die Wirbelsäule lang und lehnen Sie sich so weit vor, dass Sie die Arme und die Stirn auf dem Stuhl ablegen können.
4 Bleiben Sie so für 3 bis 5 Atemzüge und erlauben Sie dem Rücken und den Lendenwirbeln, in die Dehnung zu sinken.
5 Kommen Sie einatmend wieder hoch, indem Sie Wirbel für Wirbel aufrollen.

VARIATION 2

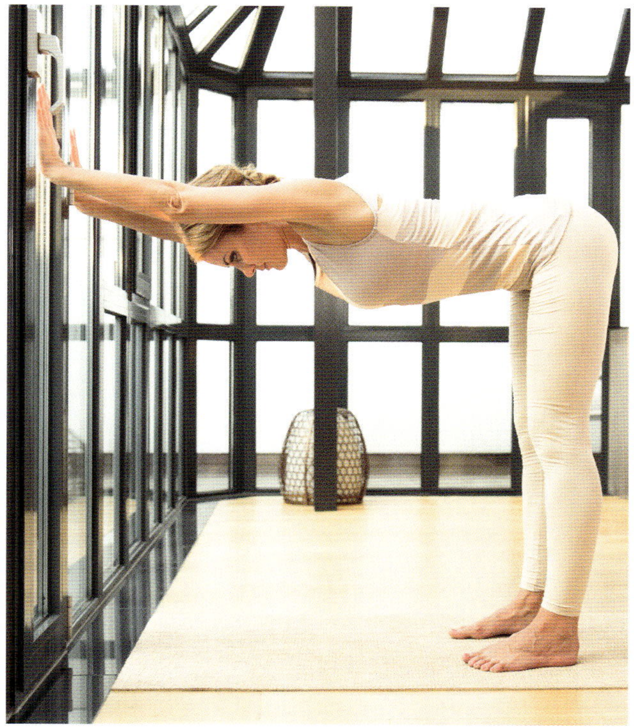

1 Stehen Sie etwa einen Meter vor der Wand, die Füße hüftweit. Aktivieren Sie Beine, Gesäß, Hüften und ziehen Sie den Bauchnabel leicht nach innen.
2 Heben Sie Ihre Arme über den Kopf, ziehen Sie die Wirbelsäule lang und lehnen Sie sich dann mit geradem Rücken so weit nach vorn, dass Sie sich mit den Händen an der Wand abstützen können. Achten Sie darauf, dass Oberkörper und Beine einen 90-Grad-Winkel bilden.
3 Bleiben Sie so für 3 bis 5 Atemzüge und erlauben Sie Rücken und Schultern, in die Dehnung zu gehen.
4 Kommen Sie einatmend mit geradem Rücken wieder hoch.

PFLUG SUPPORTED *Halasana*

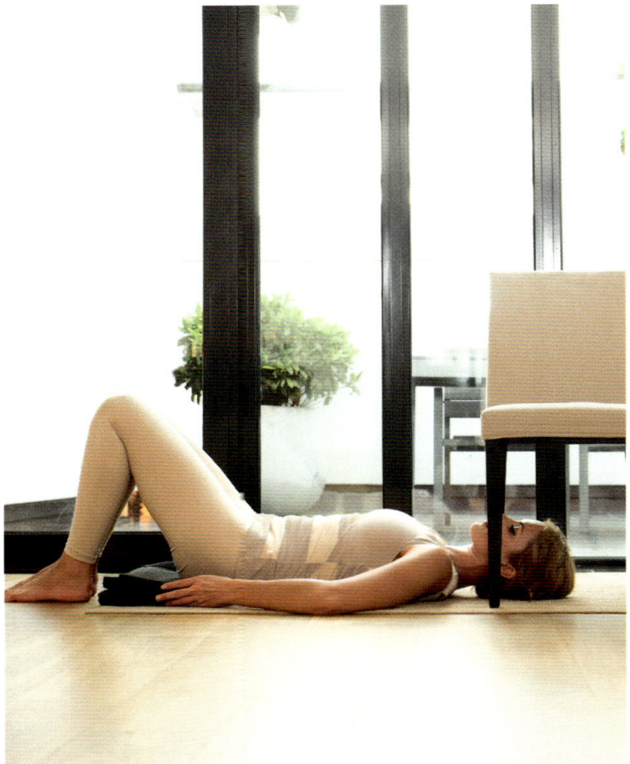

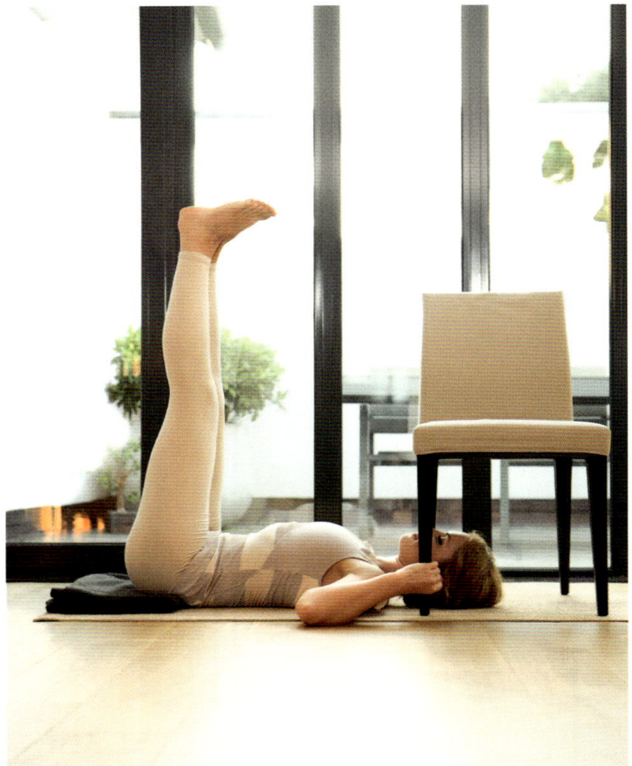

1 Legen Sie sich seitlich neben dem Stuhl mit dem Kopf zwischen die Stuhlbeine. Sie können den oberen Rücken mit einer gefalteten Decke polstern, sodass Ihr Nacken frei liegt.

2 Stellen Sie ein Bein nach dem anderen angewinkelt auf. Zu Anfang können Sie sich an den Stuhlbeinen festhalten.

3 Heben Sie einatmend die Beine erst in den 90-Grad-Winkel und führen Sie sie dann auf den Stuhlsitz. Es ist wichtig, dass Sie Ihren Rücken schützen, indem Sie den Bauchnabel fest einziehen, wenn Sie die Beine und den Oberkörper anheben.

Bewegen Sie sich sehr langsam und achtsam, vor allem wenn Sie bereits Beschwerden haben.

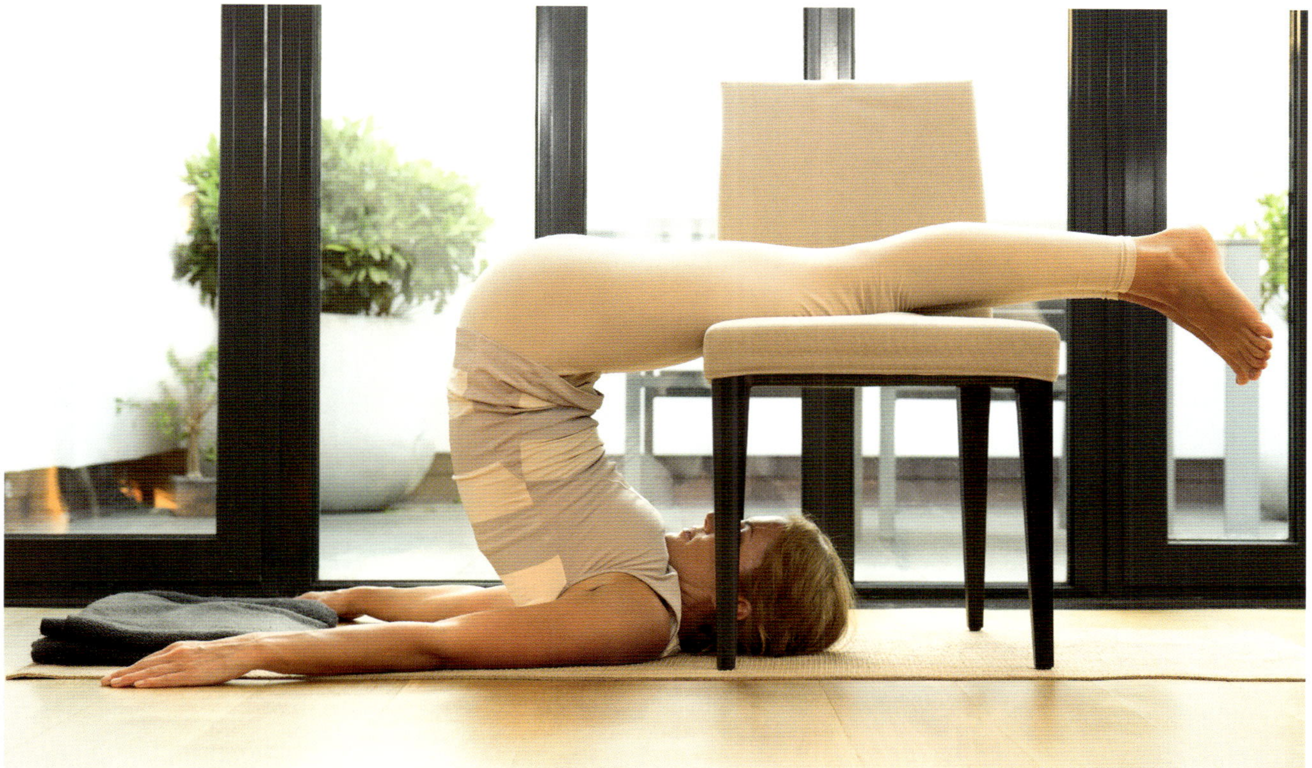

4 Bleiben Sie in der Position mit abgelegten Beinen für 3 bis 5 Atemzüge oder länger, je nachdem, wie gut es sich für Ihren Rücken und Nacken anfühlt. Sie können Ihre Arme ausgestreckt am Boden ablegen, wenn sich das gut anfühlt.

5 Kommen Sie ausatmend aus der Haltung, indem Sie Ihren Rücken mit angewinkelten Beinen Wirbel für Wirbel abrollen, und entspannen Sie sich kurz in der Rückenlage (Savasana, siehe Seite 204).

Bitte nicht üben bei Bandscheibenvorfällen oder ernsthaften Zerrungen!

Diese Position hilft Ihnen (ebenso wie die vorherigen Übungen), Ihren Rücken und hier auch den Nacken zu dehnen. Durch die Hilfsmittel (Wand und Stuhl) nehmen Sie Gewicht aus der Position. Sie können sich damit Erleichterung verschaffen, wenn zum Beispiel Ihre Lendenwirbelgegend durch langes Sitzen überbeansprucht ist oder wenn Ihr Nacken durch viel Computerarbeit schmerzt.

UPSIDE DOWN SUPPORTED *Viparita Karani*

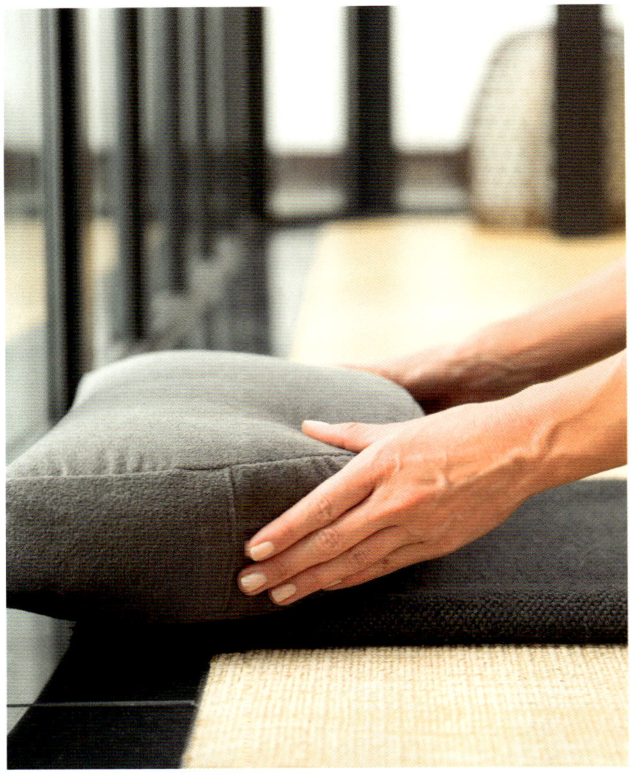

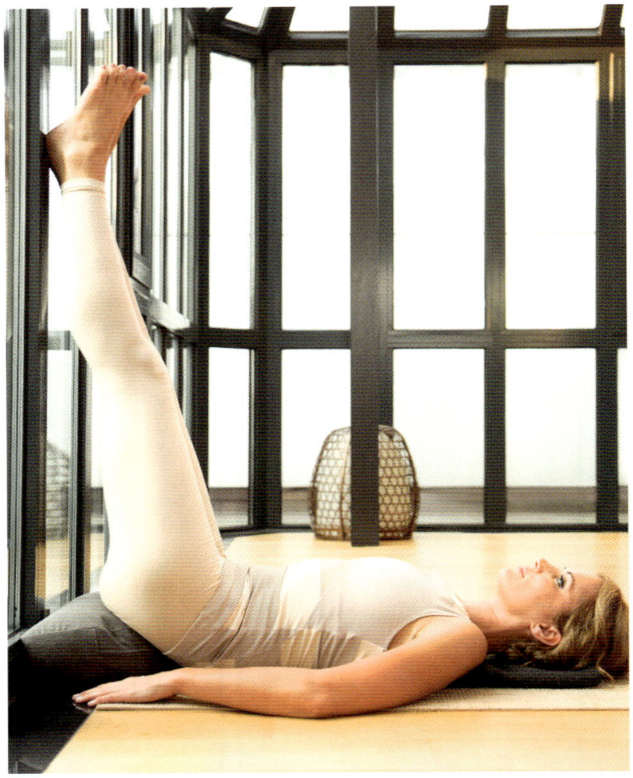

1 Legen Sie eine Decke gefaltet vor die Wand. Als Zusatzpolster für die Lendenwirbelgegend können Sie noch ein Kissen vor die Wand legen.
2 Legen Sie sich jetzt mit dem Gesäß nah an die Wand, heben Sie die Beine und lehnen Sie sie im 90-Grad-Winkel an die Wand.
3 Halten Sie diese Position für 3 bis 5 Atemzüge oder länger, je nachdem, wie gut es sich in Ihrem Rücken anfühlt.
4 Lösen Sie dann die Position auf.

Mit dieser einfachen Haltung können Sie wunderbar Ihre schmerzenden Beine entlasten oder geschwollene Füße entstauen – zum Beispiel nach einem langen Flug oder wenn Sie stundenlang im Büro gesessen oder auf der Messe gestanden haben. Ihr unterer Rücken kann sich wohlig entspannen und Ihr Kopf wird durch die vermehrte Blutzufuhr in der Umkehrhaltung erfrischt.

Diese Übung kann auch als Alternative zum Schulterstand oder Kopfstand geübt werden, wenn Sie als Frau Ihre Tage haben oder unter Menstruationsbeschwerden leiden. In dieser Position stören Sie nicht die Menstruation, haben aber dennoch die Vorteile der Umkehrung, Entstauung der Beine und Erleichterung im Rücken.

SIDE STRETCH SUPPORTED

Parva Indudalasana

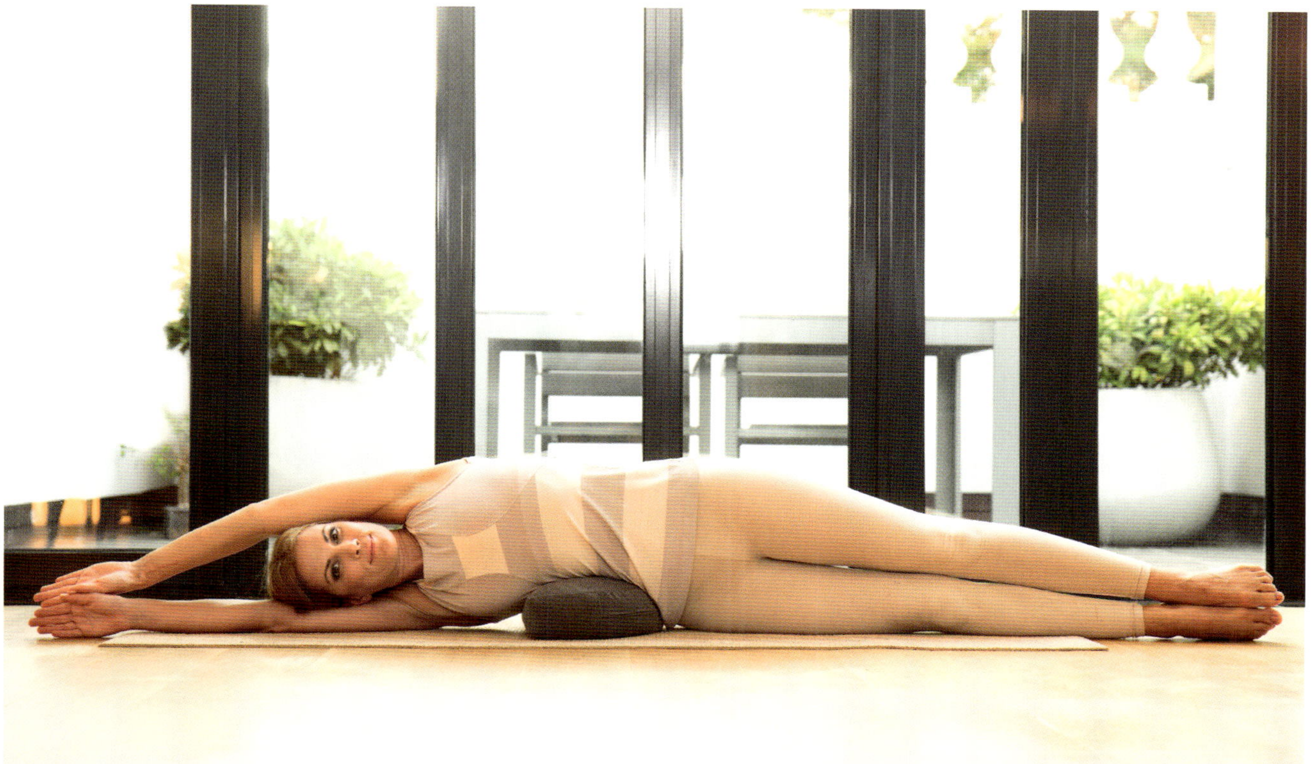

1 Für diese Übung brauchen Sie ein festes Kissen. Legen Sie sich so auf Ihre rechte Seite, dass Ihre Flanke auf dem Kissen liegt. Die rechte Hüfte und Schulter sind am Boden, Arme und Beine liegen lang ausgestreckt aufeinander.

2 Halten Sie diese Position für 3 bis 5 Atemzüge und spüren Sie die Dehnung der linken Seite in Brustkorb, Schultern und Hüfte. Achten Sie darauf, nicht schräg zu liegen, und versuchen Sie, die Hüften parallel zu halten.

3 Nach der letzten Ausatmung stützen Sie sich mit dem oberen Arm auf dem Boden ab und kommen einatmend aus der Position. Wechseln Sie dann die Seite.

Diese Übung dehnt den Brustkorb, die Schulter und die Hüfte auf der linken Körperseite. Ein eingefallener Oberkörper (zum Beispiel durch langes oder falsches Sitzen) wird aufgedehnt. Durch die Dehnung der Flanke können Sie wieder tiefer atmen und tanken neue Energie bei Erschöpfung.

SITZENDE VORBEUGE SUPPORTED

Janu Sirsasana

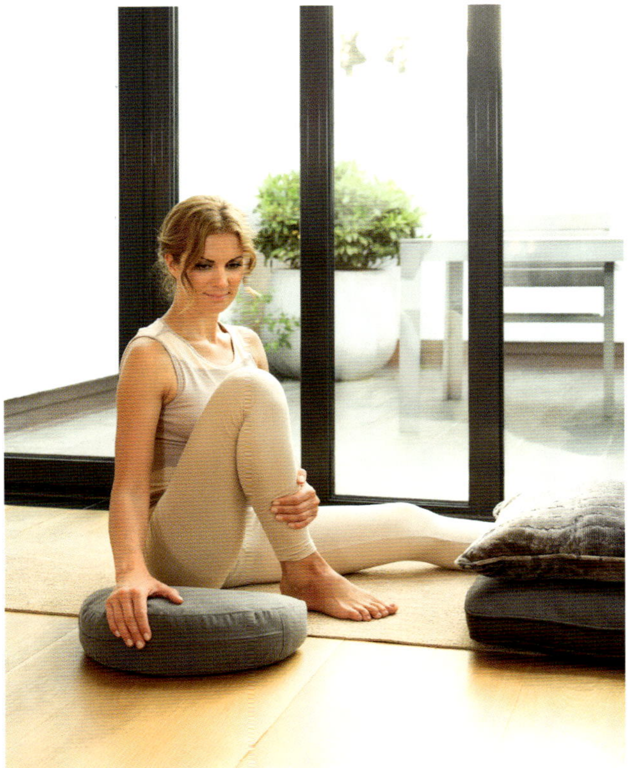

1 Legen Sie ein paar Kissen auf dem Boden bereit, um daraus einen kleinen Turm zu bauen, wenn es Ihr Rücken erfordert, und eventuell Ihr Knie zu stützen.

2 Setzen Sie sich etwa einen Meter vor die Kissen auf die Matte. Ziehen Sie das Gesäß mit den Händen leicht nach hinten, damit Ihre Sitzbeinhöcker frei sind und Sie die Wirbelsäule aufrichten können. So stellen Sie sicher, dass Ihr Rücken gerade ist: Setzen Sie Ihre Hände links und rechts neben dem Gesäß am Boden auf und strecken Sie Ihre Arme gerade durch, bis Ihr Gesäß fast vom Boden abhebt.

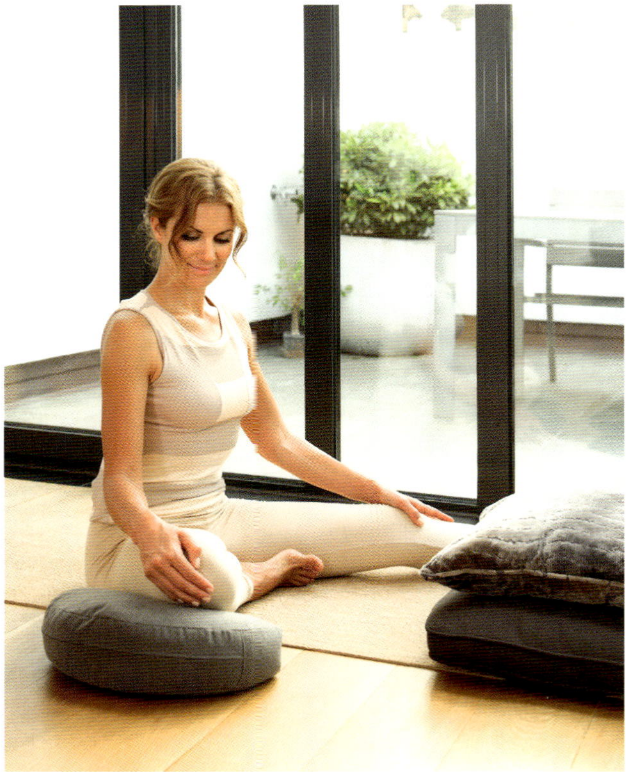

3 Strecken Sie das linke Bein aus und winkeln Sie das rechte Knie an.

4 Lassen Sie das rechte Knie nach außen sinken. Sie können es mit einem Kissen unterstützen, falls Ihre Hüfte es erfordert, weil sie noch nicht gedehnt genug ist.

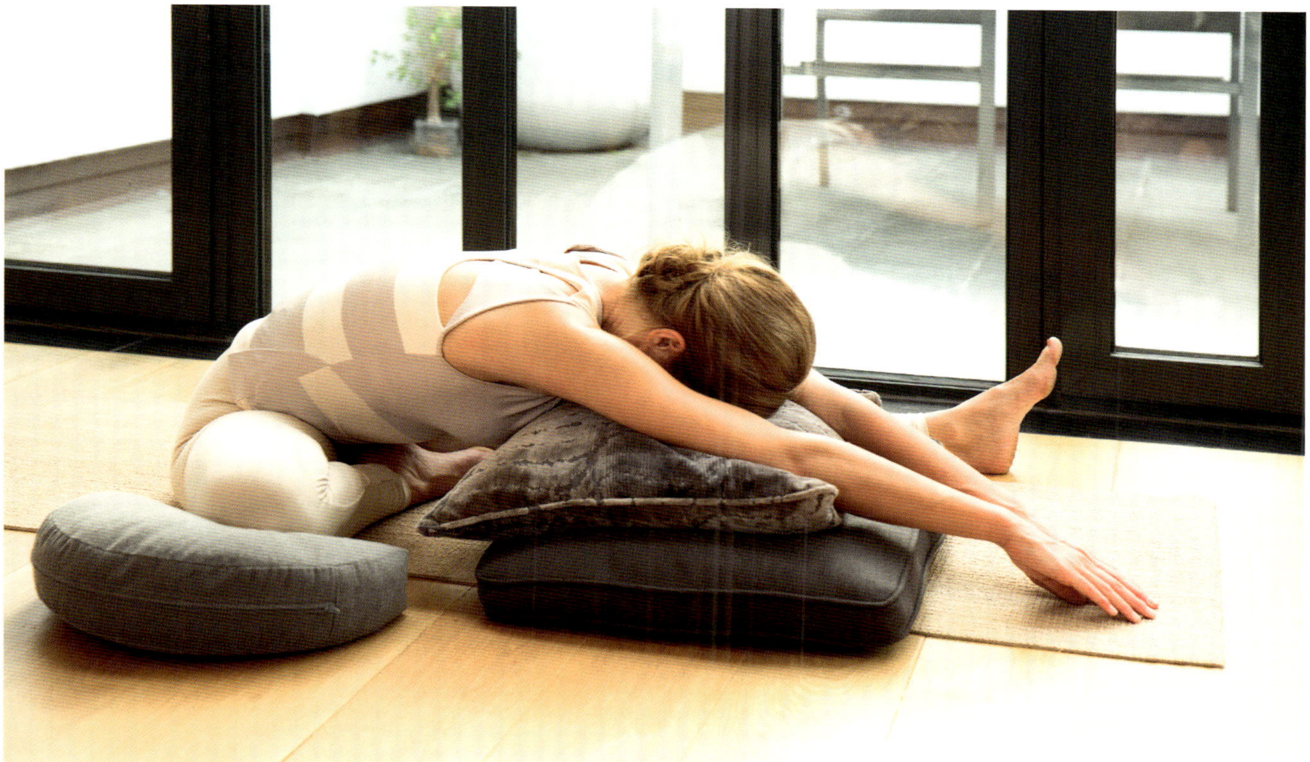

5 Ziehen Sie die Arme lang nach oben und beugen Sie sich dann mit möglichst geradem Rücken so weit vor, dass Sie die Stirn auf dem Kissen ablegen können.

6 Lassen Sie Nacken und Arme weiter in die Dehnung sinken, während Sie für 3 bis 5 Atemzüge in dieser Position bleiben.

7 Nach der letzten Ausatmung kommen Sie einatmend Wirbel für Wirbel wieder hoch und wechseln dann die Seite.

Hier werden Hüfte, Beine, Rücken, Schultern und Nacken sanft gedehnt – ideal, wenn Sie dort bereits Verspannungen haben. Wenn sich die Symptome bessern, reduzieren Sie nach und nach den Kissenturm und bringen wieder mehr Kontrolle in Rücken und Nacken (siehe Übung Seite 169).

RÜCKENENTSPANNUNG SUPPORTED *Savasana*

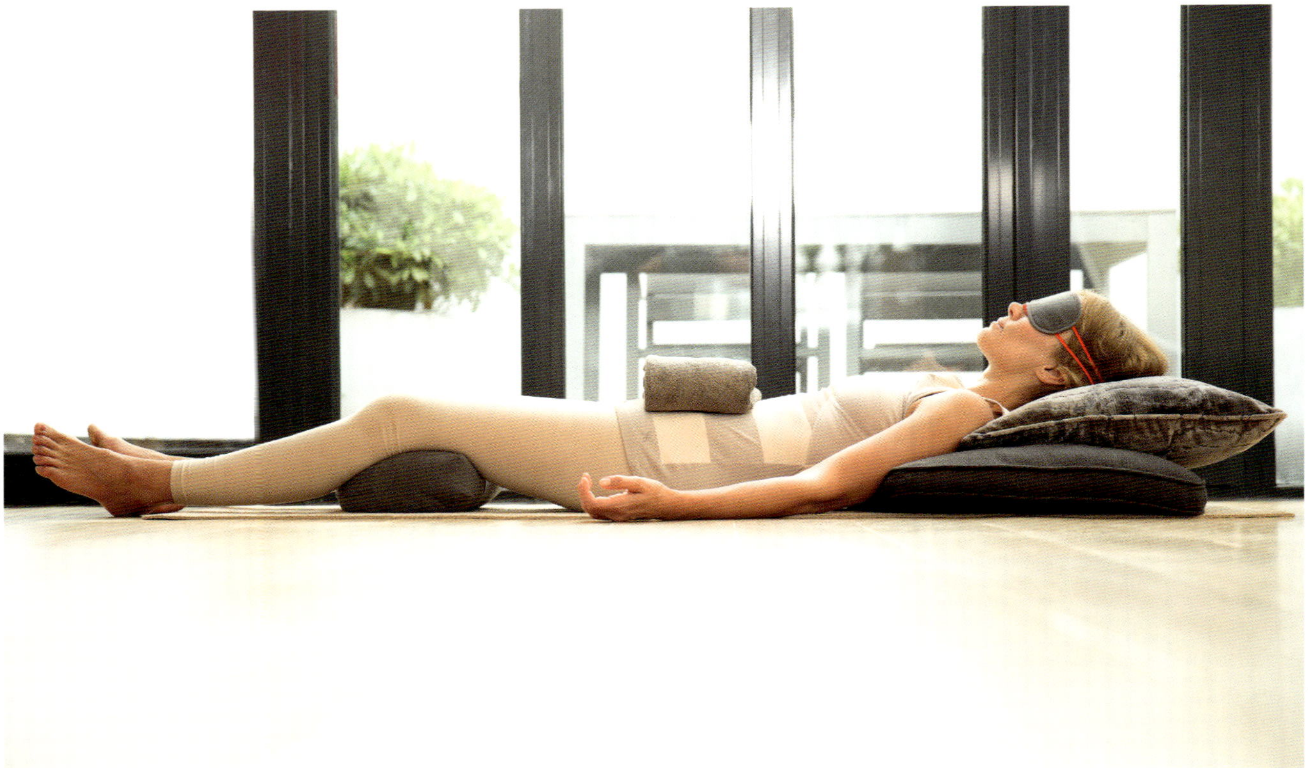

1 Schieben Sie ein Kissen unter Ihre Knie, um den Beinen und dem unteren Rücken Linderung zu verschaffen.

2 Legen Sie ein Kissen (bevorzugt ein warmes Kirschkernkissen oder eine Wärmflasche) auf den unteren Bauch, um Beschwerden im Bauch, in den Organen, einen Stressmagen oder Schmerzen im unteren Rücken zu lindern.

3 Platzieren Sie ein Kissen längs unter Kopf und oberen Rücken, um die Schultern zu öffnen, die Lendengegend und den Rücken zu entspannen.

4 Legen Sie sich ein Kissen auf die Augen, um die Entspannung zu fördern. Lavendelkissen erhöhen den Erholungseffekt.

Bei starken akuten Beschwerden kann sogar einfaches Liegen schmerzhaft sein. Um sich Linderung zu verschaffen und das Liegen so entspannend wie möglich zu gestalten, gibt es diverse Unterstützungen, die Sie je nach Bedarf anwenden können. Ich zeige Ihnen hier mehrere Möglichkeiten in einem Bild. Sie können alle anwenden oder sich die aussuchen, die Ihren Beschwerden entsprechen.

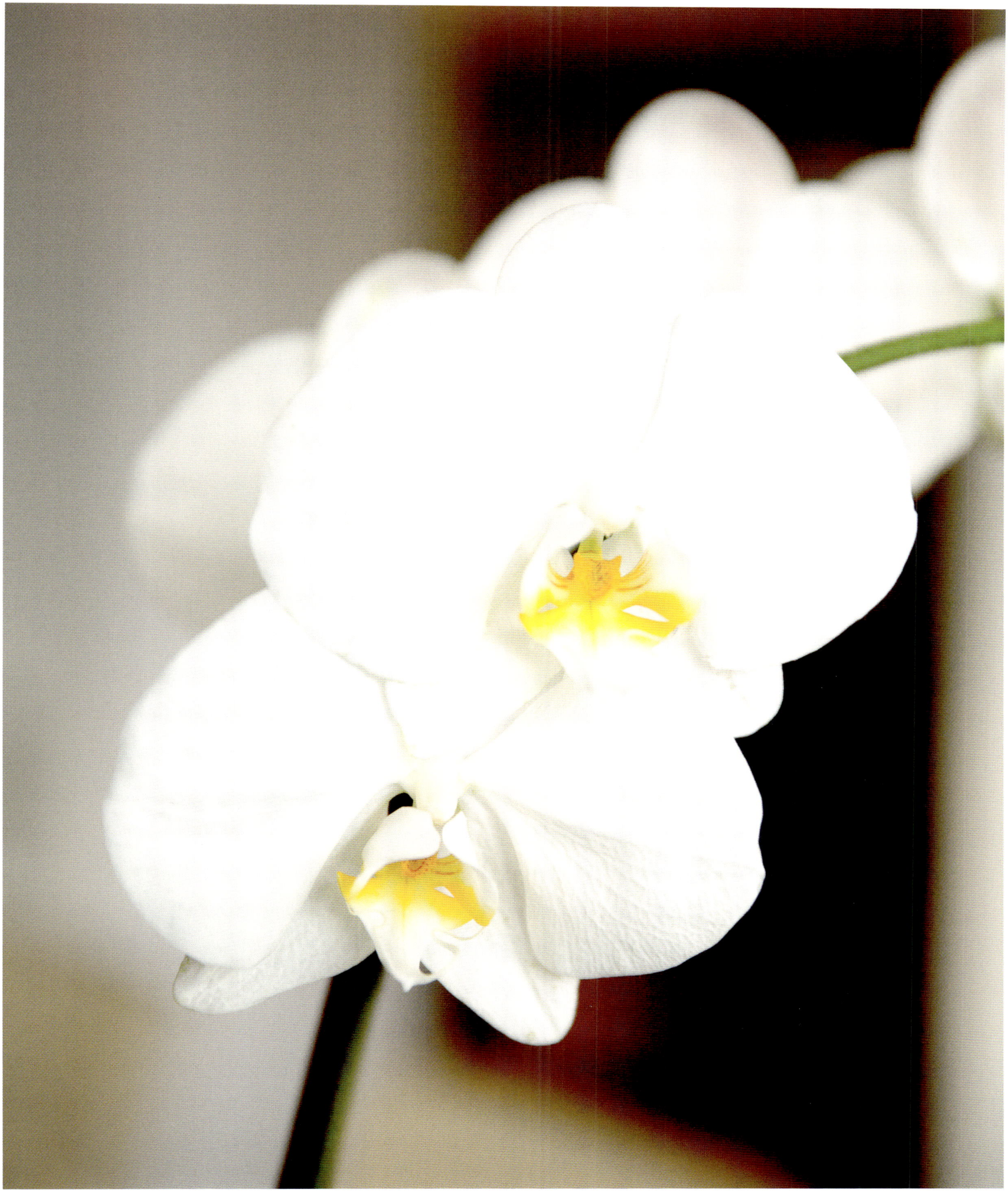

» Ein Gramm Praxis ist besser als eine Tonne Theorie. «

Swami Sivananda

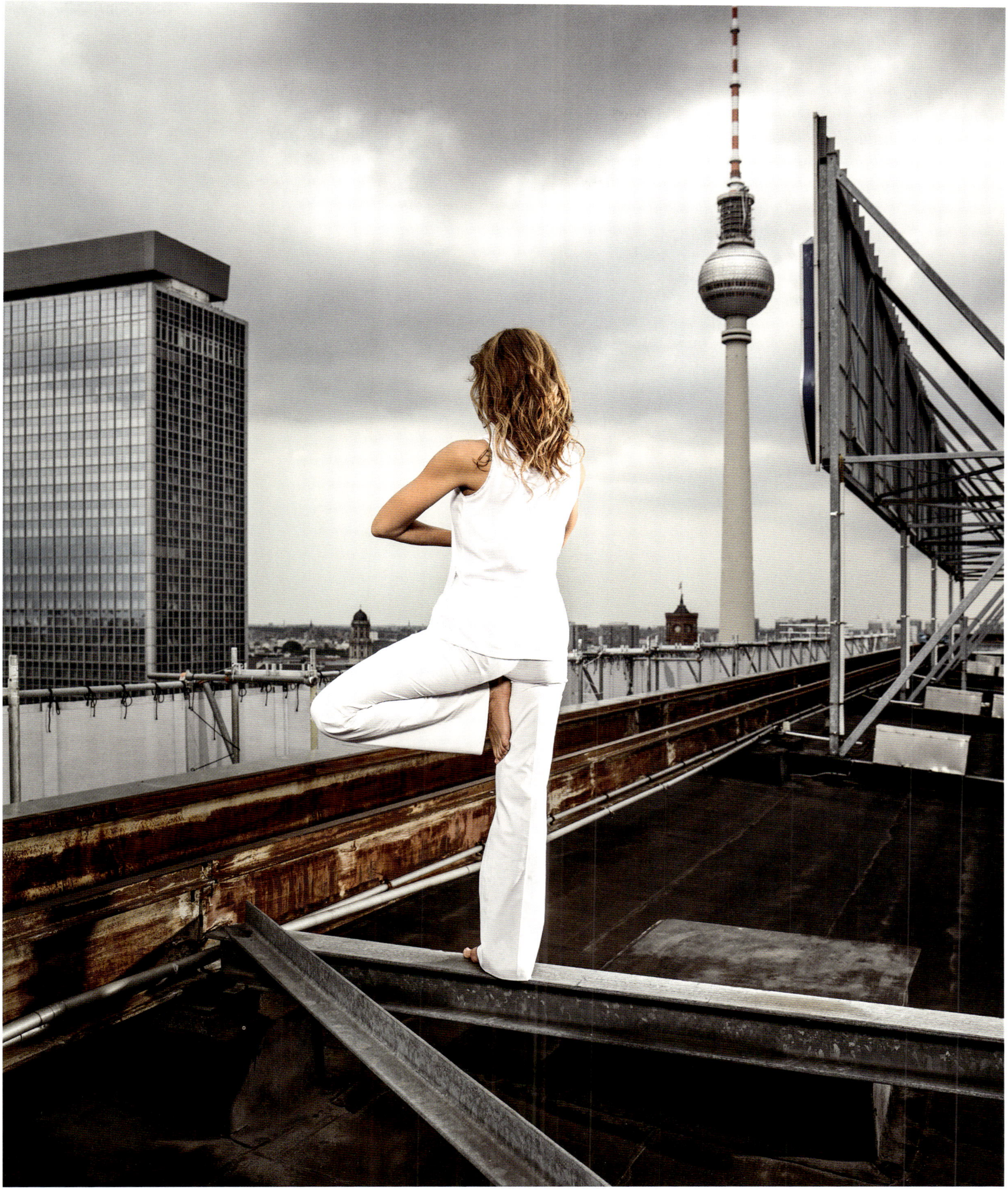

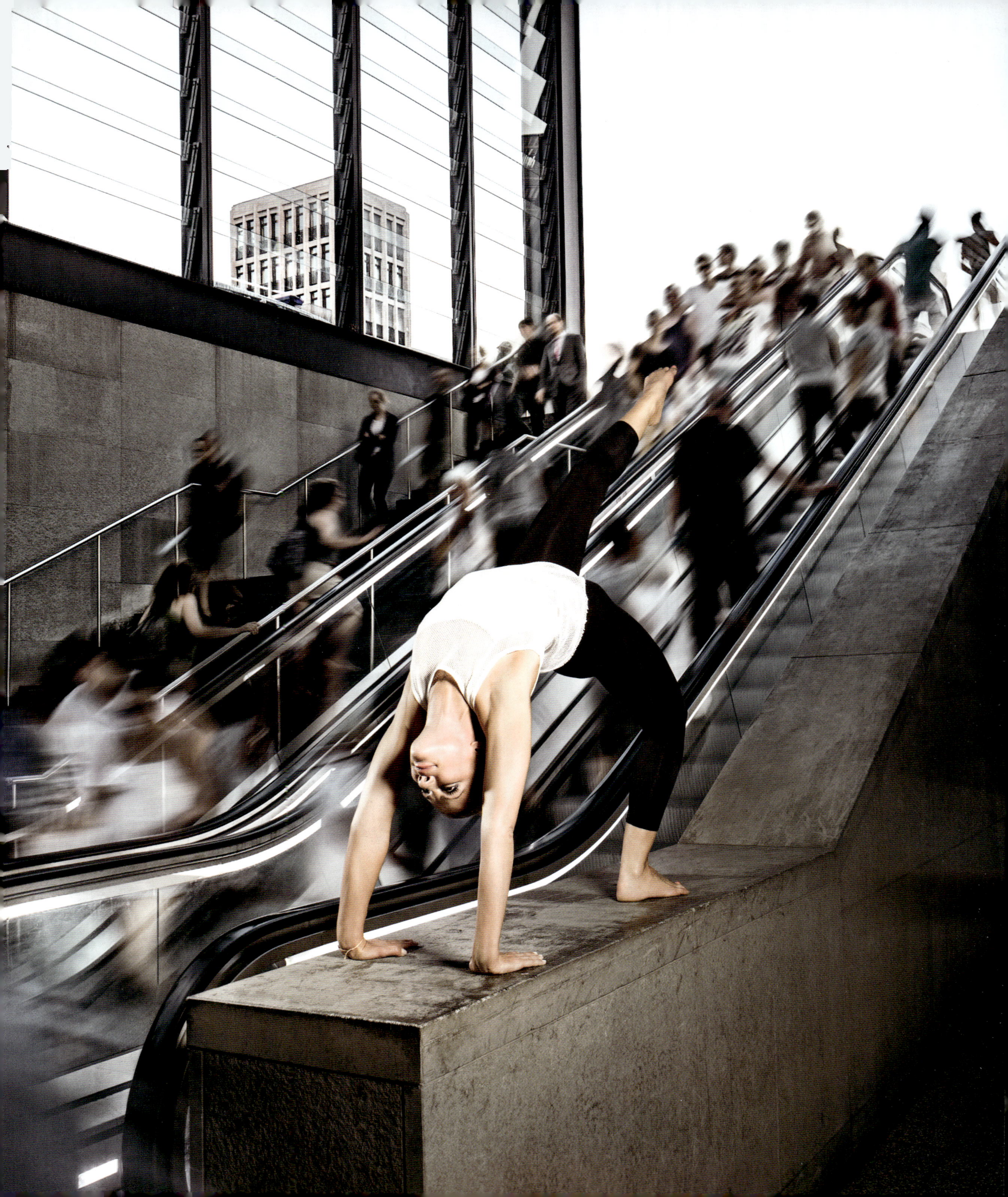

WAS TUN, WENN ...

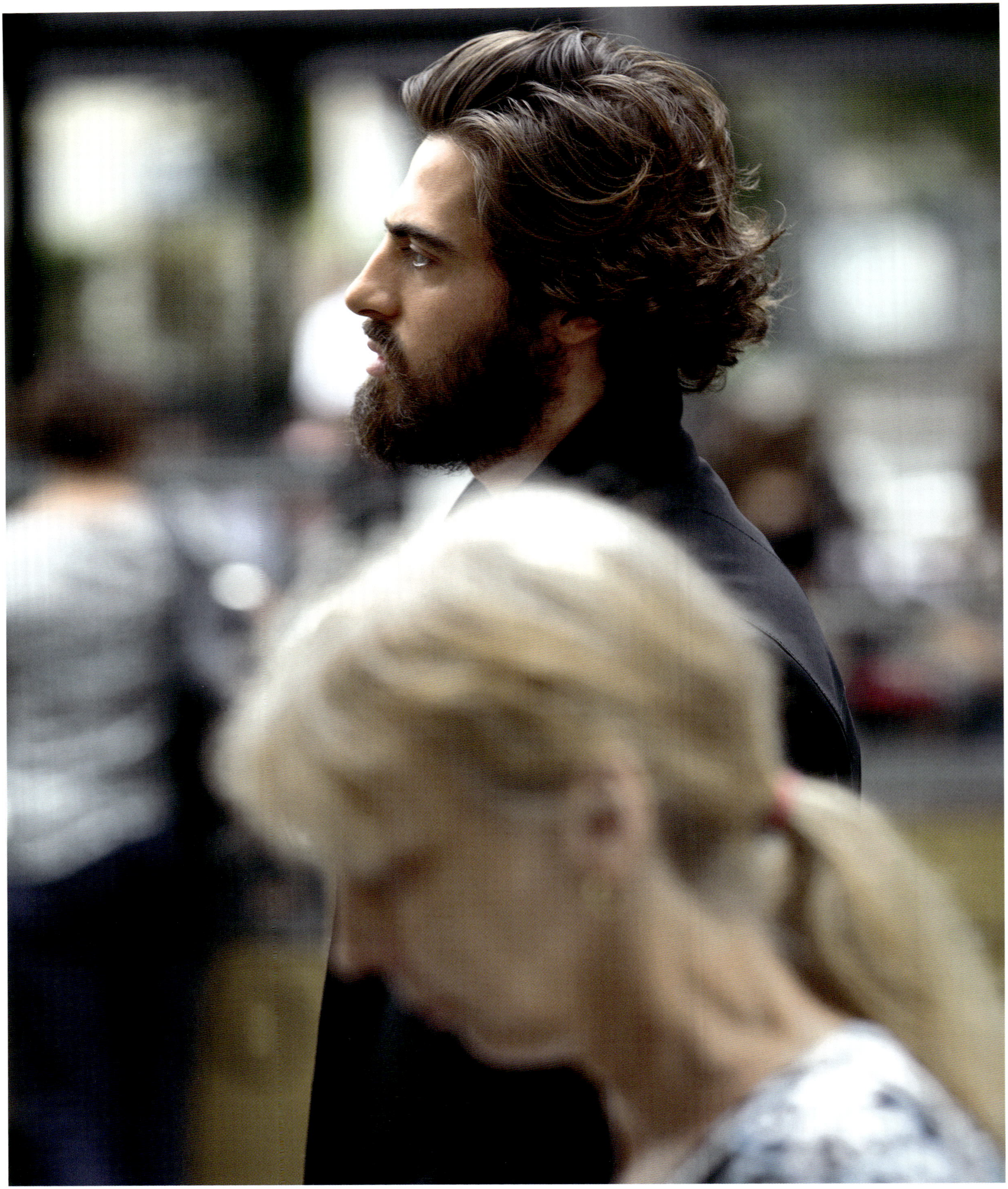

BURN-OUT-SYMPTOME ERKENNEN – UND RICHTIG HANDELN

» Wenn Achtsamkeit Schönes berührt, offenbart sie dessen Schönheit. Wenn sie Schmerzvolles berührt, wandelt sie es um und heilt es. «

Thich Nhat Hanh

Natürlich wünsche ich Ihnen aufrichtig, dass Sie selbst noch keinen Burn-out erlitten haben. Sollte dem dennoch so sein, möge dieses Buch dazu beitragen, dass ein zweiter keine Chance bei Ihnen hat!

Aufgrund eigener Erfahrung und der Beobachtung von Menschen in meinem Umfeld, die leider bis an die Grenze des Burn-out oder weiter gegangen sind, weiß ich nur zu gut, wie sehr ein solches Erlebnis einen aus der Bahn werfen kann. Für Wochen oder Monate befindet man sich im Ausnahmezustand – gesundheitlich, psychisch und mental. Alle Bereiche unseres Lebens sind betroffen – der Job, das Privatleben und vor allem wir selbst. Um ohne dauerhaften Schaden wieder zurück ins Leben zu kommen, bedarf es professioneller Hilfe, der richtigen Techniken und vor allem des Willens dazu.

Der wichtigste Schritt aus einem Burn-out ist die Erkenntnis und das ehrliche Eingeständnis, dass die Art und Weise, wie man bisher mit bestimmten Situationen umgegangen ist, nicht mehr funktioniert. Denn so wenig ein Burn-out nur durch die äußeren Umstände herbeigeführt werden kann, so sehr spielen die

Burned out

- 23 Prozent der Deutschen fühlen sich ziemlich oft ausgebrannt.
- 14 Prozent geben sogar an, ausgebrannt seien sie die meiste Zeit.
- Innerhalb von acht Jahren stieg die Zahl der Krankheitstage wegen Burn-out um 2.000 Prozent.
- Bei Google gibt es zum Thema Burn-out über 42 Millionen (!) Einträge.

Persönlichkeit und die Einstellung zu den Dingen eine wichtige Rolle beim Weg in den Burn-out.

Ich werde hier weniger auf den Weg *aus* einem Burn-out eingehen – dazu finden Sie im Anhang Adressen, wo Sie Hilfe finden können, denn daran sollte nur mit professioneller Hilfe gearbeitet werden. Vielmehr möchte ich Ihnen mit diesem Buch aufzeigen, wie es gar nicht erst so weit kommt oder wie Sie sich in Zukunft besser wappnen können – weil Sie eher erkennen, wenn es brenzlig wird.

Sich einzugestehen, dass man an seine Grenzen kommt, ist der wichtigste Schritt und keine Schwäche, sondern ein Zeichen von Größe. Die wahrhaft Großen und Erfolgreichen geben ihre Schwächen zu, weil sie um ihre Stärken wissen. Wer ständig vorgibt, unverletzlich zu sein, läuft Gefahr, irgendwann zu kollabieren – oder körperlich, geistig und emotional zu verhärten, zu erstarren und zu zerbrechen. Keine wirklich erstrebenswerten Zustände für das eigene Leben.

Die Kunst besteht darin, sich mit den richtigen Werkzeugen einen »Schutzpanzer« zuzulegen für die Schlachten des modernen Lebens mit all seinen Anforderungen. Aber einen, den wir auch wieder ablegen können, wenn er nicht benötigt wird.

Eine Möglichkeit ist, Yoga und Achtsamkeit dafür zu nutzen. Wenn Sie die bisherigen Tipps und Übungen aus diesem Buch umsetzen, sobald sich erste Stresstendenzen bei Ihnen zeigen, kann das schon Schutz genug sein und Sie vor Schlimmerem bewahren.

Doch vielleicht stecken Sie bereits so lange und tief im stressigen Alltag, dass Sie noch einen Schritt näher an der Gefahr zum Burn-out sind. Auch dafür gibt es eindeutige Hinweise.

Experten sprechen von sieben Phasen, in denen sich ein Burn-out aufbaut. Die Grenzen verschwimmen hier, denn die Symptome des Burn-out sind vielfältig und können bei jedem unterschiedlich ausgeprägt sein. Man nennt diesen Beschwerdenkomplex deshalb »Burn-out-Syndrom«. Er schleicht sich Schritt für Schritt ein und macht es auf diese Weise schwer, das Burn-out gleich als solchen zu erkennen.

Die Phasen des Burn-out

Phase 1: Hochdruck und Erschöpfung

Bei Stress und Leistungsdruck kann sich einiges in uns verändern. Zum Beispiel können Engagement und Einsatzbereitschaft extrem wachsen. Dazu kommt oft ein Drang, sich und anderen etwas beweisen zu wollen – auch das äußert sich zum Beispiel durch übermäßige Aktivität, Mehr- oder Nachtarbeit. Die Belastung wird immer stärker. Wenn dann auch noch Erfolgserlebnisse ausbleiben und die nötige Erholung fehlt, kommt es schnell zu tiefer Erschöpfung und chronischer Müdigkeit. Häufig treten auch Schlafstörungen auf, wenn die Probleme des Tages keine Ruhe im Kopf zulassen.

Phase 2: Frustration und Distanzierung

Betroffene fühlen sich zunehmend frustriert und desillusioniert. Sie beginnen, sich zurückzuziehen und zu distanzieren – sowohl von Aufgaben, Zielen und Idealen als auch von Klienten und Kollegen, Freunden und Bekannten. Und nicht nur die allgemeine Unzufriedenheit wächst: Sie verlieren sogar das Interesse an Dingen, die ihnen zuvor Spaß gemacht haben.

Phase 3: heftige Emotionen

Jetzt nehmen viele ihre Situation sehr emotional wahr und reagieren entsprechend: Sie sind leicht reizbar, werden zynisch oder sogar aggressiv. Hierzu gesellt sich oft ein Gefühl tiefer Hilflosigkeit.

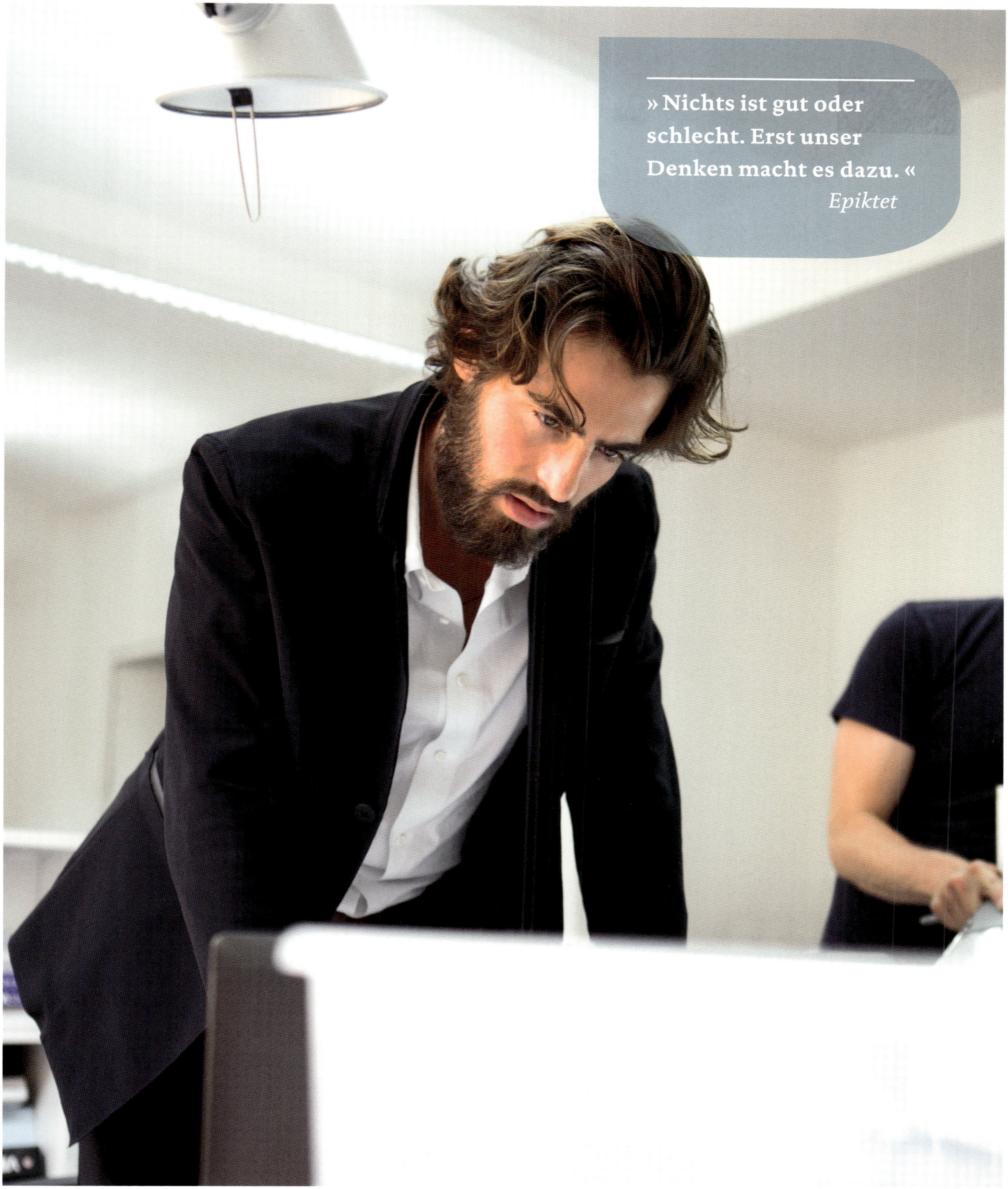
» Nichts ist gut oder schlecht. Erst unser Denken macht es dazu. «
Epiktet

Phase 4: Leistungsabbau

Sich zu konzentrieren fällt den Betroffenen immer schwerer, Antrieb und Motivation gehen verloren. Die üblichen Aufgaben zu erledigen kostet wesentlich mehr Energie als zuvor. Schon ganz normale Anforderungen kommen ihnen dann wie riesige Hürden vor. Sie fühlen sich mental und körperlich sehr schnell erschöpft und völlig ausgelaugt.

Phase 5: Rückzug und Gleichgültigkeit

In dieser Phase kommt es zu einem sozialen Rückzug. Der ist oft kombiniert mit Gleichgültigkeit sich selbst, anderen und der Lebenssituation gegenüber. Die Folgen davon sind Einsamkeit und die Reduktion des emotionalen und geistigen Lebens. Die Betroffenen scheinen sich für nichts mehr wirklich zu interessieren. Bei der Arbeit erledigen sie nur noch notwendigste Aufgaben. Oft geben sie anderen die Schuld für ihre Situation. Anzeichen für dieses Burn-out-Stadium können auch akute Angstzustände und ein Gefühl von Desorientierung sein.

> »Psychische Gesundheit ist nicht einfach nur die Abwesenheit einer mental-psychischen Störung. Sie wird als ein Zustand des Wohlbefindens definiert, in dem der Einzelne seine Fähigkeiten ausschöpfen, normale Lebensbelastungen bewältigen, produktiv und fruchtbar arbeiten kann und imstande ist, etwas zur Gemeinschaft beizutragen. Psychische Gesundheit ist für den einzelnen Bürger Voraussetzung dafür, sein intellektuelles und emotionales Potenzial zu verwirklichen und seine Rolle in der Gesellschaft und im Arbeitsleben zu finden und zu erfüllen. Dagegen verursachen psychische Erkrankungen vielfältige individuelle und gesellschaftliche Kosten und Verluste, ganz zu schweigen von der damit verbundenen Belastung unserer Gesundheitssysteme.«
>
> *(Weltgesundheitsorganisation WHO)*

Phase 6: körperliche Beschwerden

Psychosomatische Beschwerden können sich zwar schon früher einstellen, doch spätestens jetzt ist der Körper dem Stress nicht mehr gewachsen – das System steht sozusagen kurz vor dem Crash. Burn-out-Betroffene klagen besonders häufig über Schlafstörungen, Verspannungen, Schmerzen, Tinnitus sowie Magen-Darm-Beschwerden. Diese deutlichen Warnsignale werden aber oft immer noch ignoriert.

Phase 7: Verzweiflung und Depression

Wenn ein Burn-out diese Phase erreicht, ist die Gefühlswelt der Betroffenen geprägt von Verzweiflung sowie völliger Hoffnungs- und Hilflosigkeit – sich selbst, ihrem Umfeld und der gesamten Situation gegenüber. Nichts in ihrem Leben scheint mehr einen Sinn zu ergeben. Die Grenze zwischen diesem Stadium und einer Depression ist fließend – bis hin zur Gefahr eines Suizids.[1]

Das Ganze ist eine Abwärtsspirale, die eine gefährliche Eigendynamik entwickeln kann. Am besten sollte es also nicht einmal zu den ersten Phasen kommen! Damit Sie rechtzeitig die richtigen Werkzeuge einsetzen können, ist es wichtig, die Tendenzen zu erkennen, die zum Burn-out führen. Es gibt hier verschiedene Möglichkeiten.

---

1 Quelle: http://nicolestoklossa.de/burn-out-kompetenzzentrum-owl/die-7-phasen-des-burnout-syndroms

KLASSISCHE BURN-OUT-SYMPTOME

Psychische Symptome

Emotionale Ebene

- großer Widerstand, täglich zur Arbeit zu gehen
- Angst, Sorgen
- Langeweile, Interessenverlust
- Gefühle von Versagen, Ärger, Widerwillen
- Schuldgefühle, Entmutigung und Gleichgültigkeit
- Misstrauen und paranoide Vorstellungen
- Gefühl von Druck und Überforderung
- Frustration, Stimmungsschwankungen

Kognitive Ebene

- Rigidität im Denken und Widerstand gegen Veränderungen
- Gedächtnisprobleme
- Projektionen
- Verlust von Kreativität und Freude
- Humorlosigkeit
- Konzentrationsstörungen

Motorische Ebene

- nervöse Ticks (zum Beispiel Nägelkauen, Aufkratzen)
- Verspannungen
- Zähneknirschen

Körperliche Symptome

Psychosomatische Beschwerden

- tägliche Gefühle von Müdigkeit und Erschöpfung (Neurasthenie)
- chronisches Müdigkeitssyndrom (CFS)
- Hitzewallungen, Schweißausbrüche, Gesichtsröte
- chemisches Hypersensitivitätssyndrom (MCS)
- Ohrengeräusche, Tinnitus
- große Müdigkeit nach dem Arbeiten
- extremer Gewichtsverlust oder extremes Zunehmen
- Schlafstörungen
- sexuelle Probleme, Unlust

Erkrankungen

- häufige Erkältungen und Grippe
- häufige Kopfschmerzen
- häufiges Schwindelgefühl, Ohnmachtsanfälle
- häufige Rückenschmerzen
- Magen-Darm-Beschwerden (Übelkeit, Erbrechen etc.)

Physiologische Reaktionen

- erhöhter Herzschlag
- erhöhte Pulsfrequenz
- erhöhter Cholesterinspiegel

Soziale Symptome

Individuelle Verhaltensweisen

- Ehe- und Familienprobleme
- Einsamkeit, Klammern, »falsche Freunde«
- Schlafprobleme
- exzessiver Drogengebrauch, Tabakgenuss, Alkoholkonsum und/oder Kaffeekonsum, exzessives Kaugummikauen etc.
- Verkrampfung: angestrengte Mimik, Fäuste ballen
- Übersprungshandlungen: Kniezucken, zappelig sein etc.
- erhöhte Aggressivität
- unregelmäßige oder exzessive Nahrungsaufnahme

Verhalten bei der Arbeit

- häufiges Fehlen am Arbeitsplatz
- längere Pausen, verminderte Effizienz
- häufiges Zuspätkommen zur Arbeit oder zu Terminen
- Verlust von positiven Gefühlen den Kunden/Klienten gegenüber
- Verschieben von Kunden- oder Klientenkontakten
- Widerstand gegen Anrufe und Besuche von Kunden/Klienten
- Unfähigkeit, sich auf Kunden/Klienten zu konzentrieren oder ihnen zuzuhören
- Isolation und Rückzug, Vermeidung von Arbeitsdiskussionen mit Kollegen

Zurück zur Work-Life-Balance

Ein offensichtlicher Aspekt ist die sogenannte Work-Life-Balance. Wenn sich das Gleichgewicht zwischen Arbeit und Freizeit deutlich in Richtung Arbeit verschiebt, kommt es schnell zu ersten Anzeichen: Antriebslosigkeit, Gereiztheit, Müdigkeit und Lustlosigkeit. Dies sind Signale des Körpers, »einen Gang herunterzuschalten«.

Etwas weniger offensichtlich, aber nicht minder wichtig – und leider allzu oft ignoriert – ist die Zeit am Arbeitsplatz selbst. Wenn nämlich Work-Life-Balance bedeutet, dass wir nur in der Freizeit Dinge machen, die uns guttun, und die Arbeit ist nur noch ein notwendiges Übel zum Geldverdienen, verbringen wir offenbar zu viel Zeit mit einer Tätigkeit, die es uns schwer macht, erfüllt zu leben. Erinnern Sie sich an das Kapitel zum Thema »Flow«: Wenn wir Arbeit gern erledigen und sie uns ein gutes Gefühl gibt, verbrauchen wir wesentlich weniger Energie und können sogar Kraft aus ihr schöpfen. Daher muss man beim Begriff der Work-Life-Balance genau auf die Umstände schauen.

Wenn wir davon ausgehen, dass ein durchschnittlicher Arbeitstag acht Stunden dauert (für viele sind ja längere Arbeitstage nicht außergewöhnlich) und eine Arbeitswoche fünf Tage lang ist (allzu oft ist es heute allerdings keine Ausnahme mehr, auch an Samstagen ins Büro zu gehen), kommen wir auf die altbekannte 40-Stunden-Woche – oder eben auf mehr. Diese Zeit hat natürlich Einfluss auf unser Wohlbefinden und ist ganz klar ein Faktor, der uns an die Belastbarkeitsgrenze bringen kann.

Verbringen wir diese Zeit mit einer erfüllenden Aufgabe in einem positiven sozialen Umfeld, können wir von einer guten Work-Balance sprechen. Blickt man auf aktuelle Statistiken, ist das allerdings bei den wenigsten Berufstätigen der Fall (siehe »Stressfaktoren«, Seite 17). Studien belegen, dass Arbeitnehmer, die von »überzogenen Forderungen bei der Arbeit, mangelnder sozialer Unterstützung und wenig Entscheidungsfreiheit berichten, durchgängig mehr Herzkrankheiten, mentale Erschöpfung, Erkrankungen des Verdauungssystems und Rückenschmerzen aufwiesen als andere Probanden«.[2]

Die drei wichtigsten Faktoren am Arbeitsplatz

… sind Entscheidungsfreiheit, die gewährt wird, Herausforderungen, die zu meistern sind, sowie Anforderungen, die dabei gestellt werden.

- **Entscheidungsfreiheit** ist insofern von Bedeutung, als es weniger stressend ist, Entscheidungen treffen zu müssen, als keine treffen zu dürfen. Letzteres birgt einen hohen Frustfaktor und kann zu Resignation führen – beides Zustände, in denen ein erfülltes Arbeiten im Flow-Zustand schwer möglich ist.
- Auch die Balance von **Herausforderungen** und deren **Anforderungen** entscheidet über die Work-Balance. Stellen wir uns Herausforderungen, können sie uns mit dem gesundheitsfördernden Belohnungsgefühl bereichern. Sind diese jedoch mit unrealistischen Anforderungen verknüpft, kann es schnell zur Überforderung kommen und psychischen Stress, Angst und auf lange Sicht Krankheiten auslösen.

So seltsam es klingt: Auch chronische *Unter*forderung kann sich negativ auswirken. Werden uns keinerlei Herausforderungen geboten, bietet sich auch wenig bis kein Anlass für eine Anerkennung. Langeweile, »Dienst nach Vorschrift«, Gleichgültigkeit und Desinteresse gegenüber dem Unternehmen sind die Folge.

2 Karasek, Robert/Theorell Tores: »Healthy Work: Stress Productivity And The Reconstruction Of Working Life«, Basic Books

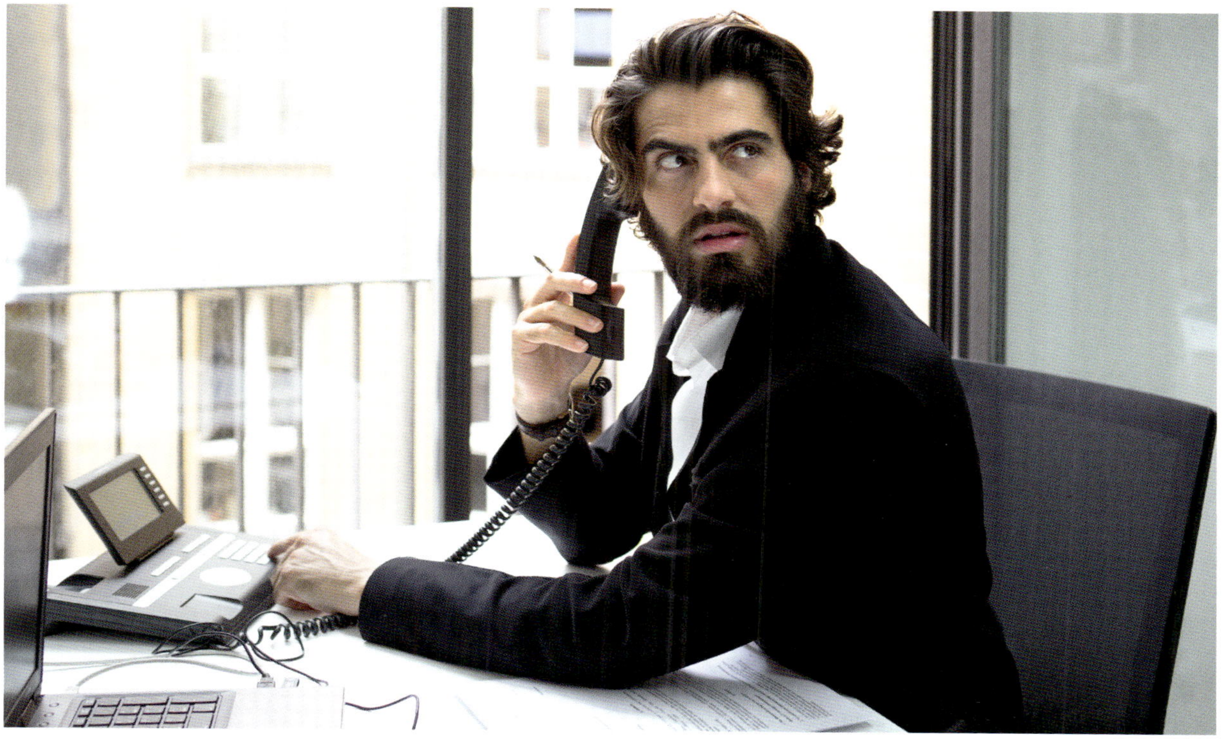

Wer seine Arbeit auf Dauer als sinnlos empfindet, verliert seinen Elan, die Freude und Energie, was sich oft in einem Kompensationsverhalten ausdrückt. So wird dann gern am Wochenende »richtig Gas gegeben«, nicht selten zu Alkohol und/oder Drogen gegriffen, oder man sucht sich andere »aufregende« Aktivitäten, um die Langeweile im Job zu kompensieren. Mit Erholung, Regeneration oder gesundem, glücklichem Lebensstil hat das meist nicht viel zu tun.

Dem gegenüber steht die chronische *Über*forderung. Hohe oder sogar überwältigende Anforderungen, Leistungs- und Termindruck oder permanente Erreichbarkeit führen zu einem Verlust an Kraft und Energie. Kommen mangelnde Anerkennung oder geringe Wertschätzung hinzu (zum Beispiel durch nicht abgegoltene Überstunden), dann kann die Negativtendenz durch Minderwertigkeitsgefühle zusätzlich verstärkt werden.

Aus all dem folgt, dass Sie auch ganz klar die Qualität Ihres Arbeitsplatzes betrachten sollten und nicht nur das Verhältnis von der Arbeits- zur Freizeit.

Typischer Stressfaktor: Kostendruck

Ein häufig genanntes Beispiel für Arbeitsplätze, die zunehmend stressfördernde Umstände mit sich bringen, sind Versicherungsunternehmen. Diese befinden sich im Dilemma, Qualität verbessern zu wollen und dabei Kosten so niedrig wie möglich zu halten. Starker Wettbewerbs- und Kostendruck aufgrund großer Konkurrenz in der Branche führt zu Effizienzmessungen, die zulasten der Mitarbeiter gehen.

So verwundert es nicht, dass auf der einen Seite unzufriedene Kunden stehen, die sich bei überforderten Angestellten auf der anderen Seite beschweren – ein Teufelskreis. Peter M. Senge, der als führend in der Systemforschung gilt, erklärt in seinem Business-

Management-Bestseller[3], welche Fehler in Unternehmen »immer wieder gleich gemacht werden«: »Weil Servicequalität nicht messbar ist, gibt es die starke Tendenz, Serviceunternehmen anhand von Zahlen zu führen, die messbar sind – etwa die Anzahl bedienter Kunden, Kosten für Servicebereitstellung und generierte Erträge.« Nicht umsonst wurde dieses Buch wohl bisher in 20 Sprachen übersetzt und weltweit über eine Million Mal gedruckt. Die meisten »modernen« Unternehmen tendieren dazu, ihre Mitarbeiter zu überlasten, um Personalkosten zu sparen und Preise niedrig zu halten.

Was können Sie verändern?

Wenn sich Ihr Businessleben in einem Arbeitsumfeld abspielt, das eindeutig stressfördernd ist, haben Sie verschiedene Möglichkeiten. Sie können versuchen, Ihren Arbeitgeber davon zu überzeugen, stressreduzierende und gesundheitsfördernde Maßnahmen einzuführen (siehe »Wer es richtig macht«, Seite 251). Diese sind oft günstiger und einfacher umzusetzen als angenommen, also ist es einen Versuch wert.

Wenn Sie hier nicht weiterkommen, können Sie sich selbst mit den Anleitungen aus diesem Buch und der 21-Tage-Formel so stärken, dass Sie resistenter werden. Wenn Sie auch dann das Gefühl haben, dass die Umstände immer noch schwer oder nicht erträglich sind und Ihr Arbeitsplatz Ihre Lebensqualität zu sehr reduziert, sollten Sie auf lange Sicht darüber nachdenken, den Arbeitsplatz zu wechseln. Kein Job der Welt ist es wert, auf Dauer unglücklich zu sein.

Jetzt werden Sie vielleicht sagen: »Na ja, nicht jeder Job ist ein Traumjob. Auch unangenehme Jobs müssen erledigt werden.« Natürlich. Aber nicht jeder ist für hoch belastende oder wenig erfüllende Jobs gemacht. Während es dem einen nichts ausmacht, täglich acht Stunden schwer zu schleppen, oder jemand es sogar genießen kann, den ganzen Tag Akten zu wälzen, macht es einen anderen schon fertig, lautem Telefonklingeln ausgesetzt zu sein.

Das bringt mich zum nächsten entscheidenden Faktor, den wir beim Thema Burn-out beachten müssen: die Persönlichkeit. Das persönliche Stressempfinden ist bei jedem Menschen anders ausgeprägt.

Der Persönlichkeitsfaktor

Eine stressresistente Persönlichkeit kann man an verschiedenen Eigenschaften erkennen. So sieht sie sich zum Beispiel selten als »Opfer«. Sie ist meist davon überzeugt, Dinge aus eigener Kraft ändern zu können. Menschen, die ihrem Leben proaktiv einen Sinn geben und bereit sind, dafür Arbeit zu investieren, haben eine höhere Belastungsgrenze. Gleichzeitig sehen grundsätzlich positiv eingestellte Menschen eher einen Sinn in dem, was sie tun, oder können »sinnlose« Tätigkeiten erledigen, ohne gesundheitlichen oder psychischen Schaden zu nehmen – einfach, weil sie sich auf die positiven Dinge in ihrem Leben konzentrieren, zum Beispiel auf ausgleichende Hobbys oder ein erfülltes Familienleben.

Schwieriger ist es für den anderen Persönlichkeitstyp. Hat jemand zum Beispiel wenige oder gar keine bereichernden, liebevollen zwischenmenschlichen Beziehungen im Leben, könnte er dadurch grundsätzlich negativer eingestellt sein und somit anfälliger für Stress und Krankheiten.

Doch auch ethische Werte spielen eine Rolle: Wenn jemand sein Selbstwertgefühl hauptsächlich aus dem Anhäufen materieller Güter bezieht, kann es ihn viel stärker treffen, wenn Lob und Anerkennung ausbleiben. Es ist außerdem wahrscheinlich, dass er selbst bei »ausreichendem« Gehalt immer latent unzufrieden

---

3 Peter M. Senge, Senior Lecturer of Behavioral and Policy Sciences am MIT (Massachusetts Institute of Technology): »The Fifth Discipline: The Art & Practice of the Learning Organization«, Crown Business

ist. Hier kann dann zum Beispiel das Erledigen von Aufgaben nicht ausreichen, um das Selbstwertgefühl zu steigern und Erfüllung zu fühlen. Das Leben dreht sich hauptsächlich darum, Geld zu verdienen und wieder auszugeben. Das kann zu einem ständigen Grundgefühl von Leere, Enttäuschung, Misstrauen oder Missgunst führen – alles Zustände, die weder sonderlich gesundheitsfördernd sind noch die Option auf ein glückliches, stressfreies Leben bieten.

Unzufriedenheit entsteht auch, wenn die Freizeit nicht kreativ gestaltet wird und man sich auf äußeren Stimuli »ausruht«. Das kann die Stressresistenz schwächen und das Krankheitsrisiko steigern. Wenn Ihre liebste Freizeitaktivität also zum Beispiel aus Shopping besteht und »Entspannung« hauptsächlich Chips essend vor dem Fernseher stattfindet (mit Werbepausen, die suggerieren, was wir alles »brauchen«), dürfen Sie sich nicht wundern, wenn Sie sich antriebslos und unerfüllt fühlen und wenn sich auf Dauer Krankheiten einschleichen.

Zusätzlich zum Blick auf Ihren Arbeitsplatz lohnt sich also auch ein Blick auf Ihre grundsätzliche Lebenshaltung, wenn Sie vermuten, Burn-out-Symptome zu haben – denn hier kann ebenfalls eine Ursache liegen. Meist ist es eine Kombination aus verschiedenen Faktoren, die sich summieren.

Einen Wohlfühlradar entwickeln

Um Ihre persönliche Situation besser einschätzen zu können, gibt es verschiedene Möglichkeiten.

Wenn Sie regelmäßig Yoga und Achtsamkeitstechniken wie Meditation praktizieren, werden Sie einen »Radar« entwickeln, der Ihnen ganz schnell zeigt, wann Sie sich in einer ungesunden Umgebung befinden oder Ihre Gewohnheiten ändern sollten.

Gesundheitsschädigende Aktivitäten oder Stoffe werden mehr und mehr ihren Reiz für Sie verlieren. Sie werden automatisch die Gesellschaft von Menschen suchen, die Ihnen guttun, und Situationen in Ihr Leben ziehen, die erfüllend sind.

Natürlich braucht dieser Radar eine gewisse Zeit, bis er sich entwickelt, und stellt sich nicht von heute auf morgen ein. Auch hier gilt wieder: Dranbleiben und Geduld haben! Sie können mit der 21-Tage-Formel konsequent darauf hinarbeiten.

> **»Wenn wir unsere Ängste in den Griff bekommen, können wir die Kontrolle über unser Leben zurückgewinnen.«**
>
> *PhD Bruce Lipton*

Gedanken, die Burn-out triggern können

Generell gibt es bestimmte Gedankenmuster, die Stress verstärken und damit den Weg zum Burn-out bereiten können. Die meisten von uns werden das eine oder andere dieser Muster vermutlich bei sich selbst erkennen.

Diese immer wieder gleiche Art, Situationen einzuordnen und auf sie zu reagieren oder mit Herausforderungen umzugehen, ist bei jedem anders ausgeprägt und wird meist durch persönliche Erfahrungen geformt. Wie wir an früherer Stelle gelernt haben, hat dies mit den Verschaltungen im Gehirn zu tun, die entstehen, wenn wir bestimmte Dinge regelmäßig über einen längeren Zeitraum erleben oder tun. Oft werden grundlegende Gedankenmuster zum Beispiel durch unsere Erziehung oder durch die Gedankenmuster derer geformt, die uns beeinflussen.

Ob diese Muster uns dienlich sind oder nicht, kann sich im Lauf der Zeit ändern. Bestimmte Einstellungen helfen uns oft nicht, sondern schaden im Gegenteil eher, weil sie uns im Weg stehen, uns dazu bringen, uns zu überfordern, und somit Stress oder gar Burn-out zur Folge haben können. Deshalb sollten Sie ganz genau hinschauen, ob es solche Muster bei Ihnen gibt. Seien Sie ehrlich mit sich selbst! Hier einige der häufigsten Gedankenmuster:

Perfektionismus

Sie wollen Dinge immer zu 100 Prozent erledigen, alles muss »perfekt« sein, die kleinste »Abweichung vom Plan« stört Sie, Sie können sich selbst Fehler nur schwer oder gar nicht verzeihen – und so weiter. Durch diese Einstellung ist Stress vorprogrammiert.

Schwarz-Weiß-Denken

Für Sie gibt es nur ein Entweder-oder. Es gibt nichts dazwischen. Was nicht Ihrer Meinung entspricht, ist »falsch«, andere Meinungen können Sie kaum oder gar nicht gelten lassen. Kompromisse zu machen fällt Ihnen sehr schwer oder ist für Sie unmöglich. Teamwork und Unterstützung durch andere wird so selten Teil Ihres Lebens sein.

Negativer Filter

Wenn Sie einmal mit etwas hadern, sehen Sie nur noch das Schlechte, Ihre Gedanken kreisen nur noch um dieses Thema. Sie sehen eher das Problem als die Lösung. Aufgaben sind für Sie Probleme statt Herausforderungen. Sie sind überkritisch mit sich selbst: Wenn bei einem Projekt, das Sie geleitet haben, etwas schiefläuft, sehen Sie gleich das ganze Projekt als gescheitert an. Sie sind anderen gegenüber misstrauisch und vermuten gleich das Schlimmste, wenn Menschen in Ihrer Nähe über Sie reden. Ihr System ist auf diese Weise in ständigem Negativfeedback, was sich auf Psyche und Körper negativ auswirkt.

Labeln

Indem Sie allem, was Ihnen begegnet, sofort einen Stempel aufdrücken, nehmen Sie den Situationen die Möglichkeit, sich zu entfalten oder zum Positiven zu entwickeln. Auch zwischenmenschlich macht das Labeln sehr einsam oder verhindert tiefe Beziehungen. Wenn der neue Kollege bei der ersten Begegnung etwas sagt oder tut, was Sie nicht so toll finden, denken Sie vielleicht sofort: »Er ist ein Vollidiot/Macho/arroganter Typ/überheblicher Kerl …« So sind Sie dann entweder ständig innerlich isoliert und reduzieren den Kreis derer, die Ihnen guttun, auf ein Minimum, oder es plagt Sie häufig ein schlechtes Gewissen, wenn Sie sehen, dass Sie unrecht hatten.

Dies sind nur einige von vielen Beispielen. Wenn Sie das Gefühl haben, dass Sie hinderliche Gedankenmuster mit sich herumtragen, arbeiten Sie daran, diese loszulassen und durch solche zu ersetzen, die Ihnen dienen – wie Gelassenheit, Akzeptanz, Offenheit.

Denken Sie daran, dass unser Gehirn Dinge nicht neutral wahrnimmt, sondern immer als positiv oder negativ einordnet. Unsere innere Einstellung ist hier der maßgebliche Filter. Auch dabei kann Ihnen das 21-Tage-Programm mit den verschiedenen Techniken aus diesem Buch helfen.

Wenn Sie prüfen möchten, wie es um Ihre Persönlichkeit bestellt ist, können Sie den folgenden Test machen. Er berücksichtigt drei Komponenten, die entscheiden, wie anfällig für Stress und wie burn-out-gefährdet wir sind.[4]

Kopieren Sie den Test vor dem Ausfüllen, damit Sie ihn am Ende Ihres 21-Tage-Programms wiederholen können. Wenn Sie nach diesen drei Wochen in dem Bereich Veränderungen feststellen, an dem Sie gearbeitet haben, kann der Test Ihnen Aufschluss darüber geben, woran es sich als Nächstes zu arbeiten lohnt.

---

4 siehe Suzanne C. Kobasa: »Hardiness Inventory« aus »Stressful life events, personality, and health – Inquiry into hardiness«, Journal of Personality and Social Psychology, Herausgeber: American Psychological Association

TEST: THE 3 Cs – COMMITMENT, CONTROL, CHALLENGE

Geben Sie bei jedem Stichwort an,
wie stark diese Aussage auf Sie zutrifft:
0 = trifft nicht zu
1 = trifft kaum zu
2 = trifft zu
3 = trifft sehr zu
4 = trifft extrem zu

Commitment (Verpflichtung): Das Streben, uns mit dem, was wir tun oder was uns widerfährt, zu identifizieren und dafür einzusetzen. Das Gegenteil von Passivität und Vermeidung. Neugier auf das Leben und hohe Motivation, Dinge zu verwirklichen.

☐ 1. Ich bin engagiert.
☐ 2. Ich erledige Dinge effektiv.
☐ 3. Ich habe Spaß bei der Arbeit.
☐ 4. Ich sehe einen Sinn in dem, was ich tue.
☐ 5. Ich arbeite mit Hingabe.
☐ 6. Ich bin gerne Akteur.
☐ 7. Ich setze Prioritäten.
☐ 8. Ich spüre mir selbst gegenüber Verpflichtung.
☐ 9. Ich spüre anderen gegenüber Verpflichtung.
☐ 10. Ich zeige Einsatz.

____ *Summe »Commitment«*

Control (Kontrolle): Das Gegenteil von Hilflosigkeit. Personen mit guter Kontrolle sind überzeugt, Einfluss auf Ereignisse nehmen zu können. Sie erleben Dinge nicht als überwältigend, sondern sehen verschiedene Möglichkeiten, zu reagieren und zu entscheiden.

☐ 1. Ich bin bereit, für meine Ziele zu arbeiten.
☐ 2. Ich kann der Realität ins Auge blicken.
☐ 3. Ich kann eine Situation steuern.
☐ 4. Ich bin kommunikationsfähig.
☐ 5. Ich habe Überzeugungskraft.
☐ 6. Ich verfüge über Selbstwirksamkeit.
☐ 7. Ich habe Kontrolle über Dinge.
☐ 8. Ich fühle mich unabhängig.
☐ 9. Ich weiß, wann ich Unterstützung brauche.
☐ 10. Ich werde meiner Verantwortung gerecht.

____ *Summe »Control«*

Challenge (Herausforderung): Eine Veränderung wird nicht als Bedrohung, sondern als positive Chance wahrgenommen. Wandel gehört für solche Persönlichkeiten zum Leben. Sie sehen darin Gelegenheiten für neue Erfahrungen und Anreiz zum Wachstum. Schwierigkeiten sind keine Bedrohung von Sicherheit und Stabilität, sondern Möglichkeiten zu lernen.

☐ 1. Ich probiere gern Neues aus.
☐ 2. Ich kann mit Veränderungen gut umgehen.
☐ 3. Ich kann mich gut auf etwas konzentrieren.
☐ 4. Ich kann mich gut in Abstraktes hineindenken.
☐ 5. Ich übernehme Verantwortung für mich selbst.
☐ 6. Ich kann gut mit Überraschungen umgehen.
☐ 7. Ich packe gern an.
☐ 8. Ich möchte mich weiterentwickeln.
☐ 9. Ich verfüge über Eigeninitiative.
☐ 10. Ich ziehe Abwechslung der Routine vor.

____ *Summe »Challenge«*

____ ***Gesamtpunktzahl***

So werten Sie den Test aus

Je höher die Gesamtpunktzahl aus allen drei C-Bereichen, desto höher ist Ihre allgemeine Stressresistenz. Die Summe pro C-Bereich gibt Ihnen Aufschluss darüber, welche C-Komponente Sie gegebenenfalls stärken können. Die Aussagen, bei denen Sie keinen oder nur einen Punkt erzielt haben, zeigen Aspekte, die Sie verbessern können. Zum Beispiel könnten Sie dann in Ihr 21-Tage-Programm im Yoga Nidra die betreffende Aussage als Affirmation (Sankalpa) einbauen.

---

nach Suzanne C. Kobasa (Janda 1999, S. 61 f.)

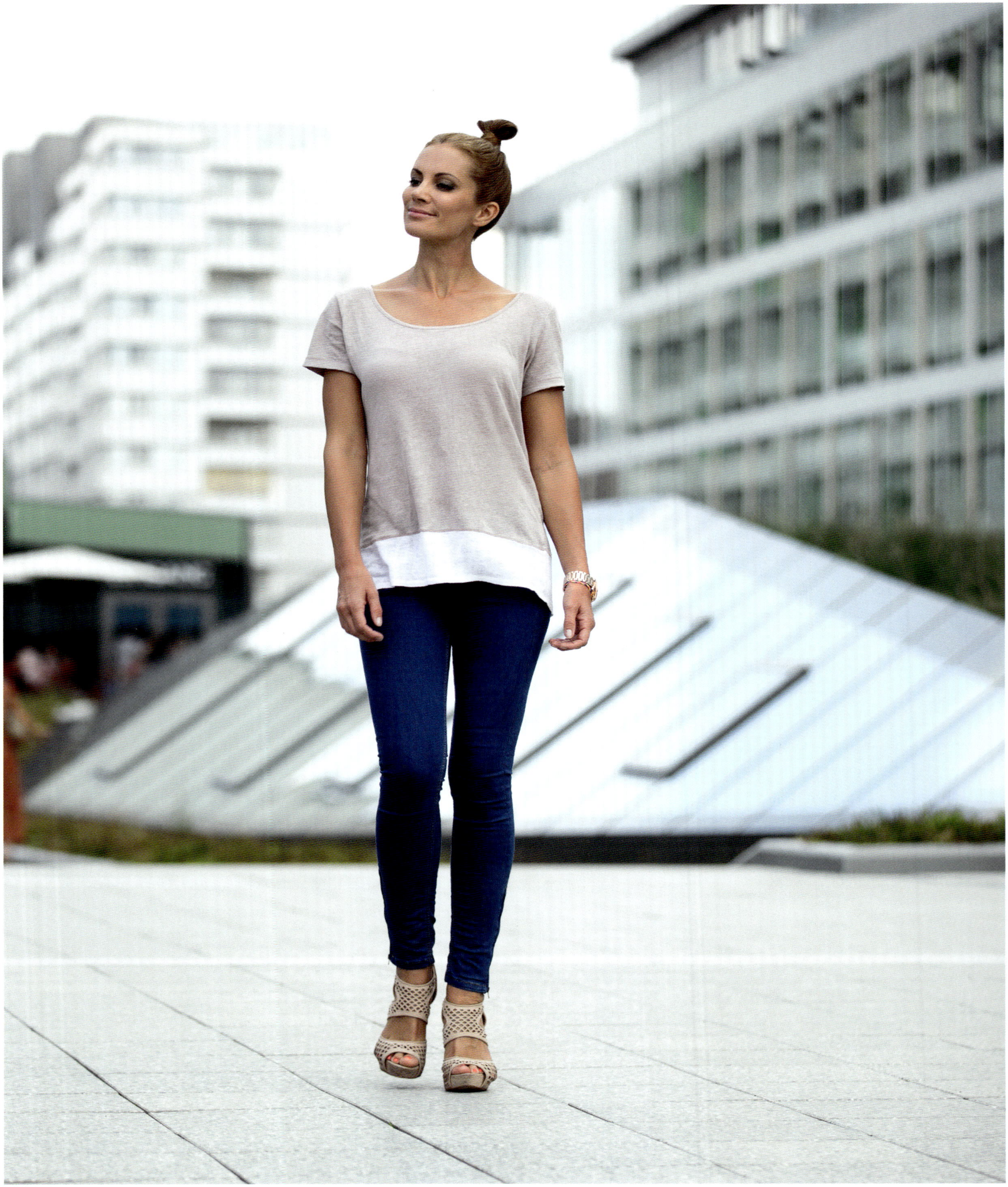

WIE MAN MIT DRUCK UMZUGEHEN LERNT

» Denken Sie nach, worüber Sie nachdenken. «

Wenn Sie das Buch vom Anfang bis hierher durchgelesen haben, verfügen Sie inzwischen über ein gutes Repertoire an Werkzeugen, die Ihnen helfen können, mit dem Druck in Ihrem Alltag immer besser umzugehen. Wichtig ist, dass Sie gründlich darüber nachdenken, welche Übungen Sie aktuell anwenden sollten. Es geht darum, Ihren Körper und Ihre mentalen Fähigkeiten für mehr Gesundheit und Wohlbefinden einzusetzen – sprich, Körper und Geist sind sozusagen Ihre therapeutischen Instrumente, die es zu stimmen gilt.

Es wird Ihnen also wenig bringen, mit Techniken zu arbeiten, die Ihr Energielevel hochpushen, wenn Ihr Zustand erfordert, sich zunächst tief zu entspannen – so wie es keinen Sinn macht, eine Leitung in der Küche zu reparieren, wenn die Störung im Keller ist. Nutzen Sie die Tests in diesem Buch, um Ihre Situation zu analysieren. Tun Sie dies immer wieder, in regelmäßigen Abständen. Zu Beginn, bis Ihr Radar entwickelt ist, können Sie ruhig nach jedem vollendeten 21-Tage-Zyklus einen solchen Check-up machen.

Ihr Körper ist Ihr Fahrzeug, das Sie durch Ihr Leben transportiert. Ihr Geist ist Ihr Navigationsgerät, das Ihnen den Weg zeigt. Nur in einem gut gewarteten Fahrzeug sind Sie sicher unterwegs, und um ans Ziel zu kommen, müssen Sie Ihr Navi regelmäßig updaten. Dabei ist es nicht immer sinnvoll, den kürzesten oder schnellsten Weg zu nehmen. Manchmal ist die Reise angenehmer, wenn wir einen Umweg machen und uns für den Weg entscheiden, der landschaftlich schöner ist. Es ist auch okay, manchmal vom Weg abzukommen. Das Wichtigste ist wirklich, dass Sie die Fahrt genießen können!

Dazu ist es essenziell, dass Sie mit sich selbst nachsichtig sind. Es wäre ein großer Fehler, sich noch zusätzlichen Druck aufzubauen.

Lieber exzellent als perfekt

Bei allen Versuchen, unsere Arbeit so gut wie möglich zu erledigen, dürfen wir uns nicht selbst überfordern und zu schnell zu viel erwarten. Exzellent in etwas zu sein, bedeutet nicht, perfekt zu sein! Wer Perfektion anstrebt, sucht nicht nur etwas, das schwer bis unmöglich dauerhaft zu erreichen ist, sondern hat auch Enttäuschung und Stress garantiert vorprogrammiert.

Die Japaner haben einen Begriff für diese Einsicht: Wabi-Sabi. Er beschreibt die uralte ästhetische und philosophische Tradition, das »Perfekte im Unperfekten«

wahrzunehmen. Nur wenn wir uns kleine Fehler verzeihen, können wir auch Unbeschwertheit erleben. Solange wir Angst haben, einen Fehler zu machen, können wir nicht wahrhaft kreativ sein oder in den Flow-Zustand kommen, in dem wir unsere Aufgaben spielerisch-genussvoll ohne Stress erledigen.

Fangen Sie also bei sich selbst damit an, Druck zu reduzieren. Der Druck, den wir uns selbst machen, ist wie ein Nährboden für ungesunde Gewohnheiten und macht uns empfänglicher für Stress von außen.

»Die Qualität unseres Lebens steht in direkter Proportion dazu, wie viel wir in Excellence investieren wollen, egal um welches Vorhaben es geht.«

Vince Lombardi

Um die nötige Gelassenheit zu entwickeln, die uns auch in fordernden Situationen nicht verlässt, ist es hilfreich, sich mit verschiedenen Hilfsmitteln zu wappnen – so wie es Ihnen das Programm mit der 21-Tage-Formel ermöglicht.

Ganzheitlich gesund

Was in der Natur von ganzheitlich praktiziertem Yoga mit seinen verschiedenen Aspekten liegt, hat auch die moderne Wissenschaft erkannt. Unter dem Namen Mind-Body Medicine wird in den USA die »integrale Medizin« definiert.[1] Diese beinhaltet die Elemente Behaviour (Verhalten), Exercise (Bewegung), Relaxation (Entspannung) und Nutrition (Ernährung). Deswegen spricht man auch vom »BERN-Konzept«. Die integrale Medizin befasst sich mit den Interaktionen zwischen Gehirn, Geist, Körper und Verhalten. Außerdem erforscht sie die effektivsten Methoden, mit denen »emotionale, mentale, soziale, spirituelle und verhaltensbezogene Faktoren direkten Einfluss auf die physische und psychische Gesundheit nehmen können«. Genau das also, was auch Yoga bereits seit Hunderten Jahren erfolgreich tut. Die integrale Medizin geht streng wissenschaftlich vor und betont, keineswegs »esoterisch« oder »alternativ« zu sein. Doch darüber herrscht Einigkeit: Nur wenn wir alle Aspekte des Menschen mit einbeziehen, können wir den Anforderungen des modernen Lebens gerecht werden und langfristig gesund bleiben.

Bedenken Sie dies, wenn es darum geht, dem Druck in Ihrem Alltag zu begegnen. Denn Ihre Gefühle und Ihre innere Einstellung entscheiden mit darüber, ob Sie sich gestresst, fremdbestimmt, erschöpft oder ausgebrannt fühlen – oder ob Sie im Gegenteil äußere Reize regulieren, kontrollieren oder sogar nutzen und genießen können.

Erinnern Sie sich an die Erkenntnisse zu positivem und negativem Stress: Ihre Leistungskurve wird sinken, wenn Sie dauerhaft zu hohen Anforderungen ausgesetzt sind, die Ihre Fähigkeiten übersteigen; sie sinkt aber auch, wenn sich Ihr System langweilt, weil es nicht ausreichend gefordert wird, also keine oder zu wenig kognitive (geistige) Beanspruchung erfolgt. Seien Sie ehrlich und realistisch in Ihrer Beurteilung.

Es darf Ihnen gut gehen!

Egal, mit welcher Affirmation Sie Ihre persönliche Einstellung verbessern: Die allerwichtigste (die in *jeder* Situation passt, ungeachtet der äußeren Umstände!) lautet: »Es darf mir gut gehen!« So traurig es ist,

1 National Institutes of Health (NIH), U. S. Department of Health and Human Services, Bethesda, Maryland

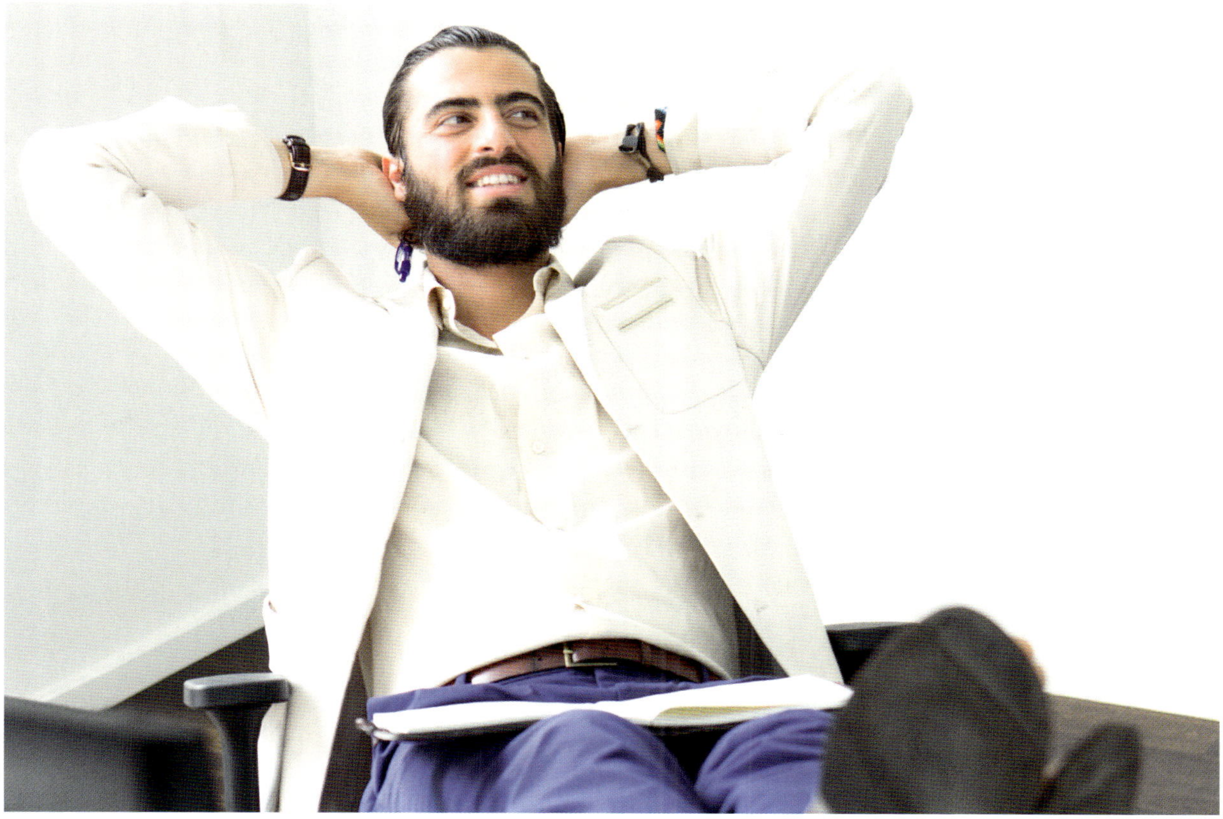

dass diese Aussage heute oft belächelt wird: Es ist Ihr *Recht*, dass es Ihnen gut geht! Es ist weder ein Zeichen von Stärke noch von Erfolg oder Status, wenn Sie gestresst sind und ständig unter Druck stehen.

Denken und sagen Sie sich diesen Satz also so oft, wie Sie können: »Ich habe das Recht darauf, dass es mir gut geht.« Schreiben Sie ihn mit Lippenstift auf Ihren Badezimmerspiegel oder kleben Sie ein Post-it auf Ihren Computer. Und dann machen Sie dies zur Basis für alles, was Sie denken und tun.

Und auch hier gilt: Drehen Sie nicht durch, wenn es Ihnen mal *nicht* gut geht. Registrieren Sie es lediglich und analysieren Sie die Gründe dafür. Wenn es gerechtfertigt ist, lassen Sie das Unwohlsein ruhig kurz zu, und unternehmen Sie dann die nötigen Schritte, damit es Ihnen wieder gut geht.

Einer meiner Yogalehrer sprach von »gesundem Egoismus«, ein Begriff, den ich selbst gern verwende. Uns wird oft suggeriert, dass es nobel ist, sich selbst aufzugeben, um anderen Gutes zu tun oder Leistung zu bringen. In Wahrheit können wir aber nur unser Bestes geben, wenn wir selbst in bester Verfassung sind. Gleiches gilt, wenn wir lernen wollen, mit dem Druck des modernen Alltags umzugehen.

Fragen Sie sich also immer wieder: »Bin ich die beste Version von mir, die ich sein kann?« Wenn Sie diese Frage nicht mit Ja beantworten können, nehmen Sie die Verbesserungen vor, die nötig sind.

Neben Übungen für Ihren Körper und Arbeit an Ihrer persönlichen Einstellung kann es auch sein, dass Sie einfach öfter mal »Nein!« sagen müssen. Das kann im Berufsleben genau so gelten wie im Privaten.

Wenn Sie während Ihrer Berufswoche überfordert werden, dann kann es sein, dass Sie es am Wochenende ruhig angehen lassen möchten und keine Lust mehr auf Dinge haben, die Ihnen guttun, wie Sport oder Yoga. Oder aber die Woche langweilt Sie, und am Wochenende »muss« das kompensiert werden: Freunde treffen, Action … Sprich: Freizeitstress.

Schauen Sie mal genau und ehrlich hin: Wo lassen Sie unnötigen zusätzlichen Druck zu und wo würde Ihnen manchmal ein Nein langfristig besser tun?

Es kann auch hilfreich sein, den Unterschied zwischen Berufsalltag und Freizeit etwas weniger extrem zu gestalten. Bauen Sie wohltuende Dinge wie Yoga und Meditation auch in Ihren Alltag ein – wenn Sie die Tipps aus der 21-Tage-Formel befolgen (realistische Zeitfenster usw.), nehmen Sie weiteren Druck aus Ihrem System.

**»What you think, you become.
What you feel, you attract.
What you imagine, you create.«**

Buddha

Vergleiche sind kontraproduktiv

Wichtig ist, dass Sie sich nicht mit anderen vergleichen, sondern immer nur bei sich selbst hinschauen.

Wenn Ihre Selbsteinschätzung auf dem Vergleich mit anderen basiert, ist ein reales Ergebnis unwahrscheinlich und Sie können sich und Ihre Integrität in dreierlei Hinsicht schwächen: Entweder fühlen Sie sich unter- oder überlegen oder sind so beeindruckt, dass es Sie einschüchtert. Jeder dieser drei Zustände ist gefährlich, weil die unabhängige Selbstachtung dadurch gestört wird. Daher müssen wir sicherstellen, dass unsere Aufmerksamkeit nach innen gerichtet ist. Dies können Sie durch Yoga und Meditation erreichen. Wenn Sie fest in Ihrer Selbstachtung verankert sind, lassen Sie sich durch andere nicht irritieren.

Anker setzen

Kleine »Anker«, die Sie in den Alltag integrieren, können Ihnen helfen, weniger Druck zu empfinden. So können Sie zum Beispiel die Atemtechnik »Ujjayi« (siehe Seite 88) in verschiedene alltägliche Situationen einbauen. Auf Dauer werden diese Anker zu hilfreichen Gewohnheiten.

- Nehmen Sie beim Warten ein paar tiefe Ujjayi-Atemzüge: im Auto an der roten Ampel auf dem Weg zur Arbeit, in der Supermarktschlange nach einem langen Arbeitstag, bei der Aufzugfahrt im Büro auf dem Weg zum Meeting …
- Stellen Sie sich eine Sanduhr auf den Schreibtisch. Es passt immer nur ein Sandkorn durch die Mitte: Das soll Sie daran erinnern, dass Sie immer nur eine Sache auf einmal tun können.
- Immer wenn Sie auf Ihr Handy schauen (oder Ihre E-Mails checken oder jemanden anrufen …), erinnern Sie sich an Ihre Affirmation.

Seien Sie kreativ!

Überlegen Sie, was bei Ihnen am besten funktioniert. Nutzen Sie die Informationen aus diesem Buch. Wichtig ist: Wenn Sie sich für eine Idee entschieden haben, geben Sie ihr Zeit. Erinnern Sie sich an das Kapitel zur 21-Tage-Formel (siehe Seite 61) und erlauben Sie Ihrem System, die neuen Verbindungen zu knüpfen.

Die Anker können Sie immer und überall dauerhaft anwenden. Erlauben Sie aber zum Beispiel einer Affirmation, 21 Tage zu wirken, bevor Sie sie durch eine andere ersetzen.

Die SARW-Technik

Ein weiteres gutes Mittel, mit Druck umzugehen, das Sie dauerhaft in Ihr Leben integrieren können, ist die SARW-Technik. Sie stammt aus dem Stressmanagement und beruht auf der Erkenntnis, dass unser System in emotionalen Situationen von Stresshormonen durchflutet wird (siehe Seite 24). Diese Hormone beeinflussen nicht nur unsere körperlichen Funktionen, sondern verändern auch unsere Wahrnehmung und unser Denken. So lassen sie Situationen oder Personen, mit denen wir es zu tun haben, bedrohlicher erscheinen, als sie sind. Die »Fight or Flight«-Reaktion veranlasst in uns die Flucht – oder den Angriff.

Natürlich sollten wir versuchen, es gar nicht erst zu solchen Situationen kommen zu lassen. Dabei können Ihnen verschiedene Übungen aus diesem Buch helfen. Doch manchmal geschieht ein stressiges Ereignis ganz ohne unser Zutun und kann Gefühle wie Wut, Ablehnung oder Angst hervorrufen.

Dann können Sie mit der SARW-Technik eine Art Notbremse ziehen, damit die Situation nicht weiter eskaliert. Nicht nur im Businessalltag schützt Sie das davor, voreilig oder impulsiv etwas zu sagen oder zu tun, was Sie am nächsten Tag bereuen könnten.

Notbremse SARW

Die Übung können Sie anwenden, sobald der Druck in Ihnen steigt. Bevor Sie »so wie immer« handeln und noch mehr Druck entsteht, tun Sie diese 4 Schritte:

- **STOPP** einlegen! Nicht wie gewohnt reagieren!
- **ATMEN** Sie zunächst tief ein und aus. Kurz innehalten, Abstand gewinnen.
- **REFLEKTIEREN** Sie nun darüber: »Warum rege ich mich auf? Woher kommt der Druck? Sehe ich die Situation durch meinen persönlichen Filter? Was wäre, wenn ich sie anders sehe und anders als sonst reagiere?«
- **WÄHLEN** Sie erst dann: »Welche Reaktion ist jetzt die nützlichste oder gesündeste? Ich habe eine Wahl.«

Die Übung (siehe Kasten) dauert nur wenige Sekunden. Sie können sie leicht praktizieren, ohne dass Ihre Umgebung es mitbekommt, und sie lässt sich in jede Situation einbauen, also auch gut in Verhandlungen, Streitgesprächen und Ähnlichem anwenden.

Wenn Sie übrigens feststellen, dass es immer wieder die gleichen Situationen sind, in denen Sie die SARW-Notbremse brauchen, könnte dies ein Zeichen dafür sein, dass Sie an bestimmten Emotionen oder Umständen intensiver arbeiten sollten – hier könnte dann wieder die 21-Tage-Formel greifen.

Gut für den Körper sorgen

Es ist dringend nötig, unser »Fahrzeug« intakt zu halten, um für den Alltagsdruck gewappnet zu sein. Achten Sie deshalb auf die »Temperaturanzeige«: Schon eine kleine Änderung in Ihrem Wasser- oder Vitaminhaushalt (siehe Ernährung Seite 91 und 259) reicht aus, um Sie unkonzentrierter oder leichter reizbar werden zu lassen. Dies kann dazu führen, dass Sie öfter mit Ihren Kollegen aneinandergeraten, weil Sie einfach häufiger Dinge falsch verstehen oder interpretieren.

Wenn Sie mit körperlichen und mentalen Übungen und guter Ernährung dafür sorgen, dass Körper und Gehirn optimal funktionieren, vermeiden Sie innere Quellen für unnötigen Druck und beugen gleichzeitig Krankheiten vor, die durch Mangel entstehen können.

Achtsamkeit statt Multitasking

Lassen Sie sich von der Sanduhr auf Ihrem Schreibtisch an die yogische Herangehensweise erinnern: immer *eine* Sache auf einmal. Also während der Mittagspause nicht schon das kommende Meeting vorbereiten und keine Einkaufsliste für das Dinner am Abend während des Meetings schreiben! Hier kommt wieder das Prinzip der Achtsamkeit zum Tragen.

Achtsamkeit können Sie mit den Entspannungs- und Meditationstechniken, die ich Ihnen vorstelle, trainieren. Unsere Gedanken kreisen viel zu oft um die Vergangenheit und Zukunft oder eben um andere Aufgaben, während wir noch dabei sind, eine zu erledigen.

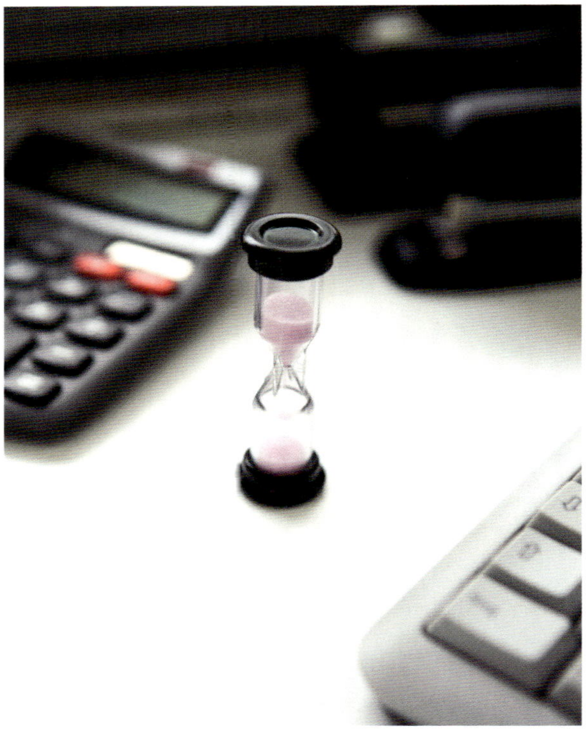

Das Spannende an Achtsamkeit ist, dass sie uns nicht nur hilft, uns auf eine Sache zu konzentrieren, und somit Druck aus unserem System nimmt. Sie sorgt gleichzeitig auch für die Ausschüttung von Glückshormonen. Neurobiologische Forschungen haben ergeben, dass bei achtsamer Ausführung einer Aufgabe dieselben Areale im Hirn aktiviert werden, die unter anderem mit endogener Belohnung (also Glück) und Motivation im Zusammenhang stehen.

Achtsamkeit können wir in jeder Situation des Alltags einsetzen. Sehr gut eignet sich zum Beispiel das Gehen oder Essen. So banal das klingt, so wirksam ist es – und zugleich verwunderlich, dass wir es so oft *nicht* tun: beim Essen *wirklich* riechen und schmecken, *was* wir essen. Beim Gehen *wirklich* den Boden unter den Füßen und die Füße selbst spüren. Je häufiger wir dies tun, desto feiner wird unsere Wahrnehmung, desto achtsamer bewegen wir uns durch den Alltag und desto weniger kann uns der Druck anhaben.

Kognitive Umstrukturierung

Im vorigen Kapitel bin ich ja bereits darauf eingegangen, welche Rolle unsere Persönlichkeitsstruktur beim Stressempfinden spielt. Mit der kognitiven (gedanklichen) Umstrukturierung finden Sie zunächst heraus, wie Ihre Gedankenmuster aussehen, und können dann bewusst stressige Situationen reflektieren. Diese Technik stammt aus der Verhaltenstherapie.

Erst analysieren Sie durch Beobachtung Ihre Gedanken, Gefühle und Glaubenssätze, mit denen Sie auf Druck reagieren. Es ist hier hilfreich, diese Gedanken zunächst nicht als Tatsachen, sondern als Hypothesen zu betrachten. Hinterfragen Sie sie dann möglichst neutral und realistisch – vielleicht mithilfe einer dieser Affirmationen: »Ich kann meine Gedanken beobachten. Ich kann mir meiner Gedanken bewusst werden. Ich muss meine Gedanken nicht immer gut finden. Ich bin mehr als meine Gedanken. Ich kann meine Gedanken verändern.« Wenn Ihnen das sehr schwerfällt, suchen Sie sich einen Satz aus und bauen Sie ihn als Sankalpa 21 Tage lang in Ihre Praxis ein (Seite 117).

Im Anschluss arbeiten Sie daran, negative Gedanken und Reaktionen durch positivere zu ersetzen. Sie können auch hierzu wunderbar die Yoga-Nidra-Technik und Sankalpas in Ihre 21-Tage-Formel einbauen.

Denken Sie daran: Es geht hier nicht um »Selbsttäuschung« oder »Gehirnwäsche«, sondern um einen adäquaten Umgang mit Belastungen. Sobald Sie Ihre Muster erkennen, brauchen Sie nicht länger immer wieder in die gleiche Falle zu tappen. Sie holen unbewusste Reaktionen ins Bewusstsein und verbessern sie, legen neue »Autobahnen« im Gehirn an.

Ihre Wahrnehmung von Druck und Stress wird durch Ihren persönlichen Filter verstärkt oder sogar hervorgerufen. Gedanken wie »Ich kann das nicht.«, »Das schaffe ich eh nicht.«, »Das steht mir nicht zu.«,

»Das Glück deines Lebens hängt von der Beschaffenheit deiner Gedanken ab. «

Marc Aurel

»Meine Kollegen lassen mich im Stich/meinen es nicht gut mit mir/können das besser.« rufen negative Gefühle hervor wie Angst, Missgunst, Neid, Hilflosigkeit, Einsamkeit. Diese Gefühle führen dann zu körperlichen Symptomen wie Bluthochdruck, Kopfschmerzen, Verspannungen, Verdauungsstörungen

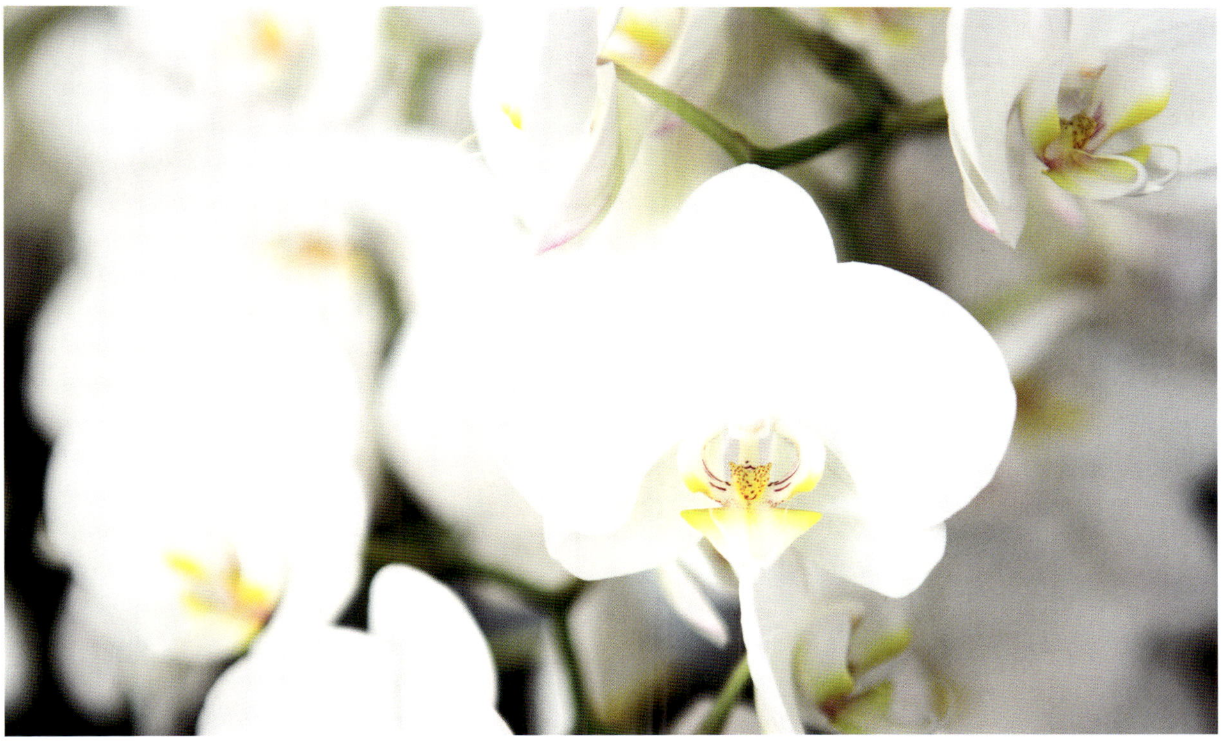

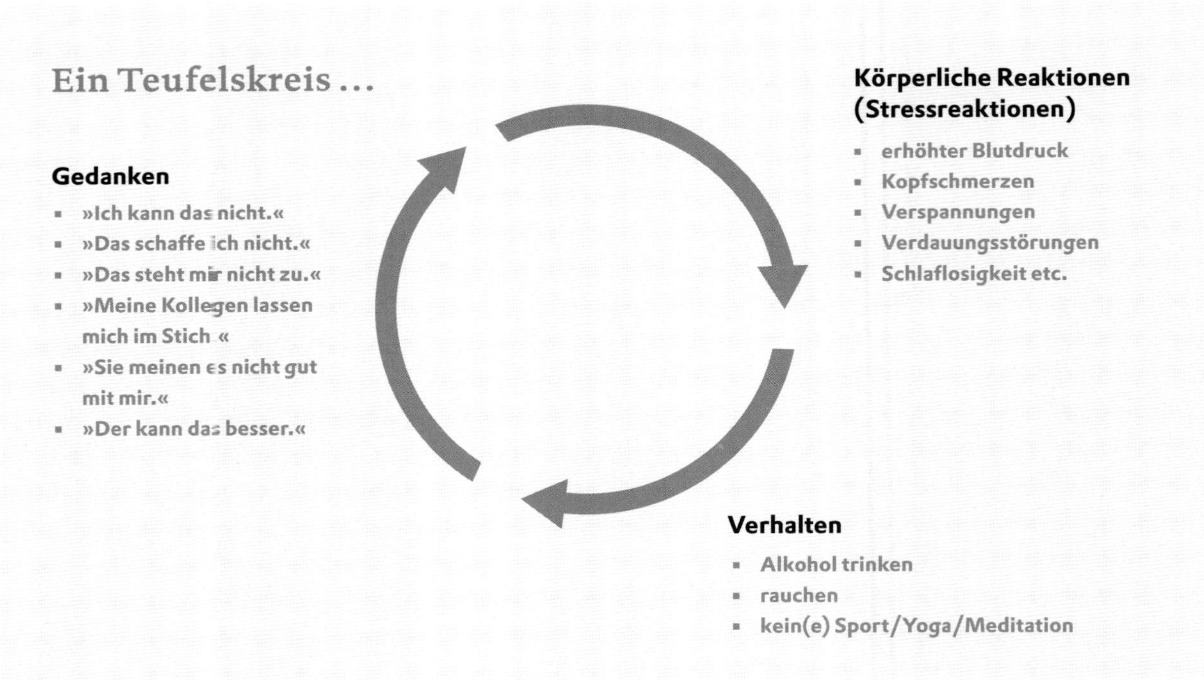

oder Schlaflosigkeit. Oft folgen als Reaktion darauf Verhaltensmuster, die weiter schaden, statt zu helfen: Alkohol trinken, rauchen, Pausen ausfallen lassen etc. Sie befinden sich in einer negativen Spirale. Hier setzt die kognitive Umstrukturierung an.

Versuchen Sie auch, Worte wie »immer, nie, sicher, alle, keiner« zu reduzieren. Sie sind oft Teil von negativen, automatischen Gedanken. Nehmen Sie den Druck heraus, indem Sie sie durch »oft, selten, viele, wahrscheinlich, manche« ersetzen.

Wenn Sie es schaffen, Ihre Reaktionen von »negativ« auf »positiv« umzupolen, werden Sie sehen, wie sich der Druck, den Sie im Alltag empfinden, verringert. Sie können dann wieder mit mehr Leichtigkeit durchs Leben gehen. Sie werden beginnen, sich von innen heraus auszudrücken und Ihrer Natur entsprechend zu agieren, anstatt nur auf das zu reagieren, was von außen auf Sie einströmt. Das zeigt sich deutlich, wenn Sie zum Beispiel durch regelmäßige Meditation mit dieser persönlichen, positiven Natur stärker verbunden sind. Sie zapfen dadurch eine innere Kraftquelle an, die es Ihnen leichter macht, mit Druck umzugehen, oder die Sie in bestimmten Situationen gar keinen Druck mehr empfinden lässt.

Noch mal: Es geht hier nicht darum, »weichgespült« zu werden und alles klaglos hinzunehmen. In manchen Situationen ist Ärger berechtigt und darf und soll auch ausgedrückt werden. Wichtig ist, dass Sie lernen zu differenzieren, ob es sich für Sie lohnt, Energie in eine Situation zu stecken.

Mir hilft dabei die Frage: »Ist das in einem Jahr noch von Bedeutung? Wie wirkt es sich auf mein Leben in fünf Jahren aus? Und wie in zehn Jahren?« Sie werden erstaunt sein, wie schnell sich daraufhin Druck, Stress und Ärger verringern.

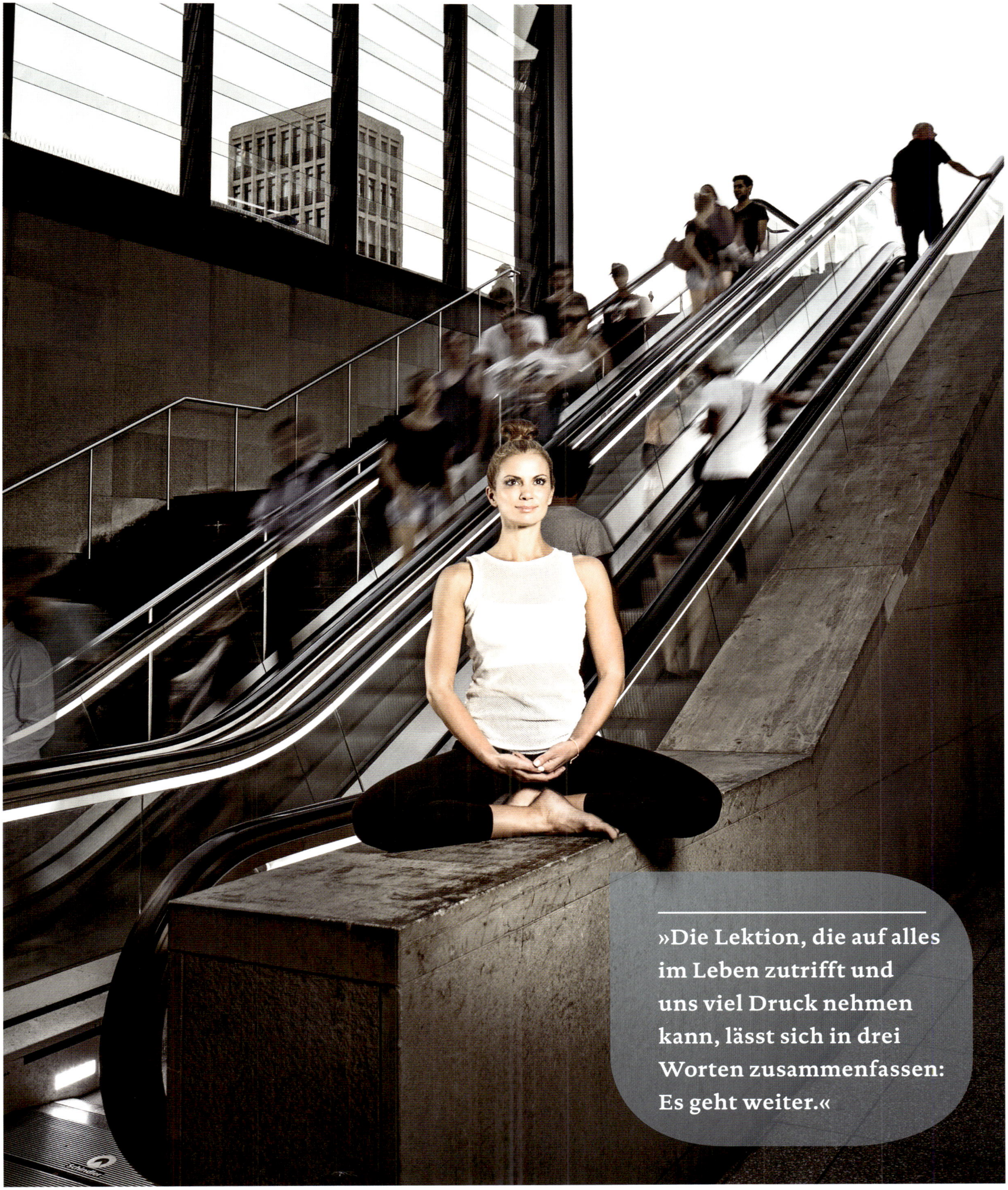

»Die Lektion, die auf alles im Leben zutrifft und uns viel Druck nehmen kann, lässt sich in drei Worten zusammenfassen: Es geht weiter.«

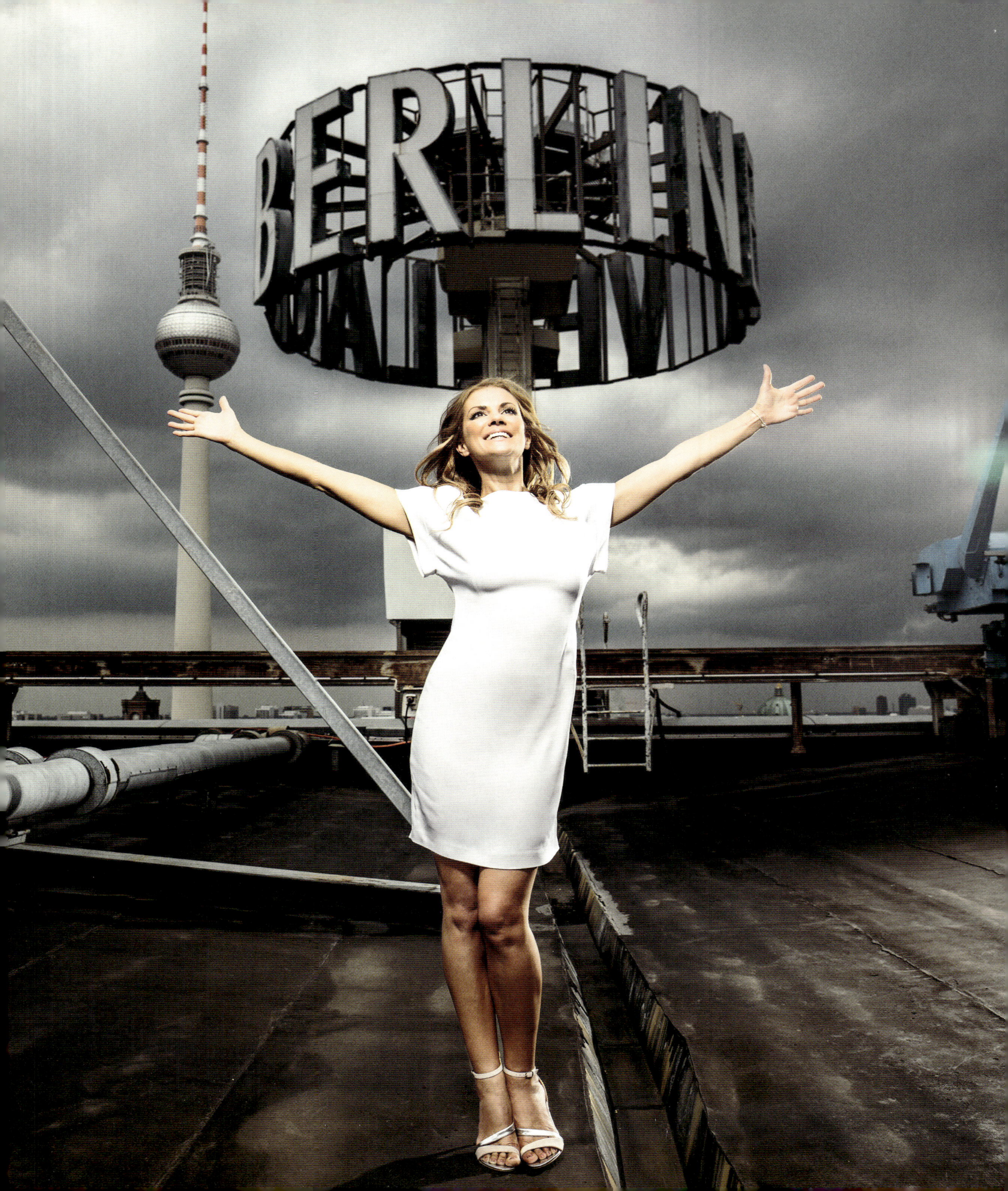
BERLIN

SOUVERÄN UND GESUND BLEIBEN IM BÜROALLTAG

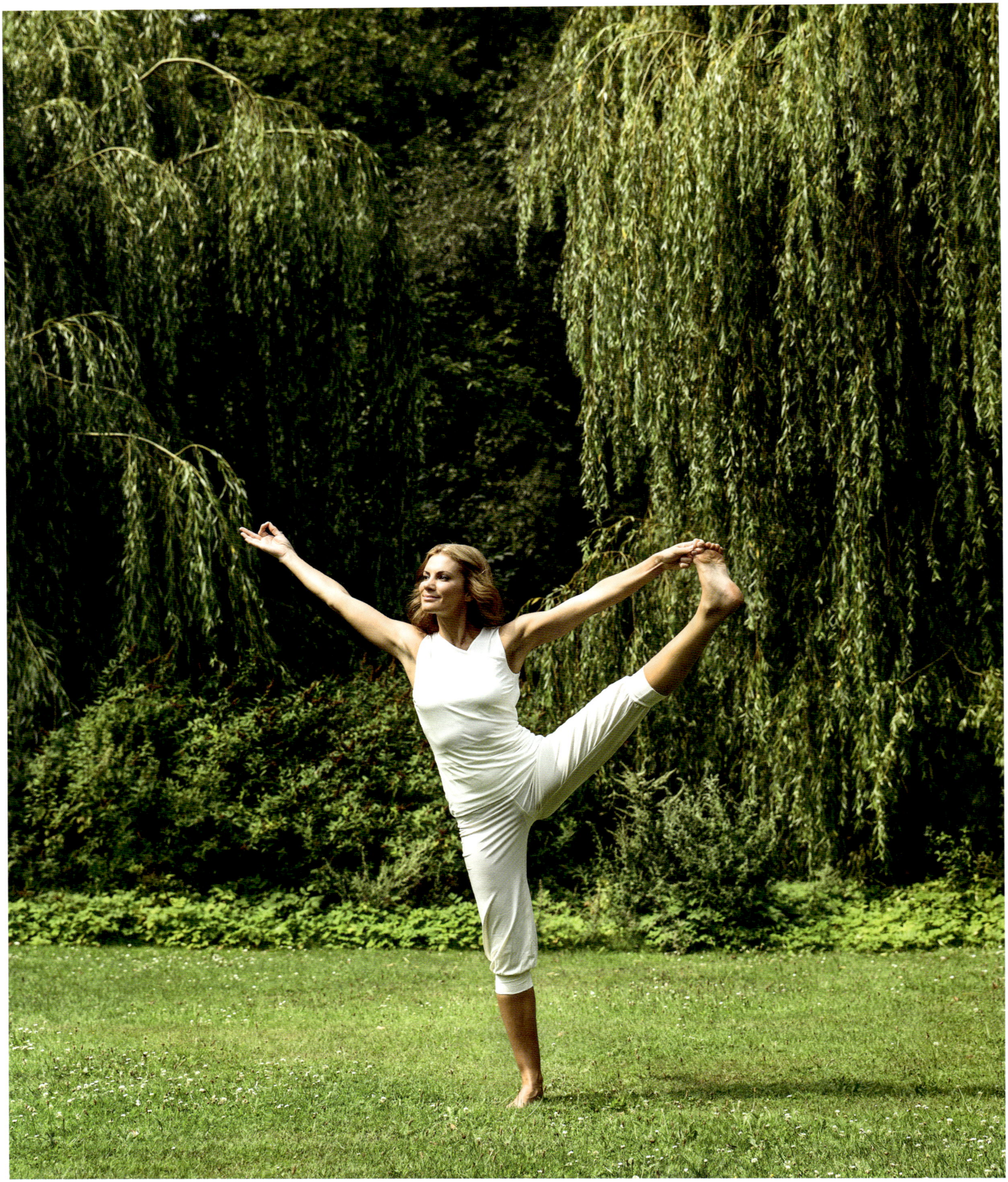

VORBEUGEN GEGEN BLUTHOCHDRUCK, SCHLAFLOSIGKEIT & CO.

» Es ist unglaublich, wieviel Kraft die Seele dem Körper zu leihen vermag. « *Wilhelm von Humboldt*

Wie wir anhand der bisherigen Kapitel sehen konnten, ist der Mensch ein überaus komplexes System und sollte auch als solches wahrgenommen werden. Eines der Probleme der »modernen« Zeit besteht darin, dass immer noch viel zu häufig Körper, Geist und Seele getrennt voneinander betrachtet werden und nicht als eine Einheit, in der sich alle Elemente gegenseitig beeinflussen. Im Yoga ist der ganzheitliche Blick völlig selbstverständlich. Wie ich bereits kurz erläutert habe, geht die klassische Yogalehre von mehreren »Schichten« des menschlichen Daseins aus. Daher ergibt es keinen Sinn, nur einen Aspekt des Menschen anzusprechen, wenn es darum geht, nachhaltig für Gesundheit zu sorgen.

Negative Gefühle machen krank

Die moderne Wissenschaft hat belegt, dass es einen direkten Zusammenhang zwischen unseren Gedanken und unserer Gesundheit gibt. Negative Gedankenstrukturen und die damit verknüpften Gefühle machen krank. Es gibt nämlich eine starke Verbindung zwischen unserer emotionalen Biochemie und unserem Immunsystem. Viele Viren nutzen die gleichen Rezeptoren wie unsere Neurotransmitter, um an Zellen heranzukommen. Positive Gefühle produzieren ein hohes Level an hilfreichen Neurotransmittern im Körper. Diese chemischen Botenstoffe belegen dann die Rezeptoren, blockieren sie quasi und machen es somit für Viren unmöglich, an der Zelle anzudocken.

Das Rhinovirus zum Beispiel verursacht einen grippalen Infekt und nutzt den gleichen Rezeptor wie Noradrenalin – ein Neurotransmitter, der dafür sorgt, dass wir uns stark und fröhlich fühlen, da er unter anderem das Herz-Kreislauf-System anregt. Gefühle von Mut und Freude schützen uns also vor Erkältungen, da sie die Anzahl verfügbarer Rezeptoren für das Rhinovirus reduzieren.

Statistiken belegen auch, dass Menschen, die oft unter Angst, Aggression oder Depression leiden, ein doppelt so hohes Risiko tragen, an Herzkrankheiten,

Asthma, Arthritis, Kopfschmerzen oder (Magen-) Geschwüren zu erkranken. Negative Emotionen wurden als genauso hohes Gesundheitsrisiko eingestuft wie Rauchen oder ein hoher Cholesterinspiegel.

Forschungen haben außerdem einen direkten Zusammenhang zwischen Stress, Wut und Ärger und Herz-Kreislauf-Erkrankungen belegt. Eine solch klare Verbindung konnte auch zwischen Depressionen und der reduzierten Fähigkeit, Krebszellen zu bekämpfen, oder sogar einfacheren Dingen wie der Heilung von Knochen hergestellt werden.

Die Menschen von heute wissen bereits, dass Krankheit ein Grund ist, unglücklich zu sein. Bald werden sie auch realisieren, dass dieser Zusammenhang in beide Richtungen besteht.

Volkskrankheit Burn-out

Obwohl man heute erkannt hat, dass Krankheiten nicht nur körperliche, sondern auch psychische Ursachen haben können, und wir dank der Definition »Burn-out« einen Begriff haben für den nicht gesunden Zustand, der auf einem nicht gesundheitsfördernden Lebensstil beruht, ist das Burn-out offiziell noch nicht als Krankheit anerkannt. Laut Definition ist nämlich nur eine »Krankheit«, was einen sogenannten ICD-10-Schlüssel hat. ICD-10 ist die von der Weltgesundheitsorganisation (WHO) herausgegebene internationale Klassifikation der Krankheiten. Ärzte nutzen diesen Schlüssel vor allem, um ihre Diagnosen bei den Krankenkassen abzurechnen. Burn-out hat keinen ICD-10-Schlüssel als eigenständige Krankheit.

Dennoch wird es als »Volkskrankheit« bezeichnet. Dieser Ausdruck definiert »nicht epidemische Krankheiten, die aufgrund ihrer Verbreitung und wirtschaftlichen Auswirkungen (Behandlungskosten, Anspruch auf Lohnausgleich bei Arbeitsunfähigkeit, Frühberentung) sozial ins Gewicht fallen«.

Diagnose Burn-out

Burn-out wird in der internationalen Klassifikation der Erkrankungen (ICD-10) als »Ausgebranntsein« und »Zustand der totalen Erschöpfung« mit dem Diagnoseschlüssel Z73.0 erfasst. Es gehört zum Abschnitt Z73 und umfasst »Probleme mit Bezug auf Schwierigkeiten bei der Lebensbewältigung«. Nach dieser Einstufung ist Burn-out eine Rahmen- oder Zusatzdiagnose und keine Behandlungsdiagnose, die zum Beispiel die Einweisung in ein Krankenhaus ermöglichen könnte. Dagegen ist die Feststellung einer Depression eine Behandlungsdiagnose.

Quelle: de.wikipedia.org

Dem gegenüber stehen die »Zivilisationskrankheiten«. Sie werden durch Lebensstil, Kultur und Gesellschaft verursacht. Ein klassisches Beispiel: Arteriosklerose, die oft zu Herzinfarkt und Schlaganfall führt. Vor etwa 170 Jahren zum ersten Mal beschrieben, weiß man heute, dass der Lebensstil – vor allem Ernährung, Bewegungsmangel und Stress – ein wichtiger Risikofaktor dafür ist.

Viele Zivilisationskrankheiten sind auch Volkskrankheiten, aber nicht alle. Jedoch geht das Hand in Hand. Es gibt Schätzungen, wonach die Hälfte aller Todesfälle in Deutschland auf vermeidbaren Risiken beruht, die unter anderem durch Stress, zu wenig Sport oder schlechte Ernährung entstehen.

Wie der Körper den Seelenzustand ausdrückt

Ähnlich verhält es sich mit Burn-out – einem Leiden, das eindeutig Stress zur Ursache hat: Ausgangspunkt des Burn-out und der damit einhergehenden möglichen Symptome ist die Produktion von Stresshormonen im Gehirn. Krankheiten der Psyche können Auswirkungen auf ziemlich jeden Teil des Körpers haben.

Psychisch bedingte Krankheitssymptome sind bei uns inzwischen weit verbreitet: Rund 35 Prozent der Deutschen klagen über psychische Belastungen, 60 Prozent über depressive Stimmungen, Schlafstörungen, Nervosität, Unruhe, Reizbarkeit, Konzentrationsprobleme, allgemein verminderte Leistungsfähigkeit, Abgeschlagenheit und diverse körperliche Beschwerden (siehe unten).

Depression entwickelt sich zur Volkskrankheit Nummer eins und gilt als die Haupttodesursache bei Unter-40-Jährigen. Man schätzt, dass in Deutschland circa 11.000 Suizide pro Jahr durch Depression begründet sind. Außerdem kann eine anhaltende Depression andere, teils tödliche Krankheiten wie Herzinfarkt und Krebs hervorrufen oder solche, die durch eine Immunschwäche begünstigt werden.

Typische körperliche Beschwerden

Wenn die Psyche nicht gesund ist, zeigt sich das sehr häufig durch körperliche Beschwerden wie:

- Muskel- und Gliederschmerzen
- Kopfschmerzen, Rückenschmerzen
- Schwindel, Tinnitus (Ohrgeräusche)
- Magen-Darm-Probleme
- erhöhter Blutdruck
- Herzschmerzen, Beklemmungsgefühle in der Brust
- häufige Infektionen

Burn-out wird oft nicht erkannt

Bei Burn-out oder entsprechender Gefährdung müssen nicht zwingend alle Symptome bei allen Patienten vorkommen. Weil körperliche Beschwerden von den Schulmedizinern häufig nicht einer psychischen Erkrankung zugeordnet werden, bleiben Burn-out oder Depression oft lange Zeit unentdeckt. Außerdem lässt sich der Krankheitsverlauf durch Laborwerte und körperliche Untersuchungen schwer nachvollziehen. So kann die Ursache für ein Magengeschwür zum Beispiel permanenter Stress sein.

»Der größte Irrtum unserer Tage bei der Behandlung des menschlichen Körpers besteht darin, dass Ärzte zuerst die Seele vom Körper trennen.«

Plato

Der psychische Status und damit auch der Grad des »Ausgebranntseins« lässt sich in Zahlen schwer erfassen, anders als beispielsweise die Diagnose über Blutwerte bei erhöhtem Blutzucker oder Entzündungen. Gleiches gilt für die Erfolge der Behandlungsmaßnahmen, die durch Zahlen nicht zu erfassen sind. Daher ist es umso wichtiger, seine eigene Wahrnehmung, die Achtsamkeit für Veränderungen und die Fähigkeit zur Selbstheilung und Selbstanalyse zu schulen.

Achtsamkeit statt »Doping«

Die eigene Achtsamkeit zu schulen, um rechtzeitig vorbeugende Maßnahmen einzuleiten, kann auch davor schützen, in einen Zustand zu kommen, in dem Medikamente wie Antibiotika oder Psychopharmaka verschrieben werden – oder nur noch der Griff zu

»Dopingmitteln« zu helfen scheint. Diese werden heute allzu leichtfertig ausgehändigt und sind auf dem freien Markt erhältlich. So gibt es alarmierende Zahlen, nach denen 2 Millionen (!) Berufstätige manchmal und 800.000 regelmäßig zu Amphetaminen, Betablockern, Antidepressiva, Neuro-Enhancern oder gleich Kokain greifen. In jüngster Vergangenheit wurden immer mehr Fälle bekannt, in denen zum Beispiel

»Heilen ohne Änderung gibt es nicht. Heilen kann sich nur jeder selbst. Die Selbstheilungskräfte werden dabei von außen unterstützt.«

Rudolf Fridum

Chirurgen zugaben, unter Drogen operiert zu haben, oder Politiker des Konsums überführt wurden.

Vorher-nachher-Bilder von Menschen, die begannen, die synthetische Droge Crystal Meth zu konsumieren, um leistungsfähiger zu sein, und die durch eine schnell eingetretene Sucht abstürzten, zeigen besonders drastisch die Veränderung, die ein solcher Konsum mit sich bringen kann.

Psychopharmaka und chemische Drogen können – genauso wie Stress oder prägende Ereignisse – das Gehirn beeinflussen, bestimmte Gene aktivieren, nachhaltige Spuren hinterlassen und die Psyche dauerhaft weiter negativ beeinflussen.

Ritalin zum Beispiel ist ein Stoff, den man Kindern und Jugendlichen mit ADS (Aufmerksamkeits-Defizit-Syndrom, eine weitere Erscheinung der »modernen« Gesellschaft) verschreibt und der gern als Job-Dopingmittel missbraucht wird. Er kann als spätere Nebenwirkung ein erhöhtes Risiko mit sich bringen, an Parkinson zu erkranken.

Egal, welche Stoffe es sind: Wenn wir regelmäßig chemische Mittel benutzen, um uns »gut« zu fühlen, verlieren wir unsere natürliche Fähigkeit, diese guten Gefühle selbst zu produzieren. Der verstärkte Konsum solcher Mittel ist ein Teufelskreis – und ein deutlicher Hinweis auf den alarmierenden Gesamtzustand unserer »modernen« Gesellschaft.

Echte Hoffnung

Warum nicht Methoden anwenden, die unsere Leistungsfähigkeit steigern können und die uns gleichzeitig auch erkennen lassen, wann es genug ist?

Durch die Kombination der Grundpfeiler Bewegung (Asanas), Atmung (Pranayama), Ernährung und Entspannung (Meditation und guter Schlaf) mit der 21-Tage-Formel können Sie sich ein Gerüst schaffen, das Sie auch ohne »Hilfsmittelchen« auf einem stabilen Fundament stehen lässt.

Dann können Sie sogar Krankheiten wie Diabetes zu Leibe rücken. Ich habe mit einer amerikanischen Schülerin gesprochen, die eine drastische Besserung ihres Typ-2-Diabetes erlebt hat – nur neun Monate, nachdem sie mit Yoga und Meditation begonnen hatte. Ihre Gelenkschmerzen und Erschöpfungszustände waren verschwunden, und sie konnte zwei Medikamente absetzen, die zuvor zu Schwindel und Durchfall geführt hatten. Bei insgesamt rund 24 Millionen Diabetespatienten allein in den USA könnte so einer Menge Menschen geholfen werden.[1]

1 Laut WHO (World Health Organisation, Weltgesundheitsorganisation) leiden aktuell 347 Millionen Menschen weltweit an Diabetes. Bis zum Jahr 2030 sollen sich die Todesfälle aufgrund von Diabetes verdoppeln.

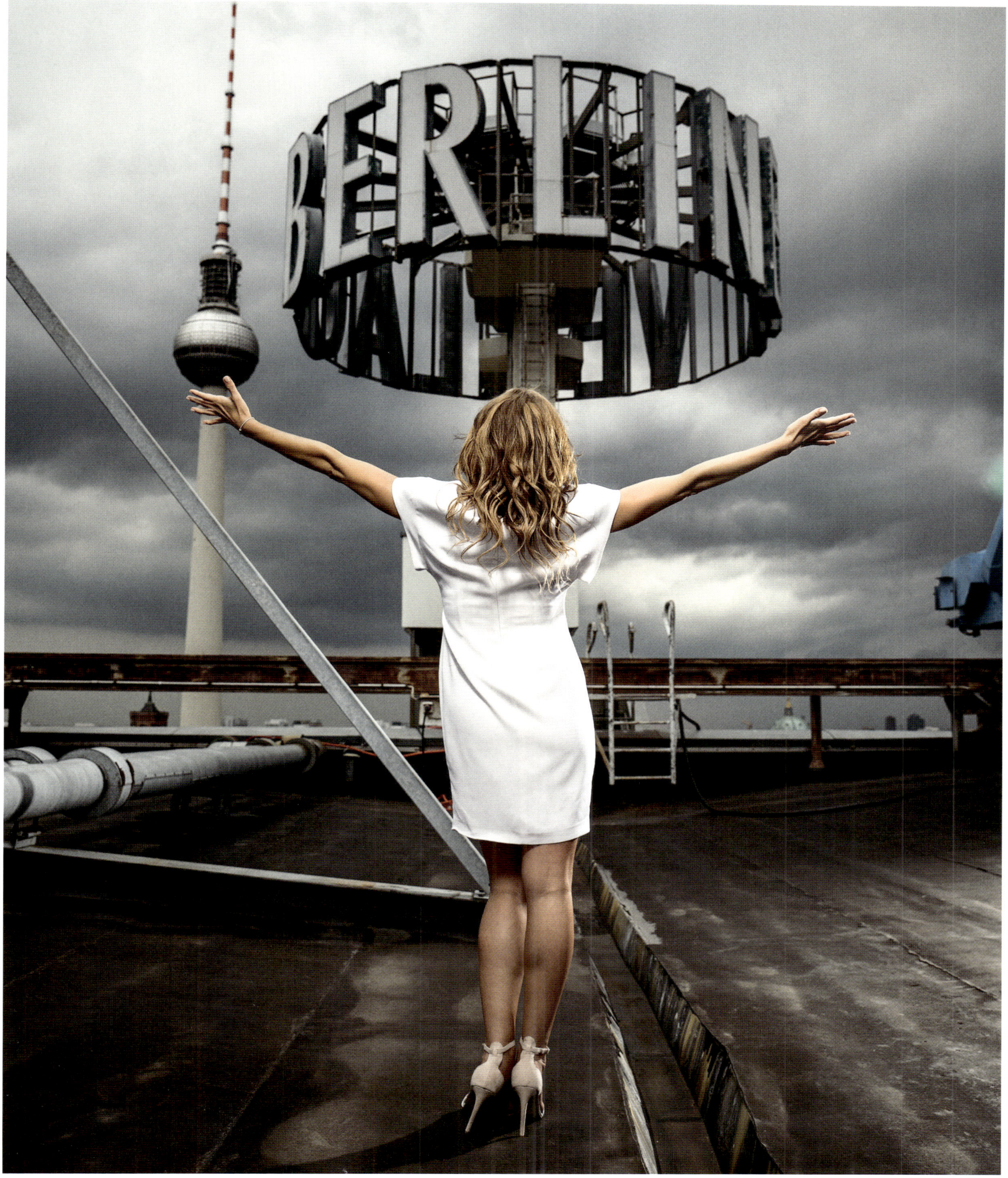

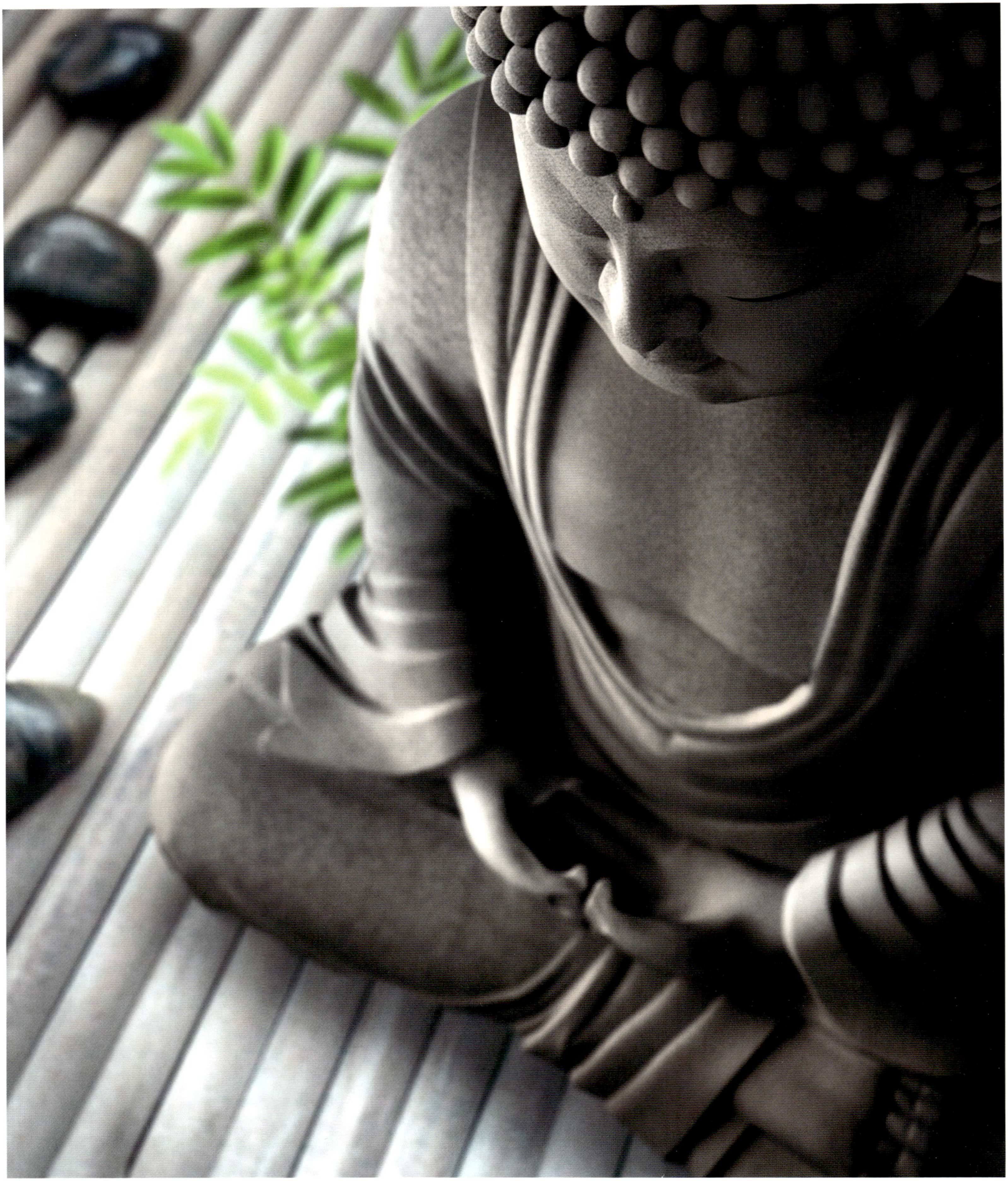

EXPERTENINTERVIEW

» In der physischen Welt wissen wir nie genau, was als Nächstes passiert. Wir können nur unser Bestes tun. «

Akhilesh Bodhi

Kerstin Linnartz: *Sie unterrichten weltweit Menschen aus allen Kulturen und Ländern und lernen sie durch Ihre intensive Arbeit oft sehr gut kennen. Was sind die Hauptunterschiede zwischen der östlichen und westlichen Kultur – vor allem im Bezug auf den berufstätigen Menschen?*

Akhilesh Bodhi: Der Unterschied ist nicht nur kulturell, sondern liegt auch in einem tief verwurzelten System aus Glaubenssätzen.

Zum einen glauben westliche Menschen, es gebe nur dieses eine Leben – was immer man also erreichen möchte, müsse man in diesem einen Leben erreichen. Dieses Leben ist also die erste und einzige Chance. Da dies im westlichen Gedankengut bewusst oder unbewusst fest verankert ist, verursacht es eine Menge Stress, denn es versetzt die Menschen in ständige Eile.

Zum anderen wird die Welt immer materialistischer. Unsere Mitmenschen verlieren immer mehr an Wert, und die Wertschätzung des materiellen Reichtums ist viel zu hoch. Dieser »Reichtum« bringt Macht, Kraft und die Fähigkeit, Dinge zu kaufen. Wir verstehen aber nicht, dass Dinge uns zwar Bequemlichkeit verschaffen können, aber keinen geistigen Frieden. Sie können uns das Leben erleichtern, aber keine Liebe geben. »Liebe« zu materiellen Dingen lässt unseren Geist materiell werden, und Qualitäten wie Sensibilität, Zärtlichkeit und der Sinn für wahre Schönheit gehen verloren. Die Liebe zum Leben ist eher mechanisch geworden.

Immer öfter arbeiten Menschen im Westen für Firmen, deren Motto das Maximieren von Profit ist – auch auf Kosten der Gesundheit der Mitarbeiter. Aufgrund dieser Einstellung bekommen die Menschen Burn-outs oder werden furchtbar krank, weil ihnen ein Maximum an Energie entzogen wird.

Außerdem ist heutzutage die Familie für viele westliche Menschen nicht mehr so wichtig, während individueller Komfort und persönliches Glück an erster Stelle stehen. Kleinste Differenzen bringen Männer dazu, ihre Familie zu verlassen. Das führt dazu, dass viele bereits als Kleinkinder mit einem Mangel an familiärer Liebe aufwachsen, was wiederum zu emotionaler Disharmonie führt.

In der östlichen Welt hingegen sind viele Menschen generell entspannter dank des Glaubens an Wiedergeburt. Man ist hier nicht so in Eile, um alles in diesem Leben zu erreichen. Außerdem gibt es eine Hingabe an die Familie, auch wenn persönliche Bedürfnisse dafür manchmal hintanstehen müssen.

K. L.: *Warum sind Ihrer Meinung nach die Menschen im Westen gestresster?*

A. B.: Die erwähnten Glaubenssätze sind sicher ein Hauptgrund, also materieller »Erfolg«, der über spirituelles Wachstum gestellt wird. Wenn man Dinge im

Akhilesh Bodhi

Leiter des Neo-Yoga Institutes in Indien, unterrichtet Yoga weltweit und befasst sich ausführlich mit dem Thema »Yoga in Ost und West«.

Leben nur auf materieller Ebene lösen möchte, verursacht das über kurz oder lang Stress. Man kann alles Materielle besitzen, aber das wird keine persönlichen Probleme lösen – man wird sich vielmehr gestresst und unausgeglichen fühlen, und auf Dauer führt das zu mentalen und körperlichen Krankheiten.

Wettbewerb, Angst, mangelnde Geduld, mangelndes Vertrauen – all das verursacht Stress, ganz egal, wo ein Mensch lebt.

Außerdem müssen wir akzeptieren, dass wir als physisches Individuum limitiert sind. Spirituell sind wir das nicht, aber in der physischen Welt wissen wir nie genau, was als Nächstes passiert. Wir können nur unser Bestes tun, haben aber keine Garantie dafür, wie sich eine Situation entwickelt – meistens spielen so viele Faktoren mit, dass sich meine Wünsche entweder erfüllen können oder nicht. Daher sollten wir lernen, auch Dinge zu akzeptieren, die nicht zu unserer Zufriedenheit ausgehen, um Frust, Stress und Krankheit zu vermeiden.

K. L.: *Warum sollten stark beanspruchte Menschen Yoga und Meditation praktizieren?*

A. B.: Yoga ist eine der ältesten Disziplinen für Körper und Geist. Es hilft auf drei Ebenen: der gröbsten, dem physischen Körper; der feineren Ebene, dem Atem; und der feinsten, dem Geist – dies ist die subtilste Ebene, die uns ausmacht, aber der Grundstein für alles Glück und alles Leid in unserem Leben.

Wenn wir Asanas üben, werden Gifte aus unseren Gelenken entfernt, Muskeln und Sehnen tief bearbeitet und so weiter; die Yogapositionen wirken somit auf körperlicher Ebene reinigend, stoffwechselaktivierend und kräftigend. Der Atem stellt dem Körper die nötige Energie zur Verfügung, um Nährstoffe zu verwerten. Und Meditation hilft, den Geist zu beruhigen und ihn in die Richtung zu lenken, die wir uns wünschen. Dementsprechend haben wir es hier mit einem ganzheitlichen System zu tun, das auf jeder Ebene für unser Wohlbefinden sorgt.

K. L.: *Wie kann man mithilfe von Yoga und Achtsamkeitstechniken auch in der Arbeit effektiver mit seiner Energie umgehen und sich für den Alltag stärken?*

A. B.: Eine regelmäßige Yogapraxis, kombiniert mit Atemtechniken, macht den Körper stark und flexibel. Wenn wir mehr Prana [Atem und Lebensenergie, Anm. d. Autorin] haben, steht uns natürlicherweise mehr Energie zum Denken zur Verfügung, da unser Gehirn besser mit Sauerstoff versorgt wird. Und wenn wir uns unserer eigenen Emotionen gewahr sind, werden wir nicht mehr von ihnen davongetragen.

Im tagtäglichen Leben Achtsamkeit zu praktizieren – zum Beispiel bei einem langsamen Spaziergang, in der Badewanne oder beim Frühstück – wird Ihnen dabei helfen, sich nicht in Unnötigem zu verlieren und im Hier und Jetzt präsenter zu bleiben. Sogar der Geschmackssinn wird intensiviert, und die generelle Empfindsamkeit wächst. Körperliche und geistige Verbundenheit mit uns selbst schützt uns vor Dingen wie Krankheit und Depression.

K. L.: *Fühlen Sie sich gestresster, wenn Sie in den Westen kommen? Wie stark, glauben Sie, ist der Einfluss der Umgebung auf unser Stresslevel?*

A. B.: Ich bin nie wirklich gestresst, weil ich mir dessen bewusst bin, was ich tue und warum ich es tue. Das [der Yogaunterricht, Anm. d. Autorin] ist kein Job für mich, eher eine Passion, der ich mit Freude nachgehe und in die ich all meine Liebe gebe.

Wenn ich auf Menschen treffe, die gestresst sind, beeinflusst mich das natürlich. Aber ich passe auf, dass andere mich nicht mitreißen. Es gibt Massenstress und individuellen Stress, zum Beispiel bei der Arbeit in einem Büro. Wenn deine Kollegen dort gestresst sind, musst du in deiner Mitte bleiben. Das ist es, was ich tue, wenn ich von gestressten Menschen umgeben bin. Die einzigen Momente, die mich manchmal stressen, sind jene, bevor ich ein Flugzeug oder einen Zug nehmen muss – bis ich drin sitze.

K. L.: *Glauben Sie, dass es möglich ist, auch in einem hektischen Businessumfeld grundsätzlich ruhig und fokussiert zu bleiben?*

A. B.: Ja. Zunächst können wir uns auf den Atem konzentrieren. Wenn Sie gestresst sind, beobachten Sie zuerst, ob der Atem sich ändert und schneller wird. Nehmen Sie dann bewusst ein paar ganz tiefe, langsame Atemzüge. Außerdem: Erfüllen Sie jede Ihrer Aufgaben so gut, wie Sie können, mit Liebe und Hingabe. Und seien Sie bereit, mit jedem Ergebnis klarzukommen, egal, was dabei herauskommt.

K. L.: *Was sind Ihre wichtigsten drei Ratschläge für westliche Businessmenschen, um gesund zu bleiben und das Arbeitsleben mehr zu genießen?*

A. B.: Das sind meine Empfehlungen:

1. Täglich Yoga, Atemübungen und Meditation.
2. Gesunde Ernährung.
3. Auf den Körper hören und Pausen machen, wenn er sie braucht.

K. L.: *Sie bieten weltweit Yogalehrerausbildungen und Intensivwochen an. Wie kann jemand davon profitieren, der selbst nicht unbedingt vorhat, als Yogalehrer zu arbeiten? Was bringt »Yoga intensiv« einer Businessperson im Westen?*

»Jeder Mensch hat die Chance, mindestens einen Teil der Welt zu verbessern, nämlich sich selbst.«

Paul Lagarde

A. B.: Ein »Intensive Yoga Retreat« gibt den Teilnehmern ein ganzheitliches Verständnis vom Leben. Es lässt sie tief verstehen, warum es wichtig ist, Yoga und Meditation zu praktizieren. Außerdem bietet es die Gelegenheit, komplett frei zu sein von der alltäglichen Routine, denn darum kümmern sich andere. Meditation, Yoga, gutes Essen und eine schöne Umgebung in einem Yogazentrum – das alles wird Ihnen in solch einem Retreat geboten.

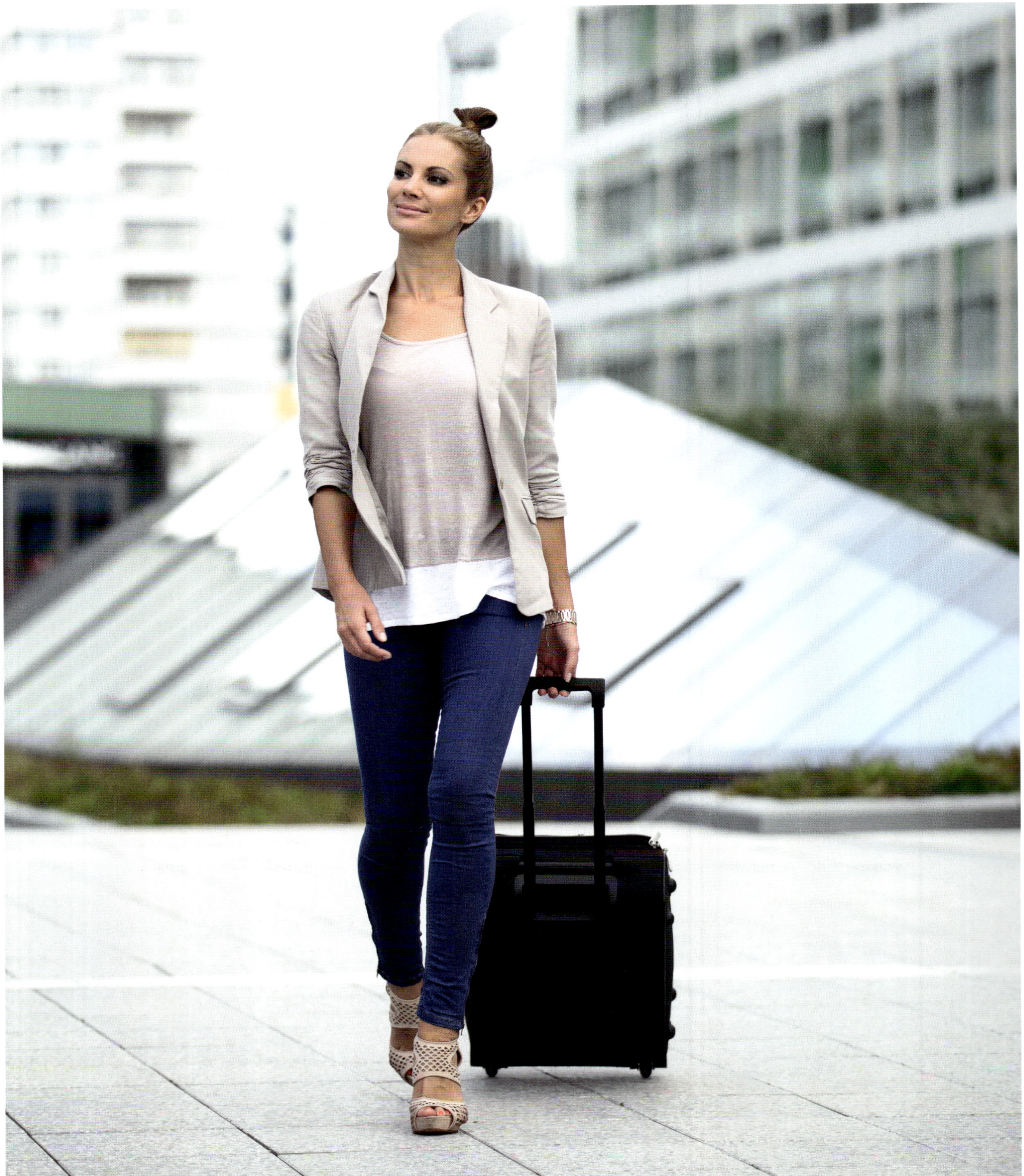

WIE WIR AUSZEITEN NEHMEN KÖNNEN

» Nichts ist so stark wie eine Idee, deren Zeit gekommen ist. «
Victor Hugo

Bei all dem Stress und der Belastung, denen wir ausgesetzt sind, ist es wichtig, sich regelmäßige Auszeiten zu gönnen. Wie ich bereits erwähnte, sind Retreats oder sogar Sabbaticals am besten. Wenn Sie in den Tests in diesem Buch erkannt haben, dass Sie deutliche Symptome von Stress oder sogar Anzeichen eines Burn-out zeigen, dann sollten Sie einmal abwägen, ob eine bewusste Auszeit nicht sinnvoll für Sie wäre.

Ein Sabbatical planen

Eine solche Pause einzulegen ist realistischer, als wir oft denken. Viele Arbeitgeber sind heute offen dafür, nicht zuletzt, weil sie sich des Risikos für Ausfälle und Kosten durch krankheitsbedingte Fehlzeiten bewusst sind. Auch der Wiedereinstieg in den Job ist oft einfacher als vermutet.

Vor allem aber bringen wir nach einer intensiven Auszeit viel mehr Energie und neue Inspiration mit, was das Unternehmen je nach Job immens bereichern kann. Denken Sie also einmal ganz ehrlich über diese Variante nach und bringen Sie sie gegebenenfalls in Ihrem Unternehmen zur Sprache.

Es lohnt sich! Ich kenne viele Beispiele, wo ein Sabbatical Wunder gewirkt und nicht nur Schlimmeres verhindert, sondern Großes nach sich gezogen hat!

Ihre Pause muss ja nicht gleich ein ganzes Jahr dauern. Schon ein Monat kann Ihre Situation deutlich verbessern. Oder Sie nehmen sich zumindest drei Wochen frei, um ganz bewusst Ihr zuvor ausgearbeitetes 21-Tage-Programm zu absolvieren. Sie werden sehen, wie viel Sie in dieser Zeit für sich bewirken können!

Lieber vorbeugen als plötzlich ausfallen

Natürlich ist eine bewusst geplante Auszeit, wenn chronischer Stress und persönliche Überforderung sichtbar werden, viel schlauer als ein Ausfall durch Krankheit. Denn wenn es zu spät ist und die Auswirkungen der Überarbeitung oder des Burn-out zugeschlagen haben, können Ausfälle wesentlich länger, oft monatelang dauern.

Hinzu kommt, dass bei einer geplanten Auszeit Vorkehrungen für die Abwesenheit getroffen werden können – in Form von Vertretungen, dem Timing bestimmter Projekte und der Aufgabenplanung für den Wiedereinstieg. Dies ist bei einem plötzlichen Ausfall durch Krankheit nicht möglich. Oft müssen sich dann Kollegen in Dinge einarbeiten, die nicht in ihren Aufgabenbereich fallen oder die sie nur mangelhaft erledigen können. Im schlimmsten Fall bleibt so viel liegen, dass nach der Rückkehr aus einer Krankheitsphase der Stress noch größer ist und der Teufelskreis gleich von vorn beginnt.

»Ich bin dann mal weg …«

Wichtig ist, dass Sie bei einer geplanten Auszeit wirklich *Pause* machen. Das heißt, es bringt Ihnen wenig bis nichts, wenn Sie sich die Arbeit mitnehmen oder ständig für die Firma erreichbar sind. Klären Sie ganz deutlich, dass Sie *freihaben*. Das gilt auch für Sie selbst! In Ihrem Kopf muss genauso Ruhe herrschen wie in Ihrer Mailbox.

Richten Sie in Ihrem E-Mail-Account einen Autoresponder ein, der Ihr Rückkehrdatum angibt. Machen Sie darin deutlich, dass E-Mails während Ihrer Abwesenheit nicht gelesen werden und man Sie bitte *nach* Ihrer Rückkehr erneut kontaktieren möge. Sie möchten sicher nicht ins Büro zurückkommen und Ihre neu gewonnene Erholung gleich wieder verlieren, weil Sie sich durch Hunderte Mails durcharbeiten müssen. Im Idealfall können Sie auf eine Vertretung verweisen, die Sie in Ihre Projekte eingewiesen haben und die somit befähigt ist, die Dinge am Laufen zu halten.

Klären Sie auch mit Ihrer Familie und Ihrem Freundeskreis, dass Sie eine Auszeit brauchen. Die Menschen, die Ihnen nahestehen, sollten ohnehin um Ihre Situation wissen und werden dafür vollstes Verständnis zeigen. Ihr Erholungsfaktor wird um einiges höher sein, wenn Sie die Pause wirklich für *sich* nehmen.

So schön ein Familienurlaub ist, so wenig werden Sie dort Zeit und Muße finden, zum Beispiel bewusst Ihr 21-Tage-Programm durchzuführen. Es geht wirklich darum, dass *Sie* eine Bestandsaufnahme machen und sich voll und ganz auf sich selbst konzentrieren.

Natürlich müssen Sie jetzt nicht völlig desozialisieren. Wenn Sie zum Beispiel auf einen Retreat fahren, können Sie selbstverständlich mit anderen Teilnehmern kommunizieren. Oft ergeben sich bei solchen Gelegenheiten inspirierende Gespräche, da man auf Menschen trifft, die in einer ähnlichen Situation sind oder bereits nützliche Erfahrungen gemacht haben.

Inspiration durch andere finden

Ich habe zum Beispiel auf meinen vielen Reisen in Ashrams oder bei Yogaretreats die faszinierendsten Leute getroffen – von Wissenschaftlern über Aussteiger bis hin zu erfolgreichen Multimillionenunternehmern. Ich habe Stunden damit verbracht, Erfahrungen auszutauschen oder einfach nur zuzuhören.

Allen war eines gemeinsam: Sie kamen früher oder später, aus freien Stücken oder gezwungen durch Vorfälle wie Burn-outs, an einen Punkt in ihrem Leben, an dem sie erkannt haben, dass es keiner guten Lebensqualität entspricht, ständig nur im Hamsterrad zu funktionieren. Sie alle haben sich für ein bewussteres Leben entschieden. Dafür, sich selbst die Fürsorge und Eigenverantwortung zu schenken, die wir alle verdient haben. Und alle waren sich einig in einer Sache: dass ein selbstverantwortliches Leben sehr viel reicher und lebenswerter ist und man aus einer Position, in der es einem selbst besser geht, jedem Menschen, mit dem man zu tun hat, wesentlich besser dienlich sein kann.

Die Art und der Umfang, wie solche inspirierenden Menschen (ich möchte übrigens *allen* an dieser Stelle für ihre Zeit und Energie, ihr Zuhören und ihre Offenheit danken!) sich um sich selbst kümmern und sich Auszeiten nehmen, variieren natürlich – so unterschiedlich unsere Lebensmodelle sind, so vielfältig sind auch die Möglichkeiten, wie wir uns um uns selbst kümmern können!

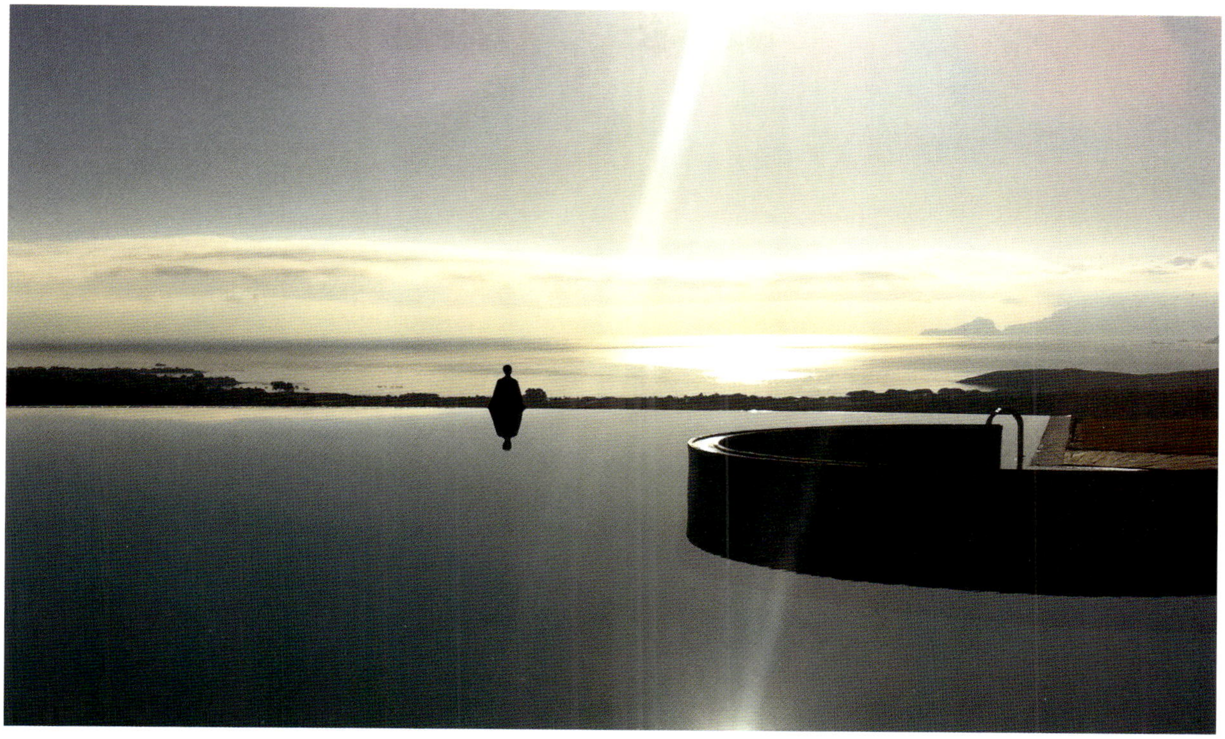

Einmal jährlich zum Retreat

Wenn Sie der Meinung sind oder wissen, dass Ihr Job oder Ihre private Situation es gerade nicht zulassen, eine längere Auszeit zu nehmen, dann sollten Sie Ihr stressiges Leben zumindest einmal pro Jahr bewusst unterbrechen und auf einen Retreat gehen.

Für die einwöchigen Yogaretreats, die ich selbst anbiete (Seite 268), habe ich ein spezielles 7-Tage-Programm mit »Erholungsgarantie« entwickelt – und ich freue mich, dort etliche Gäste immer wieder zu treffen. Viele von ihnen sind in ihrem Leben sehr eingebunden, sei es durch fordernde Jobs, die sie erfolgreich absolvieren, sei es durch große Verantwortung, wie die eigene Firma oder eine Familie managen zu müssen. Es ist immer wieder faszinierend zu beobachten, wie intensiv sich diese Menschen in nur sieben Tagen körperlich und geistig aufladen. Man kann es ihnen förmlich ansehen: Oft kommen sie mit ernsten Mienen an (so wie gestresste Menschen nun mal aussehen) und fahren erfrischt, strahlend und glücklich wieder heim. Wegen dieses genialen Effekts nenne ich Yoga so gern eine »Wunderwaffe«.

Jenseits von normaler Erholung

Wie der Name schon sagt (to retreat = zurückziehen, herausziehen), können wir uns mit so einer kurzen Auszeit aus unserem Alltag befreien, uns körperlich etwas Gutes tun und mental völlig abschalten.

Dies steht deutlich im Gegensatz zu einem »normalen« Urlaub, bei dem man am Strand herumliegt, spät abends viel isst und dazu womöglich noch ein paar Bierchen oder eine Flasche Wein trinkt. Nach allem, was wir bis hierher erörtert haben, dürfte klar sein, dass das, was die meisten Menschen mit Erholung im Urlaub verbinden, nur wenig mit echter Regeneration zu tun hat. Vielmehr fahren sie hier die Vitalfunktionen mit massivem Faulsein noch weiter herunter, futtern sich zusätzliche Urlaubspfunde an, die sie hinterher mit sich herumschleppen, und wundern sich, dass sie nach dem Urlaub oft noch schlechter funktionieren als zuvor. Wie oft hört man den Satz: »Ich hab so gar keine Lust, wieder zur Arbeit zu gehen!«

Bei einer aktiven Auszeit wie einem Yogaretreat ist dies nicht der Fall. Ich kenne es von mir selbst: Nach einem Retreat sprudle ich nur so vor Energie und kann es nicht erwarten, alle Geistesblitze, die mir währenddessen gekommen sind, umzusetzen.

Dabei darf auf einem Retreat durchaus auch gefaulenzt werden! Sie müssten mal sehen, wie entspannt meine Schüler am Pool liegen oder sich am Strand die Sonne auf den Bauch scheinen lassen. Mit einem wichtigen Unterschied: Entspannung und eine mäßige körperliche Anspannung wechseln sich ab – was optimal ist, wie wir ja gelernt haben.

In meinen »be better YOGA Retreats« sorgt für diese Balance ein durchdachtes 7-Tage-Yogaprogramm, das dynamische Sequenzen mit progressiver Tiefenentspannung, Atem- und Meditationstechniken so mischt, dass man kaum merkt, wie viel man eigentlich macht, und sich nach der Woche wie verwandelt fühlt.

Natürlich darf auch der Genuss bei einem solchen Retreat nicht zu kurz kommen – immerhin sind Sie ja im Urlaub! Bitte denken Sie nicht, dass wir nur Reiscracker und Karotten knabbern! Dieses Vorurteil wird bei jedem Retreat (es sei denn natürlich, Sie buchen einen Fastenretreat) widerlegt, indem wir von tollen Köchen verwöhnt werden und schlemmen, was das Zeug hält. Nur eben zu vernünftigen Tageszeiten und gesundes, ausgewogenes Essen.

Durch diese Kombination aus aktiver An- und Entspannung mithilfe bestimmter Techniken, gesunder Ernährung und verschiedener Achtsamkeitsübungen intensiviert sich der Erholungsprozess enorm – nachweislich gelingt die Regeneration so viel schneller. Und das sieht man den Menschen eben auch an!

Just in diesen Tagen durfte ich das wieder einmal erleben (ich habe mir selbst eine Auszeit auf Mallorca gegönnt, um einen Teil dieses Buchs zu schreiben, und sitze soeben mit Blick aufs Meer auf der Terrasse): Vergangenes Wochenende hatte ich ein paar Schüler für ein dreitägiges Retreat zu Gast. Bei ihnen konnte man regelrecht zuschauen, wie sie von Tag zu Tag den Stress losließen und mehr aufblühten. Ich liebe es, das bei anderen zu beobachten!

Im Übrigen sind solche Retreats auch die perfekte Möglichkeit, Ihrem 21-Tage-Programm einen Kickstart zu geben. Denn hier ziehen Sie sich völlig aus Ihrem gewohnten Umfeld und den dortigen Gewohnheiten heraus, und es wird Ihnen so bestimmt wesentlich leichter fallen, die »Autobahnen« im Gehirn für neue Gewohnheiten vorzubereiten.

Wichtig: Miniretreats zwischendurch

Egal, welche Variante zurzeit für Sie die richtige sein mag (auf Seite 268 gebe ich Ihnen übrigens hilfreiche Adressen dazu an die Hand): Es ist natürlich wichtig, dass Sie *während* Ihres Arbeitsalltags ebenfalls so auf sich achten, dass es hoffentlich gar nicht erst – oder aber nie wieder – zum schlimmsten Fall kommt.

Nehmen Sie sich regelmäßige kurze Auszeiten – im Park, auf der Sonnenterrasse … Hauptsache, Sie wechseln die Perspektive und erlauben sich, den Kopf frei zu bekommen. Auch diese kurzen Auszeiten können zur Gewohnheit werden.

Wenn Sie es zusätzlich schaffen, regelmäßig verschiedene Übungen aus diesem Buch in Ihren Tag zu integrieren, dürfte der Arbeitsalltag schon viel leichter für Sie werden!

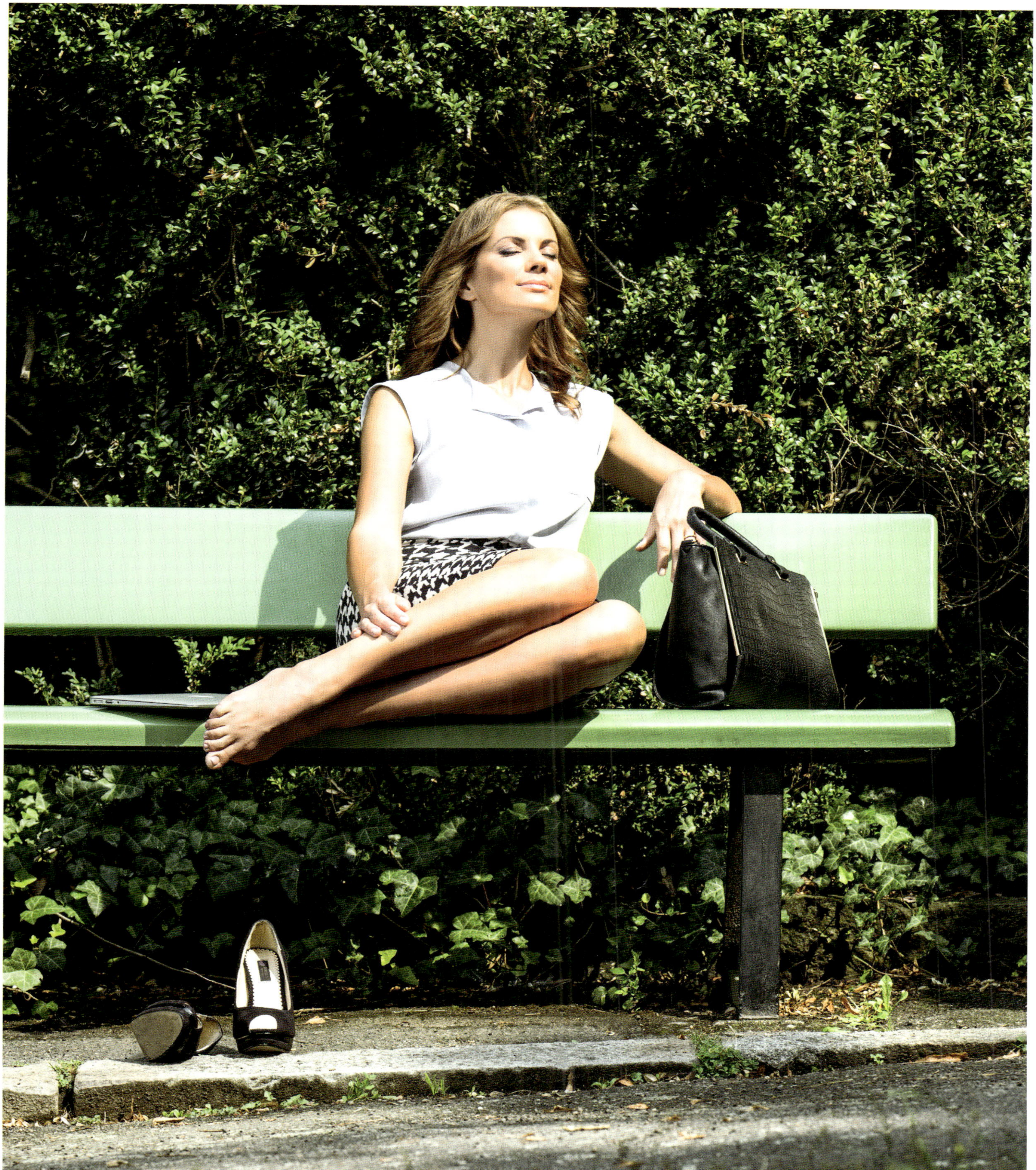

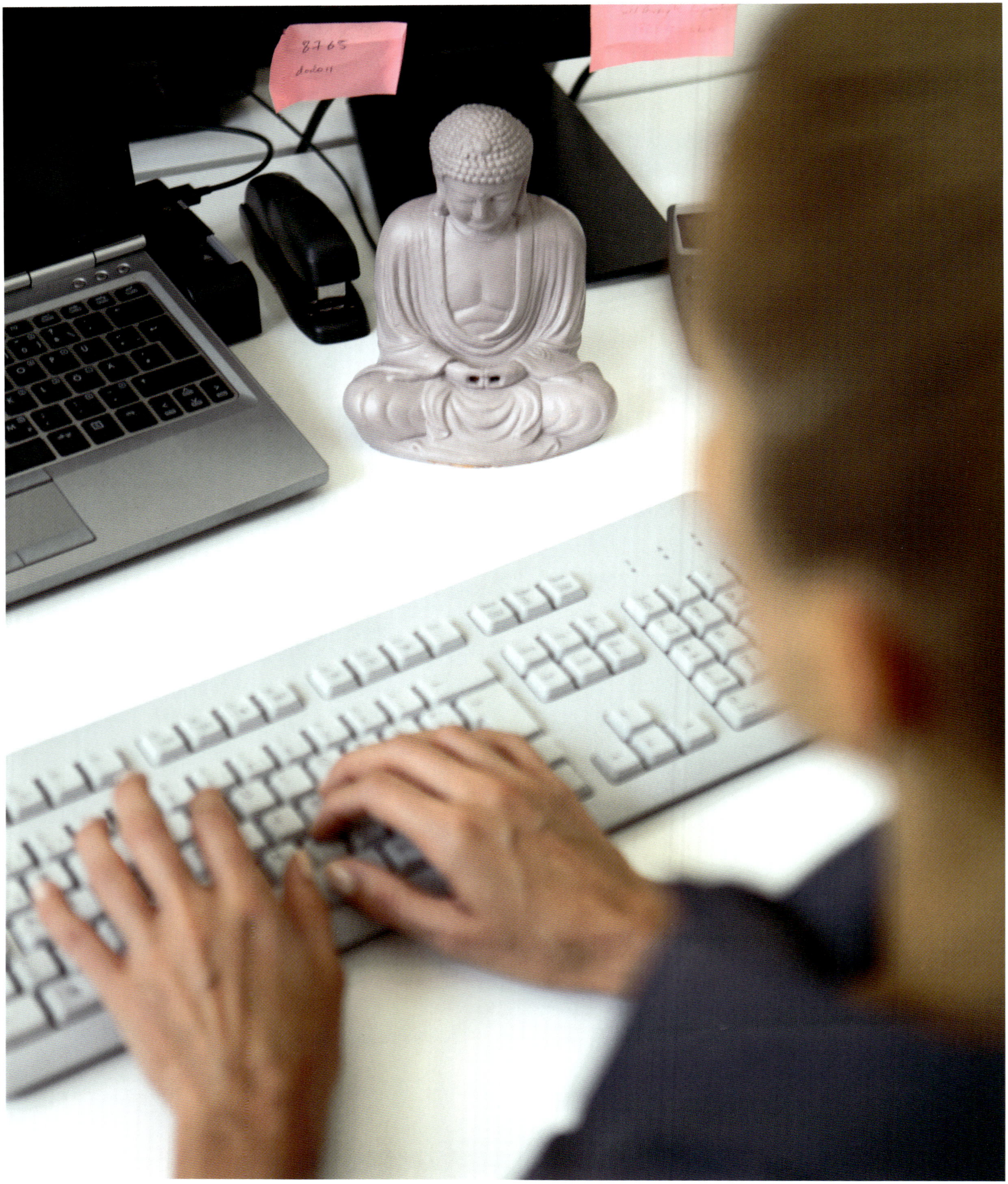
8765

WER ES RICHTIG MACHT

» Gutes entsteht immer da, wo jemand mehr tut, als er muss. «

Hermann Gmeiner

Das sind gute News: Immer mehr große namhafte Unternehmen setzen auf die Kraft von Entspannung und Achtsamkeit, um ihre Mitarbeiter vor Krankheit, Fehlzeiten oder Burn-out zu schützen und die Leistung zu steigern. Auch wenn Deutschland laut der WHO (Weltgesundheitsorganisation) im internationalen Vergleich leider immer noch auf einem der letzten Plätze rangiert, wenn es um Humanorientierung in Unternehmen geht, ist doch Licht am Ende des Tunnels zu sehen. Im Folgenden möchte ich ein paar Vorreiter vorstellen, an denen sich jeder Firmeninhaber ein Beispiel nehmen kann.[1]

Alle profitieren

Wenn Sie also zu den »Chefs« gehören: Überlegen Sie doch mal, ob Sie nicht eine oder mehrere der Maßnahmen in Ihrem Unternehmen etablieren können. Auf den Seiten 12 und 245 habe ich ja bereits die Vorzüge erläutert, die für eine Firma damit einhergehen – selbst wenn man das Wichtigste, das Wohl der Mitarbeiter, mal hintanstellt. Schauen Sie nur einmal, wie hoch der volkswirtschaftliche Schaden ist, der zum Beispiel durch die »innere Kündigung« entsteht (in der sich immerhin 20 Prozent aller Angestellten befinden): Jährlich über 100 Milliarden (!) Euro[2] sind ein Argument, das auch jemanden überzeugen dürfte, dem Gesundheit oder gar Wohlbefinden seiner Mitarbeiter wenig oder nicht wichtig ist.

Zufriedene und emotional an ihr Unternehmen gebundene Mitarbeiter bringen sich übrigens zu 45 Prozent mehr in ihre Arbeit ein, und 93 Prozent der emotional stark gebundenen Mitarbeiter, aber nur 45 Prozent derer ohne emotionale Bindung, planen, in einem Jahr noch bei ihrer Firma zu arbeiten.

Als Mitarbeiter Ideen einbringen

Sind Sie selbst angestellt, suchen Sie sich doch Anregungen aus diesem Buch aus, von denen Sie meinen, dass sie am besten zu Ihnen oder Ihrem Arbeitsplatz passen, und schlagen sie vor. Das kann im Betriebsrat sein oder, falls Sie in einem kleineren Unternehmen tätig sind, beim nächsten Kreativmeeting. Achten Sie darauf, Ihre Ideen so vorzubringen, dass sich niemand bevormundet fühlt, und weihen Sie vielleicht zunächst ein paar Kollegen ein, denen Sie vertrauen.

Wichtig ist, dass es sich um eine umsetzbare Idee handelt und dass Sie zunächst vor allem die Vorzüge für den Betrieb in den Vordergrund stellen. Es sollte deutlich werden, dass Sie nicht nur persönliche Interessen verfolgen, sondern dass auch das Unternehmen

1 Es sei betont, dass die Autorin hier lediglich die Aktivitäten in Sachen Gesundheitsförderung der Mitarbeiter der jeweiligen Unternehmen als beispielhaft hervorheben möchte und keine Position zu den Produkten oder der Firmenpolitik bezieht.

2 Studie des Marktforschungsinstituts Gallup zu volkswirtschaftlichem Schaden und Produktivitätseinbußen durch »innere Kündigung« emotional ungebundener Mitarbeiter.

davon profitiert. Natürlich muss auch klar sein, dass Ihr Arbeitsplatz nicht zum Ponyhof werden soll und Sie gewillt sind, weiterhin solche Aufgaben zu erfüllen, die nicht zu Ihren Lieblingsbeschäftigungen gehören – nur eben unter besseren Umständen.

Als positive Beispiele können Sie dann einige von diesen erfolgreichen Unternehmen anführen, bei denen die Strategie des Business-Yoga oder anderer Wellnessmaßnahmen inzwischen selbstverständlich zum Arbeitsalltag gehört.

»Bill Gates würde größer denken, wenn er mal in einen Ashram gefahren wäre, als er jünger war.«

Steve Jobs, Gründer von Apple

Spirituelle Praxis erwünscht

Eines der bekanntesten Beispiele ist sicher **Apple.** Steve Jobs hat nicht nur ein sehr erfolgreiches Unternehmen hinterlassen. Er hat auch gezeigt, dass sich Erfolg und der achtsame Umgang mit seinen Mitarbeitern nicht ausschließen. Im Gegenteil: Geprägt durch seine eigenen Erfahrungen und Glaubenssätze war es ihm wichtig, nicht nur den Profit im Auge zu haben. Er sagte sogar einmal, der immense materielle Erfolg seiner Firma amüsiere ihn oft, sei es doch bei Weitem nicht das wichtigste und intensivste Erlebnis seines Lebens. Die wichtigen Erlebnisse schrieb er eher seiner spirituellen Praxis zu.

Was viele nämlich nicht wissen: Der große Steve Jobs ging vor seinem Durchbruch nach Indien in einen Ashram. Darauf hatte er mithilfe eines seiner ersten Jobs als Techniker bei Atari gespart. Er sollte als Buddhist zurückkehren und zeitlebens eine enge Freundschaft zu vielen Mönchen halten. Sogar seine Hochzeit fand in Form einer Zen-Zeremonie statt, und er nahm regelmäßig an Meditationsretreats teil. Dies führte er auch bei Apple ein. Die mentale Kontrolle und zugleich Offenheit, die er durch seine Praxis gewonnen hatte und die ihm zu den genialen Innovationen verhalf, die nun die ganze Welt als Apple-Produkte kennt, wollte er auch seinen Mitarbeitern zugänglich machen: Er erlaubte jedem Angestellten, für 30 Minuten pro Tag an Meditations- oder Yogaklassen teilzunehmen, die kostenlos angeboten werden.

Seine eigene Einschätzung davon, wie groß der Einfluss seiner spirituellen Praxis auf den Erfolg von Apple war, scheint in einer Bemerkung durch, die er einmal in Bezug auf seinen Konkurrenten Bill Gates machte: »Ich wünsche ihm das Beste, das tue ich wirklich. Ich denke nur, dass man bei Microsoft etwas eingeschränkt denkt. Er würde größer denken, wenn er in seiner Jugend mal LSD genommen hätte oder in einen Ashram gefahren wäre, als er jünger war.«

Auf gar keinen Fall soll hier der Gebrauch von Drogen propagiert werden, das ist klar die Meinung von Steve Jobs! Doch die Sache mit dem Ashram unterschreibe ich sofort. Vor allem aber das, was bei Steve Jobs daraus resultierte: sich trauen, außerhalb der Normen zu denken und die Dinge, die uns guttun und für uns als Menschen funktionieren, auch ins tägliche Business einzubauen.

Abteilung »Persönliches Wachstum«

Ein weiteres leuchtendes Beispiel ist **Google.** Bei dem Unternehmen, das mit 45 Milliarden Euro Umsatz im Jahr 2013 weltweit der zweiterfolgreichste Medienkonzern ist, gibt es sogar einen Mitarbeiter, der sich explizit um das Wohl der Mitarbeiter kümmert. »Head of Personal Growth« heißt der Posten, »Leiter des persönlichen Wachstums«. Klingt toll, ist es auch. Denn es ist nicht nur eine leere Worthülse. Schon seit 2007

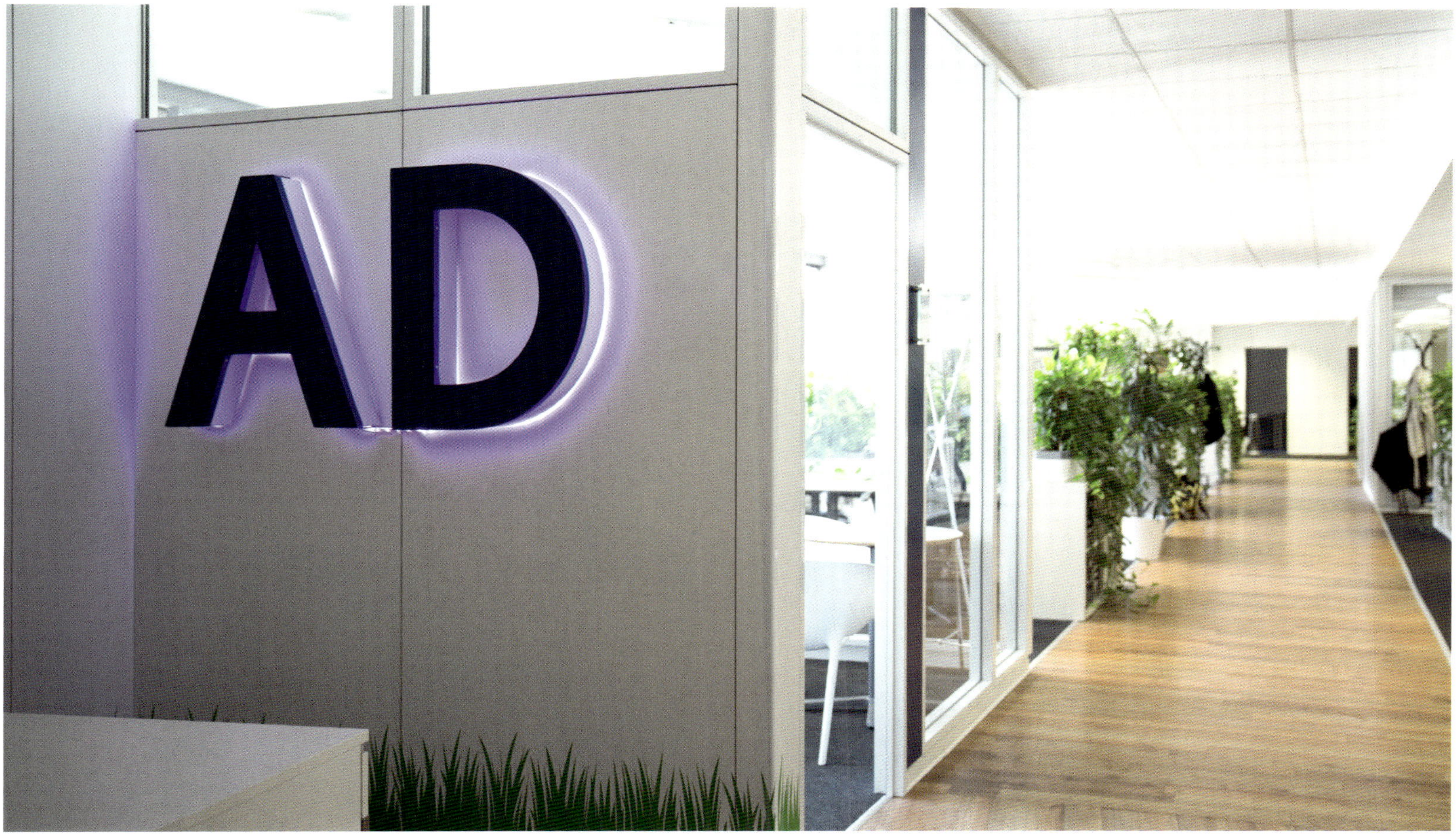
AD

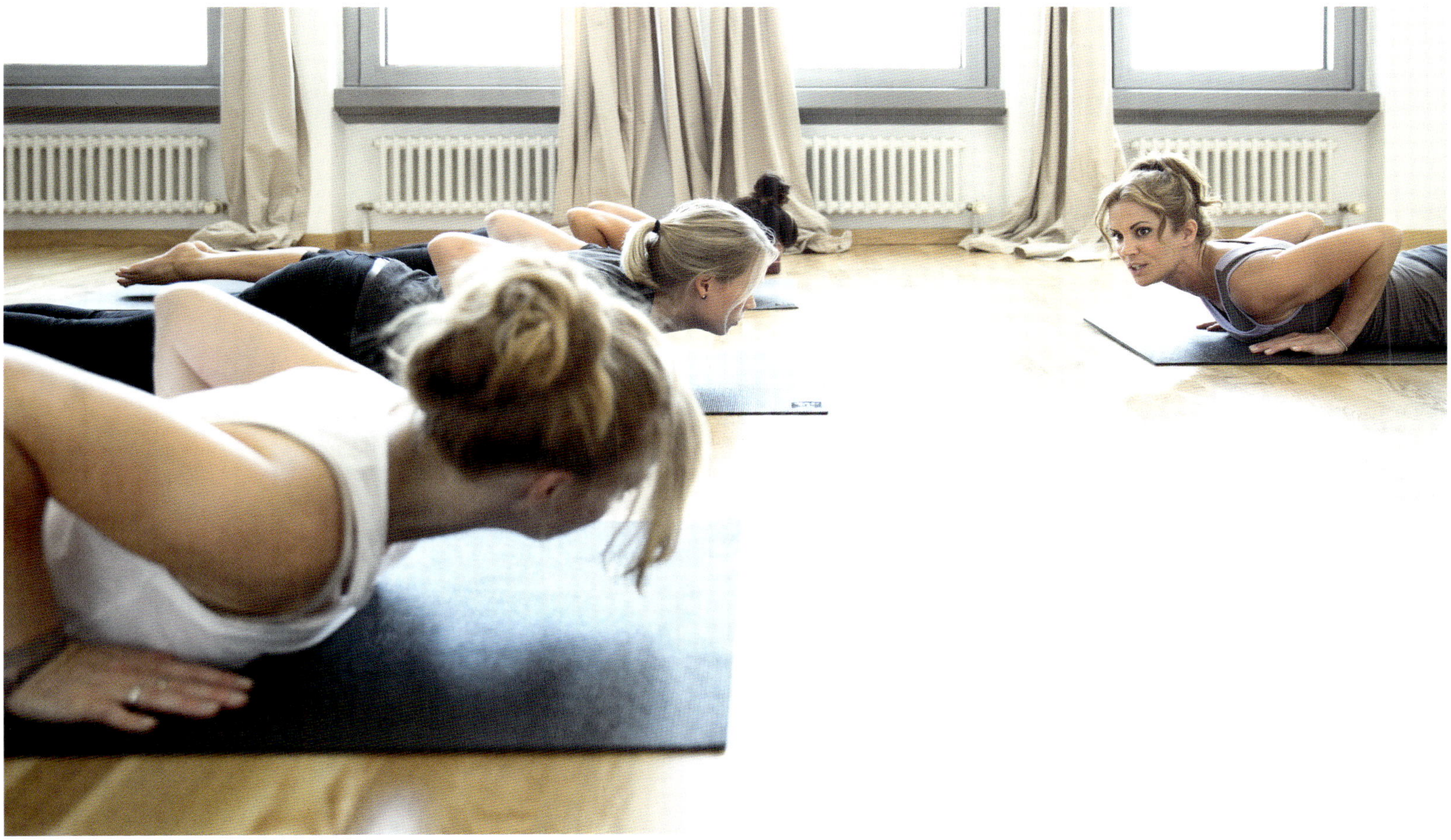

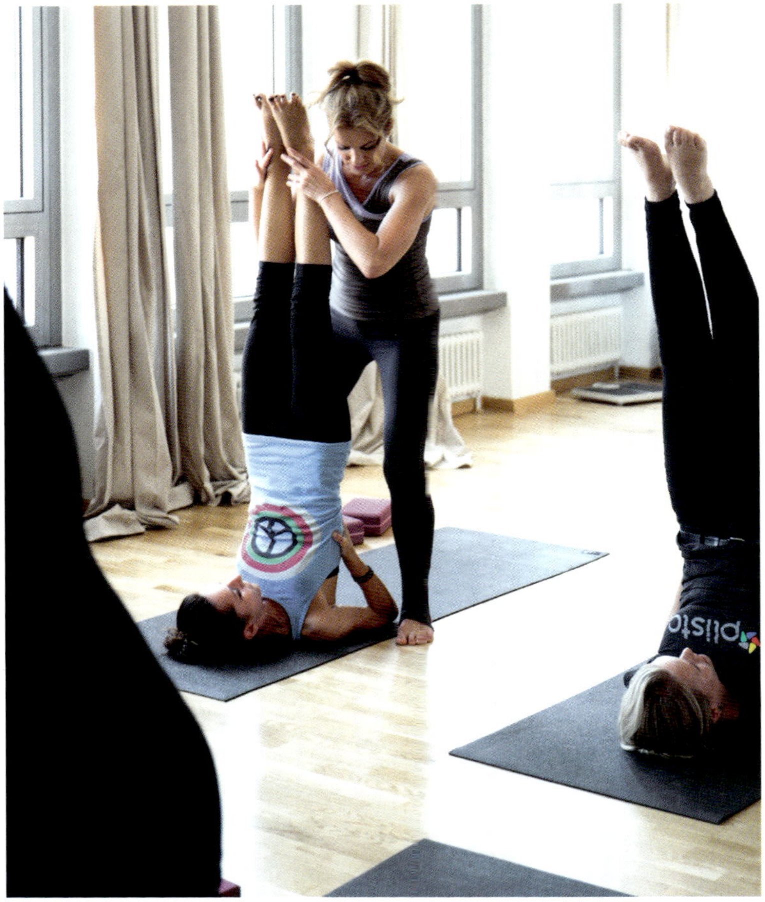

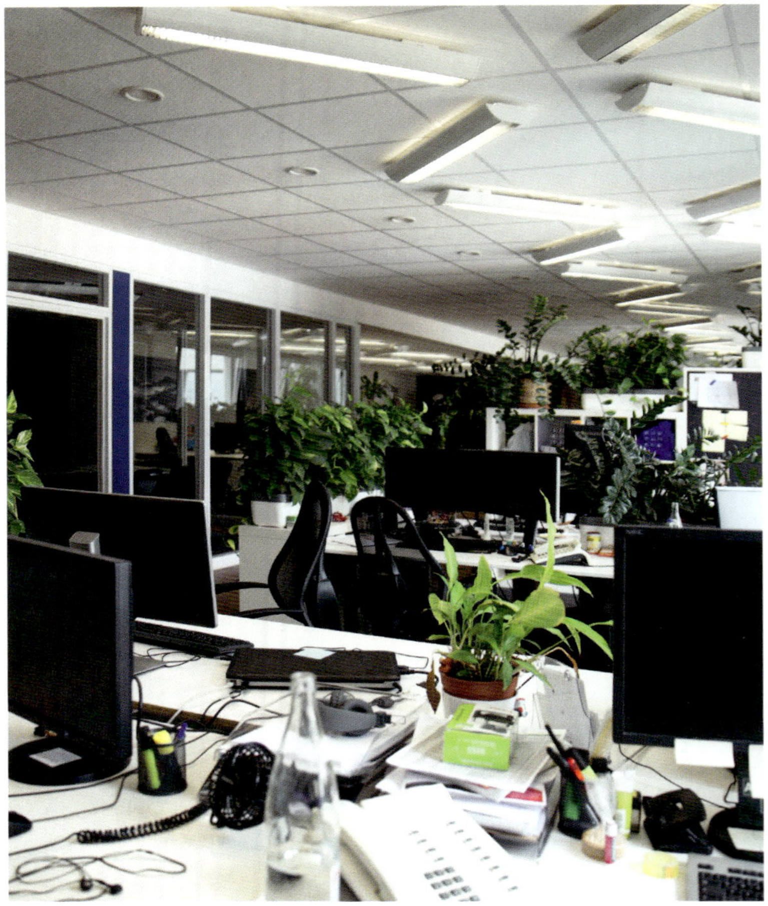

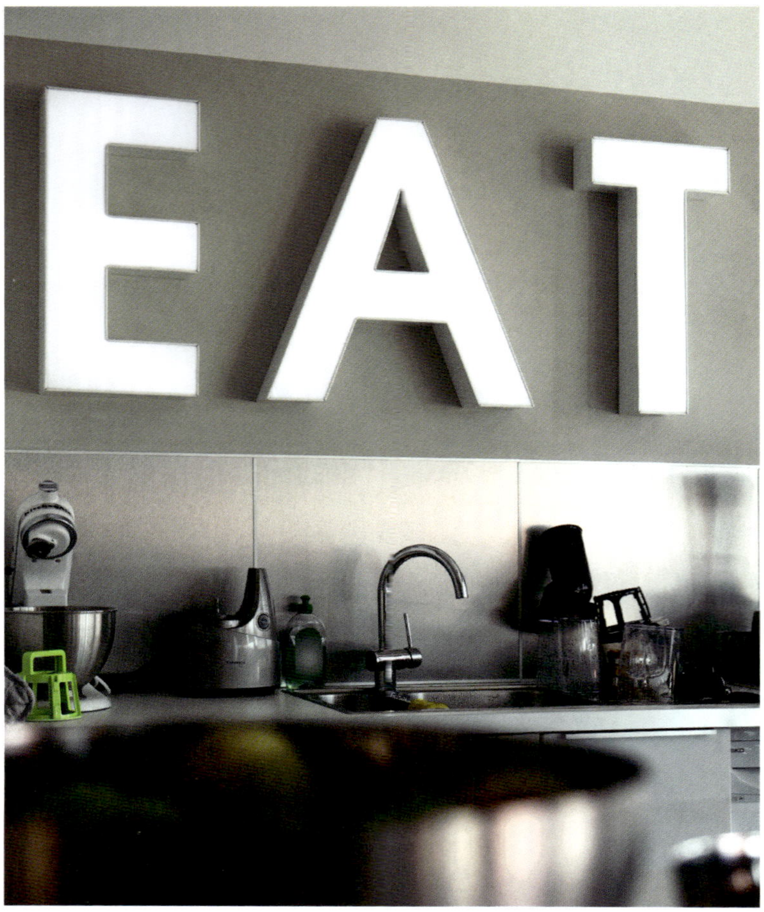
EAT

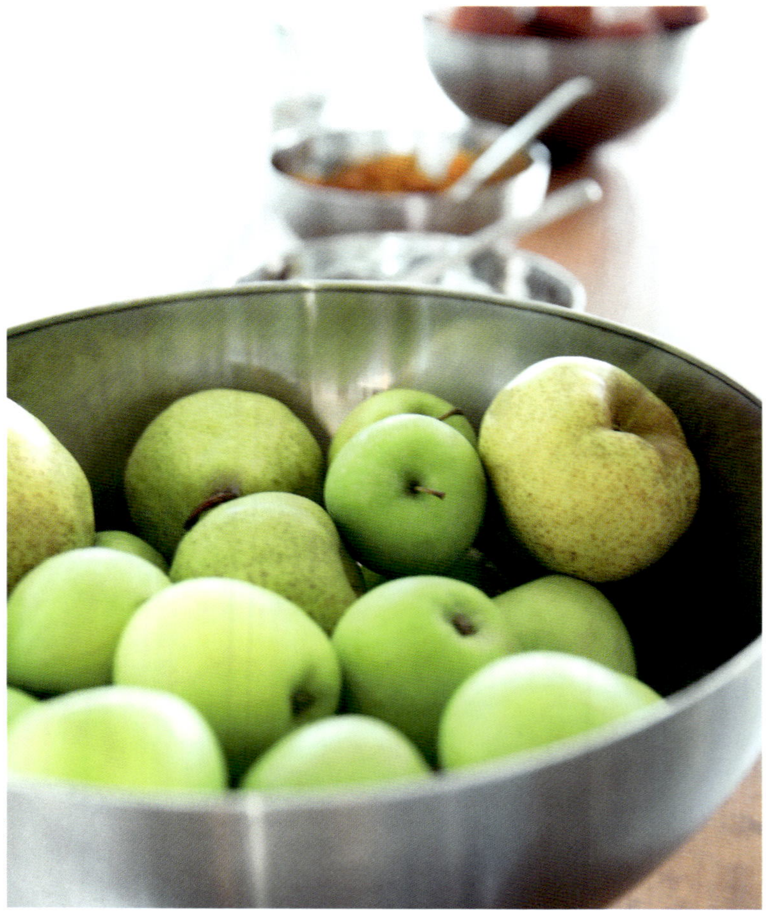

bemüht man sich mit Programmen, die Namen wie »Search inside yourself« tragen, Mitarbeitern den Job weniger stressig zu gestalten und zugleich die Kreativität zu fördern. Dazu werden Techniken wie Meditation, Yoga, Atmung und Achtsamkeit kombiniert. Dies führt bei den Angestellten zu mehr emotionaler Intelligenz und zum Beispiel dazu, Kollegen besser zuzuhören. Das wiederum hat bessere Ergebnisse für die Firma zur Folge.

Schaut man sich den Google-Sitz in Zürich an, trägt diese Firmenphilosophie dort besondere Früchte. Der ganze Komplex ähnelt einem Spielplatz für Erwachsene: So können die Mitarbeiter über Rutschen in die Kantine gelangen und in großzügigen Ruheräumen mit Aquarien und bequemen Liegen in umgebauten Badewannen, unter gedämpftem Licht und Walgeräuschen ein Nickerchen halten.

Powernap nach Dienstvorschrift

Den Vorzug des Mittagsschlafs habe ich ja bereits im Kapitel zum Thema Schlaf erläutert (siehe Seite 99). Auch dazu gibt es tolle Beispiele von Firmen, die dies in ihrem Unternehmen nicht nur erlauben, sondern sogar fördern, da sie den Nutzen erkannt haben.

Die **NASA** belegte schon vor Jahren mit wissenschaftlichen Studien, dass Piloten durch einen knapp halbstündigen Mittagsschlaf ihre Leistung signifikant erhöhen können. Ihre Reaktionszeit ist um ein Drittel schneller und ihre Aufmerksamkeit um mehr als die Hälfte gesteigert. Seither verordnet die NASA ihren Piloten sogar das Nickerchen zwischendurch.

Auch bei der **Lufthansa** gibt es eine »Napping Policy«, die Dienstvorschrift fürs Mittagsschläfchen. »Naps sind explizit erwünscht«, sagt ein Lufthansapilot. Auf Kurzstreckenflügen werden Naps meist nachts gemacht. Einer der Piloten bleibt wach und weckt den anderen spätestens nach einer halben Stunde. Vorsichtshalber schauen die Flugbegleiter alle zehn Minuten ins Cockpit, um sicherzustellen, dass nicht beide eingeschlafen sind. Außerdem gibt es einen Wecker im Cockpit.

> **»Man kann ein Problem nicht aus-arbeiten, man muss es aus-meditieren.«**
> *Alan Lafley, CEO von Procter & Gamble*

Auch große Unternehmen wie **Pepsi, Kraftfood, Vaillant** oder **IBM** haben Ruheräume für ihre Mitarbeiter eingerichtet. Bei IBM ging man es vorerst pragmatisch an: Ein schlichter Büroraum dient als Ruheoase. Trennwände schirmen die Liegen voneinander ab, es herrscht absolute Ruhe. Telefonieren und reden ist streng verboten. »Alle Mitarbeiter dürfen ihre Zeit frei einteilen«, sagt die Sprecherin, »wer das Bedürfnis nach einem Schläfchen verspürt, legt sich einfach hin.« Wer hier ein Nickerchen mache, könne nachher konzentrierter weiterarbeiten.

Bei **BASF** bietet man Powernapping-Kurse an, in denen Angestellte lernen, wie man einen Kurzschlaf am Arbeitsplatz macht.

Die Agentur **Siesta Consulting** in Wien versucht, Unternehmen den Wert des Mittagsschlafes beizubringen. Gerade in großen Unternehmen sei Powernapping oft noch ein Tabuthema. Lieber werde Müdigkeit mit Kaffee oder Energydrinks bekämpft, sagt der Betreiber. Verglichen mit dem Nutzen für das Unternehmen sei die Investition in einen Ruheraum allerdings lächerlich gering. Flächendeckend brauche kein Unternehmen Ruheräume. Aber in Abteilungen mit konkreten Problemen könnten sie helfen, zum Beispiel wenn in der Buchhaltung am Nachmittag die Fehlerquote steigt.

Nützlich für Mitarbeiter und Firma

Bei **Nike** setzt man auf Meditation. Die Mitarbeiter können in eigens dafür eingerichteten Räumen an Yoga- und Meditationsklassen teilnehmen, ohne das Büro verlassen zu müssen – ganz nach dem Motto des Unternehmens: »Just do it.«

Auch bei **Procter & Gamble** herrscht ein schönes Motto: Inspiriert durch die eigene Meditationspraxis des CEO Alan Lafley wurden hier freie Gesundheits- und Wellnessprogramme für die Angestellten etabliert, die Yoga und Meditation beinhalten. Der Boss selbst sagt: »Man kann ein Problem nicht aus-arbeiten, man muss es aus-meditieren.«

»Was gut für den Geist ist, ist auch gut für das Endergebnis.«

Michael Rennie, McKinsey

Dass ein Angebot von Achtsamkeitsübungen und Yoga der Firma nutzt, hat man auch bei **McKinsey & Company** erkannt. Hier legt man Wert darauf, dass die Mitarbeiter gesund und glücklich sind, und sieht zugleich deutlich, was fürs Unternehmen dabei herausspringt. Deshalb bietet die Beraterfirma nicht nur intern Meditations- und Selbstanalyseprogramme an, sondern entwickelt diese auch für andere Großunternehmen. So konnte zum Beispiel ein australisches Unternehmen mithilfe eines solchen Programms von McKinsey mehr als 20 Millionen Dollar einsparen.

Nicht nur private Unternehmen …

… achten auf das Wohl ihrer Mitarbeiter und wollen die steigende Stressbelastung mithilfe von Achtsamkeitstechniken reduzieren und die Produktivität erhöhen. Sogar bei den Behörden wird diese Einsicht langsam erkannt. Vorreiter ist hier die **Stadtverwaltung Vechta,** wo man im Jahr 2000 der Zeit weit voraus war. Stadtdirektor Helmut Gels gewährte damals allen Mitarbeitern 20 Minuten mehr Pausenzeit, nachdem er auf einer USA-Reise durch Angestellte inspiriert worden war, die im Park Tai-Chi-Übungen praktizierten. In Vechta durfte nun, wer schlafen wollte, für die Pause nach Hause gehen. Die anderen machten einen Spaziergang an der frischen Luft oder übten progressive Muskelentspannung am Schreibtisch. Außerdem wurden Schulungen wie »Arbeitsplatzbezogene Rückenschule und Walking« oder »Gesunde Ernährung im Berufsleben« angeboten. Damals fand diese Innovation große Beachtung – und war natürlich ein gefundenes Fressen für die Presse, die das Klischee des faulen Beamten in allen Facetten beleuchtete à la: »Treffen sich zwei Beamte auf dem Flur. Sagt der eine: ›Na, kannst du auch nicht schlafen?‹«

Doch am Ende sollte die positive Wirkung siegen: In keiner anderen Behörde wurden die Aufgaben von so wenig Personal erledigt, und der Krankenstand lag deutlich unter dem Durchschnitt. Arbeitswissenschaftler stellten fest, dass die Atmosphäre viel freundlicher, offener und kundenorientierter sei, als man das sonst von Behörden kennt. Das Fraunhofer Institut für Arbeitswissenschaft und Organisation (IAO) evaluierte das Programm als erfolgreich. Mittlerweile gilt Vechta als Beispiel für andere Behörden und Firmen und gibt Tipps für die Umsetzung solcher Pausenkonzepte.

In meiner Wahlheimat Berlin haben zum Beispiel die **Bezirksverwaltung von Berlin-Charlottenburg** und die **Polizei Berlin** derartige Konzepte umgesetzt und bieten den Mitarbeitern Yoga- und Entspannungskurse an. Hier motiviert man sogar die Kollegen, sich gegenseitig zu unterstützen: Mitarbeiter, die Kurse in autogenem Training, Qigong und Ähnlichem anbieten, dürfen dies als Dienstzeit anrechnen.

Bildschirmarbeits-verordnung

Die Bildschirmarbeitsverordnung verlangt hinsichtlich des täglichen Arbeitsablaufs in § 5 BildscharbV:
»Der Arbeitgeber hat die Tätigkeit der Beschäftigten so zu organisieren, dass die tägliche Arbeit an Bildschirmgeräten regelmäßig durch andere Tätigkeiten oder durch Pausen unterbrochen wird, die jeweils die Belastung durch die Arbeit am Bildschirmgerät verringern.«

Bei **Schwäbisch Hall** war der Auslöser für die Einführung von Gesundheitsprogrammen, dass viele Mitarbeiter des Callcenters unter Tinnitus litten. Um dem entgegenzuwirken, entwickelte man ein Sprachtraining, das hilft, den Lärmpegel zu reduzieren. Doch man ging weiter: In Kursen zur Tiefenentspannung lernen die Mitarbeiter, wie man mit dem täglichen Stress besser umgehen kann, und es wurde ein Ruheraum eingerichtet. Gegen körperliche Begleiterscheinungen der Bildschirmarbeit gibt es Anleitungen für gymnastische Übungen. Die Beschäftigten haben die Möglichkeit, kostenlos an Seminaren für Entspannung und Stressmanagement teilzunehmen. Es werden sogar auf Wunsch Einzelcoachings angeboten.

Schöne Erfolge

Besonders freut es mich, wenn ich direkte Auswirkungen von solchen Programmen miterlebe. So haben zum Beispiel die drei Gründer des erfolgreichen Berliner Start-up-Unternehmens **plista** vor einigen Jahren einen meiner »be better YOGA Retreats« in Indien besucht. Jetzt, wenige Jahre später, setzt das Unternehmen Millionen um und wächst stetig weiter, inklusive der Räumlichkeiten. Im neuen, größeren Bürohaus wurde für die Mitarbeiter eigens ein Yogaraum eingerichtet, in dem regelmäßig Klassen unterrichtet werden, die die Angestellten besuchen können. (Es ist übrigens nicht unbedingt ein extra Yogaraum nötig – auch ein Konferenzraum kann einmal pro Woche umfunktioniert werden!) Statt Döner und Currywurst kann das Team bei plista aus einem Angebot an Smoothies oder extra zubereiteten vegetarischen Gerichten wählen und sich am frischen Obst bedienen, das den ganzen Tag bereitsteht. Und in den Büros selbst sorgen unzählige Grünpflanzen an den Schreibtischen für frische Luft und angenehme Atmosphäre.

Der weltweit erfolgreiche Haarpflege- und Kosmetikkonzern **Aveda** setzt nicht nur in Sachen Produkte auf Nachhaltigkeit. Die Mitarbeiter des Headquarters in Berlin dürfen Powernaps machen, haben den ganzen Tag Zugriff auf gesunden Kräutertee und freuen sich über Yogaklassen, für die Yogalehrer ins Unternehmen kommen. Zur Belohnung für besondere Leistungen werden Yogareisen als Incentives angeboten, und auf der letzten Mitarbeiterversammlung 2014 gab es mein erstes Yogabuch »All about Yoga« als Geschenk für das Team.

Just do it!

Sie sehen, es gibt vielerlei Möglichkeiten, Yoga, Meditation, Achtsamkeitsübungen, Ruhepausen und gesunde Ernährung an Ihrem Arbeitsplatz zu integrieren. Für das Wohl des einzelnen Mitarbeiters ebenso wie für den Erfolg des Unternehmens lohnt sich der Aufwand – wie groß oder klein er auch sein mag. Wichtig ist, dass Sie den ersten Schritt tun.

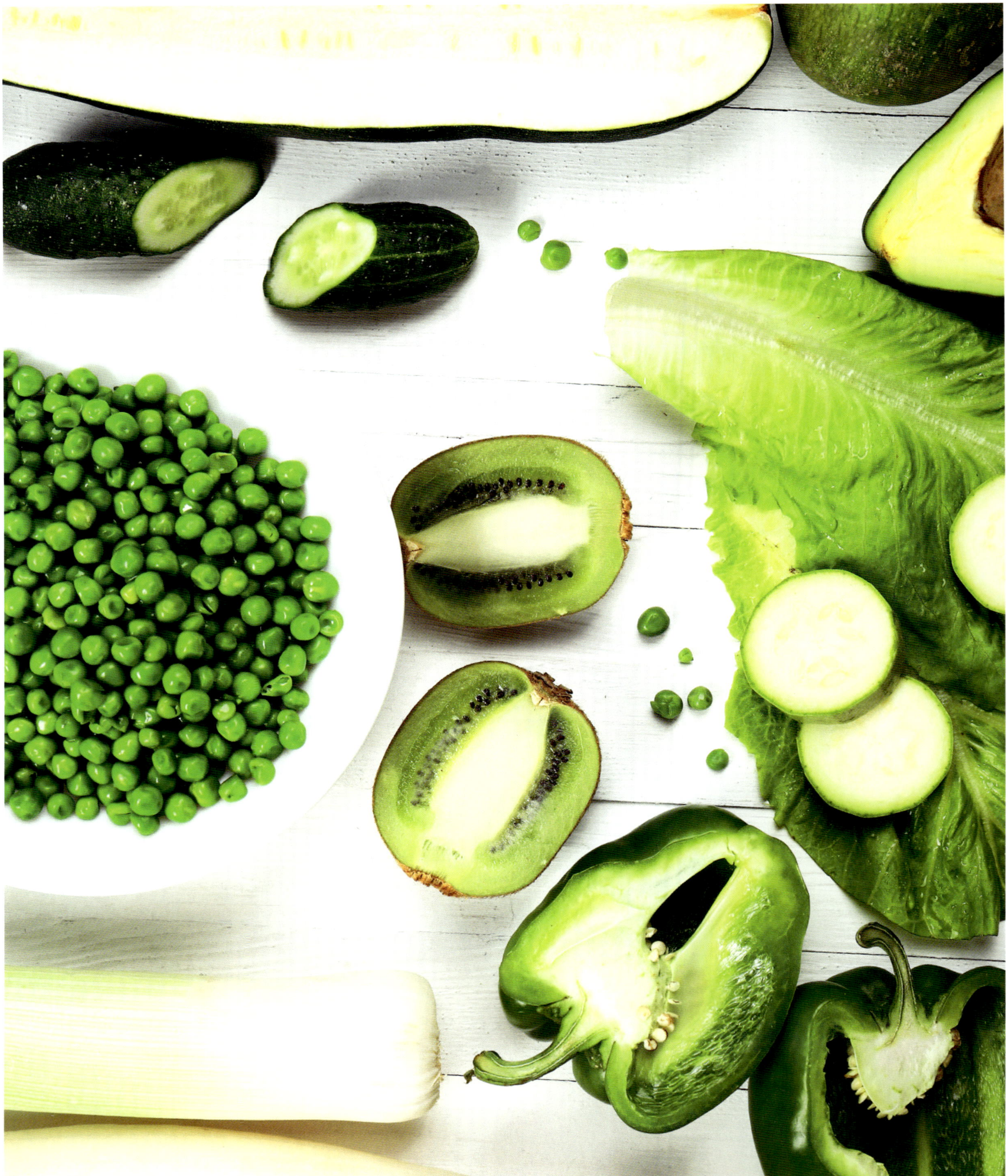

HILFE AUS DER NATUR: ANTI-STRESS-NAHRUNG

» Indem Sie regelmäßig bestimmte Lebensmittel verzehren, unterstützen Sie die Fähigkeit Ihres Körpers, Krankheiten wie Tumoren zu bekämpfen. « *Dr. Jean-Pierre Issa*

Nicht nur sättigend, sondern wohltuend und heilend

Bestimmte Nahrungsmittel können tatsächlich dabei helfen, den Stress in unserem Körper zu reduzieren. Zum Beispiel Aprikosen oder grünes Blattgemüse wie Spinat: Sie versorgen den Körper unter anderem mit Magnesium, das die Muskeln entspannt und bei Kopfschmerzen hilft. Nüsse, Mandeln oder Pistazien und Gemüse wie Brokkoli oder Okraschoten sind reich an Vitamin B und E, die den Blutdruck senken. Zitrusfrüchte mit ihrem hohen Vitamin-C-Gehalt helfen ebenfalls, den Blutdruck zu kontrollieren.

Aus den Zuckermolekülen der Kohlenhydrate gewinnt unser Körper Energie, von der unter anderem die Gehirnfunktion abhängig ist. Nahrungsmittel wie Vollkornprodukte oder Süßkartoffeln sorgen mit langkettigen Kohlenhydraten für einen langsam ansteigenden und lange stabilen Blutzuckerspiegel. Dadurch bleibt die Leistungsfähigkeit konstant, wir können mit Erschöpfung im Stress besser umgehen und fühlen uns lange satt. Süßigkeiten hingegen stellen mit kurzkettigen Kohlenhydraten zwar schnell und viel Zucker und damit Energie zur Verfügung, genauso schnell sackt der Blutzuckerspiegel aber wieder ab und man fühlt sich schlapp und hungrig.

Gewürze wie Curry oder Kurkuma entlasten die Leber. Dunkle Beeren enthalten viele Antioxidanzien, also Stoffe, die die Zellen vor freien Radikalen schützen, die den Körper durch Umweltgifte, Alkohol etc. angreifen. Die Senföle in scharfen Lebensmitteln wie Meerrettich wirken wie ein natürliches Antibiotikum. Bittere Lebensmittel regen den Stoffwechsel an.

Greifen Sie also auch ab und zu mal zu den Lebensmitteln, die Sie sonst vielleicht eher meiden.

Wichtig: Viel trinken!

Ein ebenso alter wie einfacher Tipp: Trinken Sie genug Wasser! Ihr Gehirn muss in genügend Wasser »gebadet« sein, um richtig zu funktionieren und gegen Stress gewappnet zu sein. Man sagt, dass der Körper etwa 30 Milliliter pro Kilogramm Körpergewicht täglich braucht, wovon Sie zwei Drittel am Vormittag konsumiert haben sollten.

Lebensmittel, die im Stress helfen

Damit sind Sie bestens gewappnet gegen die Anforderungen des Alltags:

- Kohlsorten wie Blumenkohl und Brokkoli
- dunkle Gemüsesorten wie Rote Bete
- Okraschoten, Erbsen
- Spargel
- Artischocken
- Süßkartoffeln
- Lauch, Porree
- Brunnenkresse
- Bohnen und Linsen
- brauner Reis
- Hafer, -flocken, -kleie
- Mandeln, Pistazien, Nüsse
- Sesam-, Leinsamen, Sonnenblumenkerne
- fettarme Milchprodukte wie Joghurt oder Hüttenkäse
- das Eiweiß vom Ei
- grüner Tee (entkoffeiniert) oder Rosmarintee
- und natürlich viel Wasser, gern mit einem Spritzer Zitrone (kurbelt auch den Stoffwechsel an)

Heilpflanzentees und Co.

Es gibt viele Pflanzen, deren Inhaltsstoffe beruhigend oder stressreduzierend wirken. Bevor Sie also zu Alkohol oder Schlaftabletten greifen, sollten Sie sich mal im Medizinschrank von Mutter Natur umschauen. Hier ein paar Beispiele:

- **Johanniskraut** gibt es zum Beispiel in Form von Tees oder Dragees rezeptfrei in jeder Drogerie oder Apotheke: wirkt aufhellend bei depressiven oder stressbedingten Stimmungsschwankungen. Zudem hat es entzündungshemmende, schmerzstillende und beruhigende Wirkung.
- **Eleu-Wurzel** in Form von Tropfen: pflanzliches Anti-Stress-Mittel (reduziert die Ausschüttung von Stresshormonen), stärkt die Widerstandsfähigkeit, fördert die Konzentration.
- **Baldrian** gibt es zum Beispiel in Form von Tees und Dragees: wirkt unter anderem positiv aufs Nervensystem, gegen Stress- und Angstzustände und hilft beim Einschlafen.
- **Hopfen** als Tee oder Badezusatz (häufig in Kombination mit Baldrian, Melisse oder Johanniskraut): wirkt beruhigend und schlaffördernd.
- **Passionsblume** zum Beispiel als Kapseln: wirkt bei nervösen Unruhezuständen und vegetativ bedingten Befindlichkeitsstörungen.
- **Lavendelblüten** als Tee, auch als Duftkissen, Badezusatz etc.: beruhigende Wirkung, durch den angenehmen Duft harmonisierend.
- **Ginseng** (auch: Ashwagandha oder Indischer Ginseng) zum Beispiel in Pulverform (kann man in grüne Smoothies einrühren): verbessert die Anpassungsfähigkeit des Organismus an schwierige Umweltbedingungen, erhöht Widerstandskraft, Stressresistenz, Leistungs- und Konzentrationsfähigkeit, hilft bei Schwächegefühlen, Müdigkeit.
- **be better CHAKRA Tees:** Von mir und einem »Master of Herbal Medicine« (Experte der Pflanzenheilkunde) entwickelte Tees, die auf die verschiedenen Aspekte wie Beruhigung, Anregung, Konzentration etc. abgestimmt sind.

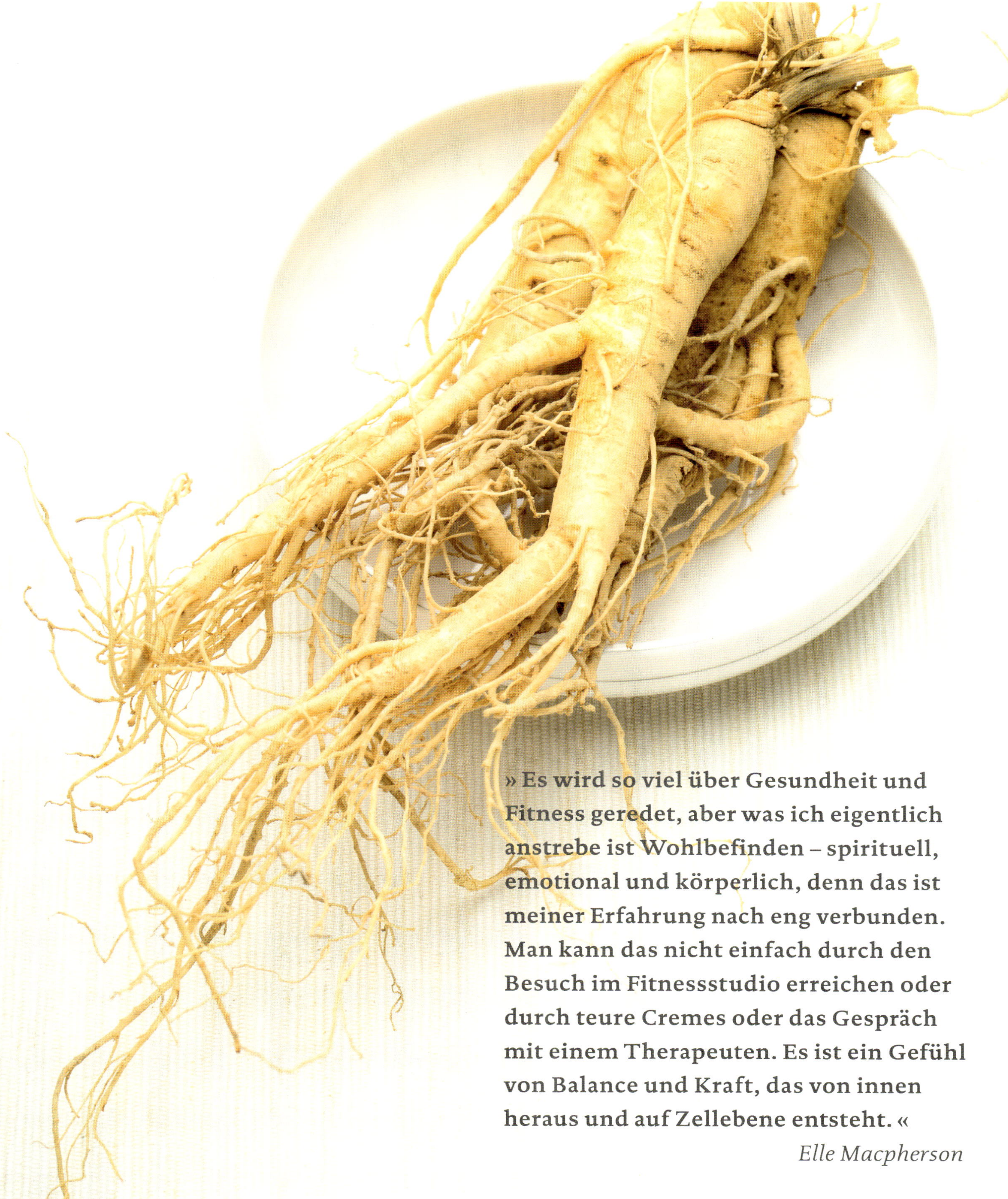

» Es wird so viel über Gesundheit und Fitness geredet, aber was ich eigentlich anstrebe ist Wohlbefinden – spirituell, emotional und körperlich, denn das ist meiner Erfahrung nach eng verbunden. Man kann das nicht einfach durch den Besuch im Fitnessstudio erreichen oder durch teure Cremes oder das Gespräch mit einem Therapeuten. Es ist ein Gefühl von Balance und Kraft, das von innen heraus und auf Zellebene entsteht. «

Elle Macpherson

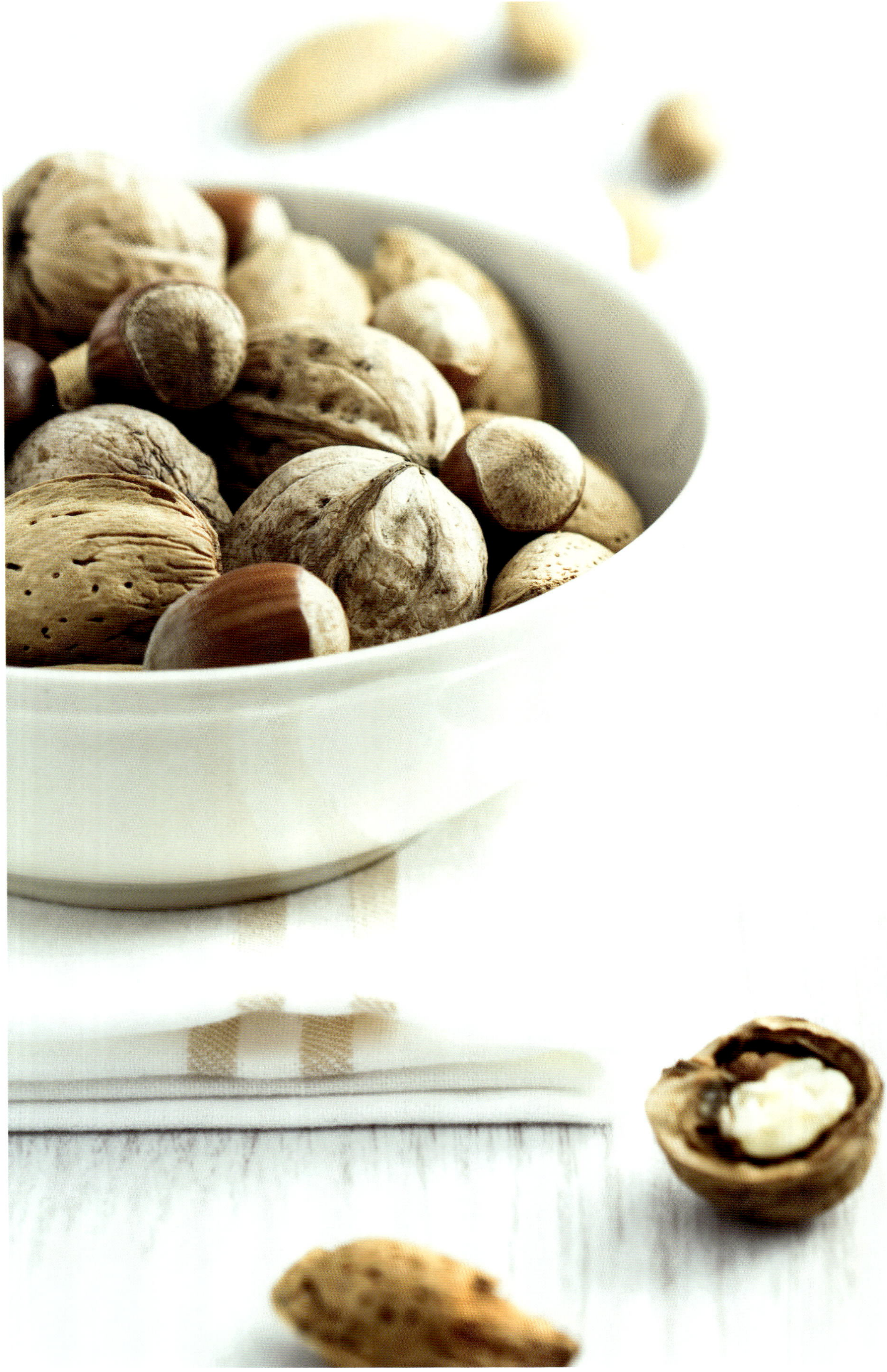

EXPERTENINTERVIEW

»Durch die richtige Ernährung fühlen wir uns besser, sehen besser aus und können besser mit Stress umgehen.«

Dr. Bülent Ugurlu

Kerstin Linnartz: *Was sind Ihre Tipps in Sachen Anti-Stress-Ernährung?*

Dr. Bülent Ugurlu: Ich möchte Ihnen einige Lebensmittel besonders ans Herz legen, die das Stresslevel senken, innere Ruhe geben und Ihr Energielevel aufrechterhalten. Zudem schmecken sie wirklich gut.

- Avocados haben einen hohen Anteil an Vitaminen. B-Vitamine sind besonders wichtig bei hohem Stresslevel. Sie stabilisieren Nerven und Gehirnzellen und optimieren die Übertragungsraten.
- Sehr empfehlenswert ist täglich eine Handvoll gemischte Nüsse. Walnüsse haben einen unheimlich hohen Anteil an B-Vitaminen. Paranüsse boosten Ihren Zinkhaushalt. Zink erhöht die Angstschwelle und steigert Ihre Stressresistenz.
- Mandeln enthalten viel Vitamin E, das die Leistung diverser Mikronährstoffe verstärkt sowie die zelluläre Resistenz gegenüber stressbedingten freien Radikalen erhöht.
- Essen Sie regelmäßig Spargel! Spargel hat einen hohen Anteil an Folsäure, die ein natürlicher Stimmungsaufheller ist.
- Spinat versorgt Sie mit ausreichend Magnesium, was wichtig ist für die Regulierung des Stresshormons Cortisol.
- Kohlenhydrate lassen das Gehirn mehr Serotonin, eine »Wohlfühlchemikalie«, produzieren. Vollkornnudeln, Vollkornfrühstücksflocken, Vollkornbrot und Haferflocken sind hier empfehlenswert.
- Ich bin außerdem ein großer Fan von Vitamin A, einem wahren Jungbrunnen für die Haut. Vitamin A regt die Hauterneuerung an und lässt oberflächliche Falten verschwinden. Süßkartoffeln, Karotten, Staudensellerie, Mangold, Spinat und getrocknete Aprikosen sind gute Vitamin-A-Lieferanten.
- Ein weiteres Powervitamin ist Vitamin C. Es spielt eine wichtige Rolle bei der Neubildung von Kollagen, das unerlässlich für straffes Gewebe ist. Zugleich hemmt Vitamin C das Enzym Tyrosinase, das Pigmentverschiebungen und Unreinheiten der Haut verursacht, und sorgt damit für ein gleichmäßiges Hautbild. Große Vitamin-C-Lieferanten sind Acerola, Kiwi, Hagebutte, Zitrusfrüchte, Grünkohl und alle Beerenarten.
- Daneben möchte ich zwei besondere Protektoren vorstellen: zum einen ß-Carotin als Schutz vor UV-Strahlen-bedingten Zellschäden. ß-Carotin ist insbesondere enthalten in Rucola, Fenchel, Möhren, Spinat und Mangold.
  Zum anderen ist die Aminosäure Lysin ein wichtiger Protektor, weil sie der Haut eine besondere immunologische Stärke verleiht und sie vor Infektionen schützt. Lysin ist insbesondere in Fisch und Hülsenfrüchten enthalten.

Dr. med. Bülent Ugurlu

Facharzt für HNO • plastische Gesichtschirurgie, schlafbezogene Atmungsstörungen, Lifestyle-Medizin • Privatklinik in Hamburg

INDEX

F

G

H

I

J

K

L

M

N

O

P

Q

R

S

DIE YOGAÜBUNGEN

ADRESSEN

Adressen und Tipps für Arbeitnehmer und Arbeitgeber: Incentives, Retreats und andere Angebote

Retreats, Trainings, Kurse und Coachings

www.be-better.eu
Workshops und Retreats mit Kerstin Linnartz: Yoga, Meditation, Auftanken weltweit.

www.empathieakademie.de
Dr. Karim Fathi (siehe rechte Seite und Interview Seite 53) und ein Team aus Wissenschaftlern und Beratern bieten hier ein umfassendes Programm an für Privatpersonen und insbesondere für Fach- und Führungskräfte in Unternehmen zu den Themen Stressbewältigung, Resilienz, Kommunikationskompetenz, Konfliktkompetenz und vielem mehr.

www.west-oestliche-weisheit.de
Das Seminarangebot des Benediktushofes bei Würzburg geht von Meditation über Stressbewältigung bis hin zu Kursen für Führungspersönlichkeiten, die auf wissenschaftlichen Erkenntnissen beruhen.

Ratgeber

www.hilfe-bei-burn-out.de
Umfangreiche Quelle für Tipps, Adressen und Experten zum Thema.

www.greatplacetowork.de
Organisation, die sich der Analyse und Weiterentwicklung der Qualität von Arbeitsplätzen verschrieben hat und die besten Arbeitgeber auszeichnet.

www.10000-schritte.de
Schöne Aktion der SBK zur Bewegungsmotivation.

Kleine Pause zwischendurch

www.greenstone.de
Bietet Räume für Powernaps inklusive Massage.

www.hotel.de/mittagsschlaf-in-deutschen-hotels/
Wenn es im Unternehmen noch keinen Ruheraum gibt, kann ein Hotel in der Nähe eine Alternative sein.

www.qresort.at
Manche Hotels bieten Gesundheits- und Schlafkuren auch schon für ein Wochenende an. Im Q!Resort in Kitzbühel kann man zum Beispiel aus einem Kissen-Menü auswählen, Detox-Programme buchen und Yogakurse belegen.

www.munich-airport.de/de/consumer/aufenthalt_trans/hotels/napcabs/index.jsp
Napcabs sind Schlafboxen für Businessreisende. Gibt's zum Beispiel am Flughafen München ab 10 Euro – inklusive Internet, Handy-Ladestation und Weckfunktion.

Apps und Hilfsmittel

www.av-timer.com
Praktischer kleiner Helfer für die wechselseitige Nasenatmung: der Anuloma-Viloma-Timer. Ein nettes Gadget für alle, die technische Hilfsmittel mögen.

https://insighttimer.com
Tolle App (kostenlos für iPhone und Android) mit geführten Meditationen, einem Chart, der die eigene Meditationszeit addiert, und der Info, wie viele Menschen weltweit zur selben Zeit meditieren.

www.gruenesmoothies.org
Viele Tipps und Rezepte rund um die praktischen grünen Energiebomben.

www.ilifesomm.com
Diese »magische« Liege vereint mehrere Funktionen: mittels Magnetfeldern, Vibrationsmassage, Schallwellen und Musik kommt man mit Programmen von nur 12 oder 24 Minuten in einen herrlich tiefenentspannten und erfrischten Zustand! Ich liebe meine Liege und bin fasziniert, wie viele Bereiche des menschlichen Systems davon positiv beeinflusst werden!

Bezugsquellen für Nahrungsergänzungsmittel und Co.

Eleu-Wurzel:
Tropfen über www.eleu-curarina.de.

be better CHAKRA Tees:
über www.be-better.eu.

Weizengras, Ginseng und mehr:
über Fachhandel, im Internet oder in Reformhäusern.

QUELLEN UND WEITERFÜHRENDE LITERATUR

David Allen: *Getting things done. The Art of Stress-Free Productivity.* Penguin Books
Stephen R. Covey: *Die 7 Wege zur Effektivität.* Gabal Verlag
Tobias Esch und Sonja Maren Esch: *Stressbewältigung mithilfe der Mind-Body-Medizin.* Medizinisch Wissenschaftliche Verlagsgesellschaft
Daniel Goleman: *EQ. Emotionale Intelligenz.* Deutscher Taschenbuch Verlag
Prof. Dr. Jutta Heller: *Resilienz: 7 Schlüssel für mehr innere Stärke.* Gräfe und Unzer Verlag
Prof. Gerald Hüther: *Die Macht der inneren Bilder.* Vandenhoeck & Ruprecht
Bruce H. Lipton PhD: *Intelligente Zellen. Wie Erfahrungen unsere Gene steuern.* Koha Verlag
Max Strom: *A Life Worth Breathing: A Yoga Master's Handbook.* Skyhorse Publishing
Ruth Tröster: *Der Weg zu Burnout-freien Arbeitswelten.* Springer Gabler Verlag
Swami Vishnudevananda: *Das große illustrierte Yogabuch.* Aurum Verlag

EXPERTEN

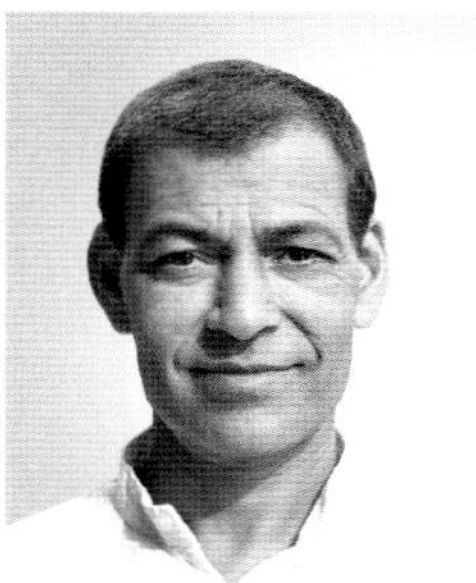

Akhilesh Bodhi

Leiter des Neo-Yoga Institutes in Indien, unterrichtet Yoga weltweit und befasst sich ausführlich mit dem Thema »Yoga in Ost und West«.

Akhilesh Bodhi unterrichtet seit Jahrzehnten Menschen aller Kontinente und bereist dafür ganzjährig die Welt. Ich arbeite seit vielen Jahren mit ihm zusammen.
Ab 2015 bieten wir in Europa die »be better YOGA Teacher Trainings« an (siehe www.be-better.eu).

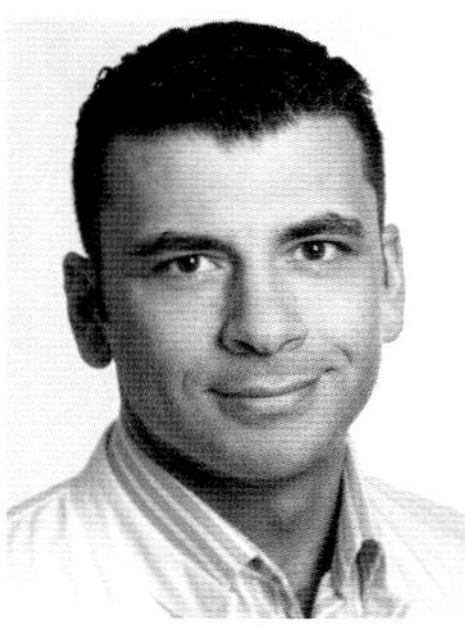

Dr. Bülent Ugurlu

Facharzt für HNO, plastische Gesichtschirurgie, schlafbezogene Atmungsstörungen, Lifestyle-Medizin mit Privatklinik in Hamburg.

Dr. Bülent Ugurlus Wissen und Interesse geht weit über seine Tätigkeit als HNO-Arzt und plastischer Chirurg hinaus. Er selbst pflegt aktiv einen gesunden Lebensstil und gibt seine Erkenntnisse sehr inspirierend weiter. Ich kenne ihn, seit er zu Gast in meiner Fernsehsendung war.

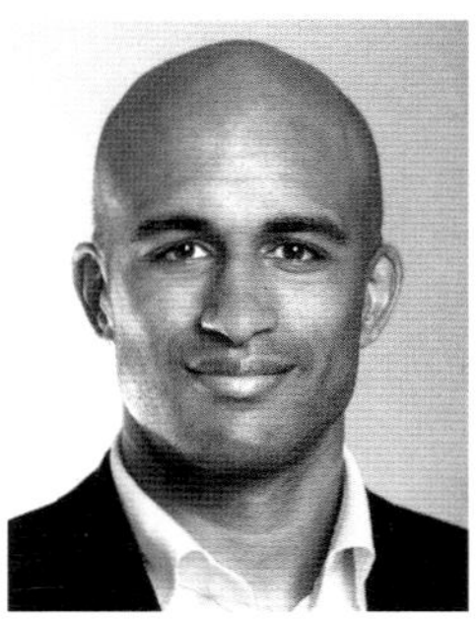

Dr. Karim P. Fathi

Doktor der Philosophie, Dozent an mehreren Hochschulen, Fellow der »Denkbank«, wissenschaftlicher Mitarbeiter bei Berghof Conflict Research (BCR), Consultant bei Joschka Fischer & Company sowie im Regionalen Asien-Pazifik-Büro (RBAP) des Entwicklungsprogramms der UN (UNDP).

Dr. Karim Fathi ist einer der führenden Resilienzforscher und unterstützt in der »Akademie für Empathie« Arbeitnehmer und Führungskräfte. Europaweit inspiriert er mit seinen Vorträgen und Veröffentlichungen.

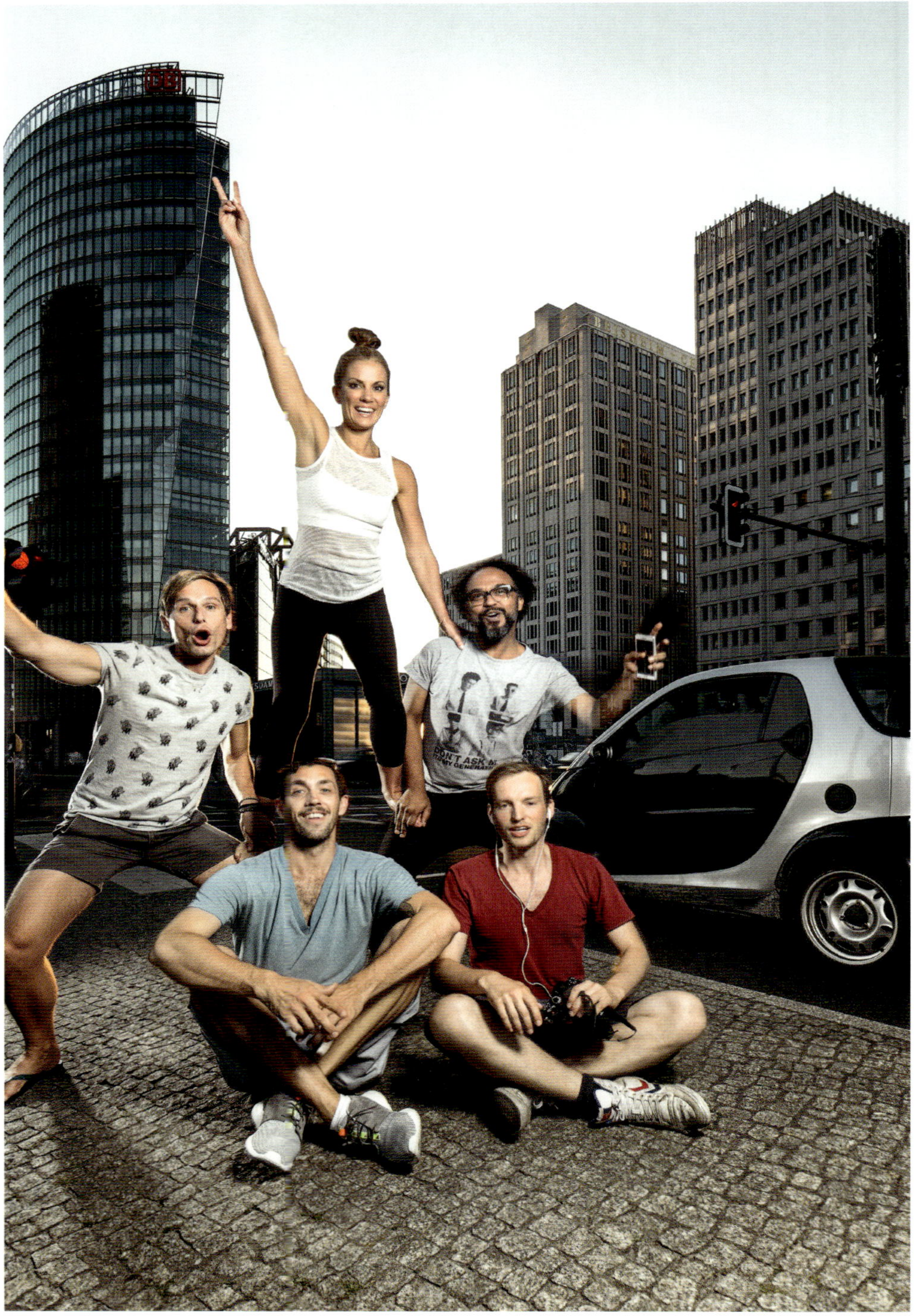

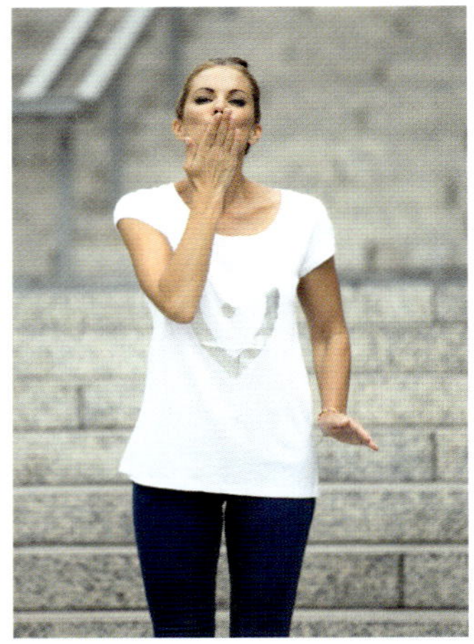

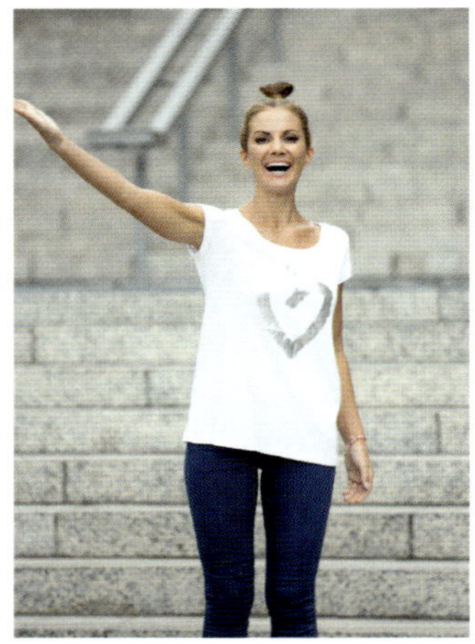

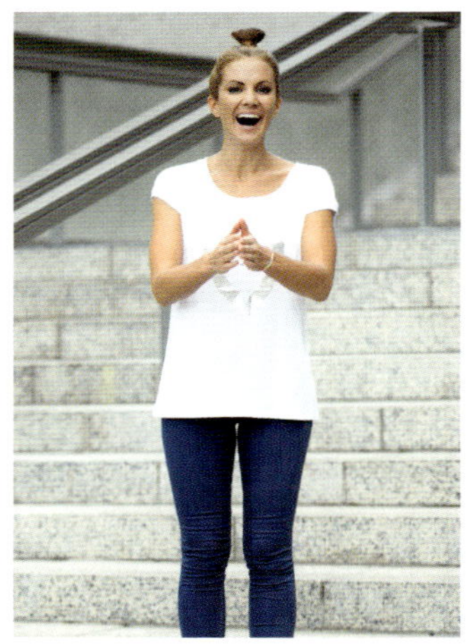

DANK

Idee, Konzept, Manuskript, Sequenzenentwicklung:
Kerstin Linnartz, www.be-better.eu

Dank der Autorin:
Ich danke allen, die mich auf meinem bisherigen Weg inspiriert und begleitet haben oder es immer noch tun. Kein Mensch tritt ohne Grund in unser Leben, und niemand geht, ohne eine Spur zu hinterlassen. Manchmal wird der Grund erst später klar, und manchmal sind die Spuren tief, obwohl wir den Menschen nie persönlich getroffen haben. Ohne die weitreichende Inspiration einiger großer Lehrer wäre ich vielleicht nie so tief ins Yoga eingetaucht. Sie haben mich – durch direkten oder indirekten Kontakt – wundervoll beeinflusst und dazu gebracht, mein Leben besser zu machen. Dieser Weg hat kein Ende, und der wundervolle, anstrengende, schöne, manchmal beängstigende und am Ende immer beglückende Prozess des Besserwerdens dauert sicher bis ans Ende meines Lebens und weiter an. Deswegen danke ich meinen Lehrern!
Meinem Team bei kick management: Diana, Jürgen: Durch euch bin ich jetzt auch noch Autorin! Danke! ☺
Meinem Lieblingsteam, die das Shooting für dieses Buch zu einer Zauberreise gemacht haben: Mo, Tom, Lance, Adrian – Ihr seid die Besten!
Dem Becker Joest Volk Verlag für die kreative Zusammenarbeit und weitere Möglichkeit zu wachsen: Ralf, Katharina, Johanna: Es macht Spaß mit euch, auch unter Druck!☺
Den Experten und Wissenschaftlern, deren Forschungsergebnisse, die ich teils durch Lesen ihrer Werke, teils durch persönliche Interviews und teils durch Erlernen ihrer Methoden in mein Buch einfließen lassen durfte. Menschen wie sie sind es, die uns Wege zeigen, wie wir immer besser werden können!

Ich danke auch allen Unterstützern und Partnern, die Zeit, Locations, Kleidung etc. eingebracht und so einen wertvollen Beitrag zur Entstehung dieses Buches geleistet haben:
Photos Moritz Schmid: superlustig, kreativ *und* professionell – besser geht nicht. Und auch noch Sternekoch! Yes!
Make-up Tom Strohmetz: wieder eine Bereicherung, nicht nur wegen des tollen Make-ups, auch weil du Yogi bist!
Hairstyling Lance J. Hans: darl, you're the best – no one handles my hair like you do. I love our giggles on set! Fingerling!
Assistenz Adrian Rheinländer: Danke, dass du so geduldig mit uns verrücktem Haufen warst!

Experteninterviews:
Akhilesh Bodhi, www.neoyoga.net
Dr. Bülent Ugurlu, www.dr-ugurlu.de
Dr. Karim Fathi, www.empathieakademie.de
Locations:
Karl Ratzek: Dear, du bist der beste Gastgeber … welch Outcome eines Shootings!
Porsche Design Headquarters, www.porsche-design.com
EATs, www.theeats-berlin.de
plista, www.plista.com
Berliner Verlag
Yoga-Outfits: www.wellicious.com
Business-Outfits: www.porsche-design.com
Haare: www.aveda.de, www.verlockeshop.de
Male Model: Yani
Bubble Man: M. Tomaszek (Matt's Soap Bubbles) www.m-soapbubbles.com

DANKE euch!!! Möge auch euch das BUSINESS YOGA BOOK inspirieren und euch viel Ananda bescheren!

IMPRESSUM

Originalausgabe Becker Joest Volk Verlag

1. Auflage März 2015
ISBN 978-3-95453-067-0

IDEE, KONZEPT, TEXTE
Kerstin Linnartz

FOTOGRAFIE UND TITELFOTO
Moritz Schmid

FOTOS BILDAGENTUREN
Getty Images: S. 10, Fotolia: S. 23, S. 52, S. 82, S. 119, S. 240, S. 258, S. 261, S. 262

PROJEKTLEITUNG
Johanna Hänichen

BUCHGESTALTUNG UND SATZ
Dipl.-Des. Katharina Staal

BILDBEARBEITUNG, LITHOGRAFIE
Ellen Schlüter und Makro Chroma Joest & Volk OHG, Werbeagentur

BILDBEARBEITUNG MOODBILDER/COVER/AUFMACHER
Moritz Schmid

LEKTORAT
Text & Typo, Gräfelfing

KORREKTORAT
Julia Bauer

ASSISTENZ FOTOGRAFIE
Adrian Rheinländer

MAKE-UP
Tom Strohmetz

HAIRSTYLING
Lance J. Hans

DRUCK
Mohn Media Mohndruck GmbH

BECKER
JOEST
VOLK
VERLAG